临床护理知识精要与测试丛书

总主编　陈　英　汪　晖

ERKE HULIXUE ZHISHI JINGYAO YU CESHI

儿科护理学知识精要与测试

◎主编　叶天惠

長江出版傳媒
湖北科学技术出版社

临床护理知识精要与测试丛书

编 委 会

总主编：陈 英 汪 晖

编 委：（以姓氏笔画排序）

方汉萍 叶天惠 刘 莉 刘青青

何华英 李 玲 李玲新 李正莲

汪 晖 张惠荣 陈 英 陈凤菊

胡露红 赵体玉 秦志慧 徐海艳

黄丽红 黄素芳 燕群美

儿科护理学知识精要与测试

编写人员

主　编：叶天惠

副主编：汪红玲　韩玲芝

编　者：（以姓氏笔画排序）

叶天惠　汪红玲　吴双敏　秦秀丽

黄小妹　韩玲芝

序　言

临床护理学参考书籍可谓浩如烟海，从专业的护理学术教材到纷繁的临床护理习题集，内容和形式层出不穷。然而对大多数工作在临床一线的护理人员来说，尚缺少一套通科实用型护理知识参考书籍。这类书在内容上应介乎前述两类参考书之间，既不像专业的护理教材那样从基础到临床，事无巨细，查阅不便，又不至于像护理习题集那样过于简单，不能满足临床护理知识解惑的需要。有鉴于此，为更好地培养临床一线工作的通科护理人才，我们组织各临床专业科室护理专家以及经验丰富的老师编撰了这套《临床护理知识精要与测试丛书》，以便护理人员对临床各专科护理知识的查阅，同时又能达到快速学习和掌握知识的目的。

长江之滨，黄鹤楼下，有一所海外闻名遐迩的医院，她就是华中科技大学同济医学院附属同济医院。作为华中科技大学同济医学院的附属医院，1900 年由德国医师埃里希·宝隆创建于上海，经过 110 多年的建设与发展，如今已成为学科门类齐全、英才名医荟萃、师资力量雄厚、医疗技术精湛、诊疗设备先进、科研实力强大、管理方法科学的集医疗、教学、科研为一体的创新型现代化医院，其综合实力跃升为国内乃至世界医院前列。同济医院为卫生部第一批评定的三级甲等医院，也是全国文明窗口十家示范医院之一，更是全国优质护理示范工程示范医院，第一批获得国家护理临床重点专科医院之一。我们编撰的这套《临床护理知识精要与测试丛书》是以全国高等医药教材建设研究会“十二五”规划教材为依据，吸纳了各专科国内外护理领域的新知识、新技术和新进展，结合这所大型综合性教学医院多年来不断总结和完善的临床护理重难点知识及经典案例，博采临床护理专家的经验及心得，以知识性、实用性、启发性为特色，主要面向护理专业在校师生及临床各层次护理人员。

本系列丛书由 15 个分册组成，包括《内科护理学知识精要与测试》、《肿瘤护理学知识精要与测试》、《手术室护理学知识精要与测试》、《中医护理学知识精要与测试》等分册。各分册遵循高等学校护理专业培养目标、教学大纲的内容要求，紧扣全国卫生专业技术资格考试大纲，并参阅大量书籍编写而成，每分册均由知识精要、测试题和参考答案三部分组成。每部分内容均覆盖各章节知识要点，将基础理论和临床技能测试紧密结合起来，并展示各专科护理领域的最新进展，使读者在快速回顾和巩固基础理论知识的同时，知识面得到广泛扩展，分析问题、解决问题的能力得到全面提升。

我们希望这套《临床护理知识精要与测试丛书》既能成为护理工作者的良师益友，又能作为各层次护理专业学生学习的参考书籍，同时也希望即将参加国家执业护士资格考试的考生、参加卫生技术资格考试的护士、从事临床护理教学的教师从中受益。

本丛书的作者是长期从事临床护理和教学的专家，他们既具有丰富的临床护理实践经验，又有深厚的课堂与临床教学经验，既熟谙临床各科的护理知识的难点重点，也精通其解决之道。本书编写历经一年，经过全体参编人员的呕心沥血以及湖北科学技术出版社编辑的精心雕琢，全书各分册得以面世，在此谨对各位同仁的勤奋工作致以衷心的谢意。

编委会

2013 年 8 月

前 言

为适应21世纪高等护理教育的发展和国家卫生专业技术资格考试的需要，我们应读者要求编写了《临床护理知识精要与测试丛书》。本书是系列丛书的儿科护理分册，是以全国高等医药教材建设研究会“十二五”规划教材《儿科护理学》为蓝本，遵循高等学校护理专业培养目标和教学大纲的内容要求，紧扣全国卫生专业技术资格考试大纲并参阅大量书籍编写而成。

全书共分21章，每一章节都由知识精要、测试题和参考答案三部分组成。其内容简明扼要、重点突出、实用性强。本书力求反映儿科护理学的基础理论、基础知识和基础技能，同时有助于读者了解本专业的新理论、新知识、新技术和新方法。本书具有很强的实用性和指导性，适用范围广，不仅适用于护理专业在校师生学习参考使用，也适用于不同层次护理人员参加国家卫生技术资格考试复习参考使用，更适用于在职护士继续教育、临床基础理论知识回顾和自我测试之用，是一本专业性极强的实用形参考书籍。

参加本书编写的人员均为同济医院从事儿科临床护理及教学多年的专业人员，他们结合了自己的实践经验和这所大型综合性教学医院多年来不断总结和完善的临床护理重点难点知识而编写此书。由于编者水平有限，书中难免存在不足之处，真诚地希望各位同仁及广大读者不吝赐教，惠予指正。

编者

2013年8月

目　录

第一章 绪 论

【知识精要】

一、儿科护理学的任务和范围

1. 儿科护理学的任务

儿科护理学的任务是从体格、智能、行为和社会等各方面来研究和保护儿童，充分利用先进的医学、护理学及相关学科的理论和技术，对儿童提供综合性、广泛性的护理，以增强儿童体质，降低儿童发病率和死亡率，提高疾病治愈率，保障和促进儿童身心健康，提高人类整体健康素质。

2. 儿科护理学的范围

一切涉及儿童时期健康与卫生的问题都属于儿科护理学研究的范围，包括正常儿童生长发育、正常儿童身心方面的保健、儿童疾病的防治与护理。

二、儿童年龄分期

根据儿童生长发育不同阶段的特点，将儿童年龄划分如下。

1. 胎儿期

从受精卵形成至胎儿娩出止，共 40 周。此期又分为三个阶段：妊娠早期、妊娠中期和妊娠后期。

2. 新生儿期

自胎儿娩出脐带结扎起到生后 28d 止为新生儿期，出生 7d 内的新生儿称早期新生儿。新生儿期是婴儿脱离母体后适应环境的阶段，由于各器官系统功能发育尚不完善，适应能力较差，因此，发病率和死亡率均高。此期应注意加强保暖、喂养、清洁卫生和预防感染。

围生期国内采用的定义是指胎龄满 28 周至生后 7 足天，又称围产期。此期是儿童经历巨大变化和生命遭到最大危险的时期，死亡率最高。须重视优生优育，抓好围生期保健。

3. 婴儿期

出生后到满 1 周岁之前为婴儿期，又称乳儿期。此期是儿童生长发育最迅速的时期，易发生消化和营养紊乱性疾病、感染性疾病。此期保健重点是提倡母乳喂养，合理营养，及时添加辅食，进行计划免疫，重视卫生习惯的培养和注意消毒隔离。

4. 幼儿期

1 周岁后到满 3 周岁之前为幼儿期。此期儿童体格生长速度减慢，智能发育加速，语言、思维和社交能力有明显发展。此期易发生意外伤害和中毒。保健重点在于防止意外创伤和中毒、预防传染病的发生以及防止营养缺乏和消化紊乱。

5. 学龄前期

3周岁后至6～7岁入小学为学龄前期。此期儿童体格发育进一步减慢，智能发育进一步增快，但儿童具有较大的可塑性。此期免疫反应性疾病如肾炎、风湿病等开始增多，保健重点在于注意培养良好的思想品德、生活自理能力和良好的行为习惯，继续预防感染性疾病和意外伤害事故。

6. 学龄期

自6～7岁至青春期前为学龄期。此期除生殖系统外，其他系统器官的发育已接近成人，是接受系统科学文化知识教育的重要时期。保健重点在于保证营养和充足的睡眠，进行适当的体格锻炼，注意养成规律的学习和生活习惯，培养正确的姿势，保护视力，预防龋齿。

7. 青春期

从第二性征出现到生殖功能基本发育成熟、身高停止增长的时期称青春期。一般女孩从11～12岁开始到17～18岁，男孩从13～14岁开始到18～20岁。此期体格生长再次加速，呈现第二个生长高峰，出现第二性征，生殖系统迅速发育并趋于成熟。此期精神、行为、心理方面的问题开始增多。保健重点在于供给充足的营养，加强体格锻炼，注意休息，更应加强道德品质教育和生理卫生、心理知识和性知识的教育。

三、儿科特点及儿科护理的一般原则

1. 儿童解剖生理特点

（1）解剖特点：儿童处在不断的生长发育阶段，但不同的器官和系统生长的速度不同，身高、体重、头围、胸围以及骨骼、牙齿的发育和内脏器官的位置均有其年龄特点，需掌握儿童正常的发育规律。

（2）生理特点：各系统、器官的功能随着年龄的增长逐渐完善，当其功能尚未成熟时易患某些疾病，如儿童易发生腹泻、水和电解质代谢紊乱等。另外，不同年龄儿童有不同的生理生化指标，如心率、呼吸频率、血压、周围血象等。

（3）免疫特点：年幼儿童的非特异性免疫、细胞免疫和体液免疫功能都不成熟，如新生儿只能从母体获得抗体IgG，婴幼儿SIgA产生不足，从母体获得的IgG在生后3～5个月逐渐下降，一般到6～7岁IgG才能达到成人水平，新生儿血清IgM浓度低，其他体液因子如补体、趋化因子、调理素等活性较低，白细胞吞噬能力等也较低，因此预防感染对儿童非常重要。

2. 儿童心理特点

儿童时期是心理、行为形成的基础阶段，也是关键阶段。儿童身心未成熟，依赖性较强，合作能力差，心理行为发育易受家庭、学校和社会的影响。

3. 儿科临床特点

（1）病理特点：由于儿童发育不成熟，对致病因素的反应与成人有很大差异，相同的致病因素在不同年龄的机体也会引起不同的病理变化。如肺炎链球菌所引起的肺部感染，婴幼儿常表现为支气管肺炎，而年长儿和成人则发生大叶性肺炎；维生素D缺乏时婴儿患佝偻病，而成人则表现为骨软化症。

（2）疾病特点：①儿童疾病种类及临床表现与成人有很大不同，而且不同年龄儿童患病种类也有差别；②儿童患急性传染病或感染性疾病时往往起病急、来势汹、缺乏局限能力，故易并发败血症，常伴有呼吸、循环衰竭以及水和电解质紊乱；③新生儿及体弱儿严重感染时，往往表现为各种反应低下，常无定位症状和体征；④儿童病情发展过程易反复、波动，变化多端，故应密切观察才能及时发现问题，及时处理。

（3）诊治特点：儿童一般不会主动诉说病情，多由家长和其照顾者代诉。在诊治疾病过程中，需严密观察病情，结合体征和实验室检查资料。同时，还应重视年龄因素，同一症状在不同年龄段儿童所考虑的疾病各有其特点。儿童疾病的治疗除针对病因治疗外，强调支持疗法和对并发症及并存疾病的治疗。

（4）预后特点：儿童生命力旺盛，组织修复能力强，其病情好转和恢复速度快，后遗症少。年幼、体弱、病情危重患儿患病时来势凶猛，易急剧恶化，甚至发生突然死亡。所以，儿科医护人员必须更严密地观察患儿病情变化。

（5）预防特点：预防工作是儿科的特征性工作。通过开展计划免疫和传染病的管理，已使儿童传染病的发病率和死亡率大大降低。通过孕期检查和新生儿筛查，发现先天性、遗传性疾病以及视觉、听觉障碍和智力异常，并加以干预和矫正，可防止发展为严重伤残。苯丙酮尿症和先天性甲状腺功能低下等遗传性疾病的筛查已列入我国的法规。

4. 儿科护理的一般原则

（1）以儿童及其家庭为中心。

（2）实施身心整体护理。

（3）减少创伤和疼痛。

（4）遵守法律和伦理道德规范。

四、儿科护士的角色与素质要求

1. 儿科护士的角色

（1）专业照护者。

（2）护理计划者。

（3）健康教育者。

（4）健康协调者。

（5）健康咨询者。

（6）患儿及其家庭的代言人。

（7）护理研究者。

2. 儿科护士的素质要求

（1）思想道德品质：①热爱儿科护理事业，有高度社会责任感和同情心，爱护儿童，具有为儿童健康服务的奉献精神；②具有诚实的品格、实事求是的工作作风、高尚的道德情操，以理解、友善、平等的心态，为儿童及其家庭提供帮助。

（2）科学文化素质：①具备一定的文化素养和自然科学、社会科学、人文科学等多学科知识；②掌握一门外语和计算机应用技术，及时掌握现代科学发展的最新信息。

（3）专业素质：①要有结构合理的专业理论知识和精湛的实践技能，操作准确，动作轻柔、敏捷；②具有敏锐的观察力和综合分析能力，处理问题果断，能运用护理程序解决患儿的健康问题；③要有慎独精神。

（4）身体心理素质：①具有健康的身体和健康的心理，有乐观、开朗的性格，稳定的情绪，宽容豁达的胸怀；②具有良好的社交能力和沟通技巧，能与儿童和家长建立良好的人际关系。同事间相互尊重，团结协作。

五、儿科护理学的发展与展望

随着儿科事业的发展，儿科护理工作从医院走向社会，从单纯的疾病护理发展为儿童保健、疾病防治和疾病临床护理的综合护理，从单纯以“身”为主的护理改变为“身心”兼顾的护理，专业特色日趋明显，专业分化逐渐形成，派生出了围生医学、新生儿监护、儿科重症监护、儿童保健、儿童康复等不同专业领域。

随着医学模式从生物模式向生物—心理—社会模式的转变，护士应该走向社会，深入家庭、托幼机构和中小学校进行生长发育监测、营养指导、预防接种和疾病防治。对高危新生儿进行家庭访视及生长发育监测，以便对病残儿做到早期诊断、早期治疗。对儿童精神、心理状况进行评价和咨询，发现问题，及早干预。

21世纪是生命科学时代，随着社会的进步和科学的发展，儿科疾病谱将继续发生变化。儿童健康将面临新的挑战，将主要体现在以下几个方面：

（1）感染性疾病仍然是威胁儿童健康的主要问题，一些已经得到控制的传染病（如结核）在全球范围内回升，艾滋病等新的传染病在世界范围内广泛传播，将对儿童健康构成新的威胁。

（2）儿童精神卫生将成为人们越来越关注的问题。

（3）成人疾病的儿童期预防将成为儿科工作者面临的一项新任务。

（4）儿童时期的意外损伤及其预防将成为儿科领域的一个前沿课题。

（5）环境污染对儿童健康的危害将越来越受到人们的关注。

（6）青春期医学和多门学科对儿科学的渗透也是21世纪的热门课题。

（7）儿科疾病的基因诊断和基因治疗将得到发展和普及。

【测试题】

一、填空题

1. 儿科护理学是一门研究儿童____________、____________、____________和____________，以促进儿童身心健康的科学。

2. 儿科护理已由单纯的____________发展为____________的身心整体护理。

3. 相同的致病因素在不同年龄的机体引起不同的病理变化，如肺炎链球菌在婴儿的肺部感染多是引起____________，而在年长儿则多发生____________。

4. 对儿科护士的素质要求：①____________，②____________，③____________，④____________。
5. 婴幼儿期____________缺乏，易患呼吸道及胃肠道感染。
6. 学龄期的保健重点是预防____________和____________。
7. 儿科护士作为健康协调者的角色，需要与儿童及其家长进行____________。
8. 临床上以胎龄____________周为胎儿娩出后有无生存能力的界限。
9. 儿童发病率和死亡率最高的时期是____________。
10. 儿科护理工作项目繁多，具有一定的复杂性，要求护理工作者____________准确，____________娴熟，具有慎独精神。
11. 儿童的年龄分期为____________、____________、____________、____________、____________、____________、____________。
12. 儿童常见的4种疾病是____________、____________、____________、____________。
13. 围生期是指胎龄满____________周至出生后____________天。

二、单选题

1. 婴儿对某些传染病有一定的抵抗力，主要是通过胎盘从母体中获得（　　）。
   A. IgA　　B. SIgA
   C. IgE　　D. IgG
   E. IgM
2. 儿童患病临床表现的特点不包括的是（　　）。
   A. 起病急　　B. 病情发展快
   C. 病情变化快　　D. 缺乏典型的症状和体征
   E. 不易发生并发症
3. 新生儿期 IgM 量低易患（　　）感染。
   A. 革兰氏阳性细菌　　B. 革兰氏阴性细菌
   C. 支原体　　D. 病毒
   E. 真菌
4. 婴儿期易患呼吸道及消化道感染是因为缺乏（　　）。
   A. SIgA　　B. IgE
   C. IgD　　D. IgM
   E. IgG
5. 胎儿期是指（　　）。
   A. 受精后的39周　　B. 受精后的38周
   C. 受精后的270d　　D. 从受精到分娩前，约40周
   E. 受精后的28周
6. 新生儿期是指（　　）。
   A. 从出生后脐带结扎到整28d

B. 从出生后脐带结扎到整 30d

C. 从出生后脐带结扎到整 1 个月

D. 从出生后胎儿娩出到整 28d

E. 从出生后胎儿娩出到整 1 个月

7. 婴儿期是指（　　）。

A. 出生后到 1 周岁　　B. 出生后到 2 周岁

C. 出生后到 10 个月　　D. 出生后 28d 到 1 周岁

E. 出生后 28d 到 10 个月

8. 儿童生长发育最快的周期为（　　）。

A. 新生儿期　　B. 婴儿期

C. 幼儿期　　D. 学龄前期

E. 学龄期

9. 儿童最易发生意外伤害的年龄为（　　）。

A. 新生儿期　　B. 婴儿期

C. 幼儿期　　D. 学龄前期

E. 学龄期

10. 幼儿期的特点不包括（　　）。

A. 体格生长发育速度较婴儿期减慢

B. 神经系统发育速度也逐渐减慢

C. 语言、动作及心理方面发展较慢

D. 前囟闭合，乳牙出齐

E. 能控制大小便

11. 婴儿易腹泻因素有以下方面，除了（　　）。

A. 消化系统发育不成熟，功能较弱

B. 生长发育快，消化道负担过重

C. 先天性肠道疾病多发

D. 胃内酸度低

E. 胃肠道 SIgA 较少

12. 生后半年，婴儿患某些传染病的机会增加，其主要原因为（　　）。

A. 皮肤、黏膜娇嫩，屏障功能差

B. 粒细胞吞噬功能不足

C. 来自母体的 IgA 浓度下降，而自身合成 IgA 的能力又不足

D. 来自母体的微量元素储备不足

E. 来自母体的 IgG 浓度下降，而自身合成 IgG 的能力又不足

三、多选题

1. 儿童的生理特点是（　　）。

A. 营养需要量相对多于成人

B. 水分占机体的比例相对较大
C. 儿童不易发生水和电解质紊乱
D. 不同年龄儿童有不同的生理生化指标
E. 不易出现腹泻、呕吐等健康问题

2. 新生儿的保健重点为（ ）。
A. 保暖　　B. 合理喂养
C. 注意清洁卫生　　D. 预防感染
E. 维持呼吸

3. 婴儿期保健重点是（ ）。
A. 提倡母乳喂养　　B. 合理营养
C. 及时添加辅食　　D. 培养卫生习惯
E. 进行计划免疫预防接种

4. 青春期的特点是（ ）。
A. 体格再次生长加速　　B. 出现第二性征
C. 生殖系统迅速发育成熟　　D. 心理问题开始增多
E. 各种疾病的患病率增高

5. 儿童疾病的预防及治疗均与成人有如下不同之处（ ）。
A. 儿童机体修复再生能力强，康复快，后遗症少
B. 儿童病情如延误可致猝死
C. 年龄越小，病死率越高，预后越差
D. 成人时的某些病在儿童期即可预防
E. 健康与患病儿童所需护理项目和时间较成人多

6. 儿科护士的角色包括（ ）。
A. 护理活动执行者　　B. 护理计划者
C. 健康教育者　　D. 健康协调者
E. 健康咨询者

7. 儿科护理的一般原则是（ ）。
A. 实施疾病护理　　B. 减少创伤和疼痛
C. 以儿童及其家庭为中心　　D. 实施身心整体护理
E. 遵守法律和伦理道德规范

8. 幼儿期的保健重点是（ ）。
A. 防止意外创伤和中毒　　B. 防止传染病
C. 防止营养缺乏和消化紊乱　　D. 培养良好的道德品质和自理能力
E. 预防近视眼和龋齿

9. 儿科护理学范围包括（ ）。
A. 临床护理　　B. 预防保健
C. 护理科学研究　　D. 儿童心理及儿童教养

E. 开展健康教育

10. 儿科护理学临床的特点包括（　　）。

A. 儿童年龄越小，生长发育越快

B. 不同年龄儿童患病种类有差别

C. 不同年龄阶段儿童患病的临床表现不一样

D. 儿童的思维到一定程度时可与成人等同

E. 儿童易患骨软化症

11. 影响胎儿生长发育的因素有（　　）。

A. 母亲的健康状况　　B. 孕母的生活环境和工作条件

C. 孕母的营养状况　　D. 孕母的心理及情绪

E. 孕母的经济情况

12. 新生儿期的特点是（　　）。

A. 生理调节和适应能力差

B. 易发生体温不升

C. 免疫功能低下，易患感染性疾病

D. 发病率及死亡率高

E. 拒乳或易呛奶窒息

四、判断改错题

1. 我国卫生部规定，临床以初生至 14 周岁作为儿科的就诊范围。（　　）

2. 儿童由于其呼吸道管腔狭窄，黏膜血管丰富，当发生呼吸道感染时易发生呼吸困难，甚至窒息，应加以预防。（　　）

3. 新生儿头长与身长之比为 1∶4，因此抱新生儿时应注意，保护其头部。（　　）

4. 婴幼儿时期因免疫功能低下，易患大叶性肺炎。（　　）

5. 新生儿可从母体获得抗体 IgG（被动免疫），但 6 个月开始消失。（　　）

6. 儿童的主动免疫力随年龄增长而逐渐增强，免疫球蛋白 IgG 一般到 4～5 岁达成人水平。（　　）

7. 多数患儿不能准确诉说病情，在疾病诊断上要靠细致的临床观察及必要的辅助检查。（　　）

8. 儿童的某些疾病在婴儿期、新生儿期甚至胎儿期即可进行预防。（　　）

9. 儿童时期积极参加体育锻炼可预防成人期的许多疾病。（　　）

10. 儿童教育工作应始终贯穿于儿科护理工作中。（　　）

11. 儿科护理学不仅包括儿童保健医疗护理内容，更有儿童心理及儿童教养任务。（　　）

12. 婴幼儿期因局部分泌型 IgA 不足，易患呼吸道及胃肠道感染。（　　）

13. 从事儿科临床的护理工作者，应树立整体护理的理念。（　　）

14. 儿童在体格发育上处于不断变化的过程中，故没有一定的规律可循。（　　）

五、名词解释

1. 儿科护理学
2. 新生儿期
3. 围生期

六、简答题

1. 试述儿科的临床特点。
2. 简述儿童的解剖特点。
3. 简述儿童的免疫特点。
4. 简述儿童疾病的特点。
5. 简述儿童疾病的诊治特点。
6. 简述儿科护理的一般原则。
7. 试述儿科护士的角色。

【参考答案】

一、填空题

1. 生长发育规律及其影响因素　儿童保健　疾病预防　护理
2. 疾病护理　以儿童及其家庭为中心
3. 支气管肺炎　大叶性肺炎
4. 思想道德素质　科学文化素质　专业素质　身体心理素质
5. SIgA
6. 近视眼　龋齿
7. 有效沟通
8. 28
9. 新生儿期
10. 操作　技术
11. 胎儿期　新生儿期　婴儿期　幼儿期　学龄前期　学龄期　青春期
12. 肺炎　腹泻　贫血　佝偻病
13. 28　7

二、单选题

1.D　2.E　3.B　4.A　5.D　6.A　7.A　8.B　9.C　10.C　11.C　12.E

三、多选题

1.ABD　2.ABCD　3.ABCE　4.ABCD　5.ABCDE　6.ABCDE
7.BCDE　8.ABC　9.ABCDE　10.ABC　11.ABCD　12.ABCDE

四、判断改错题

1.√
2.√

3. √

4. × 大叶性肺炎→支气管肺炎

5. × 消失→下降

6. × 4～5 岁→6～7 岁

7. √

8. √

9. √

10. √

11. √

12. √

13. √

14. × 没有→有

五、名词解释

1. 儿科护理学：是一门研究儿童生长发育规律及其影响因素、儿童保健、疾病的防治和护理、以促进儿童身心健康的科学。

2. 新生儿期：自胎儿出生脐带结扎起到生后 28d 为新生儿期。

3. 围生期：国内采用的定义是指胎龄满 28 周（体重≥1000g）至生后 7 足天，又称围产期。

六、简答题

1. 答：儿科的临床特点如下：

（1）病理特点：由于儿童发育不成熟，对致病因素的反应与成人有很大差异，相同的致病因素在不同年龄的机体也会引起不同的病理变化。如肺炎链球菌所引起的肺部感染，婴幼儿常表现为支气管肺炎，而年长儿和成人则发生大叶性肺炎；维生素 D 缺乏时婴儿患佝偻病，而成人则表现为骨软化症。

（2）疾病特点：①儿童疾病种类及临床表现与成人有很大不同，而且不同年龄儿童患病种类也有差别；②儿童患急性传染病或感染性疾病时往往起病急、来势汹、缺乏局限能力，故易并发败血症，常伴有呼吸、循环衰竭以及水和电解质紊乱；③新生儿及体弱儿严重感染时，往往表现为各种反应低下，常无定位症状和体征；④儿童病情发展过程易反复、波动，变化多端，故应密切观察才能及时发现问题，及时处理。

（3）诊治特点：儿童一般不会主动诉说病情，多由家长和其照顾者代诉。在诊治疾病过程中，需严密观察病情，结合体征和实验室检查资料。同时，还应重视年龄因素，同一症状在不同年龄段儿童所考虑的疾病各有其特点。儿童疾病的治疗除针对病因治疗外，强调支持疗法和对并发症及并存疾病的治疗。

（4）预后特点：儿童生命力旺盛，组织修复能力强，其病情好转和恢复速度快，后遗症少。年幼、体弱、病情危重患儿患病时来势凶猛，易急剧恶化，甚至发生突然死亡。所以，儿科医护人员必须更严密地观察患儿病情变化。

(5) 预防特点：预防工作是儿科的特征性工作。通过开展计划免疫和传染病的管理，已使儿童传染病的发病率和死亡率大大降低。通过孕期检查和新生儿筛查，发现先天性、遗传性疾病以及视觉、听觉障碍和智力异常，并加以干预和矫正，可防止发展为严重伤残。苯丙酮尿症和先天性甲状腺功能低下等遗传性疾病的筛查已列入我国的法规。

2. 答：儿童的解剖特点为：

(1) 儿童时期在外观上不断变化，如身长、体重、头围、胸围等的增长。

(2) 不同的器官生长速度不同，如头部先生长，躯干、四肢再后，出生时头长占身长的1/4，长大成人后的头长占身长的1/8，所以婴儿的头部相对较重、较大，抱婴儿时，要注意保护其头部，冬季注意头部的保暖，夏季注意头部的散热。

(3) 儿童的呼吸道软骨柔软，管腔狭窄，黏膜血管丰富，在有上呼吸道感染时，易引起阻塞而发生呼吸困难，应注意预防。

(4) 儿童特别是新生儿，皮肤表皮角化层较薄，表皮与真皮之间的基底层发育尚未完善，表皮容易脱落，皮肤易破损和感染。保持儿童皮肤的清洁干燥，便后应及时处理，减少对皮肤的刺激非常重要。

3. 答：儿童的免疫特点为：儿童的体液免疫及细胞免疫功能不健全，防御能力差，对有些致病力低的细胞也有易感性，如新生儿白色葡萄球菌感染。新生儿期IgM量低，易患革兰阴性细菌感染；新生儿虽可以从母体获得IgM，但3～5个月后逐渐下降，而IgM一般到6～7岁时才达到成人水平。婴幼儿期SIgA缺乏，易患呼吸道及胃肠道感染。

4. 答：儿童的疾病的特点为：①儿童疾病种类及临床表现与成人有很大不同，而且不同年龄儿童患病种类也有差别；②婴幼儿中患先天性、遗传性疾病和感染性疾病者较成人多见，儿童患急性传染病或感染性疾病时往往起病急、来势汹、缺乏局限能力，故易并发败血症，常伴有呼吸、循环衰竭以及水电解质紊乱；③新生儿及体弱儿严重感染时，往往表现为各种反应低下，常无定位性症状和体征；④儿童病情发展过程易反复、波动，变化多端，故应密切观察才能及时发现问题，及时处理。

5. 答：儿童疾病的诊治特点为：儿童一般不会主动诉说病情，多由家长和其照顾者代诉。在诊治疾病过程中，需严密观察病情，结合体征和实验室检查资料。同时，还应重视年龄因素，同一症状在不同年龄段儿童所考虑的疾病各有其特点。儿童疾病的治疗除针对病因治疗外，强调支持疗法和对并发症及并存疾病的治疗。在临床护理实践工作中，护士观察到患儿病情的细微变化，可以为医生确诊提供依据。

6. 答：儿科护理的一般原则：①以儿童及其家庭为中心；②实施身心整体护理；③减少创伤和疼痛；④遵守法律和伦理道德规范。

7. 答：儿科护士的角色如下：①护理活动的计划者和执行者；②健康教育的宣讲者；③健康协调者；④健康咨询者；⑤患儿及其家庭的代言人；⑥护理研究者。

(叶天惠 韩玲芝)

第二章 生长发育

【知识精要】

一、生长发育规律及影响因素

1. 生长发育规律

（1）生长发育的连续性和阶段性；

（2）各系统器官发育的不平衡性；

（3）生长发育的顺序性；

（4）生长发育的个体差异性。

2. 影响生长发育的因素

遗传因素和环境因素是影响儿童生长发育的两个最基本因素。

（1）遗传因素：儿童生长发育的“轨迹”或特征、潜能、趋势、限度等，由父母双方的遗传因素共同决定。

（2）环境因素：①营养：合理的营养是儿童生长发育的物质基础，年龄越小受营养的影响越大；②疾病：疾病对儿童生长发育的影响十分明显，急性感染常使体重减轻；长期慢性疾病同时影响体重和身高的增长；内分泌疾病常引起骨骼生长和神经系统发育延迟；③孕母情况：胎儿在宫内的发育受孕母生活环境、营养、情绪、健康状况等各种因素的影响；④生活环境：良好的居住环境、卫生条件能促进儿童生长发育；

“追赶生长”：当儿童营养不良、患病或缺乏激素时，就会逐渐偏离生长发育的轨道，出现生长迟缓，而一旦这些阻碍生长的因素被去除，儿童将以超过相应年龄正常的速度加速生长，以便重新回到原有的生长轨道上，这一现象称为“追赶生长”。

二、儿童体格生长发育及评价

1. 体格生长常用指标

常用指标：①体重；②身高（长）；③坐高（顶臀长）；④头围；⑤胸围；⑥上臂围；⑦皮下脂肪厚度。

2. 出生至青春前期体格生长规律

（1）体重的增长：体重为各器官、组织和体液的总重量，体重是衡量儿童体格生长发育、营养情况的最易获得的、最易波动的、最敏感的指标，是儿科临床计算药量、输液量的依据。新生儿出生后第一周内由于摄入不足、水分丧失及排出胎粪，体重可暂时性下降3%～9%，约在生后3～4日达到最低点，以后逐渐回升，常于第7～10日恢复到出生时的水平，这一过程称为生理性体重下降。生后3个月时的体重约为出生时的2倍（6kg），1岁时约为出生体重的3倍（9kg），系第一个生长高峰，2岁时约为出生体重的 4 倍（12kg）。当无条件测量儿童实际体重时，为便于医务人员计算儿童用药量和液体量，可用以下公式估计体重：

1～6 个月：体重（kg）＝出生时体重＋月龄×0.7

7～12 个月：体重（kg）＝6＋月龄×0.25

2 岁到青春期前：体重（kg）＝年龄×2＋8

（2）身高（长）的增长：身高是指头、躯干（脊柱）与下肢长度的总和，是反映骨骼发育的重要指标。3 岁以下儿童立位测量不易准确，应仰卧位测量，称为身长。新生儿出生时身长平均为 50cm，1 岁时身长约 75cm；2 岁时身长约 85cm。2～12 岁可按下列公式推算：

身高（cm）＝年龄×7＋77

（3）坐高的增长：坐高是头顶到坐骨结节的长度。坐高代表头颅与脊柱的生长。3 岁以下取仰卧位测量，称顶臀长。出生时坐高为身高的 67％，以后下肢增长比躯干快，14 岁时为 53％。

（4）头围的增长：头围经眉弓上方、枕后结节绕头一周的长度为头围。头围反映脑和颅骨的发育程度。出生时正常新生儿平均头围为 33～34cm，1 岁约为 46cm，2 岁约为 48cm，15 岁时约为 54～58cm。头围在 2 岁前测量最有价值。较小的头围常提示脑发育不良；头围增长超常可能提示脑积水、脑肿瘤。

（5）胸围的增长：胸围沿乳头下缘水平经肩胛骨角下绕胸一周的长度为胸围。胸围反映胸廓及肺的发育程度。出生时平均为 32cm（较头围小 1～2cm），1 岁时头围、胸围相等。1 岁以后胸围超过头围。1 岁至青春前期胸围超过头围的厘米数约等于儿童岁数减 1。

（6）上臂围的增长：上臂围沿肩峰与尺骨鹰嘴连线中点的水平绕上臂一周的长度，代表上臂骨骼、肌肉、皮下脂肪和皮肤的发育水平。常用于评估儿童的营养状况。

3. 青春期体格生长特点

青春期体格生长出现第二个生长高峰。

4. 体格生长的评价

（1）体格生长评价的常用方法：衡量体格生长的统计学表示方法，常用有以下几种：①均值离差法；②中位数、百分位数法；③标准差的离差法；④指数法；⑤生长曲线评价法。

（2）体格生长评价的内容：包括生长水平、生长速度、匀称程度。

（3）体格生长评价的注意事项：①采用规范的测量工具和准确的测量方法；②选择合适的正常儿童体格生长标准参照值并采用适当的体格生长评价方法；③定期连续的纵向观察；④评价早产儿时要校正至胎龄满 40 周（足月）再评价；⑤采用多种指标综合分析，以防单一指标评价的局限性；⑥评价结果应与全面体格检查、实验室检验数据、生活现状及健康史结合起来综合分析。

三、与体格生长有关的其他系统的发育

1. 骨骼的发育

（1）头颅骨发育：颅骨随脑的发育而长大，可根据头围大小，骨缝及前后囟闭合的迟早来评价颅骨的发育。前囟在 1～1.5 岁时闭合。后囟出生时很小或已闭合，最迟于生后 6～8 周闭合。颅骨缝于 3～4 个月时闭合。

（2）脊柱的发育：脊柱的增长反映脊椎骨的发育。刚出生时脊柱仅呈轻微后凸，3 个月随抬头动作的发育出现颈椎前凸，为脊柱第 1 个弯曲；6 个月会坐时出现胸椎后凸，为脊柱第 2 个弯曲；1 岁后能行走时出现腰椎前凸，为脊柱第 3 个弯曲。

（3）长骨的发育：长骨的生长和成熟与体格生长有密切关系。长骨的生长主要依靠其干骺端软骨骨化和骨膜下成骨作用使之增长、增粗。干骺端骨骼融合，标志长骨生长结束。

通过 X 线检查不同年龄儿童长骨骨骺端骨化中心的出现时间、数目、形态变化，并将其标准化，即为骨龄。

2. 牙齿的发育

乳牙共约 20 个，约生后 4～10 个月开始萌出，2～2.5 岁出齐。2 岁以内乳牙数目约为月龄减 4～6。6 岁左右开始出恒牙，即第 1 磨牙，长在第 2 乳磨牙之后，恒牙共约 32 个。6～12 岁开始，乳牙按萌出顺序逐个被同位恒牙代替。

3. 脂肪组织和肌肉的发育

肌肉的发育与营养、生活方式、运动等密切相关；脂肪组织的发育主要是细胞数目增加和体积增大。

4. 生殖系统的发育

儿童青春期时在下丘脑垂体、甲状腺、肾上腺皮质和性腺的作用下，生殖系统开始加速发育。青春期分为 3 个阶段：①青春前期；②青春中期；③青春后期。性早熟：女孩在 8 岁以前，男孩在 9 岁以前出现第二性征。性发育延迟：女孩 14 岁以后，男孩 16 岁以后无第二性征出现。

（1）女性生殖系统的发育：包括女性生殖器官的形态、功能发育和第二性征发育。第二性征发育以乳房、阴毛、腋毛发育为标志。乳房发育是第二性征中出现最早的征象。月经初潮是性功能发育的主要标志。

（2）男性生殖系统的发育：包括男性生殖器官的形态、功能发育和第二性征发育。第二性征的表现为阴毛、腋毛、胡须、变声及喉结的出现。睾丸增大是男性青春期的第 1 征象。首次遗精是男性青春期的生理现象。

四、儿童神经心理发育及评价

1. 神经系统发育

（1）儿童神经系统生理解剖特点：胚胎时期和儿童早期脑的发育最为迅速。大脑重量出生时约占成人脑重的 25%（成人脑重平均 1 500g）；7 岁时已接近成人脑重约 1 500g。神经纤维到 4 岁时才完成髓鞘化。故婴儿时期神经冲动传入大脑常较慢而且易

泛化，不易形成明显的兴奋灶。

脊髓的发育在出生时相对较成熟，脊髓的发育和运动功能的进展相平行。

(2) 神经反射：出生时儿童即具有觅食、吸吮、吞咽、拥抱、握持等一些先天性反射和对强光、寒冷、疼痛的反应。某些无条件反射如吸吮、握持、拥抱等反射会随年龄增长而消失。2 岁以下儿童巴氏征阳性可为生理现象。

2. 感知的发育

感知是通过各种感觉器官从环境中选择性地获取信息的能力。

(1) 视感知的发育：新生儿在 15～20cm 视觉清晰；2 个月起可协调地注视物体并可使头跟随移动的物体在水平方向转动 90°；3～4 个月时，喜看自己的手；6～7 个月时目光可随上下移动的物体垂直方向移动，开始能认识母亲和常见物品如奶瓶；8～9 个月时能看到小物体；18 个月时能区别各种形状，喜看图画；2 岁时两眼调节好可区别垂直线和横线；5 岁时能区别颜色。

(2) 听感知的发育：出生时鼓室无空气，听力差；新生儿出生 3～7d 有良好的听觉灵敏度；1 个月左右已能分辨人的言语声和环境发出的非言语声；3～4 个月时能出现定向反应；6 个月时可区分父母声音；7～9 个月时开始区别语言的意义；1 岁时能听懂自己的名字；2 岁时能听懂简单的吩咐；4 岁时听觉发育完善。听觉的发育对儿童语言的发展有重要意义。

(3) 嗅觉和味觉的发育：新生儿的嗅觉和味觉出生时已基本发育成熟。4～5 个月的婴儿对食物味道的微小改变很敏感，故应合理添加各类辅食，使之适应不同味道。

(4) 皮肤感觉的发育：皮肤感觉包括触觉、痛觉、温度觉和深感觉。新生儿的触觉已很敏感，痛觉在出生时已存在，其温度觉也很灵敏。

(5) 知觉发育：知觉为人对事物各种属性的综合反映。1 岁末开始有空间和时间知觉的萌芽；3 岁能辨上下；4 岁辨前后；5 岁开始辨别以自身为中心的左右。4～5 岁时已有时间的概念，能区别早上、晚上、今天、明天、昨天；5～6 岁时逐渐掌握周内时序、四季等概念。

3. 运动的发育

运动的发育可分为大运动（包括平衡）和精细运动。

(1) 平衡与大运动：包括抬头；翻身；坐；匍匐、爬；站、走、跳等。发育过程可归纳为："二抬四翻六会坐，七滚八爬周会走"（数字代表月龄）。

(2) 精细动作：新生儿双手紧握拳；3～4 个月能"玩弄"自己的双手；6～7 个月能在双手间有意识地准确地传递物体和出现探索性动作；9～10 个月能用拇指与食指拈取物体；12～15 个月学用匙，能握笔涂鸦；18 个月能叠 2～3 块方积木。

4. 语言的发育

语言为人类特有的高级神经活动。

(1) 发音阶段：新生儿已会哭叫，婴儿 1～2 个月开始发喉音；2 个月发"啊"、"伊"、"呜"等元音；6 个月时出现辅音；7～8 个月能发出"爸爸"、"妈妈"等语音。

（2）理解语言阶段：10个月有意识叫“爸爸”、“妈妈”。

（3）表达语言阶段：一般1岁开始会说单词，后可组成句子；先会用名词，然后才会用代名词、动词、形容词、介词等。在语言发育的过程中，须注意下列现象：①乱语，又称隐语，1～2岁的儿童，很想用语言表达自己的需求，但由于词汇有限，常常说出一些成人听不懂的话语即乱语；②口吃；③自言自语。

5. 心理活动的发展

（1）注意的发展：注意是人的心理活动集中于一定的人或物。注意分为无意注意和有意注意，前者为自然发生的，不需任何努力；后者为自觉的、有目的的行为。婴儿时期以无意注意为主。5～6岁后儿童才能较好的控制自己的注意力。

（2）记忆的发展：记忆是将所获得的信息贮存和“读出”的神经活动过程，包括感觉、短暂记忆和长久记忆。长久记忆又可分为再认和重现。婴幼儿时期的记忆特点是时间短、内容少，以机械记忆为主，精确性差。

（3）思维的发展：思维是人应用理解、记忆和综合分析能力来认识事物的本质和掌握其发展规律的一种精神活动，是心理活动的高级形式。婴幼儿的思维为直觉活动思维，学龄前期儿童则以具体形象思维为主。

（4）想象的发展：想象是对感知过的事物进行思维加工、改组、创造出现实中从未有过的事物形象的思维活动。新生儿无想象；1～2岁的儿童仅有想象的萌芽；3岁后小儿想象为片段、零星的；学龄前期以无意想象和再造想象为主；学龄期儿童是有意想象和创造想象。

（5）情绪和情感的发展：情绪是个体生理或心理需要是否得到满足时的心理体验和表现。情绪受外界环境的影响甚大。情感是在情绪的基础上产生的对人、物的关系的体验，属较高级复杂的情绪。

（6）意志的发展：意志为自觉地、主动地调节自己的行为，克服困难以达到预期目标或完成任务的心理过程。新生儿无意志；婴幼儿开始有意行动或抑制自己某些行动。

（7）个性和性格的发展：个性是个人处理环境关系时所表现出来的与他人不同的习惯行为和倾向性，包括思想方法、情绪反应、行为风格等。

6. 社会行为的发展

注意社会与环境的关系。

7. 神经心理发育的评价

（1）能力测验：

1）筛查性测验：①丹佛发育筛查试验是测量儿童心理发育最常用的方法，主要用于6岁以下儿童发育筛查，实际应用时对4～5岁以下儿童较为适用；②图片词汇测验适用于4～9岁儿童；③绘人测验适用于5～9.5岁儿童。

2）诊断性测验。

（2）适应性行为评定：①新生儿行为评定量表：适用于0～28日龄新生儿行为发育水平评价；②婴儿－初中学生社会生活能力量表：适用于6个月～15岁儿童社会生活

能力测定；③Achenbach 儿童行为量表：适用于 4～16 岁筛查儿童的社会能力和行为问题。

五、儿童发展理论

1. 弗洛伊德的性心理发展理论

弗洛伊德的理论注重于儿童性心理的发展、对自己身体的欣赏及他人关系的建立。他认为人的性心理发展分为 5 个阶段：

（1）口腔期（0～1 岁）。

（2）肛门期（1～3 岁）。

（3）性蕾期（3～6 岁）。

（4）潜伏期（6～12 岁）。

（5）生殖期（12 岁以后）。

2. 艾瑞克森的心理社会发展理论

艾瑞克森把儿童心理社会发展分为 5 个阶段，并认为每个阶段均有一个中心问题或矛盾必须解决，这些问题即是儿童健康人格的形成和发展过程中所必需遇到的挑战或危机。

（1）婴儿期（0～1 岁）主要的心理社会发展问题：信任对不信任。

（2）幼儿期（1～3 岁）主要的心理社会发展问题：自主对羞怯或怀疑。

（3）学龄前期（3～6 岁）主要的心理社会发展问题：主动对内疚或罪恶感。

（4）学龄期（6～12 岁）主要的心理社会发展问题：勤奋对自卑。

（5）青春期（12～18 岁）主要的心理社会发展问题：角色认同对角色混淆。

3. 皮亚杰的认知发展理论

瑞士哲学家和心理学家皮亚杰提出了儿童认知发展理论。他认为智力的发展就是儿童与外部环境相互作用的结果。他把认知发展过程分为以下几个阶段：

（1）感觉运动期（0～2 岁）：儿童通过与周围事物的感觉运动性接触来认识世界。

（2）前运思期（2～7 岁）：此期儿童能用语言符号、象征性游戏等手段来表达外部事物。思维特点是以自我为中心、单维、不可逆。

（3）具体运思期（7～11 岁）此期儿童能比较客观地看待周围事物，不再以自我为中心，形成守恒概念，能进行可逆性思维。

（4）形式运思期（12 以上）此阶段儿童的思维接近成人水平，具有综合性的思维能力、逻辑推论能力及决策能力。

护士应了解儿童的思维方式，以设计出刺激和促进儿童发展的活动，以及适当、有意义的教育计划。

4. 科尔伯格的道德发展理论

科尔伯格认为，所谓道德发展，指个体在社会化过程中，随年龄的增长而逐渐学到的是非判断标准，以及按该标准去表现的道德行为。分为：

（1）前习俗期（1～6 岁）。

（2）习俗期（6～12 岁）。

（3）后习俗期（12 岁以上）。

六、儿童生长发育中的特殊问题

1. 体格生长偏离

（1）体重生长偏离。

（2）身高（长）生长偏离。

2. 心理行为异常

（1）儿童行为问题：①屏气发作；②吮拇指癖、咬指甲癖；③儿童擦腿综合征；④遗尿症；⑤违抗、发脾气；⑥攻击性行为；⑦破坏性行为；⑧注意缺陷多动障碍。

（2）学习障碍。

【测试题】

一、填空题

1. 正常婴儿生后 1 周内可有暂时性体重下降，约减少原来体重的________，常于生后________日恢复到出生体重。
2. 正常婴儿出生后________个月时体重是出生时的 2 倍（6kg），________岁时增至 3 倍（9kg），________岁时是出生时的 4 倍（12kg）。
3. 由________至________的长度称坐高，坐高代表________与________的发育。
4. 正常新生儿出生时头围平均为________ cm，________岁时胸围与头围大致相等。
5. 皮肤感觉包括________、________、________、________。
6. 测量儿童心理发育最常用的方法是________。
7. 婴儿________个月时脊柱出现颈椎前凸，________个月时出现胸椎后凸，________岁时出现腰椎前凸。
8. 儿童乳牙共________个，约自________～________个月开始萌出，________岁出齐。
9. 正常婴儿在________个月时对食物味道的微小改变很敏感，故应合理添加各类辅食，使之适应不同味道。
10. 依据艾瑞克森的理论，人生第一年的发展任务是与照顾者（父母）建立起________，学习爱与被爱。
11. 正常新生儿出生时平均身长为________ cm，平均体重为________ kg。
12. 经眉弓上方、枕后结节绕头一周的长度为________。正常新生儿出生时平均头围为________ cm，1 岁时 46cm，2 岁时________ cm，5 岁时 50cm。
13. 沿乳头下缘水平绕胸一周的长度为________。正常新生儿出生时平均为________ cm。
14. 正常儿童________岁时胸围与头围大致相等，1 岁以后胸围________

头围，胸围反映__________及__________的发育程度。

15. 正常儿童前囟出生时约________～________ cm（对边中心连线长度），至________～________岁闭合。

16. 儿童前囟早闭或过小见于__________，晚闭或过大见于__________、__________患儿。

17. 儿童前囟饱满反映__________，而前囟凹陷见于__________或__________。

18. 在测定骨龄时，一般拍摄__________ X线片，包括手及手腕8小骨和桡骨、尺骨远端的骨化中心。

19. 正常新生儿出生时脑重约__________克，约占成人脑重的__________，__________岁时已接近成人脑重。

20. 正常儿童恒牙一般__________岁出齐，共__________个。

21. 影响儿童生长发育的两个最基本因素是__________、__________。

22. 在知觉发育的过程中，正常儿童1岁末开始有空间和时间知觉萌芽，3岁能辨__________，4岁能辨__________，4～5岁开始有__________的概念，5岁能辨自身的__________。

23. 充足和合理的__________是儿童生长发育的物质基础，是保证儿童健康成长极为重要的因素。年龄越__________受营养的影响越__________。

24. 正常儿童生长发育通常遵循__________、__________、__________、__________、__________的顺序。

25. 记忆是一个复杂的心理活动过程，包括__________、__________和__________。

26. 长久记忆可分为__________和__________。

27. 儿童心理社会发展的监测目前国内外采用的评估工具主要包括__________和__________两种。

28. 发育正常的女孩从__________岁开始到__________岁，男孩从__________岁开始到__________岁，称为青春期（或少年期）。

29. 正常新生儿出生时平均身长__________ cm，1周岁时__________ cm，2周岁时__________ cm。

30. __________是属原始、简单的感情，而__________属高级复杂的感情。

31. 弗洛伊德的性心理发展理论认为人的性心理发展包括__________、__________、__________、__________、__________ 5个阶段。

32. 儿童常见的行为问题有__________、__________、__________、__________、__________、__________、__________。

二、单选题

1. 一般体格生长，下列几个年龄阶段增长最快的是（　　）。

A. 生后头3个月　　B. 半岁以后

C. 生后1年内　　D. 幼儿期

E. 学龄前期

2. 儿童青春期生长速度达高峰的年龄为（　）。
A. 男孩 9～11 岁，女孩 8～10 岁
B. 男孩 11～13 岁，女孩 11～13 岁
C. 男孩 11～13 岁，女孩 9～11 岁
D. 男孩 14～17 岁，女孩 13～16 岁
E. 男孩 14～16 岁，女孩 8～10 岁
3. 体重达到出生体重的 3 倍的年龄是（　）。
A. 6 个月　B. 1 岁
C. 1 岁半　D. 2 岁
E. 2 岁半
4. 若出生体重为 3.5kg，一个 8 个月大的婴儿体重大约应为（　）。
A. 6kg　B. 7.5kg
C. 8kg　D. 9kg
E. 9.5kg
5. 正常 5 岁儿童的体重约为（　）。
A. 16kg　B. 18kg
C. 19kg　D. 20kg
E. 21kg
6. 计算身长的公式：身长（cm）＝年龄×7＋77（cm），适用的年龄阶段是（　）。
A. 6～12 个月　B. 0～12 岁
C. 1～12 岁　D. 2～12 岁
E. 12 岁以下
7. 正常儿童乳牙出齐的时间为（　）。
A. 1 岁　B. 1～1.5 岁
C. 1～5 岁　D. 1.5～2 岁
E. 2～2.5 岁
8. 足月婴儿出生体重 3kg，1 岁时体重、身高、头围测量值约为（　）。
A. 6kg，60cm，30cm　B. 7kg，70cm，40cm
C. 9kg，75cm，46cm　D. 12kg，85cm，48cm
E. 15kg，90cm，50cm
9. 1 个月的儿童出现巴斯征阳性提示有可能的情况是（　）。
A. 脑瘫　B. 脑膜炎
C. 颅内出血　D. 正常
E. 不正常，由其他原因引起
10. 正常婴儿，身长 65cm，可独坐一会儿，会用手摇玩具，能认出熟人和陌生人，可能的月龄是（　）。
A. 5 个月　B. 6 个月

C. 7个月　　D. 8个月

E. 9个月

11. 10个月小孩，下列几项运动发育可疑迟缓的是（　）。

A. 不会乱涂画　　B. 不会叠2～3块方积木

C. 不会用拇、食指取小丸　　D. 不会用匙子

E. 不会独自走路

12. 依据艾瑞克森的理论，青春期的心理社会发展任务是（　）。

A. 信任感　　B. 自主感

C. 主动感　　D. 勤奋感

E. 角色认同

13. 若出生体重为4kg，一个6个月大的婴儿体重大约为（　）kg。

A. 8.2　　B. 8

C. 9.5　　D. 9

E. 8.5

14. 一个正常8岁儿童的体重约为（　）kg。

A. 20　　B. 22

C. 30　　D. 24

E. 28

15. 发育的主要形态标志是（　）。

A. 细胞、组织、器官体积增加　　B. 组织功能的完善

C. 细胞、组织的分化　　D. 心理、智力的发展

E. 形态、功能已全面达成人水平

16. 正常儿童后囟出生时很小或已闭合，若出生时未闭合，最迟闭合的时间为生后（　）周。

A. 6～8　　B. 5～7

C. 8～10　　D. 8～12

E. 10～12

17. 8月婴儿前囟饱满反映（　）。

A. 颅内压增高　　B. 肥胖

C. 营养充足　　D. 正常

E. 消瘦

18. 重度脱水患儿前囟的表现应为（　）。

A. 饱满　　B. 凹陷

C. 正常　　D. 无变化

E. 闭合

19. 正常婴儿对食物味道的微小改变很敏感的年龄是（　）。

A. 3～4月　　B. 4～5月

C. 5～6 月　　D. 7～8 月

E. 2～3 月

20. 正常发育儿童开始能分辨体积相同重量不同的物体的年龄为（　　）。

A. 4 岁　　B. 5 岁

C. 6 岁　　D. 7 岁

E. 3 岁

21. 正常发育儿童开始有时间概念如早晚、今天、明天和昨天等的年龄为（　　）岁。

A. 4～5　　B. 3～4

C. 5～6　　D. 3～3.5

E. 2～3

22. 儿童开始出现有意注意的年龄阶段为（　　）。

A. 婴儿期以后　　B. 幼儿期以后

C. 学龄前期以后　　D. 学龄期以后

E. 青春期以后

23. 婴儿能再认母亲和其他亲近人的年龄为（　　）个月。

A. 5～6　　B. 6～7

C. 7～8　　D. 11～12

E. 4～5

24. 体重 5.8Kg，身长 60cm，后囟已闭，最可能的年龄是（　　）。

A. 1 个月　　B. 2 个月

C. 3 个月　　D. 4 个月

E. 5 个月

25. 根据皮亚杰的认知发展理论，以自我为中心的思维特点一般为（　　）岁儿童。

A. 2～7　　B. 0～4

C. 6～8　　D. 7～11

E. 1～3

26. 儿童有意想象和创造性想象迅速发展的年龄阶段是（　　）。

A. 学龄前期　　B. 幼儿期

C. 学龄期　　D. 青春期

E. 婴儿期

三、多选题

1. 儿童生长发育的高峰期是（　　）。

A. 婴儿期　　B. 幼儿期

C. 学龄前期　　D. 学龄期

E. 青春期

2. 下列有关生长发育规律的描述正确的是（　　）。

A. 匀速进行　　B. 具有阶段性
C. 有个体差异性　　D. 各系统发育不平衡
E. 先会控制四肢，再会控制头部活动

3. 下列患儿中可见到前囟晚闭或过大的是（　）。
A. 脑膜炎恢复期　　B. 佝偻病
C. 脑积水　　D. 维生素D中毒
E. 先天性甲状腺功能减退症

4. 下列有关儿童运动功能发育的描述正确的是（　　）。
A. 2个月会抬头　　B. 6个月能独坐
C. 8个月能独站　　D. 18个月会爬台阶
E. 24个月能双脚跳

5. 下列有关儿童运动功能发育的叙述正确的是（　　）。
A. 4个月时手能握持玩具
B. 5个月时能将玩具从一手换到另一手
C. 10个月可拇、食指对指拿东西
D. 1岁会用勺子
E. 3岁会洗手

6. 下列有关儿童语言发育的陈述，正确的是（　　）。
A. 4个月会笑出声
B. 6个月能无意识发"爸爸"等复音
C. 12个月能叫出物品名字，如灯
D. 15个月能说出自己的名字
E. 18个月能说歌谣

7. 根据皮亚杰的认知理论，2岁至7岁儿童的思维特点是（　　）。
A. 以自我为中心　　B. 开始使用语言符号
C. 缺乏正确的逻辑推理能力　　D. 掌握较丰富的概念
E. 能正确推理因果关系

8. 依据艾瑞克森的理论，照顾和护理学龄前期儿童时应（　　）。
A. 对孩子提出的各种问题予以耐心解答
B. 对儿童提出的一些离奇的想法予以制止
C. 给予更多的自由和机会去创造和实践
D. 经常纠正儿童的愚蠢行为
E. 允许儿童使用无伤害性的玩具或医疗用品做游戏

9. 正常儿童的生长发育的规律是（　）。
A. 由上到下　　B. 由近到远
C. 由细到粗　　D. 由简单到复杂
E. 由低级到高级

10. 关于正常儿童的囟门，如下的描述正确的是（　　）。
A. 前囟的大小指额骨和顶骨边缘形成的菱形间隙的对角线的长度
B. 前囟出生时为1.5～2.0cm
C. 前囟约在生后2～2.5岁闭合
D. 后囟出生时很小或已闭合
E. 后囟至迟约于生后3～4个月闭合

11. 儿童体重的测量方法正确的是（　　）。
A. 最好在晨起进行　　B. 饭后进行
C. 排尿、排便后进行　　D. 最好在同一时间测量
E. 没必要将称调到零点

12. 与儿童生长发育描述相符的是（　　）。
A. 生长发育是连续的过程
B. 儿童神经系统发育相对较晚
C. 儿童动作发育是从上到下
D. 有个体差异
E. 儿童出生前半年生长发育速度最快

13. 下列哪些是儿童体格生长偏离现象（　　）。
A. 低体重　　B. 消瘦
C. 遗尿症　　D. 矮身材
E. 体重过重

14. 儿童生长发育的规律包括（　　）。
A. 生长发育具有阶段性　　B. 各系统器官发育的不平衡性
C. 生长发育具有顺序性　　D. 生长发育具有个体差异
E. 生长发育具有连续性

15. 评价体格生长常用的指标有（　　）。
A. 体重　　B. 身高
C. 坐高　　D. 头围
E. 皮下脂肪厚度

16. 体格生长评价常用的方法有（　　）。
A. 均值离差法　　B. 中位数、百分位数法
C. 标准差的离差法　　D. 指数法
E. 生长曲线评价法

17. 体格生长评价的内容包括（　　）。
A. 发育水平　　B. 生长速度
C. 匀称程度　　D. 臀围
E. 上臂围

18. 关于牙齿的发育叙述正确的是（　　）。

A. 生后 4～10 个月乳牙开始萌出
B. 乳牙萌出顺序是上颌先于下颌
C. 乳牙大约 2.5 岁时出齐
D. 恒牙一共是 28 颗
E. 食物咀嚼有利于牙齿的生长

19. 关于脊柱的发育叙述正确的是（　　）。
A. 3 个月左右出现颈椎前凸，为脊柱的第一个生理弯曲
B. 6 个月时出现胸椎前凸，为脊柱的第二个生理弯曲
C. 1 岁左右出现腰椎前凸，为脊柱的第三个生理弯曲
D. 出生后第一年脊柱增长慢于四肢
E. 脊柱的增长反映脊椎骨的发育

20. 评价颅骨发育的指标有（　　）。
A. 头围的大小　　B. 骨缝闭合的迟早
C. 前、后囟闭合的迟早　　D. 前囟的大小
E. 后囟的大小

21. 关于头颅骨的发育叙述正确的是（　　）。
A. 颅骨的发育较面部骨骼发育迟
B. 骨缝约于 3～4 个月时闭合
C. 前囟为顶骨和额骨边缘形成的三角形间隙
D. 前囟在 1～1.5 岁时闭合
E. 前囟凹陷见于极度消瘦或脱水者

22. 根据皮亚杰的认知发展理论，儿童在具体运思期具备的特点是（　　）。
A. 能比较客观地看待周围事物
B. 能凭借具体形象的支持，进行逻辑推理活动
C. 能进行可逆性思维
D. 注意事物的一个方面
E. 还是以自我为中心，不理解他人的观念

四、判断改错题

1. 合理的营养是儿童生长发育的物质基础，年龄越小受营养的影响越小。（　　）
2. 女孩青春期开始较男孩约早两年，此期体格生长剧增，至青春期末，其平均身高、体重高于同龄男孩。（　　）
3. 儿童的生长发育按一定的规律发展，但每个人的“生长轨道”不完全相同。（　　）
4. 早产儿体格生长有一允许的落后“年龄”范围，对早产儿进行发育评价的时候，可以直接按儿童的实际胎龄进行评价。（　　）
5. 儿童出生时脑重已达成人脑重的 25%，6 岁时接近成人脑重。（　　）
6. 新生儿的温度觉很灵敏，热的刺激比冷的刺激更能引起明显的反应。（　　）
7. 3～4 个月的婴儿对食物味道的轻微改变已经很敏感，故应适时添加辅食。（　　）

五、名词解释

1. 生长
2. 发育
3. 追赶生长
4. 体重
5. 身高
6. 头围
7. 胸围
8. 上臂围
9. 注意
10. 记忆
11. 思维
12. 想象
13. 情绪
14. 情感
15. 意志

六、简答题

1. 简述儿童生长发育的规律。
2. 列举影响儿童生长发育的因素。
3. 简述儿童脊柱发育的特点。
4. 简述儿童颅骨发育的特点及临床意义。
5. 简述儿童牙齿的发育特点及出牙时机体反应。
6. 简述儿童神经反射的特点。
7. 青春期按发育特点分为哪几个阶段?
8. 简述女性生殖系统的发育特点。
9. 简述男性生殖系统的发育特点。
10. 简述促进儿童语言发展的措施。
11. 简述儿童注意力的发展特点。
12. 简述儿童记忆力的发展特点。
13. 简述儿童常见的心理行为问题。
14. 简述儿童体格生长的评估方法。
15. 简述儿童情绪、情感的反应特点。
16. 试述儿童体格发育常用指标及临床意义。
17. 一个正常 8 岁儿童的体重及身长各是多少？写出计算公式。
18. 依据艾瑞克森的理论，简述幼儿期的性格发展特点及护理原则。

七、案例分析题

儿童 4 岁，身高 90cm，体重 13kg，身材匀称，智力正常，近 1 年身高增加 3cm，骨龄为2岁。

(1) 这孩子可能的诊断为（　　）。

A. 营养不良　　B. 侏儒症

C. 甲状腺功能减退　　D. 慢性腹泻

E. 软骨发育不良

(2) 最适合的治疗方法为（　　）。

A. 甲状腺素治疗　　B. 增加营养

C. 治疗腹泻　　D. 继续随访

E. 生长激素治疗

【参考答案】

一、填空题

1. 3%～9%　7～10
2. 3　1　2
3. 头顶　坐骨结节　头颅　脊柱
4. 32～34　1
5. 触觉　痛觉　温度觉　深感觉
6. 丹佛发育筛查试验
7. 3　6　1
8. 20　4　10　2～2.5
9. 4～5
10. 信任感
11. 50　3
12. 头围　32～34　48
13. 胸围　32
14. 1　超过　胸廓　肺
15. 1.5～2　1～1.5
16. 小头畸形　佝偻病 先天性甲状腺功能减退症
17. 颅内压增高　极度消瘦　脱水者
18. 左手腕部
19. 375　25%　7
20. 20～30　32
21. 遗传因素　环境因素
22. 上、下　前后　时间　左右
23. 营养　小　大
24. 由上到下　由近到远　由粗到细　由低级到高级　由简单到复杂
25. 感觉　短暂记忆　长久记忆

26. 再认　重现

27. 诊断性　筛查性

28. 11～12　17～18　13～14　18～20

29. 50　75　85

30. 情绪　情感

31. 口腔期　肛门期　性蕾期　潜伏期　生殖期

32. 屏气发作　吮拇指癖、咬指甲癖　儿童擦腿综合征　遗尿症　违抗、发脾气　攻击性行为　破坏性行为

二、单选题

1. A　2. D　3. B　4. C　5. B　6. D　7. E　8. C　9. D　10. B

11. C　12. E　13. D　14. D　15. A　16. A　17. A　18. B　19. B　20. B

21. A　22. D　23. A　24. D　25. A　26. C

三、多选题

1. AE　2. BCD　3. BCE　4. ABDE　5. ACE　6. ACD　7. ABC　8. ACE

9. ABDE　10. ABD　11. ACD　12. ACDE　13. ADE　14. ABCDE　15. ABCDE

16. ABCDE　17. ABC　18. ACE　19. ACE　20. ABC　21. BDE　22. ABC

四、判断对错题

1. ×　越小→越大

2. ×　高于→低于

3. √

4. ×　儿童的实际胎龄→矫正胎龄至40周（足月）

5. ×　6岁→7岁

6. ×　热→冷，冷→热

7. ×　3～4→4～5

五、名词解释

1. 生长：是指随年龄的增长，儿童各器官、系统的长大，主要表现为形态的变化，可以通过具体测量值来表示，是“量”的改变。

2. 发育：是指细胞、组织、器官功能上的分化与成熟，为质的改变。

3. 追赶生长：2岁以内的儿童，疾病痊愈后，如营养充足，儿童的身高、体重等短期内加快增长，以弥补患病期间造成的损失，称为“追赶生长”现象。

4. 体重：为各器官、组织和体液的总重量，体重是衡量儿童体格生长发育、营养情况的最易获得的、最易波动的、最敏感的指标，是儿科临床计算药量、输液量的依据。

5. 身高：是指身体从头顶到足底的垂直长度，是反映骨骼发育的重要指标。

6. 头围：经眉弓上方、枕后结节绕头一周的长度为头围。

7. 胸围：沿乳头下缘经肩胛骨角下绕胸一周的长度为胸围。

8. 上臂围：沿肩峰与尺骨鹰嘴连线中点的水平绕上臂一周的长度，代表上臂骨骼、

肌肉、皮下脂肪和皮肤的发育水平。

9. 注意：是人的心理活动集中于一定的人或物。

10. 记忆：是将所获得的信息贮存和读出的神经活动过程，包括感觉、短暂记忆和长久记忆。

11. 思维：是人应用理解、记忆和综合分析能力来认识事物的本质和掌握其发展规律的一种精神活动，是心理活动的高级形式。

12. 想象：是对感知过的事物进行思维加工、改组、创造出现实中从未有过的事物形象的思维活动。

13. 情绪：是个体生理或心理需要是否得到满足时的心理体验和表现。

14. 情感：情感是在情绪的基础上产生的对人、物的关系的体验，属较高级复杂的情绪。

15. 意志：为自觉地、主动地调节自己的行为，克服困难以达到预期目标或完成任务的心理过程。

六、简答题

1. 答：儿童生长发育的规律包括：①生长发育的连续性和阶段性；②各系统器官发育的不平衡性；③生长发育的顺序性：一般生长发育遵循由上到下、由近至远、由粗到细、由低级到高级、由简单到复杂的顺序或规律；④生长发育的个体差异性。

2. 答：遗传因素和环境因素是影响儿童生长发育的两个最基本因素：

(1) 遗传因素：在生长发育过程中，皮肤和头发的颜色、面部特征、身材高矮、性成熟的早晚以及对传染病的易感性均与遗传有关。遗传性疾病对生长发育也有显著影响。性别也可造成生长发育的差异。

(2) 环境因素：①营养：合理的营养是儿童生长发育的物质基础，年龄越小受营养的影响越大；②孕母情况：胎儿在宫内的发育受孕母生活环境、营养、情绪、健康状况等各因素的影响；③生活环境：良好的居住环境、卫生条件能促进儿童生长发育；④疾病：疾病对儿童生长发育的影响十分明显。急性感染常使体重减轻；长期慢性疾病同时影响体重和身高的增长；内分泌疾病常引起骨骼生长和神经系统发育延迟。

3. 答：儿童脊柱发育的特点是：生后 2 岁以内增长最快。新生儿脊柱仅轻微后凸，3 个月能抬头出现颈椎前凸，6 个月会坐时呈胸椎后凸，1 岁能行走时出现腰椎前凸。脊柱所形成的上述三个自然弯曲有利于身体平衡。6～7 岁时这些弯曲为韧带装置所固定。

4. 答：儿童颅骨发育的特点是：颅骨随脑的发育而长大，可通过头围和囟门大小以及骨缝闭合情况来衡量颅骨的发育。前囟出生时约 1.5～2cm（对边中点连线长度），至 1～1.5 岁闭合。后囟出生时很小或已闭合，最迟于生后 6～8 周闭合。颅骨缝约 3～4 个月闭合。前囟早闭或过小见于头小畸形，晚闭或过大见于佝偻病、先天性甲状腺功能减退症或脑积水患儿。前囟饱满反映颅内压增高，而前囟凹陷见于脱水患儿或极度消瘦者。

5. 答：儿童牙齿发育的特点是：乳牙共 20 个，约自 6 个月起（4～10 个月）开始萌出，2～2.5 出齐。2 岁以内乳牙数目约为月龄减 4～6。6 岁左右开始出恒牙，即第一磨牙长在第二乳磨牙之后。7～8岁开始，乳牙按萌出顺序逐个脱落换之以恒牙。恒牙一般20～30岁出齐，共32个。儿童出牙时机体的反应是：出牙时个别儿童可出现低热、流涎、睡眠不安、烦躁等反应。较严重的营养不良、佝偻病、甲状腺功能减低症、21－三体综合征等患儿可有出牙较迟，牙釉质差等。医护人员应开展儿童口腔保健的健康教育，定期口腔检查，重视龋齿等口腔疾病的防治。

6. 答：儿童神经反射的特点是：初生婴儿即具有觅食、吸吮、握持、拥抱等无条件反射，这些反射会随年龄增长而消失，否则会影响动作发育。若不能引出这些先天反射，或持续不消退表明神经系统异常。2岁以下儿童巴宾斯基征阳性可为生理现象。

7. 答：青春期按发育特点可分为：①青春前期：2～3年，女孩9～11岁，男孩11～13岁开始，性腺、性器官发育，出现第二性征，体格生长明显加速；②青春中期：2～3年，女孩13～16岁，男孩14～17岁，体格生长达高峰，第二性征全面出现，性器官在解剖和生理功能上均已成熟；③青春后期：3～4年，女孩18～21岁，男孩19～24岁，生殖系统已发育成熟如成人，体格生长停止。

8. 答：女性生殖系统发育的特点是：①女性生殖系统发育包括女性生殖器官的形态、功能发育和第二性征的发育；②第二性征的发育以乳房、阴毛、腋毛发育为标志；③9～10岁骨盆开始加宽，乳头发育，子宫逐渐增大；④10～11岁乳房发育，阴毛出现；⑤13岁左右出现初潮。月经初潮是性功能发育的标志，大多在乳房发育1年后或第二个生长高峰后出现。

9. 答：男性生殖系统发育的特点是：①男性生殖系统发育包括男性生殖器官的形态、功能发育和第二性征的发育；②第二性征主要表现为阴毛、腋毛、胡须、变声及喉结的出现；③睾丸增大是男性青春期的第1征象；④10～11岁睾丸、阴茎开始增大；⑤12～13岁开始出现阴毛；⑥14～15岁出现腋毛，声音变粗；⑦16岁以后长胡须，出现痤疮、喉结；⑧首次遗精是男性青春期的生理现象。

10. 答：促进儿童语言发展的措施是：语言是表达思维、观念等的心理过程，与智能有直接的联系。正常儿童天生具有发展语言技能的机制与潜力，但是环境必须提供适当的条件，例如与周围人群进行语言交往，其语言能力才能得以发展。通过语言符号，儿童能够获得更丰富的概念，提高解决问题的能力，同时，吸收社会文化中的信念、习俗及价值观，与他人进行有效的交流。语言对儿童社会性行为的发展有重要意义。儿童语言的发展与大脑、听觉器官及发音器官的功能完善有关。儿童先学会说单词，后组成句子；先会用名词，而后用代名词、动作、形容词、介词等；先讲简单句，后使用复杂句。护士应能评估儿童语言发展的状况，以确定可能存在的发育异常或迟缓。护理措施着重于儿童提供适于语言发展的环境，鼓励家长与儿童进行交流，向儿童提供多听、多说的机会。护士在为儿童提供照顾时，要使用他们能理解的词语，并允许儿童表达不愉快、悲伤或痛苦等心情。

11. 答：儿童注意力的发展特点是：①注意可分为无意注意和有意注意。前者是没有预定目的，自然而然发生的；后者为自觉的有目的的，须付出意志努力的注意；②新生儿已有非条件性的定向反射，如大声说话能引起新生儿停止活动；③婴儿时期以无意注意为主；④随年龄增长儿童的有意注意逐渐增多，但幼儿期有意注意的稳定性差，易分散和转移；⑤5～6 岁后才能较好地控制其注意力。

12. 答：儿童记忆力的发展特点是：

（1）记忆是一个复杂的心理活动过程，包括识记感觉、短暂记忆和长久记忆。

（2）长久记忆又可分为再认和重现。再认是指以前感知的事物在眼前再次出现时能认识；重现是指以前感知的事物虽不在眼前，但可在大脑中重复出现。

（3）5～6 个月的婴儿能再认母亲和其他亲近的人，1 岁以后开始能够重现。

（4）婴幼儿时期的记忆特点是时间短、内容少，对带有欢乐、愤怒、恐惧等情绪的事物容易记忆且以机械记忆为主。

（5）儿童记忆的持久性与精确性随年龄而增长，学龄前期儿童对感兴趣的、能激起强烈情绪体验的较易记忆，并保持持久。学龄期儿童由于分析思维能力的发展以及学习任务的要求，有意记忆能力增强，记忆的内容拓宽，复杂性增加。

13. 答：儿童常见的行为心理问题有：①吮手指和咬手指；②遗尿；③玩生殖器；④违拗；⑤愤怒；⑥攻击性行为；⑦破坏性行为。

14. 答：常用的体格生长评估方法包括：①均值离差法：以均值为基值，标准差为离散距，一般认为均值加减两个标准差的范围内被检儿童为正常儿；②中位数、百分位数法：以第 50 百分位为中位数，把资料分为第 3，25，50，75，97 百分位数 5 个等级，一般 3～97 百分位（含 95％的总体）范围内儿童为正常儿；③标准差的离差法：用偏离该年龄组标准差的程度反应生长情况，用于不同人群间的比较。Z 在±2.0 以内为正常范围；④指数法：主要反映体格发育水平和营养状况；⑤生长曲线评价法。

15. 答：儿童情绪、情感的反应特点是：①情绪是人们从事某种活动时产生的兴奋心理状态，属原始、简单的感情，较短暂而外显；②情感是人的需要是否得到满足时所产生的一种内心体验，属较高级、复杂的情绪，持续时间长而不甚外显；③新生儿会对饥饿、不舒适、寒冷等表现出不安、哭脸及啼哭等消极情绪；④2 个月时积极情绪增多，尤其是看到母亲时，表现非常高兴；⑤6 个月后能辨认陌生人时，明显地表现出对母亲的依恋以及分离性焦虑情绪。婴儿与亲人间的这种依恋感情是儿童社会性发展的最早表现，它的建立有利于婴儿获得母亲的养育。没有建立良好依恋感情的婴儿，以后多不善于与人相处和不能很好地面对现实；⑥9～12 个月时依恋感情达到高峰；⑦2 岁开始，儿童的情感表现日渐丰富和复杂，如喜、怒、初步的爱、憎等，也会有一些不良的情绪、情感反应，如：见人怕羞、怕黑、嫉妒、爱发脾气等；⑧婴幼儿情绪表现常为时间短暂，反映强烈，易变化，易冲动，外显而真实；⑨随年龄增长情绪反应渐趋稳定。学龄前期儿童已能有意识地控制自己情感的外部表现，如故意不哭等。

16. 答：儿童体格生长常用指标及临床意义为：

（1）体重：体重为各器官、组织和体液的总重量，是代表体格生长，尤其是营养情况的重要指标。临床给药、输液也常依据体重计算。新生儿平均出生体重为 3kg。前半年每月平均增加 600～800g 是生长发育的第一高峰；后半年每月平均增加 300～400g。1 岁以内儿童体重的推算公式如下：

1～6月：体重（kg）＝出生体重（kg）＋月龄×0.7（kg）

7～12月：体重（kg）＝6（kg）＋月龄×0.25

2岁时体重是出生体重的4倍（12kg）。

2～12岁：体重（kg）＝年龄×2（kg）＋8（kg）

（2）身长（高）和坐高：身长是指从头顶到足底的全身长度。新生儿出生是平均为50cm，6个月时达65cm，2岁时85cm。2～12岁身长推算公式：身长（cm）＝年龄×7＋77（cm）。青春期出现身高增长的第二个加速期，12岁以后不能按上式推算。坐高是指从头顶到坐骨结节的长度。出生时坐高为身高的66％，以后下肢增长比躯干快，4岁时坐高为身长的60％，6～7岁时小于60％。此百分数显示了上、下部比例的改变，比坐高绝对值更有意义。

（3）头围：经眉弓上方、枕后结节绕头一周的长度为头围。出生时平均为32cm，6个月时44cm，1岁时46cm，15岁时54～58cm（接近成人）。头围反映脑和颅骨的发育程度。

（4）胸围：沿乳头下缘绕胸一周的长度为胸围。出生时平均为32cm（较头围小1～2cm）。1岁时胸围与头围大致相等，1岁以后胸围超过头围，其差数（cm）约等于其岁数减1。胸围反应胸廓及肺的发育程度。

（5）皮下脂肪：婴儿期脂肪组织较肌肉为多，1～7岁皮下脂肪逐渐变薄。10岁以后，特别是青春期，女孩的脂肪组织两倍于男孩。皮下脂肪的厚薄反应儿童营养状况的好坏。

17．答：一个正常8岁的儿童体重为24kg，身长约为133cm。

计算公式：2～12岁，体重（kg）＝年龄×2＋8；身长（cm）＝年龄×7＋77。

A．答：依据艾瑞克森的理论，幼儿期的主要心理社会发展问题：自主对羞怯或怀疑。此期儿童性格发展的特点：①幼儿通过爬、走、跳等动作来探索外部世界，明确独立与依赖间的区别，形成独立自主感；②任性行为达到顶峰，喜欢以“不”来满足独立自主的需要。护理原则是：①父母应对孩子合理的自主行动给予支持，避免过分干预。否则，将会使儿童产生羞愧和疑虑，儿童将怀疑自己的能力，并将停止各种尝试和努力；②父母应注意用温和、适当的方式约束儿童以使其按社会能接受的方式行事，帮助他们学会适应社会规则；③护理此期儿童时，应为儿童提供自己作决定的机会并对其能力加以赞赏。鼓励幼儿进行力所能及的自理活动，如进食、穿衣、如厕等。如果治疗或护理过程需要约束患儿时，应向其作出适当的解释，并给予抚慰，同时尽量缩短约束。

七、案例分析题

1．（1）B　（2）E

（叶天惠　韩玲芝）

第三章　儿童保健

【知识精要】

一、各年龄期儿童的特点及保健

1. 胎儿特点及保健

（1）胎儿的特点：①胎儿的发育与孕母的健康、营养状况、生活环境和情绪等密切相关；②孕母受理化因素刺激或缺乏营养，可影响胎儿的生长发育，导致胎儿死亡、流产、早产或先天畸形等不良结果；③胎儿期保健以孕母的保健为重点，通过对孕母的产前保健达到保护胎儿健康成长的目的。

（2）胎儿的保健：

1）产前保健：①预防先天畸形：引起先天畸形的原因有遗传、化学物质、射线、药物、营养障碍以及感染等多方面的因素。婚前应进行遗传咨询；禁止近亲结婚；预防孕期感染，患有严重慢性疾病的孕母应在医生指导下进行治疗，定期产前检查，必要时终止妊娠；②保证充足营养：胎儿生长发育所需要的营养物质完全依赖孕母供给，孕母应加强营养，注意膳食搭配，保证各种营养物质的摄入，尤其是铁、锌、钙、维生素D等营养素的补充；③给予孕母良好的生活环境：注意生活规律，保持心情愉快、休息充足，注意劳逸结合；④避免妊娠期发生合并症：预防流产、早产的发生。

2）产时保健：预防产伤及产时感染。选择正确的分娩方式，合理使用器械助产，预防感染的发生。

3）产后保健：预防并及时处理新生儿缺氧、窒息、低体温、低血糖、低血钙和颅内出血等情况。

2. 新生儿特点及保健

（1）新生儿的特点：①新生儿身体各组织和器官的功能发育尚不成熟，对外界环境变化的适应性和调节性差，抵抗力弱，易患各种疾病；②病情变化快，发病率和死亡率较高；③新生儿保健重点在生后1周内。

（2）新生儿的保健：

1）家庭访视：包括新生儿出院回家后1～2d内的初访，生后5～7d的周访，生后10～14d的半月访和生后27～28d的满月访，并建立新生儿健康管理卡和预防接种卡。①初访重点：了解新生儿出生情况、分娩方式、出生体重、母亲孕期情况；观察新生儿的面色、呼吸；了解新生儿的喂养、睡眠、哭声、吸吮力和大小便等情况以及母乳分泌情况；测量身长、体重和体温；检查皮肤、黏膜与脐部，注意有无黄疸出现，脐部有无感染、出血等，检查有无先天畸形，进行喂养和护理指导等；②周访重点：了解新生儿喂养和护理过程中是否出现新的问题，并根据存在的问题给予指导和示教；检查新生儿黄疸程度和脐带是否脱落；③半月访重点：检查黄疸是否消退，体重是否恢复至出生体重；④满月访重点：了解喂养、护理情况，测量体重和作全面的体格检查。指导父母继续进行婴儿的生长发育监测和定期的体格检查，从而降低新生儿疾病发生率或减轻疾病的严重程度。

2）合理喂养：宣传母乳喂养，教授哺乳的方法和技巧。

3）保暖：新生儿房间应阳光充足，通风良好，温湿度适宜。室内温度保持在22～24℃，湿度55％。

4）日常护理：指导父母观察新生儿的精神状态、面色、呼吸、体温和大小便等情况，了解新生儿的生活方式。衣服和尿布用柔软、吸水性强的棉布，应勤换勤洗，保持臀部皮肤清洁干燥，以防尿布性皮炎。

5）预防疾病和意外：定时开窗通风，保持室内空气清新，食具用后要消毒，保持衣服、被褥和尿布清洁干燥，避免交叉感染。按时接种卡介苗和乙肝疫苗。新生儿出生两周后应口服维生素D，以预防佝偻病的发生。注意防止因包被蒙头过严、哺乳姿势不当、乳房堵塞新生儿口鼻等造成新生儿窒息。

6）早期教养：通过反复的视觉和听觉训练，培养新生儿对周围环境的定向力以及反应能力。鼓励父母拥抱和抚摸新生儿，促进父母与新生儿的情感连接，建立和培养亲子感情；另一方面，父母对新生儿说话和唱歌等，可促进新生儿的智力发育。

3. 婴儿特点及保健

（1）婴儿的特点：①生长发育是出生后最迅速的，对能量和营养素尤其是蛋白质的需要量相对较多，而其消化和吸收功能尚未发育完善，易出现消化功能紊乱和营养不良等疾病；②通过胎盘从母体获得的免疫物质逐渐减少，自身的免疫功能尚未成熟，易患肺炎等感染性疾病和传染病。

（2）婴儿的保健：

1）合理喂养：提倡母乳喂养，及时添加辅食。根据具体情况指导断奶。

2）日常护理：①清洁卫生：每日早晚应给婴儿洗脸、洗脚和臀部，有条件者每日沐浴，勤换衣裤，浴后注意揩干皮肤皱褶处，并敷爽身粉。在哺乳或进食后可喂少量温开水清洁口腔；②衣着：简单、宽松，避免摩擦皮肤和便于穿脱及四肢活动。婴儿臀下不宜使用塑料布或橡胶单，以免发生尿布性皮炎。注意按季节增减衣服和被褥，以婴儿两足温暖为宜；③睡眠：婴儿所需的睡眠时间个体差异较大。随年龄增长睡眠时间逐渐减少，且两次睡眠的间隔时间延长；④牙齿：4～10个月乳牙开始萌出，婴儿会有一些不适的表现，如吸手指、咬东西，严重的会表现烦躁不安、无法入睡和拒食等。可指导父母用软布帮助婴儿清洁齿龈和萌出的乳牙，并给较大婴儿提供一些较硬食物咀嚼，使其感到舒适。注意吸吮奶嘴的正确姿势；⑤户外活动：父母应每日带婴儿进行户外活动，呼吸新鲜空气和晒太阳；有条件者可进行空气浴和日光浴，以增强体质和预防佝偻病的发生。

3）早期教育：①大小便训练：婴儿3个月后可以把尿，会坐后可以练习大小便坐盆。随食物性质的改变和消化功能的成熟，婴儿大便次数逐渐减少，至每日 1～2 次时，即可开始训练定时大便。小便训练可从 6 个月开始。先训练白天不用尿布，然后是夜间按时叫醒坐盆小便，最后晚上也不用尿布。在此期间，婴儿应穿易脱的裤子，以利排便习惯的培养；②视、听能力训练：3 个月内的婴儿，可以在婴儿床上悬吊颜色鲜艳、能发声及转动的玩具，逗引婴儿注意；每天定时放悦耳的音乐；父母经常面对婴儿说话、唱歌。3～6 个月婴儿需进一步完善视、听觉，可选择各种颜色、形状、发声的玩具，逗引婴儿看、摸和听。注意培养婴儿分辨声调和好坏的能力，用温柔的声音表示赞许、鼓励，用严厉的声音表示禁止、批评。对 6～12 个月的婴儿应培养其稍长时间的注意力，引导其观察周围事物，促使其逐渐认识和熟悉常见的事物；以询问方式让其看、指、找，从而使其视觉、听觉与心理活动紧密联系起来；③动作的发展：2 个月时，婴儿可开始练习空腹俯卧，并逐渐延长俯卧的时间，培养俯卧抬头，扩大婴儿的视野；3～6 个月时，应用玩具练习婴儿的抓握能力，训练翻身；7～9 个月时，用能够滚动的、颜色鲜艳的软球等玩具逗引婴儿爬行，同时练习婴儿站立、坐下和迈步，以增强婴儿的活动能力和扩大其活动范围；10～12 个月时，鼓励婴儿学走路；④语言的培养：最先是练习发音，然后是感受语言或理解语言，最后是用语言表达，也就是说话。5、6 个月婴儿可以培养其对简单语言做出动作反应，以发展理解语言的能力；9 个月开始注意培养婴儿有意识地模仿发音等。

4）防止意外：此期常见的意外事故有异物吸入、窒息、中毒、跌伤、触电、溺水和烫伤等。应向家长特别强调意外的预防。

5）预防疾病和促进健康：婴儿对传染性疾病普遍易感，必须按照计划免疫程序，完成预防接种的基础免疫，预防急性传染病的发生。同时，要定期为婴儿做健康检查和体格测量，进行生长发育监测，以便及早发现问题，及时纠正，以预防佝偻病、营养不良和营养性缺铁性贫血等疾病的发生。婴儿期常见的健康问题还包括婴儿腹泻、营养物（如牛奶）过敏、湿疹、尿布性皮炎和脂溢性皮炎等，保健人员应根据具体情况给予健康指导。

4. 幼儿特点及保健

（1）幼儿的特点：幼儿生长发育速度较前减慢，但神经心理发育迅速，行走和语言能力增强，自主性和独立性不断发展，活动范围增加，与外界环境接触机会增多，因其免疫功能仍不健全，且对危险事物的识别能力差，故感染性和传染性疾病发病率仍较高，意外伤害发生率增加。

（2）幼儿的保健：

1）合理安排膳食：幼儿正处在断奶之后、生长发育仍较快的时期，应供给足够的能量和优质蛋白，保证各种营养素充足且均衡，食物应细、软、烂，食物的种类和制作方法做到多样化，菜色美观，以增进幼儿食欲。由于幼儿期生长速度较婴儿期减缓，需要量相对下降，以及受外界环境的吸引，18 个月左右可能出现生理性厌食，幼儿明显表现出对食物缺乏兴趣和偏食。保健人员应帮助父母了解幼儿进食的特点，指导家长掌握合理的喂养方法和技巧。保持愉快、宽松的就餐环境，不要惩罚幼儿，以免影响食欲。在注意幼儿的膳食质量的同时，还要培养幼儿良好的进食习惯，养成不吃零食、不挑食、不偏食、不撒饭菜等良好习惯。

2）日常护理：①衣着：幼儿衣着应颜色鲜艳便于识别，穿脱简便，便于自理；②睡眠：幼儿的睡眠时间随年龄的增长而减少。一般每晚可睡10～12h，白天小睡1～2次；③口腔保健：幼儿不能自理时，可用软布或软毛牙刷轻轻清洁幼儿牙齿表面。2～3岁后，幼儿应能在父母的指导下自己刷牙，早晚各一次，并做到饭后漱口。为保护牙齿应少吃易致龋病的食物，并去除不良习惯，定期进行口腔检查。

3）早期教育：①大小便训练：1～2岁，幼儿开始能够自主控制肛门和尿道括约肌，表示便意，在训练过程中，家长应多采用赞赏和鼓励的方式；②动作的发展：玩具可促进动作的发展，应根据不同的年龄选择合适的玩具。1～2岁幼儿选择发展走、跳、投掷、攀登和发展肌肉活动的玩具；2～3岁幼儿要选择能发展动作、注意、想象、思维等能力的玩具；成人可从旁引导或帮助幼儿玩耍，鼓励幼儿独自活动，以发展其动作的协调性；③语言的发展：幼儿有强烈的好奇心、求知欲和表现欲，应满足其欲望，经常与其交谈，鼓励其多说话，通过游戏、讲故事、唱歌等促进幼儿语言发育，并借助于动画片等电视节目扩大其词汇量，纠正其发音；④卫生习惯的培养：培养幼儿养成饭前便后洗手，不喝生水，不吃未洗净的瓜果，不随地吐痰和大小便，不乱扔瓜果纸屑等习惯；⑤品德教育：幼儿应学习与他人分享、互助友爱、尊敬长辈、使用礼貌用语等。由于幼儿模仿力极强，成人要给幼儿树立好榜样。成人对幼儿教育的态度和要求应一致，要平等对待每个幼儿，以免引起心理紊乱和造成幼儿缺乏信心或顽固任性。

4）预防疾病和意外：继续加强预防接种和防病工作，每3～6月为幼儿做健康检查一次，预防龋病，筛查听、视力异常，进行生长发育系统监测。指导家长防止异物吸入、烫伤、跌伤、中毒、电击伤等意外发生。

5）防治常见的心理行为问题：幼儿常见的心理行为问题包括违拗、发脾气和破坏性行为等，家长应针对原因采取有效措施。

5. 学龄前儿童的特点及保健

（1）学龄前儿童的特点：学龄前儿童体格发育较前减慢，但语言、思维、动作、神经精神发育仍较快，具有好奇、多问的特点。此外，学龄前儿童的防病能力虽然有所增强，但仍易患急性肾炎、风湿病等免疫性疾病；且因接触面广，喜模仿而无经验，易发生各种意外。学龄前期是儿童性格形成的关键时期，此期儿童具有较大的可塑性，应加强早期教育，培养其良好的道德品质和生活自理能力。

（2）学龄前儿童的保健：

1）合理营养：学龄前儿童饮食接近成人，食品制作要多样化，并做到粗、细、荤、素食品搭配，保证能量和蛋白质的摄入。注意培养儿童健康的饮食习惯和良好的进餐礼仪。学龄前儿童喜欢参与食品制作和餐桌的布置，父母可利用此机会进行营养知识、食品卫生和防止烫伤等健康教育。

2）日常护理：①自理能力：学龄前儿童已有部分自理能力，但其动作缓慢、不协调，常需他人协助，应鼓励儿童自理，不能包办；②睡眠：因学龄前儿童想象力极其丰富，可导致儿童怕黑、做噩梦等，儿童不敢一个人在卧室睡觉，常需要成人的陪伴。成人可在儿童入睡前与其进行一些轻松、愉快的活动，以减轻紧张情绪，还可在卧室内开一盏小灯。

3）早期教育：①品德教育：培养儿童关心集体、遵守纪律、团结协作、热爱劳动等品质。安排儿童学习手工制作、绘画、弹奏乐器、唱歌和跳舞、参观动物园、植物园和博物馆等活动，培养他们多方面的兴趣和想象、思维能力，陶冶情操；②智力发展：学龄前儿童绘画、搭积木、剪帖和做模型的复杂性和技巧性明显增加；且游戏的模仿性更强，成人应有意识地引导儿童进行较复杂的智力游戏，增强其思维能力和动手能力。

4）预防疾病和意外：每年进行1～2次健康检查和体格测量，筛查与矫治近视、龋病、缺铁性贫血、寄生虫等常见病，继续监测生长发育，预防接种可在此期进行加强。对学龄前儿童开展安全教育，采取相应的安全措施，以预防外伤、溺水、中毒、交通事故等意外发生。

5）防治常见的心理行为问题：学龄前儿童常见的心理行为问题包括吮拇指和咬指甲、遗尿、手淫、攻击性和破坏性行为等，父母应针对原因采取有效措施。

6. 学龄儿童特点及保健

（1）学龄儿童的特点：学龄儿童大脑皮质功能发育更加成熟，对事物具有一定的分析、理解能力，认知和心理社会发展非常迅速。学龄期是儿童接受科学文化教育的重要时期，也是儿童心理发展上的一个重大转折时期，同伴、学校和社会环境对其影响较大。学龄儿童机体抵抗力增强，发病率较低，但要注意用眼卫生和口腔卫生，端正坐、立、行姿势，防治精神、情绪和行为等方面的问题。

（2）学龄儿童的保健：

1）合理营养：学龄儿童的膳食要求营养充分而均衡，以满足儿童体格生长、心理和智力发展、紧张学习等需求。要重视早餐和课间加餐，注意保证早餐的质和量，最好于上午课间补充营养食品，以保证体格发育，保持精力充沛；同时，要特别重视补充强化铁食品，以减低贫血发病率。父母在安排饮食时，可让儿童参与制定菜谱和准备食物，以增加食欲。学龄儿童的饮食习惯和方式受大众传媒、同伴和家人的影响较大。学校应开设营养教育课程，进行营养卫生宣教，纠正挑食、偏食、吃零食、暴饮暴食等不良习惯。

2）体格锻炼：学龄儿童应每天进行户外活动和体格锻炼。系统的体育锻炼，能促进儿童体力、耐力的发展。课间参加户外活动还可清醒头脑，缓解躯体疲劳。劳动也可增强体质，促进生长发育，而且可养成学生爱劳动的习惯和思想，促进其全面发展。体格锻炼时，内容要适当，循序渐进，不能操之过急。

3）预防疾病：保证学龄儿童充分的睡眠和休息，定期进行健康检查，继续按时进行预防接种，宣传常见传染病的知识，并对传染病做到早发现、早报告、早隔离、早治疗。学校和家庭还应注意培养儿童正确的坐、立、行走和读书等姿势，预防脊柱异常弯曲等畸形的发生及近视。具体措施如下：①培养良好的睡眠习惯：养成按时上床和起床的习惯，有条件者保证午睡片刻，以保证学龄儿童精力充沛，身体健康；②注意口腔卫生：培养儿童每天早晚刷牙、饭后漱口的习惯，预防龋病；③预防近视：学龄儿童应特别注意保护视力，教育儿童写字、读书时保持正确姿势，并定期更换座位，教室光线充足，读书、写字的时间不宜太长，课间要积极开展眼保健操活动并到户外进行活动，可远眺以缓解视力疲劳。培养正确的坐、立、行等姿势：学龄期是骨骼生长发育的重要阶段，儿童骨骼的可塑性很大，如果儿童经常保持某些不良姿势，可影响胸廓的正常发育，造成骨骼畸形。

4）防止意外事故：学龄儿童常发生的意外伤害包括车祸、溺水，以及在活动时发生擦伤、割伤、挫伤、扭伤或骨折等。儿童必须学习交通规则和意外事故的防范知识，以减少伤残的发生。

5）培养良好习惯：禁止儿童吸烟、饮酒及随地吐痰等不良习惯，注意培养良好的学习习惯和性情，加强素质教育，通过体育锻炼培养儿童的毅力和奋斗精神，通过兴趣的培养陶冶高尚情操。要充分利用各种机会和宣传工具，有计划、有目的地帮助儿童抵制社会上各种不良风气的影响。

6）防治常见的心理行为问题：学龄儿童对学校不适应是比较常见的问题，表现为焦虑、恐惧或拒绝上学。父母要采取相应措施。同时，需要学校和家长的相互配合，帮助儿童适应学校生活。

7. 青春期少年特点及保健

（1）青春期少年的特点：

1）体格及性器官发育迅速：青少年的生长发育在性激素的作用下明显加快，表现为体重、身高明显增加，体格发育呈现第二个高峰期，并有明显的性别差异。

2）心理与社会适应能力发展相对缓慢：此期青少年生理发育十分迅速，但他们的心理水平处于从幼稚向成熟发展的过渡时期，思维方式处于从经验型向理论型的过渡，看待事物带有很大的片面性及表面性；在人格特点上，缺乏承受压力、克服困难的意志力；社会经验也十分欠缺。故其身心发展处在一种非平衡状态，容易出现心理冲突和矛盾。其次，由于性的成熟，他们对异性产生了好奇，滋生了对性的渴望，但这种愿望和情绪又不能公开表现，所以，他们常感到压抑。①反抗性与依赖性：青少年具有强烈的独立意识，常处于一种与成人相抵触的情绪状态中，但他们的内心没有完全摆脱对成人的依赖，希望从成人处得到更多精神上的理解、支持和保护；②闭锁性与开放性：青少年的内心活动丰富，表露于外的东西少，他们对外界不信任和不满意，使自我闭锁的程度增加。同时，他们又常感到孤独和寂寞，希望有人来关心和理解他们，因而不断地寻找朋友，对朋友会推心置腹，毫不保留；③自满和自卑：青少年不能确切地认识自己的能力，很难对自己做出一个全面而恰当的评价，偶然的成功可使他们认为自己很优秀，沾沾自喜；偶然的失败，可使他们认为自己很无能而自卑。

由上可知，青少年常处于各种心理矛盾的包围之中，如果这些矛盾不能得以顺利解决，就可能在其情绪、情感、性格及行为等方面出现异常，甚至出现严重的心理及行为偏差。所以，青少年的心理、情绪及行为问题的及早发现、尽早调整，对他们身心的正常发展具有重要意义。

3）神经内分泌调节不稳定：体内各种激素分泌不稳定神经系统及免疫功能受到一定影响。

（2）青春期少年的保健：

1）供给充足营养：青少年体格生长迅速，脑力劳动和体力运动消耗增加，必须供给充足的能量、蛋白质、维生素及矿物质等营养素。女孩开始关心自己的外貌和身材，会对正常范围内的体重增加和脂肪增长担心，形成过度偏食或挑食，严重危及其身体健康。应指导青少年选择营养适当的食物和保持良好的饮食习惯。

2）健康教育：①培养良好的卫生习惯：重点加强少女的经期卫生指导，保持生活规律，避免受凉、剧烈运动及重体力劳动，注意会阴部卫生，避免坐浴等；②保证充足睡眠：青少年需要充足的睡眠和休息以满足此期迅速生长的需求，应养成早睡早起的睡眠习惯。家长和其他成人应起到榜样和监督作用；③养成健康的生活方式：受社会不良因素的影响，青少年容易染上吸烟、饮酒等不良习惯，应加强正面教育，大力宣传吸烟、酗酒、吸毒及滥用药物的危害，帮助其养成良好的生活习惯；④进行性教育：性教育是青春期健康教育的一个重要内容，可通过交谈、宣传手册、上卫生课等方式对青少年进行性教育，以去除青少年对性的困惑。提倡正常的男女学生之间的交往，并自觉抵制黄色书刊、录像等的不良影响。对于青少年的自慰行为应给予正确引导，避免夸大其对健康的危害，以减少恐惧、苦恼和追悔的心理冲突和压力。

3）法制和品德教育：青少年思想尚未稳定，易受外界一些错误的或不健康的因素影响，需要接受系统的法制教育，学习助人为乐、勇于上进的道德风尚，自觉抵制腐化堕落思想的影响。

4）预防疾病和意外：青少年应重点防治结核病、风湿病、沙眼、屈光不正、龋病、肥胖、神经性厌食和脊柱弯曲等疾病，可通过定期健康检查早期发现、早期治疗。由于青少年神经内分泌调节不够稳定，还可出现良性甲状腺肿、痤疮、贫血等，女孩易出现月经不规则、痛经等。意外创伤和事故是青少年，尤其是男孩常见的问题，包括运动创伤、车祸、溺水、打架斗殴所致损伤等，应继续进行安全教育。

5）防治常见的心理行为问题：青少年最常见的心理行为问题为多种原因引起的出走、自杀及对自我形象不满等，其中，自杀在女孩中较多见。家庭及社会应给予重视，并采取积极的措施解决此类问题。

二、儿童游戏

1. 游戏的功能

（1）促进儿童感觉运动功能的发展：通过游戏，儿童的视、听、触、走、跑、跳等感觉功能及运动能力得到大力发展，动作的协调性越来越好，复杂性越来越高。

（2）促进儿童智力的发展：通过游戏，儿童可以学习识别物品的颜色、形状、大小、质地及用途，理解数字的含义，了解空间及时间等抽象概念，增进语言表达能力及技巧，获得解决简单问题的能力。

（3）促进儿童的社会化及自我认同：通过一些集体游戏，儿童学会与他人分享，关心集体，认识自己在集体中所处的地位，并能适应自己的社会角色；同时，儿童在游戏中能够测试自己的能力并逐渐调整自己的行为举止，遵守社会所接受的各种行为准则，建立一定的社会关系，并学习解决相应的人际关系问题。婴幼儿还通过游戏探索自己的身体，并把自己与外界环境分开。

（4）促进儿童的创造性：游戏为儿童的创造性提供了机会。在游戏中，儿童可以充分发挥自己的想象，发明新的游戏方法，塑造新的模型，绘制新的图案等。不管结果如何，成人如对他们的想法或试验经常给予鼓励，将有助于其创造力的发展。

（5）治疗性价值：对于住院患儿来说，游戏还具有一定的辅助治疗作用。一方面，它为患儿提供了发泄不良情绪，缓解其紧张或压力的机会；另一方面，它为护理人员提供了观察患儿病情变化，了解患儿对疾病的认识程度、对住院、治疗及护理等经历感受的机会，同时，它还为护理人员向患儿解释治疗和护理过程、进行健康教育等提供机会。

2. 不同年龄阶段游戏的特点

（1）婴儿期：多为单独性游戏。婴儿自己的身体往往就是他们游戏的主要内容，玩手脚、翻身、爬行和学步等身体动作带给他们极大的乐趣，喉部发出的各种声响也使他们无比兴奋，他们喜欢用眼、口、手来探索陌生事物，对一些颜色鲜艳、能发出声响的玩具感兴趣。

（2）幼儿期：多为平行性游戏，即幼儿与其他小朋友一起玩耍，但没有联合或合作性行动，玩伴之间偶有语言的沟通和玩具的交换，主要是自己独自玩耍，如看书、搭积木、奔跑等。

（3）学龄前期：多为联合性或合作性游戏。许多儿童共同参加一个游戏，彼此能够交换意见并相互影响，但游戏团体没有严谨的组织、明确的领袖和共同的目标，每个儿童可以按照自己的意愿去表现。这期儿童的想象力非常丰富，模仿性强，绘画、搭积木、剪贴和做模型的复杂性、技巧性明显增加。

（4）学龄期：多为竞赛性游戏。儿童在游戏中制定一些规则，彼此遵守，并进行角色分工，以完成某个目标。游戏的竞争性和合作性高度发展，并出现游戏的中心人物。此期儿童希望有更多的时间与同伴一起玩耍。

（5）青春期：青少年的游戏内容因性别而有很大的差异。女孩一般对社交性活动感兴趣，喜欢参加聚会，爱看爱情小说、电影及电视节目，并与朋友讨论自己的感受。男孩则喜欢运动中的竞争及胜利感，对机械和电器装置感兴趣。青少年对父母的依赖进一步减少，愿意花更多的时间是与朋友在一起。他们主要从朋友处获得自我认同感。

三、体格锻炼

1. 户外活动

一年四季均可进行，可增强儿童体温调节机能及对外界气温变化的适应能力，同时可促进儿童生长及预防佝偻病的发生。婴儿出生后应尽早户外活动，到人少处接触新鲜空气。户外活动时间由开始每日1～2次，每次10～15min，逐渐延长到1～2h。年长儿除恶劣气候外，应多在户外玩耍。外出时，衣着适宜，避免过多。经常少穿一些也是一种锻炼，应从小养成习惯。

2. 皮肤锻炼

（1）婴儿抚触：抚触可刺激皮肤，有益于循环、呼吸、消化、肢体肌肉的放松与活动。皮肤抚触不仅给婴儿以愉快的刺激，同时也是父母与婴儿之间最好的交流方式之一。抚触可以从新生儿期开始。一般在婴儿洗澡后进行。抚触时，房间温度要适宜，可用少量润肤霜使婴儿皮肤润滑，每日1～2次，每次10～15min，在婴儿面部、胸部、腹部、背部及四肢有规律地轻揉。抚触力度应逐渐增加，以婴儿舒适合作为宜。

（2）水浴：不同年龄及体质的儿童应选择不同的水浴方法。①温水浴：可保持皮肤清洁，还可促进新陈代谢，增加食欲，有利于睡眠和生长发育，有益于抵抗疾病。新生儿在脐带脱落后即可进行温水浴，水温在35～37℃。每日1～2次，在水中时间约为5min。冬季要注意室温、水温，做好温水浴前的准备工作；②擦浴：适用于7～8个月以上的婴儿。擦浴时室温保持在16～18℃，开始水温可为32～33℃，待婴儿适应后，每隔2～3日降1℃，婴儿可逐渐降至26℃，幼儿可降至24℃；③淋浴：适用于2～3岁以上的儿童每日一次，每次冲淋身体20～40s，室温保持在18～20℃，水温35～36℃，待儿童适应后，年幼儿可逐渐将水温降至26～28℃，年长儿可降至24～26℃。淋浴时间一般在早餐前或午睡后进行；④游泳：有条件者可从小训练，但注意应有成人在旁照顾。浴场应选择平坦、活水、水底为沙质、水质清洁、附近无污染源的地方或游泳池。气温不应低于24～26℃，水温不低于25℃。开始时间每次1～2min，逐渐延长。一有寒冷感或寒战等不良反应立即出水，擦干身体，并做柔软操以取暖。在空腹或刚进食后不可游泳。

（3）空气浴：可促进机体新陈代谢、健壮呼吸器官和增强心脏活动。健康儿童从出生时即可进行。一般先在室内进行，预先做好通风换气使室内空气新鲜，室温不低于20℃，逐渐减少衣服至只穿短裤，习惯后可移至户外。宜从夏季开始，随着气温的降低，使机体逐步适应。一般在饭后0.5～1h进行较好，每日1～2次，每次2～3min，逐渐延长至夏季2～3h，冬季以20～25min为宜，室温每4～5d下降1℃。3岁以下及体弱儿气温不宜低于15℃，3～7岁不低于12～14℃，学龄儿可降至10～12℃。可结合儿童游戏或体育活动进行。空气浴时要随时观察儿童反应，若儿童有寒冷的表现，应立即穿衣。此外，儿童应养成少着衣，用冷水洗脸，夜间开窗睡眠等习惯。

（4）日光浴：日光中的紫外线能使皮肤中的7－脱氢胆固醇转变为维生素D，预防儿童佝偻病的发生；而日光中的红外线可促进皮肤中的血管扩张，使血液循环加速，增强儿童的心肺功能。日光浴适于1岁以上儿童。宜在气温22℃以上且无大风时进行。夏季以早餐后1～1.5h最佳；春、秋天可在上午10～12时进行。应防止日光直射头部而引起中暑，眼带遮阳镜以保护眼睛。不满5岁者可以做安静的游戏。先晒背部，再晒身体两侧，最后晒胸腹部。开始时每侧晒半分钟，以后逐渐增加，但每次日光浴时间不超过20～30min。一般日光浴前应进行一段时间的空气浴，日光浴时注意观察儿童的反应，如出现头晕、头痛、出汗过多、脉搏增快、体温上升或神经兴奋等情况应限制日光照射量或停止进行。

3. 体育运动

（1）体操：体操可促进肌肉、骨骼的生长，增强呼吸、循环功能，从而达到增强体质、预防疾病的目的。①婴儿被动操：可促进婴儿运动的发育、改善血循环、促进婴儿心情愉快。适合于2～6个月的婴儿。婴儿完全在成人帮助下进行四肢伸屈运动。每日1～2次，逐渐过渡到部分主动操；②婴儿主动操：6～12个月的婴儿有部分主动动作，在成人的适当扶持下，可以进行爬、坐、仰卧起身、扶站、扶走、双手取物等动作的训练，以扩大婴儿的视野，促进其智力的发展。而12～18个月尚不会走路或刚走还不稳的幼儿，在成人的扶持下主要锻炼走、前进、后退、平衡、扶物过障碍物等动作；③幼儿体操：幼儿模仿操适用于18个月～3岁的幼儿，此年龄阶段的儿童模仿性强，可配合儿歌或音乐进行有节奏的运动；④儿童体操：广播体操和健美操等适用于3～6岁的儿童，以增强大肌群、肩胛带、背及腹肌的运动，及手脚动作的协调性，有益于肌肉骨骼的发育。在集体儿童机构中，要每天按时进行广播体操，四季不可间断。

（2）游戏、田径及球类：托儿所及幼儿园可以组织小体育课，采用活动性游戏方式。年长儿可利用器械进行锻炼，还可组织各种田径活动、球类、舞蹈、跳绳等。儿童在进行体格锻炼时，应注意做到坚持不懈，持之以恒，循序渐进，量力而行。

四、意外伤害的预防

1. 窒息与异物进入机体

（1）窒息的原因：出生1～3个月内婴儿较常见，多发生于严冬季节。如婴儿包裹过严，床上的大毛巾等物品不慎盖在婴儿脸上，或因母亲与婴儿同床，熟睡后误将手臂或被子捂住婴儿的脸部而导致婴儿窒息等。另外，婴儿易发生溢奶，如家长未能及时发现，婴儿可将奶液或奶块呛入气管引起窒息。

（2）异物进入机体的可能：由于婴幼儿的好奇心重，在玩耍时，他们可能会将小物品塞入鼻腔、外耳道或放入口内，从而引起鼻腔、外耳道或消化道异物，多见于1～5岁婴幼儿。呼吸道异物则多见于学龄前儿童，儿童进食时哭闹、嬉笑或将异物含入口中，当哭笑、惊恐而深吸气时，将异物吸入呼吸道，也有因成人给儿童强迫喂药而引起。

（3）预防措施：①看护婴幼儿时，必须做到放手不放眼，放眼不放心。对易发生意外事故的情况应有预见性；②婴儿与母亲应分床睡，婴儿床上无杂物；③儿童在进餐时成人切勿惊吓、逗乐、责骂儿童，以免儿童大笑、大哭而将食物吸入气管；④培养儿童良好的饮食习惯，细嚼慢咽，以免将鱼刺、骨头或果核吞人；⑤不给婴幼儿整粒的瓜子、花生、豆子及带刺、带骨、带核的食品；⑥不给儿童玩体积小、锐利、带有毒性物质的玩具及物品，如小珠子、纽扣、棋子、别针、图钉、硬币、小刀、剪刀等，以免塞入耳、鼻或放入口中误吞，造成耳、鼻、气管及食道异物，刺伤、割伤及中毒等。

2. 中毒

（1）中毒的原因：引起儿童中毒的物品较多，常见的急性中毒包括食物、有毒动植物、药物、化学药品中毒等。

（2）中毒的预防措施：①保证儿童食物的清洁和新鲜，防止食物在制作、储备、运输、出售过程中处理不当所致的细菌性食物中毒；腐败变质及过期的食品不能食用；生吃蔬菜瓜果要洗净；②教育儿童勿随便采集野生植物及野果，避免食用有毒的植物，如毒蘑菇、含氰果仁（苦杏仁、桃仁、李仁等）、白果仁（白果二酸）等；③口服药物及日常使用的灭虫、灭蚊、灭鼠等剧毒物品应放置在儿童拿不到的地方，使用时应充分考虑儿童的安全；家长喂药前要认真核对药瓶标签、用量及方法，对变质、标签不清的药物切勿服用；④冬季室内使用煤炉或烤火炉应注意室内通风，并定期清扫管道，避免管道阻塞或经常检查煤气是否漏气，以免一氧化碳中毒。

3. 外伤

（1）常见的外伤：骨折、脱位、灼伤及电击伤等。

（2）儿童外伤的预防措施：①婴幼儿居室的窗户、楼梯、阳台、睡床等都应置有栏杆，防止发生坠床或跌伤。家具边缘最好以圆角为宜，以免发生碰伤；②儿童最好远离厨房，避免开水、油、汤等烫伤；热水瓶、热锅应放在儿童不能触及的地方；给儿童洗脸、脚及洗澡时，要先倒冷水后加热水；暖气片应加罩；指导家长正确使用热水袋保暖以免烫伤；③妥善存放易燃、易爆、易损品，如鞭炮、焰火、玻璃器皿等。教育年长儿不可随意玩火柴、打火机、煤气等危险物品；④室内电器、电源应有防止触电的安全装置；雷雨时，勿在大树下、电线杆旁或高层的墙檐下避雨，以免触电；⑤大型玩具如滑梯、跷跷板、攀登架等，应定期检查，及时维修；儿童玩耍时，应有成人在旁照顾。⑥户外活动场地应平整无碎石、泥沙，最好有草坪；室内地面宜用地板或铺有地毯。

4. 溺水与交通事故

溺水是水网地区儿童常见的意外事故，包括失足落井或掉入水缸、粪缸，也是游泳中最严重的意外事故。交通事故也很常见。儿童溺水与交通事故的预防措施有：

（1）幼托机构应远离公路、河塘等，以免发生车祸及溺水。在农村房前屋后的水缸、粪缸均应加盖，以免儿童失足跌入。

（2）教育儿童不可独自或结伴去无安全措施的池塘、江河玩水或游泳。绝不可将婴幼儿单独留在澡盆中。

（3）教育儿童遵守交通规则，识别红绿灯；勿在马路上玩耍；对学龄前儿童要做好接送工作。

（4）教育儿童骑车时佩戴头盔，坐汽车时系上安全带。

（5）在校区、居住区和游戏场所周围强制车辆减速。

五、计划免疫

1. 免疫方式及常用制剂

（1）主动免疫及常用制剂：

1）主动免疫：是指给易感者接种特异性抗原，刺激机体产生特异性抗体，从而产生相应的免疫能力。这是预防接种的主要内容。但主动免疫制剂在接种后经过一定期限产生的抗体，在持续1～5年后逐渐减少，要适时地安排加强免疫，以巩固免疫效果。

2）主动免疫常用制剂统称为疫苗，按其生物性质可分为灭活疫苗、减毒活疫苗、类毒素疫苗、组分疫苗（亚单位疫苗）及基因工程疫苗。

（2）被动免疫及常用制剂：

1）未接受主动免疫的易感者在接触传染源后，被给予相应的抗体，而立即获得免疫力，称之为被动免疫。由于抗体留在机体中的时间短暂（一般约3周），故主要用于应急预防和治疗。例如，给未注射麻疹疫苗的麻疹易感儿注射丙种球蛋白以预防麻疹；受伤时注射破伤风抗毒素以预防破伤风。

2）用于人工被动免疫的生物制品称被动免疫制剂，包括特异性免疫血清、丙种球蛋白、胎盘球蛋白等，其中特异性免疫血清又包括抗毒素、抗菌血清和抗病毒血清。此类制剂来源于动物血清，对人体是一种异型蛋白，注射后容易引起过敏反应或血清病，特别是重复使用时，更易发生。

2. 免疫程序

免疫程序是指接种疫苗的先后顺序及要求。我国卫生部规定，儿童在1岁内必须完成卡介苗、脊髓灰质炎疫苗、百白破混合制剂、麻疹疫苗和乙肝疫苗的接种。此外，儿童还可根据本地疾病的流行情况、父母的意愿选择疫苗进行接种，如流行性脑脊髓膜炎疫苗、流感疫苗、腮腺炎疫苗、风疹疫苗、甲型肝炎疫苗等。我国卫生部规定的儿童计划免疫程序见表3－1：

表3－1　儿童计划免疫程序表

预防疾病	结核病	脊髓灰质炎	麻疹	百日咳 白喉 破伤风	乙型肝炎
接种疫苗	卡介苗	脊髓灰质炎三价混合减毒活疫苗	麻疹减毒活疫苗	百日咳菌液、白喉类毒素、破伤风类毒素混合制剂	乙型肝炎疫苗
初种次数	1	3	1	3	3
初种年龄	生后2～3d	第一次2个月 第二次3个月 第三次4个月	8个月以上易感儿	第一次3个月 第二次4个月 第三次5个月	第一次出生时 第二次1个月 第三次6个月
接种方法	左上臂三角肌中部皮内注射	口服	上臂外侧皮下注射	有吸附制剂者臀肌或三角肌内注射，无吸附制剂者三角肌下缘皮下注射	三角肌内注射
每次剂量	0.1ml	1丸	0.5ml	0.5ml	5μg

续表

预防疾病	结核病	脊髓灰质炎	麻疹	百日咳 白喉 破伤风	乙型肝炎
复种		4 岁时加强一次	7 岁时加强一次	1.5～2 岁用百白破混合制剂、7 岁用吸附白破二联类毒素各加强一次	
注意事项	2 个月以上婴儿接种前应做 PPD 试验，阴性者才能接种	冷开水送服或含服，服后 1h 内禁热饮	接种前 1 个月及接种后 2 周避免用胎盘球蛋白、丙种球蛋白制剂	2 次接种可间隔 4～12 周	

3. 预防接种的准备及注意事项

（1）环境准备：接种场所光线明亮，空气新鲜，温度适宜；接种及急救物品摆放有序。

（2）心理准备：做好解释、宣传工作，消除家长和儿童的紧张、恐惧心理；接种宜在饭后进行，以免晕厥。

（3）严格掌握禁忌证见表。

（4）严格执行免疫程序：掌握接种的剂量、次数、间隔时间和不同疫苗的联合免疫方案。及时记录，详细说明接种后的注意事项及处理措施。

（5）严格执行查对制度及无菌操作原则：接种活疫苗时，只用 70%～75%乙醇消毒；抽吸后如有剩余药液放置不能超过 2h；接种后剩余活菌苗应烧毁。

4. 预防接种的反应及处理

（1）一般反应：①局部反应：接种后数小时至 24h 左右，注射部位会出现红、肿、热、痛，有时还伴有局部淋巴结肿大或淋巴管炎。红晕直径在 2.5cm 以下为弱反应，2.6～5cm 为中等反应，5cm 以上为强反应。局部反应一般持续 2～3d。如接种活疫苗，则局部反应出现较晚、持续时间较长；②全身反应：一般于接种后 24h 内出现不同程度的体温升高，多为中、低度发热，持续 1～2d。体温 37.5℃以下为弱反应，37.5～38.5℃为中等反应，38.6℃以上为强反应。但接种活疫苗需经过一定潜伏期（5～7d）才有体温上升。此外，还常伴有头晕、恶心、呕吐、腹泻、全身不适等反应。个别儿童接种麻疹疫苗后 5～7d 出现散在皮疹。多数儿童的局部和（或）全身反应是轻微的，无需特殊处理，适当休息，多饮水即可。局部反应较重时，可用清洁毛巾热敷；全身反应严重者可对症处理。如局部红肿继续扩大，高热持续不退，应到医院就诊。

（2）异常反应：①超敏反应：可表现为过敏性休克、过敏性皮疹等。过敏性休克一般于注射免疫制剂后数秒或数分钟内发生。表现为烦躁不安、四肢湿冷、呼吸困难、脉细速、恶心呕吐、面色苍白、口周青紫、惊厥、大小便失禁以至昏迷。如不及时抢救，可在短期内危及生命。此时应使患儿平卧，头稍低，注意保暖，吸氧，并立即皮下或静脉注射 1∶1000 肾上腺素，必要时可重复注射，病情稍稳定后，应尽快转至医院继续治疗。过敏性皮疹以荨麻疹最多见，一般于接种后几小时至几天内出现，服用抗组胺药即可；②晕厥：个别儿童在接种时或接种后数分钟突然发生晕厥，多因精神或心理因素所致，在空腹、疲劳或室内闷热等情况下更容易发生。此时应立即使患儿平卧，头稍低，给予少量热开水或糖水，必要时可针刺人中、合谷穴。数分钟后仍不能恢复正常者，皮下注射 1∶1000 肾上腺素；③全身感染：有严重原发性免疫缺陷或继发性免疫功能遭受破坏（如放射病）者，接种活疫苗后可扩散为全身感染，如接种卡介苗后引起全身播散性结核。

【测试题】

一、填空题

1. 新生儿的家庭访视一般包括新生儿出院回家后________天内的初访，生后________天的周访，生后________天的半月访和生后________天的满月访，并建立新生儿健康管理卡和预防接种卡。
2. 儿童游戏的功能：________；________；________；________；________。
3. 儿童皮肤锻炼的方法有________、________、________、________。
4. 儿童常见的意外事故：________；________；________；________。
5. 主动免疫常用制剂包括：________、________、________。
6. 儿童接种活疫苗时，只用________消毒；抽吸后如有剩余药液放置不能超过________小时，接种后剩余活菌苗应________。
7. 儿童接种麻疹减毒活疫苗的注意点：接种前 1 个月及接种后 2 周避免用________、________制剂。
8. 幼儿常见的心理行为问题有：________、________、________。
9. 儿童常见的外伤有________、________、________、________。
10. 预防接种的异常反应有________、________、________。
11. 儿童保健工作是对不同年龄阶段的儿童及其家庭进行________指导、________和________，以达到增强儿童体质，促进儿童身心健康发展，以及降低儿童________和________的目的。
12. 按计划免疫安排新生儿期实施的预防接种包括________和________。
13. 婴儿期计划免疫接种疫苗包括：①________、②________、③________、④________、⑤________、⑥________。
14. 胎儿的产前保健内容包括________、________、________。
15. 胎儿产时保健的重点是________及________。
16. 学龄前儿童常见的心理行为问题有：________、________、________、________、________或________。
17. 学龄儿童常见的心理行为问题有：________、________、________。
18. 青春期少年常见的心理行为问题有：________、________、________。

19. 儿童水浴的方法包括＿＿＿＿＿、＿＿＿＿＿、＿＿＿＿＿、＿＿＿＿＿。
20. 免疫方式包括＿＿＿＿＿和＿＿＿＿＿。
21. 死疫苗进入体内不能生长繁殖，对人体刺激时间＿＿＿＿＿，产生免疫力＿＿＿＿＿，因此，需多次＿＿＿＿＿，且接种量＿＿＿＿＿。
22. 活疫苗接种到人体后，可生长繁殖，但不引起＿＿＿＿＿，产生免疫力＿＿＿＿＿且＿＿＿＿＿效果好，因此，接种量＿＿＿＿＿，次数＿＿＿＿＿，但此类疫苗有效期＿＿＿＿＿，需＿＿＿＿＿，死后＿＿＿＿＿。
23. 常用被动免疫制剂包括＿＿＿＿＿、＿＿＿＿＿、＿＿＿＿＿等，此类制剂来源于动物血清，对人体是一种异型蛋白，注射后容易引起＿＿＿＿＿或＿＿＿＿＿。
24. 免疫程序是指接种疫苗的＿＿＿＿＿及＿＿＿＿＿。
25. 引起先天畸形的原因有＿＿＿＿＿、＿＿＿＿＿、＿＿＿＿＿、＿＿＿＿＿、＿＿＿＿＿以及＿＿＿＿＿等多方面的因素。
26. 新生儿病情变化快，＿＿＿＿＿和＿＿＿＿＿较高。据报道，婴儿死亡总人数中约1/2～2/3是新生儿，其中第1周内的新生儿死亡人数占新生儿死亡总人数的70%左右。故新生儿保健重点应在生后＿＿＿＿＿内。
27. 冬季环境温度过低可使新生儿（特别是低出生体重儿）＿＿＿＿＿，影响代谢和血液循环，甚至发生＿＿＿＿＿，所以，新生儿在寒冷季节要特别注意＿＿＿＿＿。
28. 幼儿对危险事物的识别能力差，故＿＿＿＿＿和＿＿＿＿＿疾病发病率仍较高，＿＿＿＿＿发生率增加。
29. 学龄前期是儿童＿＿＿＿＿形成的关键时期，此期儿童具有较大的＿＿＿＿＿，应加强＿＿＿＿＿，培养其良好的＿＿＿＿＿和＿＿＿＿＿。
30. 学校和家庭应注意培养学龄儿童正确的＿＿＿＿＿、＿＿＿＿＿、＿＿＿＿＿和＿＿＿＿＿等姿势，预防＿＿＿＿＿等畸形的发生及＿＿＿＿＿。

二、单选题

1. 新生儿保健的内容不包括（　　）。
   A. 建立访视制度　　B. 指导喂养和日常护理
   C. 预防疾病和意外　　D. 新生儿疾病护理
   E. 早期教养
2. 学龄前儿童常见的心理行为问题不包括（　　）。
   A. 吮拇指　　B. 遗尿
   C. 破坏性行为　　D. 发脾气
   E. 攻击性行为
3. 幼儿期保健重点不包括（　　）。
   A. 保证均衡营养　　B. 语言能力的培养

C. 进行生长发育系统监测　　D. 预防疾病、意外

E. 合理安排儿童生活，培养良好的生活习惯

4. 学龄期儿童常见的心理问题是（　　）。

A. 学校恐惧症　　B. 焦虑症

C. 抑郁症　　D. 孤独症

E. 破坏性行为

5. 婴儿期儿童的游戏特点是（　　）。

A. 平行性游戏　　B. 联合性游戏

C. 合作性游戏　　D. 单独性游戏

E. 竞赛性游戏

6. 主动免疫制剂不包括（　　）。

A. 抗生素　　B. 菌苗

C. 疫苗　　D. 类毒素

E. 死疫苗

7. 注射丙种球蛋白或胎盘球蛋白的（　　）周内不可应用活疫苗，以免抑制免疫作用。

A. 3　　B. 2

C. 4　　D. 1

E. 5

8. 注射（　　）疫苗时只用75%乙醇消毒。

A. 活疫苗　　B. 类毒素

C. 死疫苗　　D. 免疫血清

E. 菌苗

9. 注射后容易引起过敏反应或血清病的免疫制剂为（　　）。

A. 菌苗　　B. 疫苗

C. 类毒素　　D. 免疫血清

E. 死疫苗

10. 儿童服用脊髓灰质炎减毒糖丸活疫苗时的注意点是（　　）。

A. 冷开水送服或含服，服后1h内禁饮开水

B. 热水送服或含服

C. 服后1h可饮热水

D. 冷开水送服，服后1h可用开水

E. 以上都是

11. 预防接种属于（　　）。

A. 非特异性免疫　　B. 自然主动免疫

C. 自然被动免疫　　D. 人工主动免疫

E. 人工被动免疫

12. 属于减毒活疫苗的是（　　）。
A. 卡介苗、百日咳
B. 卡介苗、麻疹疫苗
C. 麻疹疫苗、脊髓灰质炎疫苗
D. 脊髓灰质炎疫苗、白百破混合制剂
E. 乙型脑炎疫苗、狂犬病疫苗

13. 属于活疫苗的是（　　）。
A. 卡介苗　B. 麻疹疫苗
C. 脊髓灰质炎疫苗　D. 霍乱菌苗
E. 百日咳菌苗

14. 不属于人工被动免疫的是（　　）。
A. 抗毒素　B. 抗菌血清
C. 白喉类毒素　D. 抗病毒血清
E. 丙种球蛋白

15. 乙肝疫苗第一次接种的年龄是（　　）。
A. 出生时　B. 1个月
C. 2个月　D. 3个月
E. 4个月

16. 复服脊髓灰质炎疫苗的年龄是（　　）。
A. 1岁　B. 2岁
C. 3岁　D. 4岁
E. 5岁

17. 健康男婴，年龄3个月，来门诊接受预防接种，他应当接种的是（　　）。
A. 卡介苗　B. 白百破第一次
C. 脊髓灰质炎第一次　D. 麻疹第一次
E. 乙肝第二次

18. 4个月儿童，按照计划免疫程序接种，此时应当接种（　　）。
A. 麻疹第一针　B. 卡介苗第一针
C. 乙肝第二针　D. 白百破第二针
E. 脊髓灰质炎第二次

19. 幼儿期儿童的游戏特点是（　　）。
A. 平行性游戏　B. 联合性游戏
C. 合作性游戏　D. 单独性游戏
E. 竞赛性游戏

20. 关于预防接种的注意事项，以下说法不确切的是（　　）。
A. 做好解释、宣传工作
B. 接种宜在饭后进行

C. 严格掌握禁忌证

D. 严格执行免疫程序

E. 接种后剩余活疫苗应丢弃

21. 儿童最常见的中毒形式是（　　）。

A. 经消化道吸收　　B. 经呼吸道吸入

C. 经皮肤接触中毒　　D. 注入吸收中毒

E. 经创面吸收

22. 新生儿保健的重点是（　　）。

A. 出生后第 1d　　B. 出生后第 1 周

C. 出生后第 3 周　　D. 出生后 1 个月

E. 出生后 3 个月

23. 接种麻疹疫苗时，局部皮肤消毒的方法是（　　）。

A. 用 2%碘酊及 75%乙醇消毒皮肤，待干后注射

B. 用 2%碘伏消毒皮肤，待干后注射

C. 用 75%乙醇消毒皮肤，待干后注射

D. 用 0.1%苯扎氯铵消毒皮肤，待干后注射

E. 以上均不对

24. 预防接种时发生过敏性休克，以下处理不正确的是（　　）。

A. 使患儿平卧　　B. 头高位

C. 注意保暖　　D. 吸氧

E. 皮下或静脉注射 1∶1 000 肾上腺素 0.5～1ml，必要时可重复注射

25. 哪一项不是学龄期儿童保健的重点？（　　）。

A. 培养良好的生活习惯　　B. 加强学校卫生指导

C. 培养良好的品格　　D. 加强体格锻炼

E. 完成计划免疫

26. 学龄儿童复种卡介苗前，应做的特异试验是（　　）。

A. PPD 试验　　B. 卡介苗试验

C. 链霉素皮试　　D. 利福平试验

E. 青霉素皮试

27. 儿童日光浴的顺序为（　　）。

A. 先晒背部，再晒身体两侧，最后晒胸腹部

B. 先晒胸腹部，再晒身体两侧，最后晒背部

C. 先晒身体两侧，再晒胸腹部，最后晒背部

D. 先晒身体两侧，再晒背部，最后晒胸腹部

E. 以上都正确

28. 下列哪种疫苗不是卫生部规定 1 岁内婴儿必须接种的？（　　）。

A. 卡介苗　　B. 脊髓灰质炎疫苗

C. 百白破混合制剂　　D. 流感疫苗

E. 乙肝疫苗

29. 正确接种乙肝疫苗的时间（月）顺序是（　　）。

A. 0、1、2　　B. 1、2、3

C. 0、1、6　　D. 2、3、4

E. 0、3、6

30. 婴儿的小便训练可从出生后（　　）开始。

A. 2 个月　　B. 3 个月

C. 4 个月　　D. 5 个月

E. 6 个月

31. 某 7 岁儿童复种麻疹减毒疫苗 1 周后，体温体温 38.1℃，并伴有头晕、恶心、全身不适，属于（　　）。

A. 接种后局部反应　　B. 接种后全身反应

C. 接种后全身中毒反应　　D. 接种后全身中等反应

E. 接种后局部强反应

32. 新生儿期应给予的预防接种是（　　）。

A. 脊髓灰质炎疫苗

B. 卡介苗

C. 百日咳、白喉、破伤风三联疫苗

D. 流脑疫苗

E. 麻疹疫苗

33. 预防近视是小学生卫生的主要内容，书与眼睛的距离应为（　　）。

A. 20～25cm　　B. 25～30cm

C. 30～35cm　　D. 35～40cm

E. 40～45cm

34. 日光浴每次持续时间一般不超过（　　）。

A. 15～20min　　B. 20～25min

C. 25～30min　　D. 35～40min

E. 40～45min

三、多选题

1. 新生儿保健的内容是（　　）。

A. 建立访视制度　　B. 指导喂养

C. 指导日常护理　　D. 预防感染

E. 新生儿疾病筛查

2. 胎儿期保健重点是（　　）。

A. 保证孕期足够营养　　B. 积极预防孕期感染

C. 避免接触有害物质　　D. 进行生长发育监测

E. 每个月访视 2～3 次

3. 婴儿期保健的重点是（　　）。

A. 提倡母乳喂养，合理添加辅食　　B. 定期体检

C. 预防疾病　　D. 完成基础免疫

E. 促进感知觉发育

4. 新生儿期接种的疫苗有（　　）。

A. 脊髓灰质炎糖丸　　B. 百白破疫苗

C. 乙肝疫苗　　D. 卡介苗

E. 麻疹

5. 婴儿期早期教育包括哪几项？（　　）。

A. 饮食训练　　B. 视、听法训练

C. 大小便训练　　D. 动作发展

E. 语言培养

6. 儿童皮肤锻炼的方法包括（　　）。

A. 温水浴　　B. 冷水浴

C. 擦浴　　D. 淋浴

E. 空气浴

7. 儿童最容易发生的意外伤害是哪几项？（　　）。

A. 异物吸入　　B. 中毒

C. 外伤　　D. 交通事故

E. 溺水

8. 胎儿期及围生期的儿童保健特点是（　　）。

A. 预防先天性畸形和遗传病　　B. 避免妊娠期并发症

C. 预防产伤/产时感染　　D. 保证充足的营养

E. 及时治疗慢性病

9. 预防接种的一般反应包括（　　）。

A. 局部反应　　B. 全身反应

C. 过敏性休克　　D. 晕针

E. 过敏性皮疹

10. 1 岁内的儿童应该预防接种的疫苗为（　　）。

A. 卡介苗　　B. 乙肝疫苗

C. “百白破”疫苗　　D. 麻疹疫苗

E. 脊髓灰质炎疫苗

11. 以下哪几种疫苗是死菌苗？（　　）。

A. 伤寒　　B. 卡介苗

C. 鼠疫　　D. 霍乱

E. 百日咳

12. 胎儿期的保健应包括以下哪些方面（　　）。
A. 预防先天畸形
B. 保证孕母良好的营养
C. 孕妇良好的教育
D. 保证孕母生活规律
E. 保证孕母心情愉快

13. 婴儿早期教养的内容包括（　　）。
A. 与婴儿说话
B. 抚摸婴儿
C. 经常抱婴儿
D. 感情交流
E. 文化教育

14. 新生儿期的保健主要包括（　　）。
A. 提倡母乳喂养
B. 保暖
C. 日常护理
D. 预防疾病和意外
E. 早期教育

15. 新生儿期的日常护理主要包括（　　）。
A. 观察生命体征
B. 保持室内空气清新
C. 指导合理的喂养
D. 被褥、尿布清洁干燥
E. 新生儿包裹宜紧

16. 婴儿期的保健重点应该是（　　）。
A. 合理喂养
B. 加强日常护理
C. 早期教育
D. 定期健康检查
E. 完成计划免疫

17. 学龄期的保健重点应该是（　　）。
A. 合理营养
B. 加强日常护理
C. 早期教育
D. 定期健康检查
E. 培养良好的习惯

18. 预防接种的不良反应及处理正确的（　　）。
A. 一般反应可全身发热
B. 轻者无需治疗
C. 高热不应退热处理
D. 一般反应，局部不适感
E. 异常反应，急性休克

19. 幼儿常见的心理行为问题包括（　　）。
A. 违拗
B. 遗尿
C. 破坏性行为
D. 发脾气
E. 攻击性行为

20. 学龄前儿童常见的心理行为问题包括（　　）。
A. 吮拇指
B. 遗尿
C. 破坏性行为
D. 手淫
E. 攻击性行为

21. 学龄儿童常见的心理行为问题包括（　　）。

A. 焦虑　　B. 恐惧
C. 拒绝上学　　D. 手淫
E. 攻击性行为

22. 青春期常见的心理行为问题包括（　　）。
A. 焦虑　　B. 出走
C. 自杀　　D. 手淫
E. 对自我形象不满

23. 青春期保健健康教育的内容包括（　　）。
A. 培养良好的卫生习惯　　B. 保证充足睡眠
C. 养成健康的生活方式　　D. 进行性教育
E. 注意口腔卫生

24. 儿童游戏的功能包括（　　）。
A. 促进儿童感觉运动功能的发展
B. 促进儿童智力的发展
C. 促进儿童的社会化及自我认同
D. 促进儿童的创造性
E. 治疗性价值

25. 为婴儿定期做健康检查和体格测量，以预防下列哪些疾病的发生？（　　）。
A. 佝偻病　　B. 营养不良
C. 营养性缺铁性贫血　　D. 近视
E. 脊柱弯曲

26. 青春期少年常处于各种心理矛盾的包围之中，表现为（　　）。
A. 反抗性与依赖性　　B. 闭锁性与开放性
C. 自满和自卑　　D. 成熟与幼稚
E. 勤奋与懒惰

27. 学龄前期儿童的游戏特点是（　　）。
A. 平行性游戏　　B. 联合性游戏
C. 合作性游戏　　D. 单独性游戏
E. 竞赛性游戏

28. 儿童水浴的方法包括（　　）。
A. 温水浴　　B. 擦浴
C. 乙醇擦浴　　D. 淋浴
E. 游泳

29. 引起婴儿窒息的原因有（　　）。
A. 包裹过严　　B. 熟睡后误将手臂捂住婴儿的脸部
C. 溢奶　　D. 被子捂住婴儿的脸部
E. 游泳

30. 主动免疫常用制剂包括（　　）。

A. 菌苗　　B. 丙种球蛋白

C. 抗毒素　　D. 疫苗

E. 类毒素

四、判断改错题

1. 足够的睡眠是保证婴幼儿健康成长的先决条件之一，年龄越小，每天所需睡眠时间越长。（　　）
2. 学龄前期儿童的游戏方式为联合性的游戏，具有组织性和目标性。（　　）
3. 近年我国已把乙肝疫苗作为计划免疫内容之一，一般为出生时、1 个月、6 个月各注射一次。（　　）
4. 新生儿喂奶后应左侧卧位，床头略抬高，避免溢奶引起窒息。（　　）
5. 新生儿皮肤娇嫩，且新陈代谢旺盛，应每日沐浴，水温与体温相同为宜。（　　）
6. 父母对新生儿说话和唱歌等，可促进新生儿的智力发育。（　　）
7. 随年龄增长婴儿睡眠时间逐渐增多，且两次睡眠的间隔时间延长。（　　）
8. 乳牙开始萌出，婴儿会有一些不舒服的表现，如吸手指、咬东西，严重的会表现烦躁不安、无法入睡和拒食等。（　　）
9. 儿童小便训练可从 1 岁再开始。（　　）
10. 学龄儿童应特别注意保护视力，教育儿童写字、读书时书本和眼睛应保持 10cm 左右的距离，保持正确姿势。（　　）
11. 学龄前期儿童多为联合性或合作性游戏，有严谨的组织、明确的领袖和共同的目标。（　　）
12. 日光浴时，日光应直射头部。（　　）
13. 儿童在进餐时，成人切勿惊吓、逗乐、责骂儿童，以免儿童大笑、大哭而将食物吸入气管。（　　）
14. 主动免疫制剂在接种后经过一定期限产生抗体，且长期有效。（　　）
15. 死疫苗进入体内不能生长繁殖，对人体刺激时间长，不需多次重复注射。（　　）
16. 活疫苗接种到人体后，产生免疫力持久且效果好，因此，接种量大，次数多。（　　）
17. 被动免疫制剂源于动物血清，对人体是一种异型蛋白，注射后容易引起过敏反应或血清病，特别是重复使用时，更应发生。（　　）
18. 儿童在 1 岁内必须完成卡介苗、脊髓灰质炎疫苗、百白破混合制剂、麻疹疫苗、甲型肝炎疫苗、乙肝疫苗的接种。（　　）
19. 接种活疫苗时，用 2%碘酊消毒。（　　）
20. 接种活疫苗，局部反应出现较快、持续时间较短。（　　）

五、名词解释

1. 儿童保健

2. 家庭访视
3. 生理性厌食
4. 水浴
5. 空气浴
6. 计划免疫
7. 主动免疫
8. 被动免疫
9. 类毒素
10. 免疫程序

六、简答题

1. 简述学龄期儿童的保健重点。
2. 简述青春期少年的保健重点。
3. 简述儿童游戏的功能。
4. 简述儿童常见意外事故及预防措施。
5. 简述预防接种的异常反应及处理。
6. 简述预防接种的一般反应及处理。
7. 简述新生儿家庭访视内容。
8. 简述胎儿期的保健重点。
9. 简述婴儿期的保健重点。
10. 简述幼儿期的保健重点。
11. 简述学龄前期儿童的保健重点。
12. 简述儿童体格锻炼的方法有哪些?
13. 主动免疫常用的制剂有哪些?它们之间有什么不同?
14. 简述脊髓灰质炎减毒糖丸活疫苗的接种方式、初种及复种的年龄、次数、反应情况和注意点。
15. 简述预防接种的准备及注意事项。

七、案例分析题

1. 8个月男婴，因烦躁、拒食来门诊就诊，查体：生命体征正常，无腹痛、腹泻等异常情况，体格检查：体重6.5kg，身高70cm，头围45cm，上、下乳中切牙已出，能独坐，会叫爸爸、妈妈。生后母乳喂养，近来母乳不足。

(1) 案例提示该患儿在儿童保健方面可能存在的问题（　　）。

A. 体重偏低　　B. 身高偏低
C. 头围过小　　D. 出牙的不适表现
E. 喂养不合理

(2) 以下哪些是婴儿期保健的重点（　　）。

A. 合理喂养

B. 加强日常护理

C. 早期教育：大小便训练、视、听能力训练、动作的发展、语言的培养

D. 完成计划免疫

E. 防治常见心理行为问题如发脾气和破坏性行为

(3) 乳牙开始萌出时，婴儿可能出现的不适表现有（　　）。

A. 吸手指　　B. 咬东西

C. 烦躁　　D. 拒食

E. 睡眠不安

(4) 关于婴儿喂养以下描述不正确的是（　　）。

A. 提倡母乳喂养

B. 6 个月以后开始添加辅食

C. 在添加辅食的过程中注意观察婴儿的粪便，及时判断辅食添加是否恰当

D. 可以以成人的食物代替辅食

E. 断奶应采用渐进的方式，以夏、秋季节较为适

(5) 婴儿期常见的健康问题包括（　　）。

A. 婴儿腹泻　　B. 龋病

C. 湿疹　　D. 营养物过敏

E. 尿布性皮炎

2. 3 岁儿童，接种乙脑疫苗，5min 后出现头晕、心慌、面色苍白，出冷汗，心跳加快，无周围循环衰竭的征象。

(1) 案例提示该患儿最有可能的临床诊断是（　　）。

A. 休克　　B. 低血糖

C. 晕厥　　D. 心律失常

E. 药物过敏

(2) 以下关于乙脑疫苗描述正确的是（　　）。

A. 性质稳定、安全　　B. 产生免疫力持久

C. 需多次反复注射　　D. 接种量小

E. 冷藏保存

(3) 在接种乙脑疫苗操作的过程中，以下错误的是（　　）。

A. 严格执行无菌操作原则

B. 接种时先用碘酊消毒皮肤，再用酒精脱碘

C. 剩余药液放置不能超过 24h

D. 接种后剩余药液应烧毁

E. 接种宜在饭后进行

(4) 接种乙脑疫苗后，引起此案例中反应的可能因素有（　　）。

A. 精神紧张　　B. 恐惧

C. 空腹　　D. 疲劳

E. 室内空气闷热

(5) 预防接种后可能出现的异常反应有（　　）。

A. 局部反应：注射部位出现红、肿、热、痛

B. 全身反应：接种后 24h 内出现不同程度的体温升高

C. 超敏反应

D. 晕厥

E. 全身感染

(6) 针对此患儿可采取的急救措施（　　）。

A. 立即使患儿平卧

B. 给予热水或糖水口服

C. 可针刺人中、合谷穴

D. 数分钟后不能恢复正常，可皮下注射肾上腺素

E. 给予抗组胺药

【参考答案】

一、填空题

1. 1～2　5～7　10～14　27～28

2. 促进儿童感觉运动功能的发展　促进儿童智力的发展　促进儿童的社会化及自我认同　促进儿童的创造性　治疗性价值

3. 婴儿抚触　水浴　空气浴　日光浴

4. 窒息　中毒　外伤　溺水

5. 菌苗　疫苗　类毒素

6. 75%酒精　2h　烧毁

7. 胎盘球蛋白　丙种球蛋白

8. 违拗　发脾气　破坏性行为

9. 骨折　脱位　灼伤　电击伤

10. 超敏反应　晕厥　全身感染

11. 预防保健　计划免疫　健康监测　发病率　死亡率

12. 卡介苗初种　乙肝疫苗第一针

13. 卡介苗初种　乙肝疫苗 1、2、3 针　脊髓灰质炎减毒活疫苗 1、2、3 丸　白百破三联 1、2、3 针　麻疹减毒活疫苗初种　乙脑疫苗初种

14. 预防先天畸形　保证充足营养　给予孕母良好的生活环境

15. 预防产伤　产时感染

16. 吮拇指　咬指甲　遗尿　手淫　攻击性　破坏性行为

17. 焦虑、恐惧　拒绝上学

18. 出走　自杀　对自我形象不满

19. 温水浴　擦浴　淋浴　游泳

20. 主动免疫　被动免疫
21. 短　不高　重复注射　大
22. 疾病　持久　效果好　小　少　短　冷藏　失效
23. 特异性免疫血清　丙种球蛋白　胎盘球蛋白　过敏反应　血清病
24. 先后顺序　要求
25. 遗传　化学物质　射线　药物　营养障碍　感染
26. 发病率　死亡率　1 周
27. 体温不升　新生儿寒冷损伤综合征　保暖
28. 感染性　传染性　意外伤害
29. 性格　可塑性　早期教育　道德品质　生活自理能力
30. 坐　立　行走　读书　脊柱异常弯曲　近视。

二、单选题

1. D　2. D　3. C　4. A　5. D　6. A　7. B　8. A　9. D　10. A
11. D　12. C　13. B　14. C　15. A　16. D　17. B　18. D　19. A
20. E　21. A　22. B　23. C　24. B　25. E　26. A　27. A
28. D　29. C　30. E　31. C　32. B　33. C　34. C

三、多选题

1. ABCDE　2. ABC　3. ABCDE　4. CD　5. BCDE　6. ACDE
7. ABCDE　8. ABCDE　9. AB　10. ABCDE　11. ADE　12. ABDE
13. ABCD　14. ABCDE　15. ABCD　16. ABCD　17. AB　18. ABDE
19. ACD　20. ABCDE　21. ABC　22. BCE　23. ABCD　24. ABCDE
25. ABC　26. ABC　27. BC　28. ABDE　29. ABCD　30. ADE

四、判断改错题

1. √
2. ×　具有→缺乏
3. √
4. ×　左→右
5. ×　与体温相同→略高于体温
6. √
7. ×　增多→减少
8. √
9. ×　1 岁→6 个月
10. ×　10cm→30cm
11. ×　有→没有
12. ×　应→防止
13. √

14. × 长期有效→持续1～5年

15. × 长→短，不需→需

16. × 大→小，多→少

17. √

18. × 不包括甲型肝炎疫苗

19. × 2%碘酊→75%乙醇

20. × 快→晚，短→长

五、名词解释

1. 儿童保健：是研究儿童生长发育规律及其影响因素，采取有效措施预防儿童疾病、促进健康的一门学科。

2. 家庭访视：一般包括新生儿出院回家后1～2d内的初访，生后5～7d的周访，生后10～14d的半月访和生后27～28d的满月访，并建立新生儿健康管理卡和预防接种卡。

3. 生理性厌食：由于幼儿期生长速度较婴儿期减缓，需要量相对下降，以及受外界环境的吸引，18个月左右可能出现生理性厌食，幼儿明显表现出对食物缺乏兴趣和偏食。

4. 水浴：利用水的机械作用和水的温度刺激机体，使皮肤血管收缩或舒张，以促进机体的血液循环、新陈代谢及体温调节，增强机体对温度变化的适应能力。

5. 空气浴：利用气温和体表温度之间的差异形成刺激，气温越低，作用时间越长，刺激强度就越大，可促进机体新陈代谢、健壮呼吸器官和增强心脏活动。

6. 计划免疫：是根据儿童的免疫特点和传染病疫情的监测情况制定的免疫程序，是有计划、有目的地将生物制品接种到婴幼儿体中，以确保儿童获得可靠的抵抗疾病的能力，从而达到预防、控制乃至消灭相应传染病的目的。

7. 主动免疫：是指给易感者接种特异性抗原，刺激机体产生特异性抗体，从而产生相应的免疫能力。

8. 被动免疫：未接受主动免疫的易感者在接触传染源后，被给予相应的抗体，而获得免疫力，称之为被动免疫。

9. 类毒素：用细菌所产生的外毒素脱毒提纯而得。

10. 免疫程序：是指接种疫苗的先后顺序及要求。

六、简答题

1. 答：①合理喂养：学龄儿童的膳食要求营养充分而均衡，以满足儿童体格生长、心理和智力发展、紧张学习等需求；②体格锻炼：学龄儿童应每天进行户外活动和体格锻炼，促进儿童体力、耐力的发展，缓解躯体疲劳。劳动也可增强体质，促进生长发育，而且可养成学生爱劳动的习惯和思想，促进其全面发展；③预防疾病：保证学龄儿童充分的睡眠和休息，定期进行健康检查，继续按时进行预防接种，宣传常见传染病的知识，并对传染病做到早发现、早报告、早隔离、早治疗。学校和家庭还应注意培养儿童正确的坐、立、行走和读书等姿势，预防脊柱异常弯曲等畸形的发生及近视；④防止意外事故：学龄儿童常发生的意外伤害包括车祸、溺水，以及在活动时发生擦伤、割伤、挫伤、扭伤或骨折等。儿童必须学习交通规则和意外事故的防范知识，以减少伤残的发生；⑤培养良好习惯：禁止儿童吸烟、饮酒及随地吐痰等不良习惯，注意培养良好的学习习惯和性情，加强素质教育，通过体育锻炼培养儿童的毅力和奋斗精神，通过兴趣的培养陶冶高尚情操；⑥防治常见的心理行为问题：学龄儿童对学校不适应是比较常见的问题，表现为焦虑、恐惧或拒绝上学。家长一定要查明原因，采取相应措施。同时，需要学校和父母的相互配合，帮助儿童适应学校生活。

2. 答：①供给充足营养：家长、学校和保健人员均有责任指导青少年选择营养适当的食物和保持良好的饮食习惯；②健康教育：良好的个人卫生、充足的睡眠、适当的体格锻炼对促进青少年的健康成长十分重要；③法制和品德教育：青少年思想尚未稳定，易受外界一些错误的或不健康的因素影响。因此，青少年需要接受系统的法制教育，学习助人为乐、勇于上进的道德风尚，自觉抵制腐化堕落思想的影响；④预防疾病和意外：青少年应重点防治结核病、风湿病、沙眼、屈光不正、龋病、肥胖、神经性厌食和脊柱弯曲等疾病，可通过定期健康检查早期发现、早期治疗。由于青少年神经内分泌调节不够稳定，还可出现良性甲状腺肿、痤疮、贫血等，女孩易出现月经不规则、痛经等。意外创伤和事故是青少年，尤其是男孩常见的问题，包括运动创伤、车祸、溺水、打架斗殴所致损伤等，应继续进行安全教育；⑤防治常见的心理行为问题：青少年最常见的心理行为问题为多种原因引起的出走、自杀及对自我形象不满等，其中，自杀在女孩中较多见。家庭及社会应给予重视，并采取积极的措施解决此类问题。

3. 答：①促儿童感觉运动功能的发展：通过捉迷藏、骑车、踢足球等游戏，儿童的视、听、触、走、跑、跳等感觉功能及运动能力得到大力发展，动作的协调性越来越好，复杂性越来越高；②促进儿童智力的发展：通过游戏，儿童可以学习识别物品的颜色、形状、大小、质地及用途，理解数字的含义，了解空间及时间等抽象概念，增进语言表达能力及技巧，获得解决简单问题的能力；③促进儿童的社会化及自我认同：通过一些集体游戏，儿童学会与他人分享，关心集体，认识自己在集体中所处的地位，并能适应自己的社会角色；同时，儿童在游戏中能够测试自己的能力并逐渐调整自己的行为举止，遵守社会所接受的各种行为准则，建立一定的社会关系，并学习解决相应的人际关系问题；④促进儿童的创造性：游戏为儿童的创造性提供了机会。在游戏中，儿童可以充分发挥自己的想象，发明新的游戏方法，塑造新的模型，绘制新的图案等；⑤治疗性价值：对于住院患儿来说，游戏还具有一定的辅助治疗作用。一方面，它为患儿提供了发泄不良情绪，缓解其紧张或压力的机会；另一方面，它为护理人员提供了观察患儿病情变化，了解患儿对疾病的认识程度、对住院、治疗及护理等经历感受的机会，同时，它还为护理人员向患儿解释治疗和护理过程、进行健康教育等提供机会。

4. 答：①窒息与异物进入机体：预防措施：看护婴幼儿时，必须做到放手不放眼，放眼不放心。对易发生意外事故的情况应有预见性；婴儿与母亲应分床睡，婴儿床上无杂物；儿童在进餐时成人切勿惊吓、逗乐、责骂儿童，以免儿童大笑、大哭而将食物吸入气管；培养儿童良好的饮食习惯，细嚼慢咽，以免将鱼刺、骨头或果核吞入；不给婴幼儿整粒的瓜子、花生、豆子及带刺、带骨、带核的食品；不给儿童玩体积小、锐利、带有毒性物质的玩具及物品，以免塞入耳、鼻或放入口中误吞，造成耳、鼻、气管及食道异物，刺伤、割伤及中毒等；②中毒：预防措施：保证儿童食物的清洁和新鲜，防止食物在制作、储备、运输、出售过程中处理不当所致的细菌性食物中毒；腐败变质及过期的食品不能食用；生吃蔬菜瓜果要洗净；教育儿童勿随便采集野生植物及野果，避免食用有毒的植物；口服药物及日常使用的灭虫、灭蚊、灭鼠等剧毒物品应放置在儿童拿不到的地方，使用时应充分考虑儿童的安全；家长喂药前要认真核对药瓶标签、用量及服法，对变质、标签不清的药物切勿服用；冬季室内使用煤炉或烤火炉应注意室内通风，并定期清扫管道，避免管道阻塞或经常检查煤气是否漏气，以免一氧化碳中毒。③外伤：预防措施：婴幼儿居室的窗户、楼梯、阳台、睡床等都应置有栏杆，防止发生坠床或跌伤。家具边缘最好以圆角为宜，以免发生碰伤；儿童最好远离厨房，避免开水、油、汤等烫伤；热水瓶、热锅应放在儿童不能触及的地方；给儿童洗脸、脚及洗澡时，要先倒冷水后加热水；暖气片应加罩；指导家长正确使用热水袋保暖以免烫伤；妥善存放易燃、易爆、易损品，如鞭炮、焰火、玻璃器皿等。教育年长儿不可随意玩火柴、打火机、煤气等危险物品；室内电器、电源应有防止触电的安全装置；雷雨时，勿在大树下、电线杆旁或高层的墙檐下避雨，以免触电；大型玩具如滑梯、跷跷板、攀登架等，应定期检查，及时维修；儿童玩耍时，应有成人在旁照顾；户外活动场地应平整无碎石、泥沙，最好有草坪；室内地面宜用地板或铺有地毯；④溺水与交通事故预防措施：幼托机构应远离公路、河塘等，以免发生车祸及溺水。在农村房前屋后的水缸、粪缸均应加盖，以免儿童失足跌入；教育儿童不可独自或结伴去无安全措施的池塘、江河玩水或游泳。绝不可将婴幼儿单独留在澡盆中；教育儿童遵守交通规则，识别红绿灯；勿在马路上玩耍；对学龄前儿童要做好接送工作。

5. 答：①超敏反应：可表现为过敏性休克、过敏性皮疹等。过敏性休克一般于注射免疫制剂后数秒或数分钟内发生。表现为烦躁不安、四肢湿冷、呼吸困难、脉细速、恶心呕吐、面色苍白、口周青紫、惊厥、大小便失禁以至昏迷。如不及时抢救，可在短期内危及生命。此时应使患儿平卧，头稍低，注意保暖，吸氧，并立即皮下或静脉注射 1∶1000 肾上腺素，必要时可重复注射，病情稍稳定后，应尽快转至医院继续治疗。过敏性皮疹以荨麻疹最多见，一般于接种后几小时至几天内出现，服用抗组胺药即可。②晕厥：个别儿童在接种时或接种后数分钟突然发生晕厥，多因精神或心理因素所致，在空腹、疲劳或室内闷热等情况下更容易发生。此时应立即使患儿平卧，头稍低，给予少量热开水或糖水，必要时可针刺人中、合谷穴。数分钟后仍不能恢复正常者，皮下注射 1∶1 000 肾上腺素；③全身感染：有严重原发性免疫缺陷或继发性免疫功能遭受破坏（如放射病）者，接种活疫苗后可扩散为全身感染，如接种卡介苗后引起全身播散性结核。

6. 答：一般反应：①局部反应：接种后数小时至 24h 左右，注射部位会出现红、肿、热、痛，有时还伴有局部淋巴结肿大或淋巴管炎。红晕直径在 2.5cm 以下为弱反应，2.6～5cm 为中等反应，5cm 以上为强反应。局部反应一般持续 2～3d。如接种活疫苗，则局部反应出现较晚、持续时间较长；②全身反应：一般于接种后 24h 内出现不同程度的体温升高，多为中、低度发热，持续 1～2d。体温 37.5℃以下为弱反应，37.5～38.5℃为中等反应，38.6℃以上为强反应。但接种活疫苗需经过一定潜伏期(5～7d)才有体温上升。此外，还常伴有头晕、恶心、呕吐、腹泻、全身不适等反应。个别儿童接种麻疹疫苗后 5～7d 出现散在皮疹。多数儿童的局部和（或）全身反应是轻微的，无需特殊处理，适当休息，多饮水即可。局部反应较重时，可用清洁毛巾热敷；全身反应严重者可对症处理。如局部红肿继续扩大，高热持续不退，应到医院就诊。

7. 答：家庭访视包括新生儿出院回家后 1～2d 内的初访，生后 5～7d 的周访，生后 10～14d 的半月访和生后 27～28d 的满月访，并建立新生儿健康管理卡和预防接种卡。①初访重点：了解新生儿出生情况、分娩方式、出生体重、母亲孕期情况；观察新生儿的面色、呼吸；了解新生儿的喂养、睡眠、哭声、吸吮力和大小便等情况以及母乳分泌情况；测量身长、体重和体温；检查皮肤、黏膜与脐部，注意有无黄疸出现，脐部有无感染、出血等，检查有无先天畸形，进行喂养和护理指导等；②周访重点：了解新生儿喂养和护理过程中是否出现新的问题，并根据存在的问题给予指导和示教；检查新生儿黄疸程度和脐带是否脱落；③半月访重点：检查黄疸是否消退，体重是否恢复至出生体重；④满月访重点：了解喂养、护理情况，测量体重和作全面的体格检查。指导家长继续进行婴儿的生长发育监测和定期的体格检查，从而降低新生儿疾病发生率或减轻疾病的严重程度。

8. 答：胎儿期的保健包括：

（1）产前保健：①预防先天畸形：引起先天畸形的原因有遗传、化学物质、射线、药物、营养障碍以及感染等多方面的因素。婚前应进行遗传咨询；禁止近亲结婚；预防孕期感染，患有严重慢性疾病的孕母应在医生指导下进行治疗，定期产前检查，必要时终止妊娠；②保证充足营养：胎儿生长发育所需要的营养物质完全依赖孕母供给，孕母应加强营养，注意膳食搭配，保证各种营养物质的摄入，尤其是铁、锌、钙、维生素 D 等营养素的补充；③给予孕母良好的生活环境：注意生活规律，保持心情愉快、休息充足，注意劳逸结合；④避免妊娠期发生合并症：预防流产、早产的发生。

（2）产时保健：预防产伤及产时感染。选择正确的分娩方式，合理使用器械助产，预防感染的发生。

（3）产后保健：预防并及时处理新生儿缺氧、窒息、低体温、低血糖、低血钙和颅内出血等情况。

9. 答：婴儿期的保健：

（1）合理喂养：提倡母乳喂养，及时添加辅食。根据具体情况指导断奶。

（2）日常护理：①清洁卫生：每日早晚应给婴儿洗脸、洗脚和臀部，有条件者每日沐浴，勤换衣裤。在哺乳或进食后可喂少量温开水清洁口腔；②衣着：简单、宽松，避免摩擦皮肤和便于穿脱及四肢活动。注意按季节增减衣服和被褥，以婴儿两足温暖为宜；③睡眠：婴儿所需的睡眠时间个体差异较大。随年龄增长睡眠时间逐渐减少，且两次睡眠的间隔时间延长；④牙齿护理；⑤户外活动。

（3）早期教育：①大小便训练：随食物性质的改变和消化功能的成熟，即可开始训练定时大便。小便训练可从6个月开始；②视、听能力训练；③动作的发展；④语言的培养。

（4）防止意外：此期常见的意外事故有异物吸入、窒息、中毒、跌伤、触电、溺水和烫伤等。应向家长特别强调意外的预防。

（5）预防疾病和促进健康：婴儿必须按照计划免疫程序，完成预防接种的基础免疫，预防急性传染病的发生。同时，要定期为婴儿做健康检查和体格测量，进行生长发育监测，以便及早发现问题，及时纠正，以预防佝偻病、营养不良和营养性缺铁性贫血等疾病的发生。婴儿期常见的健康问题还包括婴儿腹泻、营养物（如牛奶）过敏、湿疹、尿布性皮炎和脂溢性皮炎等，保健人员应根据具体情况给予健康指导。

10．答：幼儿的保健包括：

（1）合理安排膳食：供给足够的能量和优质蛋白，保证各种营养素充足且均衡，在注意幼儿的膳食质量的同时，还要培养幼儿良好的进食习惯，养成不吃零食、不挑食、不偏食、不撒饭菜等良好习惯。

（2）日常护理：①衣着：幼儿衣着应颜色鲜艳便于识别，穿脱简便，便于自理。②睡眠：幼儿的睡眠时间随年龄的增长而减少。一般每晚可睡10～12h，白天小睡1～2次；③口腔保健：幼儿不能自理时，可用软布或软毛牙刷轻轻清洁幼儿牙齿表面。2～3岁后，幼儿应能在父母的指导下自己刷牙，早晚各一次，并做到饭后漱口。为保护牙齿应少吃易致龋病的食物，并去除不良习惯，定期进行口腔检查。

（3）早期教育：①大小便训练；②动作的发展：根据不同的年龄选择合适的玩具，以发展其动作的协调性；③语言的发展：通过游戏、讲故事、唱歌等促进幼儿语言发育；④卫生习惯的培养：培养幼儿养成饭前便后洗手，不喝生水，不吃未洗净的瓜果，不随地吐痰和大小便，不乱扔瓜果纸屑等习惯；⑤品德教育。

（4）预防疾病和意外：继续加强预防接种和防病工作，指导家长防止异物吸入、烫伤、跌伤、中毒、电击伤等意外发生。

（5）防治常见的心理行为问题：幼儿常见的心理行为问题包括违拗、发脾气和破坏性行为等，父母应针对原因采取有效措施。

11．答：学龄前儿童的保健：

（1）合理营养：保证能量和蛋白质的摄入。注意培养儿童健康的饮食习惯和良好的进餐礼仪。

（2）日常护理：①自理能力：学龄前儿童已有部分自理能力，但其动作缓慢、不协调，常需他人协助，应鼓励儿童自理，不能包办；②睡眠：可在儿童入睡前与其进行一些轻松、愉快的活动，以减轻紧张情绪。

（3）早期教育：①品德教育：培养儿童关心集体、遵守纪律、团结协作、热爱劳动等品质。培养他们多方面的兴趣和想象、思维能力，陶冶情操；②智力发展：应有意识地引导儿童进行较复杂的智力游戏，增强其思维能力和动手能力。

（4）预防疾病和意外：每年进行1～2次健康检查和体格测量，筛查与矫治近视、龋病、缺铁性贫血、寄生虫等常见病，继续监测生长发育，预防接种可在此期进行加强。对学龄前儿童开展安全教育，采取相应的安全措施，以预防外伤、溺水、中毒、交通事故等意外发生。

（5）防治常见的心理行为问题：学龄前儿童常见的心理行为问题包括吮拇指和咬指甲、手淫、攻击性和破坏性行为等，家长应针对原因采取有效措施。

12. 答：儿童体格锻炼的方法有：

（1）户外活动：一年四季均可进行，可增强儿童体温调节机能及对外界气温变化的适应能力，同时可促进儿童生长及预防佝偻病的发生。

（2）皮肤锻炼：

1）婴儿抚触：抚触可刺激皮肤，有益于循环、呼吸、消化、肢体肌肉的放松与活动。皮肤抚触不仅给婴儿以愉快的刺激，同时也是父母与婴儿之间最好的交流方式之一。抚触力度应逐渐增加，以婴儿舒适合作为宜。

2）水浴：不同年龄及体质的儿童应选择不同的水浴方法。①温水浴：可保持皮肤清洁，还可促进新陈代谢，增加食欲，有利于睡眠和生长发育，有益于抵抗疾病；②擦浴：适用于7～8个月以上的婴儿；③淋浴：适用于3岁以上的儿童。淋浴时间一般在早餐前或午睡后进行；④游泳：有条件者可从小训练，但注意应有成人在旁照顾。浴场应选择平坦、活水、水底为沙质、水质清洁、附近无污染源的地方或游泳池。

3）空气浴：可促进机体新陈代谢、健壮呼吸器官和增强心脏活动。

4）日光浴：日光中的紫外线能使皮肤中的7－脱氢胆固醇转变为维生素D，预防儿童佝偻病的发生；而日光中的红外线可促进皮肤中的血管扩张，使血液循环加速，增强儿童的心肺功能。日光浴适于1岁以上儿童。

（3）体育运动：①体操：可促进肌肉、骨骼的生长，增强呼吸、循环功能，从而达到增强体质、预防疾病的目的；②游戏、田径及球类：托儿所及幼儿园可采用活动性游戏方式。年长儿可利用器械进行锻炼，在进行体格锻炼时，应注意做到坚持不懈，持之以恒，循序渐进，量力而行。

13. 答：主动免疫常用制剂包括：灭活疫苗、减毒活疫苗、类毒毒疫苗、组分疫苗（亚单位疫苗）及基因工程疫苗。

14. 答：①脊髓灰质炎减毒糖丸活疫苗接种方式：口服；②初种年龄：2个月以上：第一次2个月、第二次3个月、第三次4个月；③复种年龄：4岁时加强口服三型混合糖丸疫苗；④反应情况：一般无特殊反应，有时可有低热或轻泻；⑤注意点：冷开水送服，服后1h内禁用热开水。

15. 答：预防接种的准备及注意事项：①环境准备：接种场所光线明亮，空气新鲜，温度适宜；接种及急救物品摆放有序；②心理准备：做好解释、宣传工作，消除家长和儿童的紧张、恐惧心理；接种宜在饭后进行，以免晕厥；③严格掌握禁忌证；④严格执行计划免疫程序，掌握接种的剂量、次数、间隔时间和不同疫苗的联合免疫方案，及时记录及预约，交代接种后的注意事项及处理措施；⑤严格执行查对制度及无菌操作原则，接种活疫苗时，只用75%乙醇消毒；抽吸后如有剩余药液放置不能超过2h；接种后剩余活菌苗应烧毁。

七、案例分析题

1. 答：(1) ADE (2) ABCD (3) ABCDE (4) BDE (5) ACDE

2. 答：(1) C (2) ACE (3) BC (4) ABCDE (5) CDE (6) ABCD

（黄小妹）

第四章 儿童营养

【知识精要】

一、能量与营养素的需要

1. 能量的需要

（1）基础代谢率：儿童对基础代谢的能量需要依年龄不同而发生变化。婴幼儿占总能量的 50%～60%。婴儿每日约需 230kJ（55kcal）/kg；7 岁儿童每日约需 184kJ（44kcal）/kg；12 岁时每日需 126kJ（30kcal）/kg，接近成人。

（2）食物的热力作用：人体摄取食物后而引起的机体能量代谢的额外增多，称食物的热力作用。婴幼儿占总摄入量的 7%～8%；年长儿占总摄入的 5%。

（3）活动消耗：不同的儿童活动所需能量差异很大，与活动量的大小、活动时间的长短有关。随年龄的增长，活动量逐渐加大，需要量也随之增加。婴儿每日约需 63～84kJ（15～20kcal）/kg；12～13 岁时每日约需 126kJ（30kcal）/kg。

（4）生长所需：是儿童特有的能量需要，生长所需的能量与儿童的生长速度成正比。1 岁以内婴儿需要量相对较多。6 个月以内的婴儿每日约需 167～209kJ/kg（40～50kcal/kg）；6 个月～1 岁每日约需 63～84kJ/kg（15～20kcal/kg）；1 岁以后逐渐减少，每日约需 20kJ/kg（5kcal/kg），至青春期又增加。

（5）排泄消耗：每日摄入的食物中，有一小部分不能被吸收而排出体外，这部分损失通常不超过总能量的 10%。

以上五方面能量的总和构成总需能量。根据儿童年龄、体重及生长速度估计每日所需的能量；日龄 1 周的新生儿约 250kJ/kg（60kcal/kg），第 2～3 周约 418kJ/kg（100kcal/kg）。估算方法：婴儿每天约需能量 460kJ/kg（110kcal/kg），以后每增加 3 岁约减去 42kJ/kg（10kcal/kg），15 岁时为 250kJ/kg（60kcal/kg），总能量的需求存在个体差异。

2. 营养素的需要

（1）宏量营养素：

1）蛋白质：蛋白质所供能量约占每日总能量的 8%～15%。蛋白质在构成人体细胞和组织、调节人体生理活动等方面起着重要的作用。对于儿童来说，可用于补充损耗的细胞、构成和增长新的组织，从而维持正常的生长发育。儿童对蛋白质的需要量相对较多，人乳喂养的婴儿，每日约需蛋白质 2g/kg，牛乳喂养者每日约需 3.5g/kg。1 岁以后供给量逐渐减少，至青春期又增加。婴儿的消化功能尚未发育完善，摄入过多的蛋白质时，可对身体造成损害。使肾脏排出的含氮废物增多，增加机体水分的排出，可出现慢性失水。

2）脂类：婴儿时期脂肪所提供的能量占每日总能量的35%～50%，至年长儿为总能量的25%～30%。包括脂肪、胆固醇、磷脂，其共同特点是具有脂溶性。食物中的脂肪占脂类的95%，发挥提供能量、维持正常体温、保护器官等作用。必需脂肪酸是人体不可缺少而自身不能合成的、必须从食物获得的脂肪酸，是儿童时期不可缺少的营养素，缺乏易引起生长发育迟缓。

3）碳水化合物：碳水化合物所产生的能量占总能量的55%～65%，是食物的重要成分之一，在构成细胞和组织中不可缺少，是供给人体能量的主要产能物质。1岁以内婴儿对碳水化合物的需要量相对较多，每天约需12g/kg。当碳水化合物供应过多、产能占总能量的80%以上时，可转变成脂肪储存于体内，开始儿童体重增长很快，继之面色苍白，下肢浮肿；碳水化合物产能低于总能量的40%时，机体将动员脂肪保证能量的供应，儿童将发生营养不良、水肿、酸中毒。

（2）微量营养素：

1）维生素：调节人体的新陈代谢。虽需要量不多，但因体内不能合成或合成的数量不足，而必须由食物供给。维生素的种类很多，按其溶解性可分为脂溶性（A、D、E、K）与水溶性（B族和C）两大类。脂溶性维生素可储存于体内，无需每日供应，但因排泄较慢，缺乏时症状出现较迟，过量易中毒。水溶性维生素因易溶于水，其多余部分可迅速从尿中排泄，不易在体内储存，必须每日供给。

2）矿物质：①常量元素：每日膳食需要量在100mg以上者为常量元素，又称宏量元素，体内除氢、氧、氮、碳四种基本元素外，钙、磷、镁、钠、钾、氯、硫亦为常量元素，在体内发挥重要的作用。如钙、磷、镁构成骨骼，参与人体组织形成；钠、钾参与水电解质平衡的维持等；②微量元素：是体内含量很少、需由食物供给、在体内发挥一定生理功能的元素，如铁、铜、锌及碘、氟等。其中碘、锌、硒、铜、钼、铬、钴、铁8种元素为人体必需微量元素，是酶、维生素必需的活性因子，参与激素的作用及核酸代谢。儿童可因缺乏必需微量元素或其配比不合理而发生营养缺乏病，如碘与人体的新陈代谢、体格生长和智能发育关系密切，一旦缺乏可影响儿童的身高、体重、骨骼肌肉的增长，尤其严重的是可对胎儿和婴幼儿神经系统的发育造成损害。此外，铁、锌亦是儿童时期容易缺乏的微量营养素。

（3）其他：

1）水：儿童新陈代谢旺盛，能量需要大，因此对水的需要量多。婴儿每日需150ml/kg，以后每3岁约减少25ml/kg，至成人每日需40～45ml/kg。

2）膳食纤维：具有生理功能的膳食纤维包括纤维素、半纤维素、木质素等。一般从谷类、新鲜蔬菜、水果中获取。膳食纤维可吸收大肠水分，使粪便体积增加，肠蠕动加速。儿童适宜的摄入量为每日20～35g。

二、儿童喂养与膳食安排

儿童喂养包括3个阶段，即以母乳或其他乳类为主要食品的哺乳阶段；在乳类之外添加其他辅助食品的过渡阶段以及成人饮食阶段。

1. 婴儿喂养

（1）母乳喂养：

1）乳汁的成分：①蛋白质：母乳中的白蛋白为乳清蛋白，与酪蛋白的比例为4∶1，优于牛乳，有利于消化。母乳蛋白中含有较多的必需氨基酸，能促进婴儿神经系统和视网膜的发育；②脂肪：母乳中的脂肪颗粒小，含有脂肪酶，对胃肠道的刺激小，易于消化、吸收；含较多的不饱和脂肪酸，可在婴儿髓鞘形成及中枢神经系统的发育中发挥作用；③碳水化合物：母乳中90%的碳水化合物为乙型乳糖，其不仅有利于脑的发育，还可促进双歧杆菌和乳酸杆菌的生长，抑制大肠杆菌繁殖，有效地抵御病原微生物对肠道的侵袭；④矿物质：母乳中的含量较低，适应婴儿肾溶质负荷，且吸收率远高于牛乳，母乳钙的含量虽较低，但由于钙、磷比例合理，吸收率较高。在肠道内丰富的乳糖可部分转变成乳酸，而降低肠腔的pH值，使钙盐易于溶解和吸收；⑤免疫因子：母乳中含有较多的免疫因子。如母乳尤其是初乳中的分泌型IgA可保护呼吸道及消化道，防止病原微生物入侵，从而使婴儿安全渡过抗体低下阶段。

2）乳汁成分的变化：①初乳（产后4～5d）：量少，含脂肪少；蛋白质多，加热后易发生凝固；矿物质多，有利于新生婴儿的生长及抗感染；②过渡乳（6～10d）：总量增多，含脂肪高，而蛋白质及矿物质逐渐减少；③成熟乳（11天～9月）：总量达到高峰，泌乳总量每天可达700～1 000ml，但蛋白质更少；④晚乳（10月后）：量和营养成分均少。

3）母乳喂养的优点：①满足营养需求：母乳中不仅含有适合婴儿消化吸收的各种营养物质，且比例合适，以满足婴儿的需求，减少营养性疾病发生的可能性；②增进身体健康：通过母乳，婴儿能获得免疫因子，增加自身的抗感染能力，减少疾病的发生。③喂哺方便易行：母乳的温度适宜，不易污染，省时、方便、经济；④促进情感交流：哺乳过程是一种潜在的母子心灵的沟通，通过母乳喂养，婴儿能频繁地与母亲皮肤接触。母亲的抚摸，温柔的话语，带给婴儿深刻、微妙的心理暗示与情感交流，使婴儿获得最大的安全感；母婴目光的对视，增加了互相的了解及信任，有利于促进婴儿心理健康与社会适应性的发育；⑤利于母亲恢复：母亲在哺乳时可产生催乳激素，加快子宫复原，对母亲产后身体的恢复有促进作用。

4）母乳喂养的护理：①鼓励母乳喂养：宣传母乳喂养的优点，排除各种干扰因素，从妊娠期开始直至整个哺乳期，不断鼓励母亲增加哺乳的信心，并帮助其提高喂养能力；②维护乳母健康：保证哺乳母亲营养合理，活动适量，睡眠充足，精神愉快。室内空气新鲜，避免各种有害的理化因素影响，使乳母保持良好的身心状态，分泌足够的乳汁；③指导哺乳技巧：新生婴儿在产后15min～2h内尽早开奶，2个月之前，提倡按需哺乳，通过有力的吸吮促进母亲乳汁分泌。两侧乳房先后交替进行哺乳，每次尽量使一侧乳房排空后再换另一侧。每次喂后将婴儿直立抱起，头部靠在母亲肩上，轻拍其背部，使空气排出，然后保持右侧卧位，以防呕吐；④评估喂养情况：向乳母了解哺喂时间，如是否按需哺乳，24h内哺乳次数，每次持续时间，乳母膳食安排和液体摄入量是否适宜等；观察哺喂时母、婴体位是否舒适、正确。每次哺乳时听到婴儿的咽乳声，哺喂后婴儿安静入睡，每天有1次量多或多次少量的软便，数次小便，体重按正常速度增加表示奶量足够；⑤掌握母乳禁忌：乳母感染HIV或患有重症心、肾等疾病时不宜哺喂。

5）把握断奶时机：断奶指由完全依靠乳类喂养逐渐过渡到多元化食物的过程。随着婴儿年龄增长，母乳已不能满足婴儿营养与生长所需。因此，婴儿生后4～6个月开始添加辅助食品，逐渐减少哺乳次数，增加辅助食物。一般于生后10～12个月完全断奶，遇炎热季节或患病可适当延迟，但不宜超过1岁半。

（2）部分母乳喂养：母乳与牛乳或其他代乳品混合使用的一种喂养方法。①补授法：指补充母乳量不足的方法。即母乳哺喂次数不变，每次先喂母乳，将两侧乳房吸空后，再根据儿童需要补充代乳品。多在母乳分泌量确实不足而无法改善、婴儿体重增加不满意以及某些情况不能完全由母乳喂养时使用；②代授法：指用代乳品1次或数次代替母乳的方法。在乳汁足够，但因特殊原因不能完全承担哺喂，不得不实行部分母乳喂养时可以选用，每日母乳哺喂次数最好不少于3次。

（3）人工喂养：以其他乳品代替母乳喂养的方法，称为人工喂养。

1）乳品及代乳品：①牛乳：牛乳中蛋白质含量高，其中酪蛋白占总蛋白的80%，酪蛋白中胱氨酸含量少，在胃中形成的凝块较大，不易消化；脂肪含量与人乳相似，但所含的不饱和脂肪酸仅为2%，低于人乳（8%）；乳糖含量较少，其中主要为甲型乳糖，易造成大肠杆菌生长；矿物质较多，不利于消化并可增加肾脏负荷；缺乏各种免疫因子，使婴儿容易患感染性疾病。鲜牛乳经稀释、加糖、煮沸，适合于婴儿的营养需求与消化能力；②配方奶粉：以母乳的营养素含量及其组成模式为生产依据，参照母乳组成成分对牛乳成分进行调整。如脱去鲜牛乳的部分盐分，加入脱盐乳清蛋白，调整清蛋白与酪蛋白的比例；加上适当的植物油代替乳脂肪；补充适量的维生素与矿物质，使生产的奶粉成分接近人乳。在不能进行母乳喂养时，配方乳为优先选择的乳类来源；③全脂奶粉：鲜牛奶经加工处理后，制成干粉，使其中的酪蛋白变软、细，较鲜牛乳易消化并减少过敏的可能性，且便于贮存。使用时按重量1∶8（1份奶粉加8份水）或按容量1∶4（1容积奶粉加4容积水）计算配成全奶；④羊奶：与牛乳的营养价值接近，但其中酪蛋白的含量低于牛乳，乳凝块较细、软。脂肪的颗粒大小与人乳相似。羊乳主要的不足之处是叶酸含量少，使用中要另外补充叶酸或维生素B_{12}，以防止出现营养性大细胞性贫血；⑤其他：如豆浆、豆浆粉等，适用于奶类制品获得困难的地区或对牛乳蛋白过敏的婴儿。

2）奶量计算：①婴儿每日需总能量460kJ/kg（110kcal/kg）；②婴儿每日需水150ml/kg。

3）人工喂养的注意事项：①选用合适的奶嘴：奶嘴的软硬度与奶嘴孔的大小应适宜，孔的大小以奶瓶倒置时液体呈滴状连续滴出为宜；②测试乳液的温度：乳液温度应与体温相似。哺喂前先将乳汁滴在成人手腕掌侧测试温度，若无过热感，则表明温度适宜；③避免空气吸入：哺喂时持奶瓶呈斜位，使奶嘴及奶瓶的前半部充满乳汁，防止婴儿在吸奶同时吸入空气。哺喂完毕轻拍婴儿后背，促使其将吞咽的空气排出；④加强奶具卫生：在无冷藏条件下，乳液应分次配制，每次配乳所用奶具等应洗净、消毒；⑤及时调整乳量：婴儿食量存在个体差异，在初次配乳后，要观察婴儿食欲、体重以及粪便的性状，随时调整乳量。婴儿获得合理喂养的标志是发育良好，大小便正常，食奶后安静。

（4）婴儿食物转换：

1）不同喂养方式婴儿的食物转换：①纯母乳喂养婴儿：逐渐用配方奶完全替代母乳，同时引入其他食物；②部分母乳喂养和人工喂养婴儿：逐渐引入其他食物。

2）食物转换的原则：引入食物质与量的改变均应循序渐进，由少到多，从稀到稠、从细到粗，从一种到多种，逐渐过渡到固体食物。

3）换乳期食物：是除母乳和配方乳外，为过渡到成人固体食物所添加的富含能量和各种营养素的泥状食物。

表 4－1　过渡期食物的引入

月龄	食物形状	引入的食物
4～6 月	泥状	米汤、米糊、烂粥；蛋黄、鱼泥、肝泥、动物血；水果泥、菜泥、植物油
7～9 月	末状	稀饭、烂面、饼干、面包片、馒头片；全蛋、鱼、肝末、肉末、豆腐
10～12 月	碎食	稠粥、软饭、挂面、馒头、面包；碎肉、碎菜、豆制品、带馅食品

4）食物转换的步骤和方法：①4～6 月龄：首先添加的应该是含铁的米粉，其次引入的食物是根块茎蔬菜、水果；②7～9 月龄：应及时添加饼干、馒头片等食物，并逐渐引入动物性食物；③10～12 月龄：食物的形状由泥状过渡到碎末状可帮助咀嚼，增加食物的能量密度。

5）婴儿喂养常出现的问题：①溢乳；②母乳性黄疸；③食物引入不当；④能量及营养素摄入不足；⑤换乳困难。

2. 幼儿膳食安排

幼儿膳食中营养素和能量的摄入以及各营养素之间的配比需满足该年龄阶段儿童的生理需要，蛋白质每日 40g 左右，膳食安排合理，食物种类多样化。此期儿童以一日四餐两点为宜。

3. 学龄前儿童膳食安排

学龄前儿童的膳食以谷类食物为主，并注意粗细粮的合理搭配，以一日三餐两点为宜。

4. 学龄儿童和青春期少年膳食安排

三餐定时定量，保证吃好早餐，多吃富含钙、铁、锌和维生素 C 的食物，避免盲目节食。

三、儿童营养状况评估

1. 健康史询问

详细询问儿童进食情况，如每日进餐种类（或乳品种类）及数量，母乳喂养儿要询问母乳喂养次数，哺乳后儿童情况；人工喂养儿则应了解乳品的种类、冲调浓度、数量及次数。询问其他事物的引入情况，有无偏食习惯，有无便秘及腹泻等。此外还要了解有无营养缺乏症状，如消瘦、出汗、面色苍白、夜惊、夜盲等。

2. 营养调查

（1）膳食调查：膳食调查是指通过对儿童群体或个体每天摄入食物的种类和数量的调查，计算出儿童每天摄入的各种营养素的数量及各营养素之间的比例关系，参照国家推荐的各年龄儿童营养素供给量标准进行比较分析，了解膳食是否达到平衡。

1）调查方法：①称重法：称重调查对象（个体或群体）1d每餐所摄取的各类食物的生重、熟重及未吃完的剩余食物量，根据食物的生熟比例，计算出实际摄入量。然后利用国家制定的《食物成分表》计算出每人1d内实际摄入的能量及各种营养素的量。此法准确但复杂，多用于科研；②记账法：根据每天各类食物消耗量及每餐用餐人数，计算每人每天进食各类食物量，换算成各类营养素和能量，再计算各类营养素平均供给量（方法同称重法）。该法需要准确账目和进餐人数登记。如1d各餐人数相同，则根据食物实际消耗量计算人均摄入量；如每餐人数不同，需以每餐食物能量分布比折算，即早餐约占25%、午餐35%、加餐10%、晚餐30%，得出人均摄入量。此法简单易行但准确性较差，适用于集体机构的调查；③询问法：通过问答方式，调查近3d来的饮食情况，营养素计算方法同前。这种向受检对象了解膳食情况的方法较简单，但不十分准确，常用于对散居儿童的调查。

2）膳食评价：将膳食调查的结果与推荐供给量进行比较，全面分析儿童营养状况。①能量及营养素摄入量：每日摄入总能量达到推荐量的85%以上为正常，低于70%为不足。蛋白质、矿物质、维生素均应达到各自推荐量的80%以上；②产能物质的比例：要求3大产能物质的比例适当，蛋白质占10%～15%，脂肪占20%～25%，碳水化合物占50%～60%；③膳食能量分配：一日3餐中的能量供给比例应合适，其中早餐占1日总能量的25%～30%，中餐占35%～45%，晚餐占25%～30%，加餐占10%。

3）注意事项：①结果分析：以上方法均通过食物所含成分计算出结果，并没有将影响因素除外，如在烹调加工过程中的损失，儿童机体吸收率等，使计算值常较儿童实际摄入高，在评估时应综合分析、判断；②调查时限：因每日膳食内容不同，调查时限不可过短，不能以某一日膳食进行评估。称重法常用的时间为1周，至少3～4d。记账法需时间更长，需1个月左右；③前期准备：向家长、炊事员、保育员等有关人员详细讲解调查目的与方法，以取得配合；集体机构中每次儿童受检率应达95%以上；备好各种表格；将称重量所用餐具作好重量标记等，使调查有条不紊地进行，结果清楚准确，便于分析。

（2）体格检查及体格发育评估：①体格检查：对儿童进行全面体检，注意检查有无营养素缺乏的早期体征。如维生素A缺乏，常表现眼干燥不适，儿童经常眨眼；维生素D缺乏的儿童有夜惊、枕秃等；②体格发育评估：体格发育指标可反映出儿童的营养状况及健康水平。儿童发生营养失调时，往往体重首先发生变化。因此通过对儿童的体重、身长（高）、头围、胸围、皮下脂肪厚度等进行测量，可以掌握其生长发育的状况，间接评估儿童的营养水平。

(3) 实验室检查：运用各种实验方法，对儿童体液或排泄物中各种营养素及其代谢产物或有关的化学成分进行测定，可了解食物中营养素的吸收利用情况，从而对疾病做出早期诊断。如测量血液中营养成分的浓度；尿液中营养素的排泄量及代谢产物含量；氮平衡试验及对有关酶活性的测定等。将获得的结果与正常值相比较并结合膳食调查、体格检查等，即可进行综合分析，得出结论。一般情况下，体内某种营养素的缺乏，首先消耗组织中的储存部分，如未及时补充，则进一步影响体内生理生化反应，直至缺乏到一定严重的程度，才会出现典型的症状与体征。通过实验室检查，可在临床出现症状和体征之前，及时发现异常情况，对儿童营养状况的监测、评估以至干预起到较重要的作用。

【测试题】

一、填空题

1. 供给人体能量的三大营养物质是＿＿＿＿＿、＿＿＿＿＿、＿＿＿＿＿，它们在体内的产能分别为＿＿＿＿＿、＿＿＿＿＿、＿＿＿＿＿。
2. 初乳是指产后＿＿＿＿＿天内的乳汁，量少，稠而略带黄色，含有较多的＿＿＿＿＿、＿＿＿＿＿、和＿＿＿＿＿。过渡乳是指产后＿＿＿＿＿天的乳汁，量多，含脂肪最高，蛋白质和矿物质逐渐减少。成熟乳是指产后＿＿＿＿＿个月的乳汁。晚乳是指产后＿＿＿＿＿个月以后的乳汁，蛋白质、脂肪、矿物质等都逐渐减少。
3. 儿童热能的需要主要为以下五个方面：(1) ＿＿＿＿＿；(2) ＿＿＿＿＿；(3)＿＿＿＿＿；(4) ＿＿＿＿＿；(5) ＿＿＿＿＿。
4. 婴儿每天约需能量＿＿＿＿＿，以后每增加 3 岁约减去＿＿＿＿＿，15 岁时为＿＿＿＿＿，总能量的需求存在个体差异。
5. 碳水化合物产能低于总能量的 40%时，机体将动员脂肪保证能量的供应，儿童将发生＿＿＿＿＿、＿＿＿＿＿、＿＿＿＿＿。
6. 水是机体的重要成分，参加体内所有的＿＿＿＿＿及＿＿＿＿＿活动。
7. 鲜牛奶的配制通过＿＿＿＿＿、＿＿＿＿＿、＿＿＿＿＿，适合于婴儿的营养需求与消化能力。
8. 辅食的质和量的改变均应循序渐进，由＿＿＿＿＿、＿＿＿＿＿、＿＿＿＿＿，逐步过渡到固体食物。
9. 全脂奶粉配制时按重量＿＿＿＿＿或按容量＿＿＿＿＿计算配成全奶。
10. 婴儿的喂养方式有＿＿＿＿＿、＿＿＿＿＿、＿＿＿＿＿三种。
11. 儿童处于生长发育时期，如长期缺乏蛋白质，处于＿＿＿＿＿平衡，可出现＿＿＿＿＿、＿＿＿＿＿和＿＿＿＿＿。
12. ＿＿＿＿＿是构成人体组织细胞的重要成分和保证生理功能的重要物质，主要用于机体的生长和组织的修复，当机体摄入的热量不足时，也可作为能量来源。

13. ____________是人体最主要的供能营养素。
14. 脂肪是重要的供能营养素，也是人体组织细胞的重要成分，还能协助________维生素的吸收。
15. 母乳所含蛋白质、脂肪、糖的比例适当，为____________，符合儿童的消化能力和生长发育的需要。
16. 儿童断奶应逐渐进行，但最迟不晚于____________。
17. 儿童混合喂养的方法主要有____________和____________。
18. 脂溶性维生素可储存于体内，无需每日供应，过量易____________。水溶性维生素因易溶于水，不易在体内储存，必须____________。
19. 儿童新陈代谢旺盛，对水的需要量多，婴儿每日需____________，以后每3岁约减少____________，至成人每日需____________。
20. 膳食纤维可吸收大肠水分，使____________增加，____________加速。儿童适宜的摄入量为每日____________。
21. 儿童喂养包括3个阶段，即以母乳或其他乳类为主要食品的____________；在乳类之外引入其他食品的____________以及____________。
22. 婴儿生后____________开始添加辅助食品，逐渐减少哺乳次数，增加辅助食物。一般于生后____________完全断奶，遇炎热季节或患病可适当延迟，但不宜超过____________。
23. 辅食的质和量的改变均应循序渐进，由____________到____________，从____________到____________、从____________到____________，逐步过渡到____________。
24. 不要强迫幼儿进食，以免引起____________，而造成喂养困难。食物应____________、____________、____________，易于____________。
25. 儿童营养状况常用评估方法包括____________和____________，营养调查的内容包括____________、____________、____________及____________评估、____________。
26. 儿童营养调查方法包括____________、____________及____________3种各具特点的方法。
27. 母乳中的白蛋白为____________，与酪蛋白的比例为____________，优于牛乳，有利于____________。母乳蛋白中含有较多的必需氨基酸，能促进婴儿____________和____________的发育。
28. 母乳中含有较多的免疫因子，尤其是初乳中的____________可保护呼吸道及消化道，防止病原微生物入侵。
29. 母乳喂养的优点：____________、____________、____________、____________、____________。
30. 2个月以内婴儿提倡____________，以促进乳汁分泌。随婴儿成长，吸入的奶量逐渐增多，可采取____________，一般每____________喂一次，每次哺乳的时间约为＿＿＿＿＿＿。

31. 羊奶与牛乳的营养价值接近，主要的不足之处是＿＿＿＿＿＿含量少，使用中要另外补充，以防止出现＿＿＿＿＿＿。

32. 儿童获得合理喂养的标志是＿＿＿＿＿＿，＿＿＿＿＿＿，＿＿＿＿＿＿。

二、单选题

1. 婴幼儿时期基础代谢所需要相对较高，约占总热能的（　　）。

A. 50％～60％　　B. 40％～50％
C. 60％～70％　　D. 70％～80％
E. 80％～90％

2. 生长发育所需热能为儿童所特有，与生长速度成（　　）。

A. 正比　　B. 反比
C. 相等　　D. 不成比例
E. 等比

3. 热力作用最高的食物为（　　）。

A. 蛋白质　　B. 糖类
C. 脂肪　　D. 碳水化合物
E. 维生素

4. 下列不是脂溶性维生素的有（　　）。

A. 维生素 A　　B. 维生素 E
C. 维生素 B_{12}　　D. 维生素 K
E. 维生素 D

5. 初乳之所以有抗感染、抗过敏作用是因为初乳中含有较多的（　　）。

A. IgM　　B. IgG
C. IgE　　D. SIgA
E. 氨基酸

6. 1 岁以内的婴儿每日每千克体重约需热能为（　　）。

A. 210kJ　　B. 220kJ
C. 230kJ　　D. 240kJ
E. 250kJ

7. 在儿童总热能中，蛋白质脂肪糖类（碳水化合物）等供能营养物的比例为（　　）。

A. 蛋白质 8％～15％；脂肪 25％～30％；糖类（碳水化合物）55％～65％
B. 蛋白质 15％～20％；脂肪 20％～30％；糖类（碳水化合物）30％～40％
C. 蛋白质 30％～35％；脂肪 15％～20％；糖类（碳水化合物）40％～50％
D. 蛋白质 50％～60％；脂肪 12％～15％；糖类（碳水化合物）25％～30％
E. 蛋白质 60％～65％；脂肪 10％～12％；糖类（碳水化合物）20％～25％

8. 关于母乳喂养的方法哪项不合适？（　　）。

A. 正常新生儿生后半小时即可开始喂乳

B. 每次喂奶时间约 15～20min
C. 第一、二个月婴儿可按其需要随时喂哺
D. 应两侧乳房各喂一半量
E. 每次喂后轻拍背部使空气排出

9. 下列不属于牛奶的成分和特点的是（　　）。
A. 牛奶蛋白质含量高
B. 牛奶中含有大量酶、免疫球蛋白、乳铁蛋白等活性物质
C. 牛奶中含饱和脂肪酸较多
D. 牛奶所含乳糖低矿物质成分较高
E. 牛奶中缺乏各种免疫因子

10. 8 个月婴儿引入的食物，哪组最合适？（　　）。
A. 粥、烂面、碎菜、蛋、鱼、肝泥、肉末
B. 菜汤、水果汁、维生素 A、D 制剂
C. 粥、软饭、豆制品、拌面等各种饮食
D. 米汤、米糊、稀粥、蛋黄、鱼泥、菜泥、豆腐
E. 碎菜、碎肉、带馅食品

11. 儿童特有的能量需要是（　　）。
A. 食物的热力作用　　B. 活动所需
C. 基础代谢所需　　D. 生长发育所需
E. 排泄损失

12. 婴儿每日需水量约为（　　）。
A. 90ml/kg　　B. 110ml/kg
C. 130ml/kg　　D. 150ml/kg
E. 170ml/kg

13. 6 个月以内儿童最理想的食品是（　　）。
A. 母乳　　B. 牛乳
C. 羊乳　　D. 全脂奶粉
E. 乳糕

14. 母乳中钙磷的比例是（　　）。
A. 4∶3　　B. 4∶1
C. 3∶2　　D. 3∶1
E. 2∶1

15. 1 岁以内婴儿每千克体重每日需要能量为（　　）。
A. 360kJ　　B. 410kJ
C. 460kJ　　D. 510kJ
E. 560kJ

16. 婴儿断乳的最佳时间为（　　）。

A. 4～6 个月　　B. 6～8 个月
C. 8～10 个月　　D. 10～12 个月
E. 12～18 个月

17. 3 个月婴儿，体重 6kg，给予 5%糖牛奶喂养，每日需要牛奶（　　）。
A. 900ml　　B. 840ml
C. 800ml　　D. 780 ml
E. 760ml

18. 婴儿食物转换应从（　　）。
A. 2～3 个月开始　　B. 4～5 个月开始
C. 6～7 个月开始　　D. 8～9 个月开始
E. 10 个月以后开始

19. 婴儿断奶的季节的选择下列哪项更适宜？（　　）。
A. 冬季　　B. 夏季
C. 春、秋季　　D. 夏、秋季
E. 冬、春季

20. 母乳中含有何种物质可以预防肠道感染（　　）。
A. IgE　　B. SIgA
C. IgG　　D. IgM
E. 溶菌酶

21. 辅助食品添加的原则，以下哪项不正确？（　　）。
A. 从少到多　　B. 由稠到稀
C. 从细到粗　　D. 由一种到多种
E. 患病期间不引入新的辅食

22. 新生儿喂奶后应采取的卧位是（　　）。
A. 平卧位　　B. 左侧卧位
C. 右侧卧位　　D. 俯卧位
E. 头高脚低位

23. 初乳是指（　　）。
A. 产后 4d 内的乳汁　　B. 产后 7d 内的乳汁
C. 产后 10d 内的乳汁　　D. 产后 1 个月的乳汁
E. 产后 3 个月的乳汁

24. 哭闹活动多的儿童比安静者所需热能多（　　）倍。
A. 2～3　　B. 1～2
C. 4～5　　D. 3～4
E. 5～6

25. 下列哪项不是由脂肪供给不足引起？（　　）。
A. 脂溶性维生素缺乏症　　B. 营养不良

C. 免疫力下降　　D. 发育迟缓
E. 必需脂肪酸合成不足

26. 关于婴儿断奶的方法，不包括（　　）。
A. 8～12 个月是断奶的适当时期
B. 应在气温适宜的季节如秋季或春季开始断奶
C. 断奶应果断一次做到
D. 婴儿有病时可暂缓至病愈后进行
E. 断奶时间不宜超过 1 岁半

27. 排泄消耗正常情况下占食物总能量的（　　）。
A. 5%　　B. 10%
C. 15%　　D. 20%
E. 25%

28. 婴儿人工喂养，哪项不合适？（　　）。
A. 乳液浓度和量应按婴儿年龄体重计算
B. 乳液温度适宜以不烫手背为宜
C. 可让婴儿仰卧喂奶
D. 配置乳液过程中所有用具、餐具应消毒灭菌，
E. 乳液低温保存

29. 人体供能的主要来源是（　　）。
A. 蛋白质　　B. 脂肪
C. 碳水化合物　　D. 维生素
E. 矿物质

30. 人体最重要的必需氨基酸是（　　）。
A. 亚油酸　　B. 亚麻酸
C. 磷脂酸　　D. 花生四烯酸
E. 亚麻油酸

31. 下列哪项不是常量元素？（　　）。
A. 钾　　B. 钙
C. 钠　　D. 镁
E. 铁

32. 下列哪项不是母乳禁忌？（　　）。
A. HIV 携带者　　B. 重症心脏病
C. 肾衰竭　　D. 糖尿病
E. 肺结核

33. 羊奶中哪种物质含量低，长期应用易发生贫血？（　　）。
A. 铁剂　　B. 维生素 B_6
C. 叶酸　　D. 钙剂

E. 乳铁蛋白

34. 下列哪种是水溶性维生素？（　　）。

A. 维生素 A　　B. 维生素 E

C. 维生素 C　　D. 维生素 K

E. 维生素 D

35. 婴儿牛乳喂养时每 100ml 牛奶加糖的量是（　　）。

A. 2～3g　　B. 5～8g

C. 10～12g　　D. 13～15g

E. 15～20g

三、多选题

1. 脂溶性维生素包括（　　）。

A. Vit A　　B. Vit B

C. Vit C　　D. Vit E

E. Vit D

2. 水溶性维生素包括（　　）。

A. Vit A　　B. Vit B

C. Vit C　　D. Vit E

E. Vit D

3. 宏量营养素（　　）。

A. 蛋白质　　B. 脂肪

C. 碳水化合物　　D. 常量元素

E. 微量元素

4. 微量营养素包括（　　）。

A. 蛋白质　　B. 脂肪

C. 水分　　D. 宏量元素

E. 膳食纤维

5. 婴儿食物转换的原则是（　　）。

A. 从少到多　　B. 从稀到稠

C. 从细到粗　　D. 从一种到多种

E. 从简单到复杂

6. 关于儿童不同年龄的基础代谢正确的是（　　）。

A. 婴儿需要占总能量 60%　　B. 随年龄的增长逐渐增多

C. 7 岁时 184kJ/（kg/d）　　D. 12 岁时 126kJ（kg/d）

E. 随年龄的增长逐渐减少

7. 关于母乳喂养的注意事项正确的是（　　）。

A. 尽量早开奶　　B. 顺其自然喂

C. 定量定时喂　　D. 哺乳后拍背

E. 一般采用卧位

8. 母亲患何种疾病为母乳喂养的禁忌证（　　）。

A. 慢性消耗性疾病　　B. 患精神病

C. 传染性疾病　　D. 乙型肝炎

E. 心功能不全

9. 关于婴儿牛奶喂养正确的配方是（　　）。

A. 出生后 2 周内用 2∶1 奶　　B. 满月后用全奶

C. 出生后 2 周内用 1∶2 奶　　D. 满月后用 2∶1 奶

E. 100ml 牛奶加蔗糖 5～8g

10. 正确婴儿食物转换的方法是（　　）。

A. 4 个月后开始加辅食　　B. 2 个月内不宜喂牛奶

C. 配方奶粉比牛奶易消化　　D. 配方奶粉比牛奶难吸收

E. 酸牛奶可作为主食喂养

11. 脂溶性维生素的共同特点为（　　）。

A. 可储存在体内　　B. 不需每天供应

C. 排泄缓慢　　D. 缺乏时症状出现较迟

E. 过量时易中毒

12. 水溶性维生素的共同特点为（　　）。

A. 参与辅酶的形成　　B. 不易储存

C. 需每日供应　　D. 缺乏时迅速出现症状

E. 过量时一般不易中毒

13. 母乳的优点是（　　）。

A. 含酪蛋白多　　B. 含饱和脂肪酸多

C. 含解脂酶多　　D. 含乙型乳糖多

E. 钙磷比例适宜

14. 关于初乳的描述，正确的是（　　）。

A. 产后 1～2 周内分泌的乳汁　　B. 质稀，清亮

C. 微量元素多　　D. 免疫物质多

E. 含脂肪少而球蛋白多

15. 牛乳制品的种类有（　　）。

A. 全脂奶粉　　B. 蒸发乳

C. 酸奶　　D. 母乳化奶粉

E. 8%糖牛奶

16. 据婴儿消化情况，食物转换的顺序下列哪些是正确的？（　　）。

A. <3 个月添加鱼肝油　　B. 4 个月以上加蛋黄

C. 7 个月以上加碎肉　　D. 10 个月以上加带馅食品

E. 7 个月以上加豆制品

17. 下列哪些与母乳抗感染作用有关？（　　）。
A. 乳白蛋白　　B. SIgA
C. 乳铁蛋白　　D. 双歧因子
E. 特异性抗体
18. 关于牛奶的成分下列哪些是正确的？（　　）。
A. 牛奶蛋白质含量较人乳为高
B. 牛奶含饱和脂肪酸较多，而不饱和脂肪酸较少
C. 锌、铜含量较少
D. 无溶脂酶
E. 含铁量与人乳相仿，吸收率为后者的 1/2
19. 下列哪些是常量元素？（　　）。
A. 钾　　B. 钙
C. 钠　　D. 镁
E. 铁
20. 下列哪些是微量元素？（　　）。
A. 铜　　B. 锌
C. 钠　　D. 碘
E. 铁
21. 关于儿童人工喂养，正确的是（　　）。
A. 乳液浓度和量应按儿童年龄体重计算
B. 乳液温度适宜以不烫手背为宜
C. 选用合适的奶嘴
D. 配置乳液过程中所有用具、餐具应消毒灭菌
E. 乳液低温保存
22. 下列哪些项目是由脂肪供给不足引起？（　　）。
A. 脂溶性维生素缺乏症　　B. 营养不良
C. 免疫力下降　　D. 发育迟缓
E. 佝偻病
23. 关于幼儿膳食安排正确的是？（　　）。
A. 强迫儿童进食，以免营养不良
B. 食物应细、软、碎，易于咀嚼
C. 饮食以每日 4 餐，另加 2 次点心为宜
D. 经常变换食物的品种与制作方法
E. 培养良好的进餐习惯和独立进食的能力
24. 关于学龄前儿童膳食安排正确的是（　　）。
A. 饮食与成人逐渐接近
B. 早餐应吃饱，不能空腹

C. 食品制作中避免坚硬、油腻、辛辣
D. 食谱不要经常更换
E. 注意避免挑食、偏食和多吃零食

25. 以下哪些是4～6个月婴儿辅食添加的种类（　　）。
A. 米汤　　B. 蛋黄
C. 鱼泥　　D. 菜泥
E. 烂面

26. 评估喂养情况，以下哪项表示奶量足够？（　　）。
A. 每次哺乳时听到婴儿的咽乳声
B. 哺喂后婴儿安静入睡
C. 每天有1次量多或多次少量的软便
D. 每天有数次小便
E. 体重按正常速度增加

27. 关于羊奶的描述，正确的是（　　）。
A. 酪蛋白的含量高于牛乳　　B. 乳凝块较细、软
C. 叶酸含量少　　D. 脂肪的颗粒大小与人乳相似
E. 与牛乳的营养价值接近

28. 人工喂养时为避免空气吸入，应注意以下哪项？（　　）。
A. 使奶嘴及奶瓶的前半部充满乳汁
B. 哺喂完毕轻拍婴儿后背
C. 选用合适的奶嘴
D. 仰卧位喂养
E. 刺激婴儿的口腔动力

29. 评估儿童营养状况时，营养调查的内容包括（　　）。
A. 膳食调查　　B. 体格检查
C. 体格发育评估　　D. 实验室检查
E. CT检查

30. 营养调查时应注意以下哪些？（　　）。
A. 在评估时应综合分析、判断
B. 因每日膳食内容不同，调查时限不可过短
C. 不能以某一日膳食进行评估
D. 记账法需1个月左右
E. 集体机构中每次儿童受检率应达95%以上

四、判断改错题

1. 维生素是维持机体正常生命活动所必要的营养素，所有维生素必须每日供给。（　　）
2. 碘缺乏可使儿童生长滞迟，智力落后，故应避免摄入不足。（　　）
3. 每次哺乳时应尽量让婴儿吸空一侧乳房，以保证吃够足量的营养素。（　　）

4. 婴儿断乳时间最迟不得超过 2 岁。（　）
5. 营养调查的内容包括膳食调查、体格检查及体格发育评估、实验室检查。（　）
6. 乙肝疫苗作为计划免疫内容之一，一般为新生儿期、1 个月、6 个月各注射一次为全程免疫。（　）
7. 钙、磷、镁、钠、钾、氯、硫、铁均为常量元素，在体内发挥重要的作用。（　）
8. 微量元素是体内含量很少、需由食物供给、在体内发挥一定生理功能的元素，如铁、铜、锌、镁及碘、氟等。（　）
9. 初乳之所以有抗感染、抗过敏作用是因为初乳中含有较多的 IgE。（　）
10. 2 个月以内婴儿应按时喂奶，一般 3h 一次。（　）
11. 儿童对水的需求，一般年龄越小需水量相对越小。（　）
12. 脂肪是重要的供能营养素，也是人体组织细胞的重要成分，还能协助水溶性维生素的吸收。（　）
13. 全脂奶粉配制时按重量 1∶8 或按容量 1∶4 计算配成全奶。（　）
14. 母乳中 90%的碳水化合物为果糖，其不仅有利于脑的发育，还可促进双歧杆菌和乳酸杆菌的生长，抑制大肠杆菌繁殖，有效地抵御病原微生物对肠道的侵袭。（　）
15. 母乳钙的含量虽较低，但由于钙、磷比例合理，吸收率较高。（　）
16. 新生婴儿可在产后 24h 开奶，通过有力的吸吮促进母亲乳汁分泌。（　）
17. 乳母感染 HIV 或患有重症心、肾等疾病时不宜哺喂。（　）
18. 婴儿生后 10～12 个月开始添加辅助食品，逐渐减少哺乳次数。（　）
19. 将牛乳置于奶瓶中隔水蒸，煮沸不超过 5min 后立即冷却，对奶质的破坏较少。（　）
20. 羊乳主要的不足之处是铁含量少，使用中要另外补充，以防止出现营养性大细胞性贫血。（　）
21. 人工喂养时奶嘴孔的大小应适宜，新生儿孔的大小以奶瓶倒竖时牛奶呈线状流出为宜。（　）
22. 乳液温度应与体温相似，哺喂前先将乳汁滴在成人手心处试温度，若无过热感，则表明温度适宜。（　）
23. 婴儿断奶的季节的应选择夏季更适宜。（　）
24. 儿童特有的能量需要是活动所需。（　）
25. 每次喂后将婴儿直立抱起，头部靠在母亲肩上，轻拍其背部，使空气排出，然后保持左侧卧位，以防呕吐。（　）
26. 人体供能的主要来源是蛋白质。（　）
27. 幼儿的消化功能逐渐成熟，要强迫幼儿进食，以促进幼儿生长。（　）
28. 婴儿获得合理喂养的标志是发育良好，二便正常，食奶后安静。（　）
29. 学龄儿食物种类同成人，应含足够蛋白质尤其是植物蛋白，以增强理解力和记忆力。（　）

五、名词解释

1. 食物热力作用
2. 脂溶性维生素
3. 微量元素
4. 初乳
5. 部分母乳喂养
6. 人工喂养
7. 代授法
8. 补授法
9. 配方奶
10. 膳食调查

六、简答题

1. 简述儿童对能量的需要包括哪几个方面?
2. 简述母乳喂养的优点。
3. 简述婴儿食物转换的原则。
4. 简述人工喂养的注意事项。
5. 简述维生素的种类及特点。
6. 简述人乳的成分变化及特点。
7. 简述母乳喂养的护理。
8. 简述牛乳的成分特点。
9. 简述幼儿的膳食安排。
10. 简述学龄前儿童的膳食安排。
11. 简述学龄儿和青春期少年的膳食安排。
12. 简述儿童营养状况的评估方法。

七、案例分析题

1. 3个月婴儿,体重6kg,请给予喂养相关指导。

(1) 计算该婴儿每日所需总能量和总液量。

(2) 母乳喂养的方法中,下列哪项是不正确的?( )。

A. 母亲取坐位哺乳

B. 哺乳时只将母亲乳头送入婴儿口中即可

C. 先给婴儿换尿布,然后清洗母亲双手和乳头

D. 吸空一侧乳房再吸另一侧

E. 哺乳完毕后将婴儿直立抱起并轻拍后背让吸入空气排出

(3) 正常婴儿开始添加辅食及完全断奶的时间为( )。

A. 1~2个月加辅食,18个月断奶

B. 3~4个月加辅食,1岁断奶

C. 1～2 个月加辅食，10 个月断奶

D. 3～4 个月加辅食，2 岁断奶

E. 6 个月加辅食，1.5 岁断奶

(4) 评估喂养情况，以下描述正确的是（　　）。

A. 2 个月之前的婴儿按需哺乳

B. 随年龄增长按时喂养，一般 3h 喂一次

C. 婴儿每天大便一次，小便数次，体重按正常速度增加，表示奶量足够

D. 每次喂后左侧卧位，防止呕吐

E. 乳母患有心、肾等疾病时可坚持喂奶

2. 有一健康男婴，身长 68cm，体重 7.5kg，前囟 1.0cm，头围 42cm，已出牙 4 颗，可独坐，并能用拇示指拿取小球，来医院进行营养咨询。

(1) 案例提示该男婴最可能的月龄是哪项（　　）。

A. 3 个月　　B. 5 个月

C. 8 个月　　D. 12 个月

E. 15 个月

(2) 该月龄需添加哪些辅食最合适（　　）。

A. 稠粥　　B. 烂面

C. 肉末　　D. 饼干

E. 蛋黄

(3) 孩子母亲因工作需要，不能继续母乳喂养，关于婴儿断奶的方法，下列哪些不正确？（　　）。

A. 断奶应果断，一次做到

B. 婴儿有病时可暂缓至病愈后进行

C. 可以采取突然断奶

D. 应在气温适宜的季节如秋季或春季开始断奶

E. 断奶后要加易消化的食品

(4) 为预防儿童佝偻病发生，下列指导哪项不恰当？（　　）。

A. 坚持母乳喂养　　B. 1 个月开始添加鱼肝油

C. 坚持日光浴　　D. 1 个月开始添加蛋黄、鱼泥

E. 按时补充钙剂

(5) 儿童有以下哪些表现应考虑有佝偻病的早期表现（　　）。

A. 有郝氏沟及肋骨外翻　　B. 有方颅或乒乓头

C. 精神萎靡　　D. 睡眠不安，多汗易惊

E. 抽搐或手足搐搦

(6) 为预防佝偻病的发生，应指导父母（　　）。

A. 生后 4 周起口服维生素 D 400IU/d

B. 生后 1 周起口服维生素 D 400IU/d

C. 生后 3 个月起口服维生素 D 0.5 万～1 万 IU/d

D. 生后 4 个月起口服维生素 D 1 万～2 万 IU/d

E. 生后 1 个月起肌注维生素 D_3 30 万 IU/次，每 2～4 周 1 次，共 3 次

【参考答案】

一、填空题

1. 蛋白质　脂肪　碳水化合物　16.8kJ/g（4kcal/g）　37.8kJ/g（9kcal/g）　16.8kJ/g（4kcal/g）
2. 4～5　蛋白质　微量元素　免疫物质　6～10　11d～9　10
3. 基础代谢　食物的热力作用　生长　活动　排泄
4. 460kJ/kg（110kcal/kg）　40kJ/kg（10kcal/kg）　250kJ/kg（60kcal/kg）
5. 营养不良　水肿　酸中毒
6. 新陈代谢　体温调节
7. 稀释　加糖　煮沸
8. 少到多，从稀到稠、从细到粗
9. 1∶8（1 份奶粉加 8 份水）　1∶4（1 容积奶粉加 4 容积水）
10. 母乳喂养　部分母乳喂养　人工喂养
11. 负氮　营养不良　贫血　生长发育迟缓
12. 蛋白质
13. 碳水化合物
14. 脂溶性
15. 1∶3∶6
16. 1 岁半
17. 补授法　代授法
18. 中毒　每日供给
19. 150ml/kg　25ml/kg　40～45ml/kg
20. 粪便体积　肠蠕动　20～35g
21. 喂奶阶段　过渡阶段　成人饮食阶段
22. 4～6 个月　10～12 个月　1 岁半
23. 少　多　稀　稠　细　粗　固体食物
24. 儿童厌食　细　软　碎　咀嚼
25. 健康史询问　营养调查　膳食调查　体格检查　体格发育　实验室检查
26. 称重法　记账法　询问法
27. 乳清蛋白　4∶1　消化　神经系统　视网膜
28. 分泌型 IgA
29. 满足营养需求　增进身体健康　喂哺方便易行　促进情感交流　利于母亲恢复
30. 按需哺乳　按时喂养　2～3h　15～20min

31. 叶酸 营养性大细胞性贫血

32. 发育良好 二便正常 食奶后安静

二、单选题

1. A 2. A 3. A 4. C 5. D 6. C 7. A 8. D 9. B 10. A

11. D 12. D 13. A 14. E 15. C 16. D 17. E 18. B 19. C 20. B

21. B 22. C 23. A 24. D 25. C 26. C 27. B 28. C 29. C 30. A

31. E 32. D 33. C 34. C 35. B

三、多选题

1. ADE 2. BC 3. ABC 4. CDE 5. ABCD 6. ACDE

7. ABD 8. ABCE 9. ABE 10. ABC 11. ABCDE 12. ABCDE

13. CDE 14. CDE 15. ABCD 16. ABD 17. BCDE 18. ABCD

19. ABCD 20. ABDE 21. ABCDE 22. ABD 23. BCDE 24. ABCE

25. ABCD 26. ABCDE 27. BCDE 28. AB 29. ABCD 30. ABCDE

四、判断改错题

1. × 所有→水溶性
2. √
3. √
4. × 2岁→1岁半
5. √
6. √
7. × 硫、铁→硫
8. × 锌、镁→锌
9. × Ig E→SIgA
10. × 按时→按需
11. × 越小→越大
12. × 水溶性→脂溶性
13. √
14. × 果糖→乙型乳糖
15. √
16. × 24h→产后15min～2h
17. √
18. × 10～12个月→4～6个月
19. √
20. × 铁→叶酸
21. × 线状→滴状
22. × 手心处→手腕掌侧

23. ×　选择→避免

24. ×　活动→生长发育

25. ×　左侧→右侧

26. ×　蛋白质→碳水化合物

27. ×　要→不要

28. √

29. ×　植物蛋白→动物蛋白

五、名词解释

1. 食物热力作用：人体摄取食物后而引起的机体能量代谢的额外增多，称食物的热力作用。

2. 脂溶性维生素：可储存于体内，无需每日供应，但因排泄较慢，缺乏时症状出现较迟，过量易中毒。

3. 微量元素：是体内含量很少、需由食物供给、在体内发挥一定生理功能的元素。

4. 初乳：指产后4～5d以内的乳汁。

5. 部分母乳喂养：母乳与牛乳或其他代乳品混合使用的一种喂养方法。

6. 人工喂养：以其他乳品代替母乳喂养的方法，称为人工喂养。

7. 代授法：指补充母乳量不足的方法，即母乳哺喂次数不变，再根据儿童需要补充代乳品。

8. 补授法：指用代乳品1次或数次代替母乳的方法。在乳汁足够，但因特殊原因不能完全承担哺喂，不得不实行部分母乳喂养时可以选用，每日母乳哺喂次数最好不少于3次。

9. 配方奶：是以母乳的营养素含量及其组成为生产依据，对牛乳进行改造的奶制品。

10. 膳食调查：是指通过对儿童群体或个体每天摄入食物的种类和数量的调查，计算出儿童每天摄入的各种营养素的数量及各营养素之间的比例关系，参照国家推荐的各年龄儿童营养素供给量标准进行比较分析，了解膳食是否达到平衡。

六、简答题

1. 答：①基础代谢率：婴幼儿时期，基础代谢的能量需要占总能量的50%～60%；②食物的热力作用：人体摄取食物后而引起的机体能量代谢的额外增多，称食物的热力作用。约占总能量的7%～8%，而吃混合膳食的年长儿此项能量约占总能量的5%。③活动消耗：与其活动的大小、强度，活动的时间长短有关。初生婴儿睡眠时间较多，活动量较小，能量消耗较少，随年龄增长，活动量逐渐加大，能量的需要也增加，12～13岁时，每日约需126kJ/kg（30kcal/kg）；④生长所需：是儿童特有的能量需要，是与儿童的生长速度成正比。婴儿生长发育快，能量的需要量多，占总需要能量的25%～30%；⑤排泄消耗：每日摄入的食物中，有一小部分不能被吸收而排出体外，这部分所消耗的能量不超过总能量的10%。

2. 答：母乳喂养的优点：①满足营养需求：母乳中不仅含有适合婴儿消化吸收的

各种营养物质，且比例合适，以满足婴儿的需求，减少营养性疾病发生的可能性；②增进身体健康：通过母乳，婴儿能获得免疫因子，增加自身的抗感染能力，减少疾病的发生；③喂哺方便易行：母乳的温度适宜，不易污染，省时、方便、经济；④促进情感交流：哺乳过程是一种潜在的母子心灵的沟通，通过母乳喂养，婴儿能频繁地与母亲皮肤接触。母亲的抚摸，温柔的话语，带给婴儿深刻、微妙的心理暗示与情感交流，使婴儿获得最大的安全感；母婴目光的对视，增加了互相的了解及信任，有利于促进婴儿心理健康与社会适应性的发育；⑤利于母亲恢复：母亲在哺乳时可产生催乳激素，加快子宫复原，对母亲产后身体的恢复有促进作用。

3. 答：食物转换的原则：引入食物质与量的改变均应循序渐进，由少到多，从稀到稠、从细到粗，从一种到多种，逐渐过渡到固体食物。天气炎热或是患病期间暂停引入新食物。

4. 答：人工喂养的注意事项：①选用合适的奶嘴：奶嘴的软硬度与奶嘴孔的大小应适宜，孔的大小以奶瓶倒置时液体呈滴状连续滴出为宜；②测试乳液的温度：乳液温度应与体温相似。哺喂前先将乳汁滴在成人手腕掌侧测试温度，若无过热感，则表明温度适宜；③避免空气吸入：哺喂时持奶瓶呈斜位，使奶嘴及奶瓶的前半部充满乳汁，防止婴儿在吸奶同时吸入空气。哺喂完毕轻拍婴儿后背，促使其将吞咽的空气排出；④加强餐具卫生：在无冷藏条件下，乳液应分次配制，每次配乳所用奶具等应洗净、消毒；⑤及时调整乳量：婴儿食量存在个体差异，在初次配乳后，要观察婴儿食欲、体重以及粪便的性状，随时调整乳量。婴儿获得合理喂养的标志是发育良好，二便正常，食奶后安静。

5. 答：维生素的种类很多，按其溶解性可分为脂溶性包括维生素 A、D、E、K 与水溶性包括维生素 B 族和 C 两大类。脂溶性维生素可储存于体内，无需每日供应，但因排泄较慢，缺乏时症状出现较迟，过量易中毒；水溶性维生素因易溶于水，其多余部分可迅速从尿中排泄，不易在体内储存，必须每日供给。

6. 答：母乳成分受产后的不同时间及每次哺乳时泌乳先后的影响。①初乳（产后 4～5d）：量少，含脂肪少；蛋白质多，加热后易发生凝固；矿物质多，有利于新生婴儿的生长及抗感染；②过渡乳（6～10d）：总量增多，含脂肪高，而蛋白质及矿物质逐渐减少；③成熟乳（11 天～9 月）：总量达到高峰，泌乳总量每天可达 700～1000ml，但蛋白质更少；④晚乳（10 月后）：量和营养成分均少。

7. 答：①鼓励母乳喂养；②维护乳母健康；③指导哺乳技巧：新生婴儿可在产后 15min～2h 内尽早开奶，通过有力的吸吮促进母亲乳汁分泌，哺喂前先做好清洁准备，两侧乳房先后交替进行哺乳，每次尽量使一侧乳房排空后再换另一侧。每次喂后将婴儿直立抱起，头部靠在母亲肩上，轻拍其背部，使空气排出，然后保持右侧卧位，以防呕吐。婴儿 2 个月之前，提倡按需哺乳，随婴儿成长，吸入的奶量逐渐增多，可采取按时喂养，一般每 2～3h 喂一次，每次哺乳的时间约为 15～20min；④评估喂养情况：每次哺乳时听到婴儿的咽乳声，哺喂后婴儿安静入睡，每天有 1 次量多或多次少量的软便，数次小便，体重按正常速度增加表示奶量足够；⑤掌握母乳禁忌：乳母感染 HIV 或患有重症心、肾等疾病时不宜哺喂；⑥把握断奶时机：婴儿生后4～6个月开始添加辅助食品，一般于生后10～12个月完全断奶，遇炎热季节或患病可适当延迟，但不宜超过1岁半。

8. 答：牛乳中蛋白质含量高，其中酪蛋白占总蛋白的80%，酪蛋白中胱氨酸含量少，在胃中形成的凝块较大，不易消化；脂肪含量与人乳相似，但所含的不饱和脂肪酸仅为2%，低于人乳（8%）；乳糖含量较少，其中主要为甲型乳糖，易造成大肠杆菌生长；矿物质较多，不利于消化并可增加肾脏负荷；缺乏各种免疫因子，使婴儿容易患感染性疾病。

9. 答：幼儿膳食中营养素和能量的摄入以及各营养素之间的配比需满足该年龄阶段儿童的生理需要，蛋白质每日40g左右，膳食安排合理，食物种类多样化。此期儿童以一日四餐两点为宜。

10. 答：学龄前儿童的膳食以谷类食物为主，并注意粗细粮的合理搭配，以一日三餐两点为宜。

11. 答：三餐定时定量，保证吃好早餐，多吃富含钙、铁、锌和维生素C的食物，避免盲目节食。

12. 答：常用评估方法包括：

（1）健康史询问：详细询问儿童进食情况，了解有无营养缺乏症状，通过详细询问，可大致估计儿童每日能量和营养素摄入情况。

（2）营养调查：营养调查的内容包括：①膳食调查：包括称重法、记账法及询问法3种各具特点的方法。根据调查的不同目的分别选用；②体格检查：对儿童进行全面体检，注意检查有无营养素缺乏的早期体征；③体格发育评估：体格发育指标可反映出儿童的营养状况及健康水平；④实验室检查：运用各种实验方法，对儿童体液或排泄物中各种营养素及其代谢产物或有关的化学成分进行测定，可了解食物中营养素的吸收利用情况，从而对疾病做出早期诊断。

七、案例分析

1. 答：（1）婴儿体重：6kg

每日需要总热能：110kcal/kg（460kJ）×6＝660kcal（2760kJ）

每100ml牛奶所含能量：66kcal（277kJ）

每100ml牛奶加5%糖供给热能：66＋（5×4）＝86kcal（360kJ）

每日需牛奶总量(X) ：100＝ 660 ： 86

$$X=100\times 660/86\approx 770ml$$

每日需要水分总量：150×6＝900ml

乳液以外应补充水分：900－770＝130ml

按上述公式计算，3个月婴儿，体重6kg，每日应供给牛奶770ml，另供给水130ml。

（2）B （3）B （4）ABC

2. 答：（1）C （2）BCD （3）AC （4）D （5）D （6）A

（黄小妹）

第五章　住院患儿护理及其家庭支持

【知识精要】

一、儿童医疗机构的设置及护理管理

1. 儿童门诊

（1）设置：预诊处、挂号处、测体温处、候诊室、诊查室、治疗室、化验室及其他。

（2）护理管理：

1）保证就诊秩序有条不紊。

2）密切观察病情。

3）预防院内感染。

4）杜绝差错事故。

5）提供健康教育。

2. 儿童急诊

（1）儿童急诊的特点：

1）儿童疾病表现不典型，医护人员应通过询问、仔细观察并尽快明确诊断，进行处置。

2）儿童病情变化快，突发情况多，应及时发现，随时做好紧急抢救的准备。

3）儿童疾病的种类及特点有一定的季节规律性，应根据规律做好充足准备。

4）危重儿童的就诊顺序应特殊安排，有导诊员引导，及时准确地进行抢救。

（2）设置：抢救室、观察室、治疗室、小手术室。

（3）护理管理：

1）重视急诊抢救的五要素：人、医疗技术、药品、仪器设备及时间。

2）执行急诊岗位责任制度。

3）建立并执行各科常见急诊的抢救护理常规。

4）加强急诊文件管理。

3. 儿科病房

（1）设置：

1）普通病室：儿科病室最适宜的床位数是30～40张。一张床占地$2m^2$，床与床之间距离为1m，床头设有呼叫器，床与窗台的距离为1m，窗外设有护栏。病室墙壁可粉刷柔和的颜色并装饰儿童喜爱的卡通图案，减少患儿的恐惧感和陌生感。每间病室均应设有洗手池、夜间照明装置等，方便照顾患儿。

2）重症监护室。

(2) 护理管理：

1) 环境管理：室内温、湿度依患儿年龄大小而定。新生儿：室温 22～24℃，相对湿度 55%～65%；婴幼儿：室温 20～22℃，相对湿度 55%～65%；年长儿：室温 18～20℃，相对湿度 50%～60%。

2) 生活管理。

3) 安全管理。

4) 感染控制。

二、住院患儿的心理反应与护理

1. 儿童对疾病的认识

(1) 幼儿与学龄前期的儿童：此前儿童知道自己身体各部位名称，但不知道其功能；开始了解和知道疾病，但只注重疾病的现象，对疾病的发展和预后缺乏认识。

(2) 学龄期儿童：此期儿童具有一定的抽象思维能力，开始了解身体各部分的功能，对疾病的病因有一定的认识，并能注意疾病的程度，开始恐惧身体的伤残和死亡。

(3) 青少年：此期儿童的抽象思维能力进一步发展，能够认识到疾病的原因，对疾病的发生及治疗有一定的理解，能够用语言表达身体的不适，并具有一定的自我控制能力。患儿往往焦虑、恐惧，并且常常夸大疾病的程度，产生对死亡的恐惧。

2. 各年龄阶段患儿对住院的反应及护理

(1) 婴儿对住院的反应及护理：①6 个月以内的婴儿，对住院的主要反应是分离性焦虑；②护理要点：尽量减少患儿与父母的分离，多与患儿接触，呼唤其乳名，使之对护士产生好感；尽量满足患儿的生理需要。多给予抚摸、怀抱、微笑，提供适当的颜色、声音等感知觉的刺激，协助动作训练，维持正常发育；尽量保持患儿住院前的生活习惯，可把患儿喜欢的玩具或物品放在床旁。通过耐心、细致的护理，使患儿感到护士像亲人一样爱自己，从而建立和发展信任感。

(2) 幼儿对住院的反应及护理：①对住院的反应：具体表现为 3 阶段：反抗、失望、否认；②护理要点：鼓励父母陪伴及照顾患儿，尽量固定护士对患儿进行全面的、连续的护理。以患儿能够理解的语言讲解医院的环境、生活安排，了解患儿表达需要和要求的特殊方式，尽可能保持患儿住院前的生活习惯，尤其是睡眠、进食等。允许患儿表达自己的情绪，接受其退化行为，并向其父母做适当的解释。允许患儿留下心爱的玩具、物品和一些能引起回忆的东西。运用语言与非语言的沟通技巧，多与患儿交谈，以保持患儿语言能力的发展，达到互相理解。提供与患儿发育相适宜的活动机会，创造条件鼓励其表达自主性。

(3) 学龄前儿童对住院的反应及护理：①对住院的反应：学龄前期儿童住院期间，迫切希望得到父母的照顾和安慰，此阶段患儿可有恐惧心理，尤其惧怕因疾病或治疗而破坏了身体的完整性；②护理要点：鼓励家长参与治疗和护理计划，关心、爱护、尊重患儿，尽快熟悉患儿，介绍病房环境及其他患儿，帮助其减轻陌生感。根据患儿病情组织适当游戏、绘画等活动，通过活动，以患儿容易理解的语言，讲解所患的疾病、治疗的必要性。在病情允许时，给患儿自我选择的机会，鼓励他们参与自我照顾，以帮助树立自信心。

（4）学龄儿对住院的反应及护理：①对住院的反应：此阶段患儿自尊心较强、独立性增加，会感到孤独，并担心学业落后；②护理要点：根据患儿的需要，并以患儿能理解的语言，提供有关疾病及住院的知识，解除患儿的疑虑，取得患儿的信任，密切护患的关系。与患儿及家长共同机会一日生活安排，只要情况允许，鼓励患儿尽快恢复学习，协助患儿与同学保持联系，交流学校及学习情况。进行体格检查及各项操作时，采取必要的措施维护患儿的自尊。提供自我护理的机会，发挥他们的独立能力，引导他们安心、情绪稳定地接受治疗。

（5）青春期少年对住院的反应及护理：①对住院的反应：青春期少年的个性基本形成，心理适应能力加强但情绪容易波动，也易出现日常生活被打乱的问题；②护理要点：运用沟通交流技巧建立良好的护患关系，增加患儿的安全感，亦使患儿充分表达其情绪反应。与患儿及家长共同建立时间表，根据病情，安排治疗、学习、锻炼、娱乐活动等。在执行治疗护理措施时，提供给患儿部分选择权，通过强调患儿的个人能力，否定不合作或消极行为，强化患儿的自我管理能力。

三、住院患儿的家庭应对及护理

（1）家庭对患儿住院的反应。

（2）住院患儿的家庭支持：①对患儿父母的情感支持；②对患儿兄弟姐妹的情感支持；③对患儿家庭的信息支持。

四、儿童临终关怀与父母情感支持

1. 儿童临终关怀

儿童临终关怀是指一种照护方案，为濒死的患儿及家长提供缓和性和支持性照顾，以及患儿死后对家长的心理辅导。

（1）儿童临终关怀的目的：给予患儿身、心最舒适的关怀，让其平静走完人生最后一程。

（2）临终患儿的心理反应：临终患儿的心理反应与其对死亡的认知有关。

（3）临终患儿的护理要点：为患儿创造一个良好的环境，提供护理支持，减少患儿痛苦，及时满足其心理、生理需要。

2. 对临终患儿父母的情感支持

患儿死亡后，绝大多数父母心理反应可分为 5 期：第 1 期（极度痛苦期）；第 2 期（全心贯注期）；第 3 期（内疚期）；第 4 期（敌对反应期）；第 5 期（丧失理智期）。医护人员应容忍和谅解。根据不同的心理反应过程给予恰当的劝慰和解释，并表示出极大的同情，以利于心理的康复。

五、儿童健康评估的特点

1. 健康史的采集

（1）内容：一般情况、主诉、现病史、既往史、心理社会情况。

（2）注意事项：①收集健康史最常见的方法是交谈、观察；②在交谈中精神集中，认真听、重点问，态度和蔼亲切、语言通俗易懂，避免使用暗示性的语气来引导家长或孩子作出主观期望的回答；③对年长儿可让其补充叙述病情但要注意分辨真伪；④病情危急时，应简明扼要，边抢救边询问主要病史。

2. 体格检查

（1）儿童体格检查的原则：①环境舒适；②态度和蔼；③顺序灵活；④技术熟练；⑤保护和尊重儿童。

（2）体格检查的内容和方法：

1）一般状况：在询问健康史的过程中，观察儿童发育与营养状况、精神状态、面部表情、对周围事物的反应、皮肤颜色、哭声、语言应答、活动能力、体位、行走姿势等。

2）一般测量：除体重、呼吸、脉搏、血压外，还应测量体重、身高、头围、胸围等生长发育指标。

3）皮肤和皮下组织：观察皮肤颜色；观察毛发颜色、光泽，注意有无干枯、脱发；触摸皮肤温度、湿润度、弹性、皮下组织及脂肪厚度，注意有无脱水、水肿等。

4）淋巴结：检查枕后、颈部、耳后、腋窝、腹股沟等处淋巴结大小、数目、质地、活动度及有无压痛等。

5）头部。

6）颈部。

7）胸部、腹部。

8）脊柱及四肢。

9）会阴、肛门及外生殖器。

10）神经系统：新生儿检查某些特有反射存在，如吸吮反射、握持反射、拥抱反射等，有些反射有其年龄特点，如新生儿腹壁反射不能引出，但跟腱反射亢进；2 岁以下婴幼儿巴氏征可呈阳性。

3. 家庭评估

（1）家庭结构评估：①家庭组成；②家庭及社区环境；③家庭成员的职业及教育状况；④文化及宗教特色。

（2）家庭功能评估：①家庭成员的关系及角色；②家庭中的权威及决策方式；③家庭中的沟通交流；④家庭卫生保健功能。

六、与患儿及其家长的沟通

沟通是人与人之间信息传递的过程，是人类与生俱来的本能，是构成人际关系的基础。

1. 儿童沟通特点

（1）语言表达能力差。

（2）缺乏认识、分析问题的能力。

（3）模仿能力强，具有很强的可塑性。

2. 与患儿沟通的途径

(1) 语言沟通：①使用通俗易懂的词语；②选择适当的语速；③选择合适的语调和声调；④保证语言的清晰和简洁；⑤选择合适的时间和相关的话题。

(2) 非语言沟通：①仪表和身体的外观；②身体的姿势和步态；③面部表情；④目光接触；⑤手势；⑥触摸。

(3) 游戏。

(4) 绘画。

3. 与患儿沟通的技巧

(1) 交谈技巧：①主动介绍；②使用适当方式；③耐心倾听；④注意声音效果；⑤适时使用幽默；⑥真诚理解；⑦注意保护隐私。

(2) 非语言沟通技巧：①亲切和蔼的情感表达；②平等尊重的体态动作。

(3) 游戏沟通技巧：①了解游戏；②合理安排。

(4) 分析绘画技巧：①整体画面；②个体形象的大小；③画面出现的次序；④患儿在图中的位置；⑤首先出现的性别；⑥被特别强调的部分。

4. 与患儿家长的沟通

(1) 鼓励交谈。

(2) 恰当的沉默。

(3) 观察。

(4) 移情。

(5) 避免阻碍沟通。

七、儿童疼痛管理

1. 儿童疼痛的评估

(1) 评估内容：

1) 疼痛的原因。

2) 目前疼痛情况：①疼痛的部位；②疼痛发作和持续的时间；③疼痛的性质；④疼痛的程度；⑤疼痛的表达方式；⑥伴随症状；⑦影响疼痛的因素；⑧疼痛对患儿的影响。

3) 过去对疼痛的经验。

4) 患儿父母对疼痛的反应。

(2) 评估方法：

1) 询问与观测。

2) 应用疼痛评估工具。

3) 面部表情分级评分：使用快乐到悲伤及哭泣的 6 个不同表情的面容，代表不同程度的疼痛，患儿可从中选择一个面容来代表自己疼痛的感受。适用于 3 岁以上的儿童。

2. 儿童疼痛的护理

(1) 疼痛处理原则：按照步骤的英文单词头一个字母排列依次为 ABCDE：

A. 询问及评估：询问患儿及家长，进行疼痛的系统化评估。

B. 相信：相信家长及患儿对疾病的陈述及对治疗的反应。

C. 选择：选择合适的疼痛控制方法。

D. 给予：及时给予减轻疼痛的方法。

E. 鼓舞及促进：鼓舞患儿及家长的意志，使他们在治疗中有最大的自主权。

(2) 药物干预：①按医嘱给止痛药；②监测患儿的生命体征及用阿片类药物的反应；③经常评估患儿的疼痛水平，判断止痛药是否有效，疼痛是否缓解或增强；④提供给医护人员关于患儿疼痛方面的信息。

(3) 非药物性干预：①父母参与；②转移注意力；③皮肤刺激；④放松疗法；⑤电子止痛；⑥冷热敷。

八、儿童用药特点及护理

1. 儿童用药特点

(1) 肝肾功能及某些酶系发育不完善，对药物的代谢及解毒功能较差。

(2) 儿童血—脑脊液屏障不完善，药物容易通过血—脑脊液屏障到达神经中枢。

(3) 年龄不同，对药物反应不同，药物的毒副作用有所差别。

(4) 胎儿、乳儿可受母亲用药影响。

(5) 儿童易发生电解质紊乱。

2. 儿童药物选用及护理

(1) 抗生素的应用及护理：严格掌握适应证，有针对性的使用。防止抗生素滥用，还要注意药物的毒副作用。

(2) 镇静药的应用及护理：常用的药物有苯巴比妥、水合氯醛等，使用中特别注意观察呼吸情况，以免患儿发生呼吸抑制。

(3) 镇咳、化痰、平喘药的应用及护理：儿童在呼吸道感染时一般不用镇咳药，而用祛痰药或雾化吸入稀释分泌物，使之易于咳出。

(4) 泻药和止泻药的应用及护理：儿童便秘应先调整饮食，在必要时才使用缓泻剂。腹泻时也先调整饮食，补充液体，一般不主张使用止泻药。

(5) 退热药的应用及护理：通常使用对乙酰氨基酚退热，但剂量不可过大，用药时间不可过长。

(6) 肾上腺皮质激素的应用及护理：严格掌握使用指征，不可随意减量或停药，防止出现反弹现象。

3. 儿童药物剂量计算

(1) 按体重计算：是最基本的计算方法，在临床广泛应用。

每日（次）剂量＝患儿体重（kg）×每日（次）每千克体重所需药量。

患儿体重应按实际测得值为准。若计算结果超出成人剂量，则以成人量为限。

(2) 按体表面积计算：

每日（次）剂量＝患儿体表面积（m^2）×每日（次）每平方米体表面积所需药量。

儿童体表面积可按下列公式计算

体重≤30kg 儿童体表面积（m^2）＝体重（kg）×0.035＋0.1

体重＞30kg 儿童体表面积（m^2）＝［体重（kg）－30］×0.02＋1.05

（3）按年龄计算：方法简单易行，用于剂量幅度大、不需十分精确的药物，如营养类药物。

（4）从成人剂量折算：仅用于未提供儿童剂量的药物，所得剂量一般偏小，故不常用。

儿童剂量＝成人剂量×儿童体重（kg）/50。

4. 儿童给药方法

（1）口服法。

（2）注射法。

（3）外用法。

（4）其他方法。

九、儿童体液平衡特点和液体疗法

1. 儿童体液平衡特点

（1）体液的总量和分布：体液由血浆、间质液、细胞内液 3 部分组成，前两者合称为细胞外液。年龄越小，体液总量相对越多，间质液所占比例也越大。因此，儿童发生急性脱水时，由于细胞外液首先丢失，故脱水症状可在短期内立即出现。

（2）体液的电解质组成：与成人相似。

（3）水代谢的特点：①水的需要量相对较大，交换率高：年龄越小，水的需要量相对越大。不显性失水相对越多；②体液平衡调节功能不成熟。

2. 儿童常见水、电解质和酸碱平衡紊乱

（1）脱水：

1）脱水程度：即患病后累积的体液损失量。一般依据损失体液占体重的百分比来表示：①轻度脱水：失水量为体重的 5%以下；②中度脱水：失水量为体重的 5%～10%；③重度脱水：失水量为体重的 10%以上。也可以依据前囟、眼窝、皮肤弹性、循环情况及尿量等临床表现综合估计。

2）脱水性质：①等渗性脱水：水和电解质成比例地丢失，血清钠 130～150mmol/L，脱水后体液仍呈等渗状态；②低渗性脱水：血清钠＜130mmol/L，脱水后体液呈低渗状态；③高渗性脱水：血清钠＞150mmol/L，脱水后细胞外液呈高渗状态，脱水征不明显。

（2）酸碱平衡紊乱：

1）代谢性酸中毒：最常见。其发生机理主要系 H^+ 增加或 HCO_3^- 降低。

2）代谢性碱中毒：由于体内 H^+ 丢失或 HCO_3^- 蓄积所致。见于严重呕吐、低血钾、使用过量碱性药物等。

3）呼吸性酸中毒：由于通气障碍导致体内 CO_2 潴留和 H_2CO_3 增高所致。见于呼吸道阻塞、肺部和胸腔疾患、呼吸中枢抑制等。

4）呼吸性碱中毒：由于过度通气使血液 CO_2 过度减少、血浆 H_2CO_3 降低所致。

见于神经系统疾病、低氧、过度通气等。

5）混合型酸碱平衡紊乱：当有两种或以上酸碱紊乱分别同时作用于呼吸系统或代谢系统时称为混合型酸碱平衡紊乱。呼吸性酸中毒合并代谢性酸中毒是混合型酸中毒较常见。

（3）钾平衡紊乱：正常血清钾浓度为 3.5～5.5mmol/L，当血清钾浓度低于 3.5mmol/L 时为低钾血症，当血清钾浓度高于 5.5mmol/L 时为高钾血症。

3. 液体疗法

（1）常用溶液：①非电解质溶液；②电解质溶液；③混合溶液；④口服补液盐溶液（ORS 溶液）。

（2）液体疗法的实施：三定（定量、定性、定速）三先（先盐后糖、先浓后淡、先快后慢）两补（见尿补钾、惊跳补钙）。第一天补液量应包括累积损失量、继续损失量、生理需要量 3 个部分。

1）累积损失量：即发病后水和电解质总的损失量。①补液量：根据脱水的程度决定；②输液种类：低渗性脱水补给 2/3 张含钠液；等渗性脱水补给 1/2 张含钠液；高渗性脱水补给 1/3～1/5 张含钠液。判断脱水性质有困难时，先按等渗性脱水处理；③补液速度：取决于脱水程度，原则上先快后慢。

2）继续损失量：①补液量：腹泻患儿一般按每天 10～40ml/kg 计算；②补液种类：一般常用 1/3～1/2 张含钠液，同时注意钾的补充；③补液速度：补充完累积损失量完成后的 12～16h 均匀滴入，约每小时 5ml/kg。

3）生理需要量：①补液量：按代谢所需能量计算；②补液种类：钠、钾、氯的需要量约各为 2～3mmol/（100cal・d）。可用 1/4～1/5 张液补充，尽量口服；③补液速度：同继续损失量。

（3）护理要点：

1）补液前准备阶段：①了解儿童病情；②熟悉常用溶液的种类、成分及配制方法；③解释治疗目的。

2）补液阶段：①维持静脉输液；②密切观察病情变化：注意观察生命体征，观察脱水情况，观察酸中毒表现，观察低血钾表现，观察低血钙表现；③准确记录液体出入量。

十、儿科护理技术

1. 更换尿布法

（1）目的：保持儿童臀部皮肤的清洁、干燥和舒适，预防皮肤破损和尿布性皮炎。

（2）护理：

1）了解患儿诊断，观察臀部皮肤情况，有尿布皮炎时备 1∶5 000 高锰酸钾溶液，按臀部皮肤情况准备治疗药物（如油类、软膏等）及烤灯。选择质地柔软、透气性好、吸水性强的棉质尿布，或采用一次性尿布，减少对臀部皮肤的刺激。

2）病室温湿度适宜，避免穿堂风。

3）动作应轻快，避免过度暴露。尿布包扎应松紧适宜，防止过紧而影响患儿活动或过松造成大便外溢。

2. 婴儿沐浴法

（1）目的：保持儿童皮肤清洁、舒适，协助皮肤排泄，促进血液循环。

（2）护理：

1）了解患儿病情、意识状态，测量体温，检查全身皮肤情况，测体重。沐浴于喂奶前或喂奶后 1h 进行，以防呕吐和溢奶。

2）关闭门窗，调节室温在 27℃左右。水温在冬季为 38～39℃，夏季为 37～38℃，备水时水温稍高 2～3℃，沐浴时注意观察全身情况。

3）动作轻快，减少暴露，注意保暖。不可用力清洗患儿头顶部的皮脂结痂，可涂液状石蜡浸润，待次日予以清洗。水或肥皂沫不得入耳、眼内。

3. 约束保护法

（1）目的：①限制儿童活动，以利诊疗；②保护躁动不安的儿童以免发生意外。

（2）护理：

1）常用的约束法：①全身约束；②手或足约束；③沙袋约束：备 2.5kg 沙袋。

2）结扎或包裹松紧适宜，避免过紧损失儿童皮肤、影响血运，过松则失去约束意义；保持儿童姿势舒适，定时给予短时的姿势改变，减少疲劳；约束期间，随时注意观察约束部位皮肤颜色、温度，掌握血液循环情况。

4. 头皮静脉输液法

儿童头皮静脉输液常选用额上静脉，颞浅静脉及耳后静脉等。

（1）目的：①补充液体、营养，维持体内电解质平衡；②使药物快速进入人体内。

（2）护理：

1）严格执行查对制度和无菌技术操作原则，注意药物配伍禁忌。

2）了解患儿病情、年龄、意识状态、心理状态、观察穿刺部位皮肤及血管情况；穿刺过程观察患儿面色和一般情况。

3）根据患儿病情、年龄、药物性质调节速度，观察输液情况。

5. 经外周导入中心静脉置管（PICC）

（1）目的：①补充液体、营养；②使药物快速进入体内。

（2）护理：

1）了解患儿病情、年龄、意识状态、心理状态、观察穿刺部位皮肤及血管情况。

2）严格无菌操作，注意观察 PICC 穿刺点有无红、肿、热、痛，液体渗出或硬结，防止发生静脉炎。

3）每天用肝素生理盐水冲洗导管一次，抽血后应立即冲洗，每日更换输液器。

4）保持导管牢固连接，注意预防空气栓塞。

5）正确封管，输液后用生理盐水 10ml 冲管再用稀释肝素封管。

6）穿刺处用无菌透明敷料固定，防止出血。透明敷料应在导管置入第一个 24h 更换，以后根据敷料及贴膜的使用情况决定更换频次，如有污染、潮湿、脱落，随时更换。

7）穿刺部位有炎症反应、疼痛和原因不明发热者应拔出导管。

8）拔出导管应注意常规消毒穿刺点，无菌敷料覆盖，并稍加压迫10min。

6. 股静脉穿刺法

（1）目的：采取血标本。

（2）护理：严格无菌操作，穿刺过程中注意观察患儿反应。

（3）穿刺点：在患儿腹股沟中、内1/3交界处，以左手食指触及股动脉搏动处，在股动脉搏动内侧0.5cm处垂直穿刺。

7. 婴幼儿灌肠法

（1）目的：刺激肠壁、促进肠蠕动，使婴儿排出粪便；降温。

（2）护理：

1）了解患儿病情、意识状态、合作程度，测量生命体征，观察肛周皮肤情况；根据儿童年龄选用合适的肛管和决定灌肠液量。

2）灌肠中注意保暖，避免着凉。液体流入速度宜慢，并观察儿童情况。如有异常，立即处理。

8. 温箱使用法

（1）目的：为婴儿创造一个温度和湿度均适宜的环境，以保持患儿体温的恒定。

（2）护理：

1）了解患儿的孕周、出生体重、日龄、生命体征、有无并发症等。温箱避免放置在阳光直射、有对流风或取暖设备附近，以免影响箱内温度。温箱内温、湿度应根据儿童体重及出生日龄而定。

2）入箱后护理：①定时测量体温，根据体温调节箱温，并做好记录；②一切护理操作尽量在箱内进行，可从边门或袖孔伸入进行，以免箱内温度波动。

3）出箱条件：①患儿体重达2 000g或以上，体温正常；②在室温24～26℃的情况下，患儿穿衣在不加热的温箱内，能维持正常体温；③患儿在温箱内生活了1个月以上，体重虽不到2 000g，但一般情况良好。

9. 光照疗法

（1）目的：光照疗法是一种通过荧光照射治疗新生儿高胆红素血症的辅助疗法。主要作用是使未结合胆红素转变为水溶性异构体，易于从胆汁和尿液中排出体外。

（2）护理：

1）了解患儿诊断、日龄、体重、黄疸范围和程度、胆红素检查结果、生命体征、精神反应等。患儿入箱前进行皮肤清洁，禁忌在皮肤上涂粉和油类；剪短指甲；双眼佩戴遮光眼罩，避免光线损伤视网膜；脱去患儿衣裤，全身裸露，只用长布条遮盖会阴、肛门部，男婴注意保护阴囊。

2）光疗箱：一般采用波长450nm的蓝光最为有效。

3）光疗时监测体温和温箱变化，若单面照射一般2h更换体位一次，使患儿皮肤均匀受光。

4）出箱：一般情况下，血清胆红素＜10mg/dl时可停止光疗。

10. 换血疗法

（1）目的：换出部分血中游离抗体和致敏红细胞，减轻溶血；换出血中胆红素，防止发生胆红素脑病；纠正溶血导致的贫血，防止缺氧及心功能不全。

（2）护理：

1）了解病史：明确诊断、出生日龄、体重、生命体征及一般情况，掌握换血指征。

2）血源选择：Rh血型不合溶者，应选用Rh血型与母亲相同、ABO血型与患儿相同的血液，紧急时可用O型血；母O型、子A或B型的ABO血型不合溶血者，最好用O型红细胞和AB型血浆的混合血。换血量一般为150～180ml/kg，应尽量选用新鲜血。

3）严格无菌操作，避免污染。抽血、注血速度均匀。

4）换血过程中注意患儿保暖，密切观察患儿病情，详细记录每次入、出量等，及时处理意外情况。在换血开始前、术中、换血结束均需抽取血样标本，测定胆红素，判断换血效果及病情变化。

5）换血后护理：①密切观察病情；②保持伤口局部清洁，大小便后及时更换尿布，伤口未拆线不宜沐浴，必要时加用抗生素；③换血后禁食6h，开始试喂糖水，若吸吮正常无呕吐，可进行正常喂养。

【测试题】

一、填空题

1. 我国的儿童医疗机构分为三类：__________，__________，__________。
2. 儿科门诊设有预诊处，其目的通过预诊可早期检出__________，__________，__________；协助患儿家长选择就诊科别，节省就诊时间；赢得抢救危重患儿的时机。
3. 儿科门诊设有预诊处设两个出口，一个通向__________，另一个通向__________。
4. 儿科门诊的护理管理包括：保证就诊秩序有条不紊、__________、__________、__________、提供健康教育等。
5. 儿童急诊的特点：__________、__________、__________、危重儿童的就诊顺序应特殊安排，有导诊员引导，及时准确地进行抢救。
6. 急诊抢救的五要素：__________、__________、__________、__________、__________。
7. 儿童病室最适宜的床位数是__________张。一张床占地__________，床与床之间距离为__________，床头设有呼叫器，床与窗台的距离为__________，窗外设有护栏。
8. 新生儿病室的室内温度__________，相对湿度__________；婴幼儿病室的室内温度＿＿＿＿＿＿，相对湿度＿＿＿＿＿＿；年长儿病室的室内温度＿＿＿＿＿＿，相对湿度＿＿＿＿＿＿。

9. 自婴儿中期至学龄前期的儿童，特别是6个月至2岁半的婴幼儿，住院所带来的应激或压力主要来自于与父母的分离，从而产生＿＿＿＿＿＿。

10. 分离性焦虑可分为三个阶段即＿＿＿＿＿＿、＿＿＿＿＿＿、＿＿＿＿＿＿。

11. 住院儿童较少出现超然或否认的行为，但＿＿＿＿＿＿行为却非常的常见，这是儿童＿＿＿＿＿＿常用的一种行为方式，也表示了儿童与亲人有密切的关系。

12. 住院常导致儿童身体被＿＿＿＿＿＿，日常生活被＿＿＿＿＿＿，强迫性地依赖于他人等，从而使儿童感到失去了对自己的控制感，称为控制感丧失。

13. 住院患儿的家庭支持包括：＿＿＿＿＿＿、＿＿＿＿＿＿、＿＿＿＿＿＿。

14. 临终患儿的心理反应与其对死亡的认知有关。＿＿＿＿＿＿尚不能理解死亡；＿＿＿＿＿＿开始认识死亡；随着心理的发展，＿＿＿＿＿＿逐渐懂得死亡是生命的终结。

15. 患儿死亡后，绝大多数父母心理反应可分为5期：＿＿＿＿＿＿、＿＿＿＿＿＿、＿＿＿＿＿＿、＿＿＿＿＿＿、＿＿＿＿＿＿。

16. 儿童体格检查的原则：环境舒适、态度和蔼、＿＿＿＿＿＿、＿＿＿＿＿＿、＿＿＿＿＿＿。

17. 儿童体格检查的体温测量：能配合的年长儿可测＿＿＿＿＿＿，＿＿＿＿＿＿为正常；小婴儿可测腋温，＿＿＿＿＿＿为正常；＿＿＿＿＿＿最准确，＿＿＿＿＿＿为正常。

18. 儿童体格检查的脉搏测量：年幼儿腕部脉搏不易扪及，可计数＿＿＿＿＿＿或＿＿＿＿＿＿搏动，也可通过心脏听诊测得。

19. 儿童不同年龄选择不同宽度的袖带，宽度应为上臂长度的＿＿＿＿＿＿。

20. 儿童体格检查的体重测量：晨起空腹排尿后或进食后＿＿＿＿＿＿称量为佳。

21. 头围测量在＿＿＿＿＿＿岁以前最有价值。

22. 呼吸困难的三凹征是指吸气时＿＿＿＿＿＿、＿＿＿＿＿＿、＿＿＿＿＿＿凹陷。

23. 2岁以下婴幼儿巴氏征可呈＿＿＿＿＿＿。

24. 非语言沟通包括：仪表和身体的外观、身体的姿势和步态、＿＿＿＿＿＿、＿＿＿＿＿＿、＿＿＿＿＿＿、＿＿＿＿＿＿。

25. 与患儿交谈技巧包括：主动介绍、使用适当方式、＿＿＿＿＿＿、注意声音效果、适时使用幽默、＿＿＿＿＿＿、＿＿＿＿＿＿。

26. 儿童目前疼痛的评估内容：＿＿＿＿＿＿、＿＿＿＿＿＿、＿＿＿＿＿＿、＿＿＿＿＿＿、＿＿＿＿＿＿、伴随症状、影响疼痛的因素、疼痛对患儿的影响。

27. 面部表情分级评分法，使用快乐到悲伤及哭泣的＿＿＿＿＿＿种不同表情的面容，患儿可从中选择一个面容来代表自己疼痛的感受，适用于＿＿＿＿＿＿的儿童。

28. 儿童疼痛的处理原则：＿＿＿＿＿＿、＿＿＿＿＿＿、＿＿＿＿＿＿、＿＿＿＿＿＿、

__________。

29. 冷敷可__________疼痛的传导速度，在急性损伤__________用冷敷。
30. 儿童药物剂量按体重计算：每日（次）剂量＝__________。
31. 儿童体液的特点：年龄越小，体液总量相对__________，间质液所占比例__________。
32. 儿童水代谢的特点：年龄越小，水的需要量________，不显性失水________。
33. 脱水程度依据损失体液占体重的百分比来表示，分为：__________、__________、__________。
34. 脱水性质依据体液渗透压的改变，分为__________、__________、__________。
35. 口服补液盐溶液适用于__________患儿进行口服补液疗法。
36. 静脉补钾时，滴注时浓度一般不超过__________。禁止__________，以免发生心肌抑制而死亡。
37. 在进行静脉液体疗法时，需做到三定（__________、__________、__________）三先（__________、__________、__________）两补（__________、__________）。
38. 腹泻导致脱水时，在第一天的补液量，一般轻度脱水为__________，中度脱水为__________，重度脱水为__________。第二天的补液量依据病情来估计。
39. 婴儿沐浴时，水温在冬季为__________，夏季为__________。调节室温在__________左右。
40. 约束保护法包括：__________、__________、__________。
41. 儿童头皮静脉输液常选用__________，__________及__________等。
42. 经外周导入中心静脉置管时，穿刺处用无菌透明膜固定，防止出血。透明膜应在导管置入__________更换，以后__________换一次，如有污染、潮湿、脱落，随时更换。
43. 股静脉穿刺法穿刺点：在患儿腹股沟__________交界处，股动脉搏动__________处。
44. 婴幼儿灌肠液温度为__________，用于降低体温时为__________。灌肠筒底距离床褥约__________。
45. 患儿进入保温箱后，应根据体温调节箱温，并做好记录，在患儿体温未升至正常前__________监测一次，体温正常后__________测一次，保持体温在__________之间，并维持相对湿度。
46. 光照疗法一般采用波长__________的蓝光最为有效，灯管与患儿皮肤距离__________。灯管使用__________h 必须更换。
47. 换血疗法时，换血量一般为__________，应尽量选用新鲜血。开始换血时，以每次__________等量进行交换，如患儿心功能良好，逐渐增加到__________每次，速度控制在__________，对低体重儿、病情危重者，速度放慢。

二、单选题

1. 儿科门诊进行预诊的目的是（　　）。

A. 测量体温　　B. 提供咨询服务
C. 预约挂号　　D. 及时检出传染病
E. 静脉输液

2. 温度 20～22℃、湿度 55%～65%的病室适合（　　）年龄段的患儿。

A. 新生儿　　B. 婴幼儿
C. 学龄前儿童　　D. 学龄儿童
E. 青少年

3. 新生儿病室的温度、湿度分别为（　　）。

A. 22～24℃、55%～65%　　B. 20～22℃、55%～65%
C. 18～20℃、50%～60%　　D. 17～19℃、50%～60%
E. 18～20℃、55%～65%

4. 儿童病室的温度、湿度分别为（　　）。

A. 24～25℃、55%～65%　　B. 20～22℃、55%～65%
C. 18～20℃、50%～60%　　D. 17～19℃、55%～60%
E. 18～20℃、55%～65%

5. 儿科病室每张床占面积至少 $2m^2$，每张床之间的间距以及床与窗台距离应为（　　）。

A. 0.5m　　B. 1m
C. 1.5m　　D. 2m
E. 2.5m

6. 每个儿科病房以收治（　　）名患儿为宜。

A. 30～40　　B. 35～45
C. 40～50　　D. 45～55
E. 55～65

7. 设在病房一端、室内宽敞、阳光充足、冬暖夏凉、内部设置适合儿童心理特点的设施为（　　）。

A. 医护办公室　　B. 游戏室
C. 治疗室　　D. 浴室
E. 诊察室

8. 急诊抢救质量的五要素中，最主要因素是（　　）。

A. 医疗技术　　B. 仪器、设备
C. 时间　　D. 人
E. 药品

9. 设有病床及一般抢救设备监护仪、婴儿暖箱及各种医疗文件的房间，为儿科急诊设施的哪个室?（　　）。

A. 抢救室　　B. 治疗室
C. 观察室　　D. 小手术室
E. 诊察室

10. 设在医院大门附近或儿科门诊的入口处有两个出口，一个通往门诊，一个通往传染病隔离室的儿童门诊设施为（　　）。
A. 挂号处　　B. 测体温处
C. 候诊室　　D. 预诊室
E. 诊察室

11. 住院期间为患儿提供的基础护理不包括（　　）。
A. 休息与睡眠、饮食、清洁卫生
B. 预防交叉感染和意外事故
C. 静脉穿刺与静脉输液
D. 促进生长发育、满足教育需求
E. 以上均是

12. 把疾病与自己的不良行为联系起来，认为是种惩罚的年龄阶段为（　　）。
A. 婴儿　　B. 幼儿
C. 幼儿和学龄前儿童　　D. 学龄儿童
E. 青少年

13. 常把两个不相关的事物赋予因果关系，认为外界事物某种神奇的力量或自己的不良行为是引起疾病的原因的年龄阶段是（　　）。
A. 婴儿期　　B. 幼儿期和学龄前期
C. 学龄期　　D. 青春期
E. 以上均是

14. 可以认识其主要照顾者，当与父母分离与陌生人接触时会感到焦虑。此年龄段的儿童为（　　）。
A. 幼儿　　B. 学龄前儿童
C. 婴儿　　D. 学龄儿童
E. 青少年

15. 对身体各部分功能的了解开始成熟，并知道一些患病的真实原因，但尚不能用特别术语表达的年龄阶段的儿童为（　　）。
A. 婴儿　　B. 幼儿
C. 学龄前儿童　　D. 学龄儿童
E. 青少年

16. 特别容易产生分离性焦虑的儿童的年龄阶段为（　　）。
A. 6 个月至 2 岁半　　B. 5～6 岁
C. 3～4 岁　　D. 7～8 岁
E. 青少年

17. 分离性焦虑的三个阶段不包括（　　）。

A. 反抗阶段　　B. 绝望阶段

C. 超然阶段　　D. 控制

E. 否认阶段

18. 分离性焦虑反抗阶段儿童的行为表现不包括（　　）。

A. 哭闹

B. 用语言、身体对陌生人攻击

C. 企图逃跑找父母

D. 吸吮自己的拇指或咬指甲、尿床、抑郁、悲伤

E. 拒绝与陌生人接触

19. 分离性焦虑失望阶段的表现不包括（　　）。

A. 哭泣停止，表现出抑郁、悲伤、无活动

B. 父母来探视或离开时满不在乎

C. 对周围一切如环境、景物、游戏不感兴趣

D. 表现出退化行为如吮自己的拇指咬指甲、尿床

E. 以上均是

20. 儿童退化行为表现不包括（　　）。

A. 吸吮自己的拇指或咬指甲

B. 尿床

C. 拒绝用杯子或碗而用奶瓶

D. 哭闹、抓住父母不放、拒绝与陌生人接触

E. 以上均是

21. 儿童与亲人分离时最常见的行为是（　　）。

A. 反抗　　B. 超然或否认

C. 绝望　　D. 退化

E. 以上均不是

22. 住院儿童与亲人分离时产生分离性焦虑是（　　）。

A. 正常反应　　B. 异常反应

C. 不清楚　　D. 适应过程

E. 以上均是

23. 一个 3 岁幼儿住院，当与父母分别时哭闹、拒绝进食、对游戏不感兴趣，这种表现说明了（　　）。

A. 儿童适应能力差　　B. 焦虑的表现

C. 异常反应　　D. 儿童与亲人分离时的正常反应

E. 适应过程

24. 住院儿童最易出现退行性行为的是（　　）。

A. 婴儿　　B. 幼儿

C. 学龄前儿　　D. 学龄儿
E. 青少年

25. 儿童发展自主性和主动性的时期为（　）。
A. 婴儿期　　B. 幼儿期
C. 学龄前期　　D. 学龄期
E. 青春期

26. 在给 6 个月以前婴儿进行护理时，下列不正确的方法是（　）。
A. 给患儿以身体上的接触如搂抱、抚摸等
B. 提供有益的环境刺激如轻音乐、轻声的说话
C. 有固定的护士进行连续的全面护理
D. 护士初次接触时，突然从父母怀抱中把其强迫抱走
E. 以上均是

27. 对住院的幼儿进行护理时，下列不正确的方法是（　）。
A. 当有皮肤破损时应及时进行局部包扎
B. 因年龄小患病不可让其自己吃饭、穿衣
C. 尽量满足幼儿住院前的爱好和生活习惯
D. 可用非语言的沟通方式与患儿交流
E. 有固定的护士进行连续的全面护理

28. 以下哪个年龄阶段的患儿住院后应用防卫机制？（　）。
A. 新生儿期　　B. 婴儿期
C. 幼儿期　　D. 学龄前期和学龄期
E. 青少年

29. 学龄前期儿童住院主要存在的问题不包括（　）。
A. 分离性焦虑　　B. 怀疑父母遗弃
C. 惧怕陌生环境　　D. 担心学业落后于别人
E. 行为受到过多的干涉

30. 学龄期儿童住院遇到的主要问题不包括（　）。
A. 分离性焦虑
B. 担心学业落后于他人
C. 与学校和同学分离感到孤独
D. 不愿回答个人卫生方面的问题
E. 担忧自己会残废或死亡

31. 对学龄前期儿童住院后进行护理时不包括（　）。
A. 护理人员和护理方法保持稳定，使患儿熟悉周围环境和有关人员
B. 为患儿提供适当的游戏、绘图等活动
C. 鼓励患儿参加适当的自我照顾和护理工作
D. 鼓励患儿与同伴和老师通讯，允许同伴来院探视

E. 允许留下心爱的玩具或物品

32. 对住院的青少年进行护理时，不正确的方法是（　　）。

A. 在治疗和护理过程中保护患者隐私

B. 给患儿以身体上的接触如搂抱、抚摸

C. 鼓励完成力所能及的自我护理

D. 条件允许的情况下鼓励青少年参加体育运动或花费精力的活动

E. 制订计划表，合理安排治疗、学习、娱乐活动

33. 逐步了解死亡的概念，知道死亡是生命的终结，是普遍存在的，不可避免的年龄段为（　　）。

A. 婴儿　　B. 幼儿

C. 学龄前儿童　　D. 学龄期儿童

E. 青少年

34. 检查咽部、眼部时对儿童刺激较大应在（　　）时候检查。

A. 最先　　B. 最后

C. 随时　　D. 病情需要时检查

E. 不查

35. 护士收集资料填写患儿年龄一项时，要求记月数的年龄段为（　　）。

A. 新生儿期　　B. 婴儿期

C. 幼儿期　　D. 学龄前期

E. 学龄期

36. 护士收集资料填写患儿年龄一项时，要求记天数的年龄段为（　　）。

A. 新生儿期　　B. 婴儿期

C. 幼儿期　　D. 学龄前期

E. 学龄期

37. 面部表情疼痛测量图是评估（　　）岁以上儿童疼痛程度的。

A. 3　　B. 2

C. 4　　D. 5

E. 6

38. 评估较大儿童和青少年疼痛的方法不包括（　　）。

A. 面部表情测量图　　B. 数字或疼痛评估工具

C. 描述式疼痛评估工具　　D. 哭的声音、身体的动作

E. 以上均不是

39. 下列有关婴儿疼痛的描述，不正确的是（　　）。

A. 长时间、强程度的疼痛刺激会对儿童今后的成长发展造成影响

B. 新生儿能够感觉到疼痛

C. 面部有疼痛的表情

D. 在疼痛刺激开始前就企图推开刺激物

E. 疼痛时喂养困难

40. 下列有关幼儿和学龄前儿童疼痛的描述不正确的是（　　）。

A. 受到疼痛刺激后推开刺激物

B. 在疼痛开始前就企图推开刺激物

C. 祈求结束治疗过程，要求感情上的支持如抱住父母、护理人员等

D. 疼痛时大声哭，用语言表达“不要”挥动四肢反抗不合作

E. 疼痛时喂养困难

41. 给患儿喂药时，禁忌的方法（　　）。

A. 立即将患儿抱起，带上围嘴，用小勺盛药从患儿嘴角徐徐喂入

B. 如患儿不合作，可用小勺轻轻压住舌头一侧，直到患儿将药物吞咽

C. 如仍无效，可轻捏两颊部使其微张口，将药喂入，待吞下后才放开手

D. 如患儿仍不咽下药物可用手捏住患儿双侧鼻孔使其吞咽

E. 可使用滴管

42. 给患儿喂任何中西药时均不可混于（　　）。

A. 乳汁　　　　B. 糖水

C. 温开水　　　　D. 果汁

E. 米汤

43. 婴儿最常用的给药方法是（　　）。

A. 口服法　　　　B. 肌内注射

C. 灌肠法　　　　D. 静脉输注

E. 皮下注射

44. 因操作不当，可留下后遗症影响下肢运动的治疗方法是（　　）。

A. 口服法　　　　B. 肌内注射

C. 灌肠法　　　　D. 静脉输注

E. 皮下注射

45. 某药物儿童剂量为每日每千克体重 40mg，儿童体重为 15kg，每日剂量为（　　）。

A. 300mg　　　　B. 400mg

C. 500mg　　　　D. 600mg

E. 700mg

46. 儿童咳嗽时，一般不主张使用（　　）。

A. 祛痰药　　　　B. 雾化吸入

C. 镇咳药　　　　D. 体位引流

E. 适量喂温开水

47. 儿童禁用的镇静止惊药为（　　）。

A. 水合氯醛　　　　B. 地西泮

C. 苯巴比妥　　　　D. 吗啡

E. 盐酸异丙嗪

48. 婴儿口服给药时应注意（　　）。

A. 可以采取平卧的体位给药

B. 油类药剂可以用滴管直接滴入口中

C. 可混于牛奶中服用

D. 可用奶瓶喂药

E. 拒绝服药时，可用手捏住患儿双侧鼻孔使其吞咽

49. 下列哪项是儿童体液分布的特点？（　　）。

A. 年龄越小体液总量占体重的百分比愈高

B. 间质区的液量占体液比例较小

C. 细胞内液量变化较大

D. 间质区的液量较为固定

E. 血浆液量变化较大

50. 儿童体液平衡的特点不包括（　　）。

A. 年龄越小，体液总量相对越少

B. 血浆和细胞内液量的比例与成人相近

C. 与成人相比，新生儿在生后数日内血钾较高

D. 儿童每千克体重需水量较成人高

E. 由于肾小球率过滤低，对水的排泄速度较慢

51. 儿童与成人体液分布的差异主要是儿童的（　　）。

A. 间质液含量高　　B. 细胞内液和血浆含量高

C. 细胞内液含量高　　D. 间质液和血浆含量高

E. 以上都不是

52. 儿童轻度脱水，丢失水分占体重的百分比为（　　）。

A. ＜5％　　B. 5％～6％

C. 7％～8％　　D. 9％～10％

E. ＞10％

53. 儿童中度脱水，丢失水分占体重的百分比为（　　）。

A. ＜5％　　B. 5％～6％

C. 5％～10％　　D. 7％～10％

E. ＞10％

54. 儿童重度脱水，丢失水分占体重的百分比为（　　）。

A. ＜5％　　B. 5％～7％

C. 8％～10％　　D. 10％～12％

E. ＞20％

55. 造成低钾血症的原因不包括（　　）。

A. 长期禁食　　B. 腹泻

C. 胃肠引流　　D. 口服螺内酯

E. 呕吐

56. 要提高血中 HCO_3^- 4.5mmol/L，应加入（　　）静脉滴注。

A. 5%碳酸氢钠 1ml/kg　　B. 5%碳酸氢钠 5ml/kg

C. 1.4%碳酸氢钠 1ml/kg　　D. 1.4%碳酸氢钠 5ml/kg

E. 1.87%乳酸钠 5ml/kg

57. 下列哪项是重度脱水的表现特点？（　　）。

A. 皮肤、口唇黏膜稍干燥

B. 哭时泪少，尿量明显减少

C. 心音低钝，血压下降，四肢厥冷

D. 失水量为体重的 5%～10%

E. 精神萎靡

58. 2∶3∶1 混合液的组成是（　　）。

A. 2 份生理盐水，3 份 5%～10%葡萄糖，1 份碳酸氢钠

B. 3 份生理盐水，2 份 5%～10%葡萄糖，1 份碳酸氢钠

C. 2 份生理盐水，3 份 5%～10%葡萄糖，1 份 11.2%乳酸钠

D. 2 份生理盐水，3 份 5%～10%葡萄糖，1 份 1.4%碳酸氢钠

E. 3 份生理盐水，2 份 5%～10%葡萄糖，1 份 11.2%乳酸钠

59. 口服补盐液每 1 000ml 中含有以下哪种成分？（　　）。

氯化钠	枸橼酸钠	氯化钾	葡萄糖
A. 2.6g	0.2g	2.0g	1.0g
B. 2.2g	2.0g	2.0g	20.0g
C. 2.6g	2.9g	1.5g	13.5g
D. 0.9g	适量	1.5g	10.0g
E. 0.35g	适量	0.15g	2.0g

60. 低渗性脱水时血清钠含量应是（　　）。

A. ＞150mmol/L　　B. ＜130mmol/L

C. 130～150mmol/L　　D. ＜100mmol/L

E. ＞160mmol/L

61. 当补液纠正脱水与酸中毒时，突然发生惊厥，应首先考虑（　　）。

A. 低钠血症　　B. 低血钾

C. 低钙血症　　D. 低镁血症

E. 低磷血症

62. 高渗性脱水补液应选择（　　）。

A. 5%葡萄糖溶液　　B. 等张含钠溶液

C. 1/2 张含钠溶液　　D. 1/3 张含钠溶液

E. 2/3 张含钠溶液

63. 低钾血症患儿，其心电图主要表现是（　　）。

A. T段上升　　B. Q—T间期延长
C. P—R间期缩短　　D. ST段降低，T波平坦或倒置，出现U波
E. ST段上升，出现U波

64. 婴儿盆浴法的室温应调至（　）左右。
A. 18℃　　B. 20℃
C. 22℃　　D. 24℃
E. 27℃

65. 婴儿沐浴时冬季的水温约（　）。
A. 35～37℃　　B. 38～39℃
C. 40～42℃　　D. 41～43℃
E. 43～45℃

66. 婴儿沐浴时禁止用肥皂的部位为（　）。
A. 面部　　B. 头部
C. 前胸　　D. 会阴
E. 臀部

67. 清洗女婴会阴时将阴唇分开，先用清水棉签轻轻擦洗方法为（　）。
A. 自下而上　　B. 自上而下
C. 自右而左　　D. 自左而右
E. 自外而内

68. 约束法的注意事项中不正确的有（　）。
A. 正确使用各种约束法并使患儿舒适
B. 应定时检查患儿皮肤有无损伤和循环障碍
C. 结扎要紧，防止患儿滑拖
D. 及时检查约束效果发现不当及时处理
E. 定时给予短时的姿势改变，减少疲劳

69. 头皮静脉输液渗入皮下时，易造成局部组织坏死的药物（　）。
A. 去甲肾上腺素、钙剂　　B. 葡萄糖、氨基酸
C. 青霉素、头孢类药物　　D. 地塞米松、氢化可的松
E. 盐酸异丙嗪、苯巴比妥

70. 儿童外周中心静脉导管（PICC）穿刺时，首选的血管为（　）。
A. 头皮静脉　　B. 贵要静脉
C. 手背静脉　　D. 肘正中静脉
E. 股静脉

71. 颈外静脉穿刺法适用于（　）。
A. 3岁以下婴幼儿及肥胖儿　　B. 严重心、肺疾患者
C. 新生儿　　D. 血小板减少性紫癜
E. 重症肝炎

72. 颈外静脉穿刺的禁忌证不包括（　　）。

A. 严重心、肺疾患者　　B. 3 岁以下婴幼儿及肥胖儿

C. 新生儿　　D. 有出血倾向的患儿

E. 重症肝功能不良者

73. 给婴幼儿做颈外静脉穿刺时约束患儿的方法为（　　）。

A. 全身约束法　　B. 约束带法

C. 夹板法　　D. 手套约束法

E. 沙袋约束法

74. 儿童股静脉穿刺取血的穿刺部位是（　　）。

A. 在腹股沟中 1/3 与内 1/3 交界处

B. 在腹股沟中点位置

C. 在腹股沟中 1/3 与外 1/3 交界处

D. 在腹股沟外 1/4 处

E. 在腹股沟内 1/4 处

75. 给患儿行股静脉穿刺抽出血后用棉球压迫局部时间为（　　）min。

A. 1～2　　B. 2～3

C. 3～4　　D. 4～5

E. 以上都不是

76. 蓝光治疗时，灯管与婴儿皮肤的距离为（　　）。

A. 50～55cm　　B. 33～50cm

C. 25～33cm　　D. 20～30cm

E. 15～25cm

77. 光疗最常见的副作用是（　　）。

A. 腹泻　　B. 发热

C. 皮疹　　D. 青铜症

E. 呼吸暂停

78. 光疗的适应证是（　　）。

A. 新生儿硬肿症　　B. 新生儿破伤风

C. 新生儿败血症　　D. 新生儿高胆红素血症

E. 新生儿窒息

三、多选题

1. 儿科病房的管理特点有（　　）。

A. 预防交互感染　　B. 生活管理

C. 传染病管理　　D. 预防意外

E. 预防疾病

2. 儿科病房预防意外的措施有（　　）。

A. 床上加床栏　　B. 电源开关位置不宜过低

C. 药柜应放高处，加锁　　D. 保温瓶位置固定

E. 病房大门在进出后能自动上锁

3. 儿科急诊室应当配置的物品有（　　）。

A. 气管插管　　B. 心电监护

C. 洗胃机　　D. 呼吸机

E. 导尿包

4. 最适宜的儿童病室的要求包括（　　）。

A. 一般设有床位数是 30～40 张

B. 一张床占地 $2m^2$

C. 床与床之间距离为 1m

D. 床与窗台的距离为 1m，窗外设有护栏

E. 大病室容纳 6～8 张床

5. 因对入院后一切感到陌生，再加上进行治疗操作，患儿可能出现哪些退化行为？（　　）。

A. 拒食　　B. 问不作声

C. 依赖性　　D. 尿床

E. 吮指

6. 住院儿童常见的身心反应有（　　）。

A. 焦虑　　B. 退化性行为

C. 身体上的攻击行为　　D. 言语上的攻击行为

E. 态度和情绪上的改变

7. 幼儿因病住院，在与父母分离时大声哭闹，拒绝进食，不与小伙伴玩耍，这种表现说明（　　）。

A. 该患儿适应能力较差　　B. 该患儿与父母有较亲密的关系

C. 这是儿童的一种正常反应　　D. 这是一种退化性行为

E. 这是该患儿焦虑的表现

8. 为住院患儿选择玩具应注意做到所选择玩具具有下列特点（　　）。

A. 安全　　B. 易消毒

C. 易保存　　D. 颜色鲜艳

E. 声音悦耳

9. 患儿死亡后，绝大多数父母可经历的心理反应包括（　　）。

A. 极度痛苦期　　B. 全心贯注期

C. 内疚期　　D. 敌对反应期

E. 丧失理智期

10. 儿童体格检查的原则，包括（　　）。

A. 环境舒适　　B. 态度和蔼

C. 顺序灵活　　D. 技术熟练

E. 保护和尊重儿童

11. 非语言沟通形式包括（　　）。

A. 仪表　　B. 面部表情

C. 目光接触　　D. 手势

E. 触摸

12. 下列关于婴儿疼痛的描述正确的是（　　）。

A. 新生儿就可以感觉到疼痛

B. 婴儿面部能表现出疼痛表情

C. 在疼痛时能推开刺激物

D. 在疼痛时有企图推开刺激物的表现

E. 长时间、强程度的疼痛刺激会对其生长发育造成影响

13. 有关目前疼痛情况的评估内容包括（　　）。

A. 疼痛的部位　　B. 疼痛发作和持续的时间

C. 疼痛的性质　　D. 疼痛的程度

E. 疼痛对患儿的影响

14. 疼痛处理原则包括（　　）。

A. 询问及评估　　B. 相信

C. 选择　　D. 给予

E. 鼓舞及促进

15. 儿童用药时尤应特别考虑的是（　　）。

A. 儿童机体特点　　B. 给药的剂量

C. 药物的特殊性　　D. 给药的途径

E. 给药的间隔时间

16. 母亲哺乳期间禁用的药物包括（　　）。

A. 放射性药物　　B. 抗癌药

C. 抗生素　　D. 抗甲状腺激素药物

E. 胰岛素

17. 对儿童生长发育有影响的药物有（　　）。

A. 青霉素　　B. 四环素

C. 钙片　　D. 维生素

E. 肾上腺皮质激素

18. 治疗低钾血症，哪项正确？（　　）。

A. 补钾者应尽量静脉补充

B. 每日补钾总量静滴时间不短于 8h

C. 治疗低钾血症须持续给钾 4～6d

D. 静脉滴注氯化钾溶液浓度不超过 0.3%

E. 以上均是

19. 低钾血症的临床表现包括（　　）。

A. 腱反射减弱　　B. 肌无力

C. 肠鸣音亢进　　D. 心音低钝

E. 心电图 T 波改变，出现 U 波

20. WHO 推荐口服补盐液每升中含（　　）。

A. 氯化钠 2.6g　　B. 枸橼酸钠 2.9g

C. 氯化钾 1.5g　　D. 葡萄糖 13.5g

E. 氯化钙 0.5g

21. 腹泻导致脱水时，在第一天的补液总量，正确的是（　　）。

A. 轻度脱水为 30～500ml/kg

B. 轻度脱水为 90～120ml/kg

C. 中度脱水为 50～100ml/kg

D. 中度脱水为 120～150ml/kg

E. 重度脱水为 100～150ml/kg

22. 婴儿沐浴时，水温在冬季为（　　）。

A. 37℃　　B. 38℃

C. 39℃　　D. 40℃

E. 41℃

23. 婴儿沐浴时，操作正确的是（　　）。

A. 调节室温在 27℃左右

B. 沐浴于喂奶前或喂奶后 1h 进行

C. 面部禁用肥皂

D. 用力清除患儿头顶部的皮脂结痂

E. 用棉签蘸水擦净女婴大阴唇

24. 儿童应用外周中心静脉导管的禁忌证为（　　）。

A. 早产儿

B. 穿刺部位有感染或外伤的儿童

C. 需进行胃肠外营养的儿童

D. 出血性疾病的儿童

E. 需输注刺激性、高渗性药物的儿童

25. 儿童外周中心静脉导管（PICC）穿刺，穿刺时可能的并发症为（　　）。

A. 导管置入困难　　B. 化学性静脉炎

C. 误伤动脉　　D. 刺激右心房导致心律失常

E. 血肿

26. 下列有关 PICC 的注意事项，正确的是（　　）。

A. 严格无菌操作，防止发生静脉炎。

B. 每天用肝素生理盐水冲洗导管一次

C. 每日更换输液器

D. 透明膜应在导管置入第一个 24h 更换

E. 拔出导管应注意常规消毒穿刺点，稍加压迫 3min

27. 不符合光疗的适应证是（　　）。

A. 新生儿硬肿症　　B. 新生儿破伤风

C. 新生儿败血症　　D. 新生儿高胆红素血症

E. 新生儿溶血

28. 光疗的副作用包括（　　）。

A. 腹泻　　B. 发热

C. 皮疹　　D. 青铜症

E. 呼吸暂停

四、判断题

1. 儿科门诊设置预诊处目的是通过预诊可早期检出传染病，及时隔离，减少交叉感染的机会。（　　）
2. 儿科门诊测体温处应设在医院内距大门最近处，或儿科门诊的入口。（　　）
3. 急诊抢救的五要素是指：人、医疗技术、药品、仪器设备及时间。（　　）
4. 儿童病室最适宜的床位数是 40～50 张。（　　）
5. 每张病床占地 $2m^2$，床与床之间距离为 2m，床头设有呼叫器，床与窗台的距离为 1m，窗外设有护栏。（　　）
6. 便于护理人员协助儿童沐浴，厕所可有门，并上锁，以尊重患儿的隐私。（　　）
7. 新生儿病室的室内温度 22～24℃，相对湿度 55%～65%。（　　）
8. 婴幼儿病室的室内温度 22～24℃，相对湿度 50%～60%。（　　）
9. 年长儿病室的室内温度 18～20℃，相对湿度 50%～60%。（　　）
10. 6 个月以内的婴儿，在住院时易产生是分离性焦虑。（　　）
11. 游戏是儿童生活的重要组成部分，患儿游戏对某些疾病常有治疗价值。（　　）
12. 学龄前儿童开始认识死亡，懂得死亡是生命的终结，普遍存在且不可逆。（　　）
13. 护士收集资料填写患儿年龄一项时，要求记天数的年龄段为婴儿期。（　　）
14. 儿童体格检查的体重测量：晨起空腹排尿后或进食后 1h 称量为佳。（　　）
15. 2 岁以下婴幼儿巴氏征呈阳性。（　　）
16. 面部表情分级评分法适用于 2 岁以下的儿童。（　　）
17. 给患儿喂任何中西药时均不可混于乳汁。（　　）
18. 儿童咳嗽时，一般不主张使用镇咳药。（　　）
19. 儿童体液的特点：年龄越小，体液总量相对越多，间质液所占比例越大。（　　）
20. 儿童轻度脱水，丢失水分占体重的百分比为＜5%。（　　）
21. 儿童重度脱水，丢失水分占体重的百分比为 8%～10%。（　　）
22. 口服补液盐溶液适用于重度脱水患儿进行补液疗法。（　　）
23. 静脉补钾时，滴注浓度一般不超过 0.3%。（　　）

24. 高渗性脱水补液应选择 1/3 张含钠溶液。（ ）
25. 当补液纠正脱水与酸中毒时，突然发生惊厥，应首先考虑低钠血症。（ ）
26. 婴儿沐浴时，调节室温在 27℃左右。（ ）
27. 儿童外周中心静脉导管（PICC）穿刺时，首选的血管为贵要静脉。（ ）
28. 经外周导入中心静脉置管时，穿刺处用无菌透明膜固定，防止出血。透明膜应在导管置入满 48h 更换。（ ）
29. 股静脉穿刺法穿刺点在患儿腹股沟中、内 1/3 交界处，股动脉搏动外侧 0.5cm 处。（ ）
30. 婴幼儿灌肠时灌肠筒底距离床褥约 30～40cm。（ ）
31. 蓝光灯管应在使用 100h 后必须更换。（ ）
32. 光疗最常见的副作用是发热。（ ）
33. 蓝光治疗时，灯管与婴儿皮肤的距离为 50～55cm。（ ）

五、名词解释

1. 分离性焦虑
2. 临终关怀
3. 沟通
4. 疼痛
5. 等渗性脱水
6. 低渗性脱水
7. 高渗性脱水
8. 经外周静脉导入中心静脉置管（PICC）

六、简答题

1. 简述预诊处的目的与设置。
2. 简述儿童急诊的特点。
3. 急诊抢救的五要素。
4. 试述儿科病房的设施要求。
5. 儿科病房如何预防住院儿童发生意外伤害？
6. 简述儿科病房的环境管理。
7. 简述儿科病室的护理管理要求。
8. 何谓分离性焦虑？
9. 简述儿童分离性焦虑各阶段的表现及护理。
10. 何谓临终关怀？
11. 简述患儿死亡后父母的心理反应。
12. 简述儿童体格检查的原则。
13. 试述儿童体格检查的注意事项。
14. 何谓沟通？

15. 简述儿科护士与患儿沟通的方法。
16. 如何进行儿童疼痛反应的评估?
17. 简述婴儿对疼痛反应的表现。
18. 简述儿童疼痛处理原则。
19. 简述儿童药物剂量的计算方法。
20. 脱水分哪几度?
21. 简述等渗性脱水。
22. 简述低渗性脱水。
23. 简述高渗性脱水。
24. 简述低钾血症的临床表现。
25. 简述约束法的目的及注意事项。
26. 简述婴儿沐浴的目的和注意事项。
27. 儿童门诊在护理管理上应做到哪几点?
28. 简述幼儿对住院的反应及护理要点。

七、案例分析题

1. 患儿，男，3 岁，门诊诊断“支气管肺炎”，需收入院继续治疗。

(1) 病房需准备的设施包括（　　）。

A. 一张床占地 $2m^2$，床与床之间距离为 1m
B. 床与窗台的距离为 1m，窗外设有护栏
C. 被服可采用颜色鲜艳、图案活泼的布料制作
D. 浴室宽敞，厕所门需加锁
E. 病室温度控制在 20～22℃，湿度 55%～65%

(2) 儿科病房预防意外的措施有（　　）。

A. 床上加床栏
B. 电源开关位置不宜过低
C. 药柜应放高处，加锁
D. 保温瓶位置固定
E. 病房大门在进出后能自动上锁

(3) 进行体格检查时，应做到（　　）。

A. 检查室需安静、光线充足，温湿度适宜
B. 检查者态度和蔼
C. 患儿安静时可首先进行心、肺听诊
D. 与患儿交谈时，可借此观察患儿的精神反应状态及智力情况
E. 眼结合膜、角膜等刺激性大的检查可针对患儿的病史，酌情省略
F. 在检查过程中，保护和尊重患儿

(4) 因对入院后一切感到陌生，再加上一些治疗操作，患儿可能出现哪些退化行为（　　）。

A. 拒食　　B. 询问不作声

C. 依赖性　　D. 尿床

E. 吮指

(5) 针对患儿的心理反应如何护理（　　）。

A. 鼓励父母陪伴和照顾患儿

B. 安排护士时，尽量固定，以给予连续、全面的护理

C. 允许患儿表达自己的情绪，纠正其退化行为

D. 尽可能保持患儿入院前的睡眠和进食习惯

E. 多给予患儿抚摸、拥抱

(6) 根据病情需要用药时，首先应特别考虑的是（　　）。

A. 儿童机体特点　　B. 给药的剂量

C. 药物的特殊性　　D. 给药的途径

E. 给药的间隔时间

(7) 行侵入性操作后，可采取最适合的评估患儿疼痛的方法是（　　）。

A. 面部表情测量图　　B. 数字或疼痛评估工具

C. 描述式疼痛评估工具　　D. 哭的声音、身体的动作

(8) 疼痛的处理原则包括（　　）。

A. 询问及评估　　B. 相信

C. 选择　　D. 给予

E. 鼓舞及促进

(9) 对患儿进行护理时，不包括（　　）。

A. 当有皮肤破损时应及时进行局部包扎

B. 因年龄小，不可让其自己吃饭、穿衣

C. 尽量满足患儿住院前的爱好和生活习惯

D. 多采用非语言的沟通方式与患儿交流

E. 提供患儿熟悉的游戏，鼓励参与愉快的活动

2. 患儿，女，10 个月，因腹泻 2d 入院。体检：患儿精神差，体温 38℃，心、肺听诊正常，前囟、眼窝凹陷，唇干，哭时泪少，腹软，肠鸣音弱，尿量减少，大便 7~8 次/天，呈蛋花汤样，大便常规：色黄，有黏液，白细胞数 0~5/HP。

(1) 案例提示患儿属于哪种情况？（　　）。

A. 轻度脱水　　B. 中度脱水

C. 重度脱水　　D. 无脱水

(2) 腹泻造成患儿易脱水的生理特点有（　　）。

A. 年龄越小体液总量占体重的百分比愈高

B. 间质区的液量占体液总量的比例较大

C. 细胞内液量变化较大

D. 儿童每千克体重需水量较成人高

E. 儿童的不显性失水量相对较大

F. 肾脏的浓缩功能不成熟，对体液平衡的调节作用差

G. 血浆和细胞内液量的比例比成人高

（3）血生化检查：血清钠 130～150mmol/L，血清钾 3.1mmol/L，此时，最初 24h 补液总量及液体种类应为（　　）。

A. 100～120ml/kg，2∶3∶1 含钠液

B. 120～150ml/kg，4∶3∶2 含钠液

C. 120～150ml/kg，2∶3∶1 含钠液

D. 150～180ml/kg，4∶3∶2 含钠液

E. 150～180ml/kg，2∶3∶1 含钠液

（4）患儿出现低钾血症时，其临床表现有（　　）。

A. 腱反射消失　　B. 口渴，多尿

C. 肠麻痹　　D. 心率缓慢，心律失常

E. 心动过速，心音低钝

F. 心电图示：S－T 段降低，Q－T 间期延长，出现 U 波

（5）给予补钾时，正确的是（　　）。

A. 应尽量静脉补充钾，每日补充氯化钾 3mmol/Kg

B. 每日补钾总量静滴时间不短于 8h

C. 治疗低钾血症须持续给钾 4～6d

D. 静脉滴注氯化钾溶液浓度不超过 0.3%

E. 严密监测血清钾及心电图的改变

（6）造成低钾血症的常见病因包括（　　）。

A. 长期不能进食或进食过少　　B. 腹泻、胃肠引流或肠瘘

C. 应用排钾利尿剂　　D. 代谢性酸中毒

E. 碱中毒　　F. 肾衰竭

G. 先天性肾上腺皮质增生症

H. 休克

（7）如在补液纠正脱水过程中，患儿突然发生惊厥，应首先考虑（　　）。

A. 低钠血症　　B. 低钾血症

C. 低钙血症　　D. 低镁血症

E. 代谢性碱中毒

3. 患儿，女，4d，体检：足月顺产，出生体重 3 200g，血清总胆红素 197.5μmol/L。

（1）在做相关检查的同时，首选治疗方案是（　　）。

A. 停止母乳喂养　　B. 光照疗法

C. 换血　　D. 口服苯巴比妥

E. 静脉输入白蛋白　　F. 输血浆

（2）进行股静脉穿刺采集血标本，正确的是（　　）。

A. 穿刺点在腹股沟中 1/3 与内 1/3 交界处

B. 穿刺点在腹股沟中 1/3 与外 1/3 交界处

C. 拔针后，用纱布压迫穿刺点 5min 左右至血止

D. 拔针后，用纱布压迫穿刺点 2min 左右至血止

（3）患儿入光疗箱前，进行沐浴时应注意（　　）。

A. 调节室温在 27℃左右

B. 水温在 38℃

C. 于喂奶前或喂奶后 1h 进行

D. 面部禁用肥皂

E. 用棉签蘸水擦净女婴大阴唇

F. 禁忌在皮肤上涂粉和护肤油

（4）进行光疗时的护理措施有（　　）。

A. 将患儿全身裸露，佩戴护眼罩

B. 灯管距患儿皮肤 33～50cm

C. 每小时监测体温 1 次，使体温保持在 36～37℃

D. 按时喂奶，保证水分及营养的供给

E. 观察大小便的颜色及性状

F. 患儿腹部及背部出现皮疹时，应暂停光疗

G. 灯管使用时间达 100h，应及时更换，以免影响疗效

（5）光疗的副作用包括（　　）。

A. 发热　　B. 皮疹

C. 腹泻　　D. 腹胀

E. 低血钙惊厥　　F. 青铜症

G. 呼吸暂停

【参考答案】

一、填空题

1. 儿童医院　妇幼保健院　综合医院中的儿科
2. 传染病　及时隔离　减少交叉感染的机会
3. 门诊候诊室　传染病隔离室
4. 密切观察病情　预防院内感染　杜绝差错事故
5. 疾病表现不典型　病情变化快　疾病的种类及特点有一定的季节规律性
6. 人　医疗技术　药品　仪器设备　时间
7. 30～40　$2m^2$　1m　1m
8. 22～24℃　55%～65%　20～22℃　55%～65%　18～20℃　50%～60%
9. 分离性焦虑
10. 反抗　失望阶段　否认

11. 反抗　逃避压力
12. 束缚　打乱
13. 对患儿父母的情感支持　对患儿兄弟姐妹的情感支持　对患儿家庭的信息支持
14. 婴幼儿　学龄儿　10 岁以后的儿童
15. 极度痛苦期　全心贯注期　内疚期　敌对反应期　丧失理智期
16. 顺序灵活　技术熟练　保护和尊重儿童
17. 口温　37℃　36～37℃　肛温　36.5～37.5℃
18. 颈动脉　股动脉
19. 2/3
20. 2h
21. 2
22. 胸骨上窝　肋间隙　剑突下
23. 阳性
24. 面部表情　目光接触　手势　触摸
25. 耐心倾听　真诚理解　注意保护隐私
26. 疼痛的部位　疼痛发作和持续的时间　疼痛的性质　疼痛的程度　疼痛的表达方式
27. 6　3 岁以上
28. 询问及评估　相信　选择　给予　鼓舞及促进
29. 降低　24h 内
30. 患儿体重（kg）×每日（次）每千克体重所需药量。
31. 越多　越大
32. 相对越大　相对越多
33. 轻度脱水　中度脱水　重度脱水
34. 等渗性脱水　低渗性脱水　高渗性脱水
35. 急性腹泻脱水
36. 0.3%　静脉输注
37. 定量　定性　定速　先盐后糖　先浓后淡　先快后慢　见尿补钾　惊跳补钙
38. 90～120ml/kg　120～150ml/kg　150～180ml/kg
39. 38～39℃　37～38℃　27℃
40. 全身约束　手或足约束　沙袋约束
41. 额上静脉　颞浅静脉　耳后静脉
42. 第一个 24h　每两天
43. 中内 1/3　内侧 0.3cm～0.5cm
44. 39～41℃　28～32℃　30～40cm
45. 每小时　4h　36～37℃
46. 450nm　33～50cm　1 000
47. 150～180ml/kg　10ml　20ml　每分钟 2～4ml/kg

二、单选题

1. D 2. B 3. A 4. C 5. B 6. A 7. B 8. D 9. C 10. D
11. C 12. C 13. B 14. C 15. D 16. A 17. D 18. D 19. B 20. D
21. A 22. A 23. D 24. B 25. E 26. D 27. B 28. D 29. D 30. A
31. D 32. B 33. D 34. B 35. B 36. A 37. A 38. D 39. D 40. E
41. D 42. A 43. A 44. B 45. D 46. C 47. D 48. B 49. A 50. A
51. A 52. A 53. C 54. D 55. D 56. B 57. C 58. D 59. C 60. B
61. C 62. D 63. D 64. E 65. B 66. A 67. B 68. C 69. A 70. B
71. A 72. B 73. A 74. A 75. D 76. B 77. B 78. D

三、多选题

1. ABCD 2. ABCDE 3. ABCDE 4. ABCD 5. DE 6. ABCDE 7. BCE
8. ABCDE 9. ABCDE 10. ABCDE 11. ABCDE 12. ABDE 13. ABCDE
14. ABCDE 15. AC 16. ABD 17. BE 18. BCD 19. ABDE 20. ABCD
21. BD 22. BC 23. ABCE 24. BD 25. ACDE 26. ABCD 27. ABC 28. ABCDE

四、判断改错题

1. √
2. × 测体温处→预诊处
3. √
4. × 40～50→30～40
5. × 床与床之间距离为 2m→床与床之间距离为 1m
6. × 并上锁→不加锁
7. √
8. × 22～24℃→20～22℃，50％～60％→55％～65％
9. √
10. × 6 个月以后婴儿
11. √
12. × 学龄前儿童→10 岁以后的儿童
13. × 婴儿期→新生儿
14. × 1h→2h
15. √
16. × 2 岁以下→3 岁以上
17. √
18. √
19. √
20. √
21. × 8％～10％→>10％

22. ×　重度脱水→急性腹泻脱水

23. √

24. √

25. ×　低钠血症→低钙血症

26. √

27. √

28. ×　48h→24h

29. ×　外侧 0.5cm 处→内侧 0.5cm 处

30. √

31. ×　100h→1000h

32. √

33. ×　50～55cm→33～50cm

五、名词解释

1. 分离性焦虑：自婴儿中期至学龄前期的儿童，特别是 6 个月至 2 岁半的婴幼儿，与其父母或最亲密的人分开所表现出来的行为特征，可有哭闹不止，寻找父母、避开和拒绝陌生人，亦可有抑郁、退缩等表现。

2. 临终关怀：是指一种照护方案，为濒死的患儿及家长提供缓和性和支持性照顾，以及患儿死后对家长的心理辅导。

3. 沟通：是人与人之间信息传递的过程，是人类与生俱来的本能，是构成人际关系的基础。

4. 疼痛：是一种极不愉快的感受与情绪体验，且伴有一系列生理变化及心理行为的反应。

5. 等渗性脱水：水和电解质成比例地丢失，血清钠 130～150mmol/L，脱水后体液仍呈等渗状态，丢失的体液主要是细胞外液。

6. 低渗性脱水：血清钠＜130mmol/L，电解质的丢失多于水分的丢失，脱水后体液呈低渗状态，导致水分由细胞外向细胞内转移，造成细胞内水肿。

7. 高渗性脱水：血清钠＞150mmol/L，水分的丢失多于电解质的丢失。脱水后细胞外液呈高渗状态，致细胞内的水分向细胞外转移，造成细胞内脱水。

8. 经外周静脉导入中心静脉置管（PICC）：是由外周静脉穿刺插管，远端到达上腔静脉的方法。

六、简答题

1. 答：目的：通过预诊可早期检出传染病，及时隔离，减少交叉感染的机会；协助患儿家长选择就诊可别，节省就诊时间；赢得抢救危重患儿的时机。设置：预诊处应设在医院内距大门最近处，或儿科门诊的入口。预诊处应设两个出口，一个通向门诊候诊室，另一个通向传染病隔离室。

2. 答：①儿童疾病表现不典型，医护人员应通过询问、仔细观察并尽快明确诊断，进行处置；②儿童病情变化快，突发情况多，应及时发现，随时做好紧急抢救的准备；③儿童疾病的种类及特点有一定的季节规律性，应根据规律做好充足准备；④危重儿童的就诊顺序应特殊安排，有导诊员引导，及时准确地进行抢救。

3. 答：人、医疗技术、药品、仪器设备及时间。

4. 答：①病室：每个儿科病房以收 30～40 名患儿为宜。病房中的大病室容纳 4～6 张床，小病室 1～2 张床，以便为隔离观察或危重患儿使用。每张床占面积至少 $2m^2$，每床间距，以及与窗台相距为 1m。病室之间采用玻璃隔断以便护士观察患儿。有条件的病房，学龄以上患儿的病室应男、女分开。病室窗外应设护栏，以防意外。每间病室应有洗手设备及夜间照明装置；②医护办公室：应设在病房中央，并靠近危重患儿病室，以便随时观察患儿；③游戏室：应设在病房的一端，室内宽敞，阳光充足，冬暖夏凉，内部设施适合儿童；④配膳室和配奶室：内设配奶用具和消毒设备、分发膳食的小车。将营养室配好的膳食在配膳室中分发，并由配膳员送至病床前。病房负责配奶时宜在配膳室进行；⑤治疗室：最好分为两小间，中间有门可行。各种注射及输液的准备在一间进行，另一间则进行各种穿刺，以利于严格无菌操作。同时，也可减少其他患儿的恐惧。室内设有治疗桌、药柜、器械柜、冰箱、治疗车等；⑥盥洗室、浴室、厕所：各种设备应适合儿童使用，防止发生意外。浴室要宽敞，便于护士协助患儿沐浴，学龄儿童厕所可有门，但勿加锁。

5. 答：预防意外事故是儿科病房工作的重要部分，必须时刻提高警惕，防止发生意外。①病房设施安全：一层病房的窗户外面应加防护栏。窗户和纱窗要有插销，及时关好窗户。凡下地活动的儿童，不能单独到阳台或楼梯处玩耍，以防发生意外。暖气装置应有防护罩，以免烫伤。婴幼儿的床要注意安全，床的高度便于成人照顾为准，四周有床栏，两侧可放下，栏杆之间的距离约 6～7cm，以儿童的头不能钻出为限。床栏的高度为儿童站立时肩部应在栏下。床栏无锐利、突出部分；②病房管理安全措施：药柜要上锁。保温瓶放于固定的适当位置。电源开关位置适当，以免患儿触摸。病房大门能自动上锁，以免患儿擅自离开病房。禁止患儿到杂用室、配膳室，以免沾、摸污物或烫伤；③护理操作安全措施：严格执行各种查对制度。做各种治疗、护理时，应注意约束、固定好患儿，以免发生脱针、断针，操作完毕后，清点用物，不要将针头、玻璃物品等有害物品遗留在床上。测量体重、身长时要扶好患儿。儿童在检查床或治疗床上时，必须始终有人守护，防止跌伤；④定期进行预防灾害演习：灾害发生时，儿童无能力自己逃离，因此，病房应定期有避难的训练。固定避难场所及支援人员，明确非常出口及楼梯，应经常检查消防装置，并保持其适于使用的状态。非常情况下使用的运输用具、手电筒、蜡烛、火柴等应放在固定位置。

6. 答：①装饰与布置：病室的墙壁、窗帘、寝具、患儿衣服以及工作人员的工作服等应采用明快的颜色。病室可用色彩鲜明、活泼的图画、玩具等装饰，以适应儿童心理需要，减少陌生感和离家所产生的焦虑；②温度与湿度：不同年龄儿童适宜的温、湿度有所不同。新生儿病室以 22～24℃，湿度 55％～65％为宜；婴幼儿病室分别为 20～22℃，55％～65％；儿童病室分别为 18～20℃，50％～60％较为适宜。室内应有温、湿度计，并根据需要进行调节；③照明与噪音：为了便于观察与护理患儿，病室要有夜间照明设备。病情稳定的婴幼儿及年长儿夜间室内光线应稍暗，否则影响睡眠。病房应保持安静，注意减少家具及不适宜的玩具所产生的噪音，工作人员应低声悄语，并尽量减少患儿的哭声，以免引起其他患儿不安。

7. 答：①环境管理　病房环境要适合儿童生理、心理特点，室内温、湿度依患儿年龄大小而定；②生活管理　患儿的饮食不仅需要符合疾病治疗的需要，也要满足其生长发育的要求；③安全管理　儿童病房安全管理的范围广泛，内容繁杂。无论设施、设备还是日常护理的操作，都要考虑患儿的安全问题，防止跌伤、烫伤、防止误饮误服。病房中的消防、照明器材应专人管理，安全出口要保持畅通；④感染控制　严格执行清洁、消毒、隔离、探视和陪伴制度。加强健康教育，提高患儿自我保护意识。

8. 答：6个月以内的婴儿，如生理需要获得满足，一般比较平静，较少哭闹。6个月后婴儿开始认生，对母亲或抚育者的依恋性越来越强。对住院的主要反应是分离性焦虑，即婴儿与其父母或最亲密的人分开所表现出来的行为特征，可有哭闹不止，寻找父母、避开和拒绝陌生人，亦可有抑郁、退缩等表现。

9. 答：分离性焦虑可分为三个阶段：①反抗阶段：儿童对父母的分离表现出侵略性、攻击性的反应；②绝望阶段：儿童感到没有找到父母的希望，停止哭泣，但明显表现出抑郁、悲伤、沮丧、无活力；③超然或否认阶段：若长期与父母分离儿童表面上会表现出最终适应了这种分离，对周围的一切开始有较大的兴趣，表现得很愉快，与陌生人接触，与其他人一起游戏，而且形成新的人际关系。但是，值得注意的是，这种行为是一种无可奈何接受或忍受与父母分离的结果，而不是获得满足的表现。住院儿童较少出现超然或否认的行为，但反抗行为却非常常见，这是儿童与亲人分离时的正常反应，也表示了儿童与亲人有密切的关系。护理人员应正确认识儿童分离焦虑各阶段的表现及其对住院患儿的影响，从而采取有效措施减少焦虑的程度，避免对儿童造成伤害。同时，学龄儿童和青少年也需要父母的指导和与父母在一起的安全感。

10. 答：儿童临终关怀是指一种照护方案，为濒死的患儿及家长提供缓和性和支持性照顾，以及患儿死后对家长的心理辅导。

11. 答：可分为5期。第1期极度痛苦期，父母得知患儿死亡时，感到异常悲伤；第2期全心贯注期，父母凝视着已故的患儿，心情茫然；第3期内疚期，父母感到对患儿疾病的治疗未竭尽全力，有负罪感；第4期敌对反应期，部分父母可能会责怪医护人员，会臆想患儿的死亡与医护人员的治疗与护理不当有关；第5期丧失理智期，部分父母可能会做出不理智的举动（哭、叫、与医护人员吵闹等）。医护人员应容忍和谅解。

12. 答：为儿童进行体格检查时，需做到①环境舒适；②态度和蔼；③顺序灵活；④技术熟练；⑤保护和尊重儿童。

13. 答：儿童体格检查时应注意：①为取得患儿合作，对婴幼儿在开始检查前应先与其交谈，或用玩具、听诊器等与之游戏，以解除恐惧心理及紧张情绪，或以表扬的语言鼓励患儿，使之勇于接受检查；②根据患儿年龄采取适当的检查体位，婴幼儿可让家长抱坐着检查，或直抱儿童伏在家长肩上，从其背后进行检查；③检查中应减少不良刺激，手和用具要温暖，手法轻柔，动作快速。对于较大儿童应注意保护其隐私，不要过多地暴露身体；④应注意隔离保护，检查前应洗手，必要时戴口罩。避免暴露检查部位过久，以免着凉。注意预防意外，离开前要拉好床栏，检查有无用具遗留在患儿床上；⑤检查顺序应视儿童病情、当时情绪而灵活掌握。易受哭闹影响的项目如测呼吸、脉搏、心脏听诊、腹部触诊等先检查，而皮肤、淋巴结、骨骼等项目不易受哭闹影响可随时检查。检查咽部、眼部时对儿童刺激较大，应放在最后检查。

14. 答：沟通是人与人之间信息传递的过程，是人类与生俱来的本能，是构成人际关系的基础。

15. 答：与儿童进行沟通时，护士应注意避免突然接近患儿，以及避免目光持续接触儿童，使其感到有威胁感。交谈时可通过娃娃等玩具作为媒介，帮助沟通。护士语言要清楚、明确，使用较简短的语句，语速稍慢。对儿童要诚实。年龄较大的患儿可补充叙述有关病情的细节，但应注意其记忆及表达的准确性。此外，当病情危急时可先重点询问现病史，边体格检查边询问，以便及时进行抢救。待病情稳定后再仔细了解全面病史。

16. 答：评估婴儿的疼痛时应注意从面部表情、哭的声音、身体动作、兴奋性、吸吮活动和对周围人的反应等多方面进行测评。较大儿童和青少年可用以下介绍的几种工具对疼痛进行评估：①面部表情疼痛测量图；②数字式疼痛评估工具；③描述式疼痛评估工具。此外，护士还可根据儿童的知识水平，用游戏等方法测评疼痛的程度，如用不同颜色，不同数字的扑克牌代表疼痛的严重程度。

17. 答：新生儿能够感觉疼痛，并且长时间、强程度的疼痛刺激会对儿童今后的成长发展造成影响。6 个月以前的婴儿对疼痛刺激的反应表现为大声哭泣，身体僵直或扭动的全身性动作，也可在刺激的部位有局部的反射性退缩，面部有疼痛的表情，皱眉、紧闭双眼、嘴巴张开成方型等。6 个月以后婴儿疼痛时除哭泣外，更多表现为身体局部的退缩，以及身体的抵抗动作，如在受到疼痛刺激后推开刺激物。面部出现疼痛时表情愤怒，眼睛睁开。

18. 答：按照步骤的英文单词头一个字母排列依次为 ABCDE：

A. 询问及评估：询问患儿及家长，进行疼痛的系统化评估

B. 相信：相信家长及患儿对疾病的陈述及对治疗的反应

C. 选择：选择合适的疼痛控制方法

D. 给予：及时给予减轻疼痛的方法

E. 鼓舞及促进：鼓舞患儿及家长的意志，使他们在治疗中有最大的自主权

19. 答：①按体重计算：是最基本的计算方法，在临床广泛应用。

每日（次）剂量＝患儿体重（kg）×每日（次）每千克体重所需药量。患儿体重应按实际测得值为准。若计算结果超出成人剂量，则以成人量为限。

②按体表面积计算：每日（次）剂量＝患儿体表面积（m^2）×每日（次）每平方米体表面积所需药量。儿童体表面积可按下列公式计算：

体重≤30kg 儿童体表面积（m^2）＝体重（kg）×0.035＋0.1

体重＞30kg 儿童体表面积（m^2）＝［体重（kg）－30］×0.02＋1.05

③按年龄计算：方法简单易行，用于剂量幅度大、不需十分精确的药物，如营养类药物。

④从成人剂量折算：仅用于未提供儿童剂量的药物，所得剂量一般偏小，故不常用。

儿童剂量＝成人剂量×儿童体重（kg）/50。

20. 答：一般依据损失体液占体重的百分比来表示：轻度脱水：失水量为体重的5%以下；中度脱水：失水量为体重的5%～10%；重度脱水：失水量为体重的10%以上。

21. 答：水和电解质成比例地丢失，血清钠130～150mmol/L，脱水后体液仍呈等渗状态。

22. 答：血清钠＜130mmol/L，脱水后体液呈低渗状态。临床特点为：脱水症状较严重，较早发生休克；肾血流不足，肾功能不良；严重低钠者可有脑细胞水肿，出现嗜睡、惊厥或昏迷。

23. 答：血清钠＞150mmol/L，脱水后细胞外液呈高渗状态，临床特点为：患儿口渴明显；尿量锐减；机体产生脱水热；出现神经系统兴奋现象；脱水征不明显。

24. 答：正常血清钾浓度为3.5～5.5mmol/L，当血清钾浓度低于3.5mmol/L时为低钾血症。临床表现为：神经肌肉兴奋性降低。表现为肌无力、腱反射消失、肠麻痹等；心血管表现为心音低钝、心动过速、心衰或猝死；肾脏损害，出现烦渴、多饮、多尿、夜尿等。

25. 答：约束法的目的是避免神志不清或躁动的患儿挣扎活动和碰伤肢体，以利于诊疗操作的顺利进行。约束法的注意事项有：①正确使用各种约束法，并使患儿舒适；②应定时检查皮肤有无损伤和循环障碍；③应定时松解，按摩局部，促进血液循环；④及时检查约束效果，发现不当及时处理；⑤遇到探视时，护士应向家属讲明约束的目的，使其理解，并配合护理工作，而不要擅自松解约束带，影响治疗。

26. 答：婴儿沐浴的目的是使患儿清洁舒适；促进血液循环，帮助皮肤排泄和散热；活动肌肉和机体；观察全身情况，尤其是皮肤情况。婴儿沐浴的注意事项：①减少暴露，避免受凉；②头皮有皮脂结痂时，可涂液状石蜡或花生油浸润，待次日轻轻梳出结痂后，再清洗之。切不可用力剥除，以防出血；③口唇干裂者可涂液状石蜡，有口腔炎症者可根据医嘱分别给予处理；④面部禁用肥皂；⑤注意观察全身及皮肤情况，如发现异常应及时报告医生。

27. 答：①保证就诊秩序有条不紊；②密切观察病情；③预防院内感染；④杜绝差错事故；⑤提供健康教育。

28. 答：①幼儿对住院的反应具体表现为3各阶段：反抗；失望；否认；②护理要点：鼓励父母陪伴及照顾患儿，尽量固定护士对患儿进行全面的、连续的护理。以患儿能够理解的语言讲解医院的环境、生活安排，了解患儿表达需要和要求的特殊方式，尽可能保持患儿住院前的生活习惯，尤其是睡眠、进食等。允许患儿表达自己的情绪，接受其退化行为，并向其父母做适当的解释。允许患儿留下心爱的玩具、物品和一些能引起回忆的东西。运用语言与非语言的沟通技巧，多与患儿交谈，以保持患儿语言能力的发展，达到互相理解。提供与患儿发育相适宜的活动机会，创造条件鼓励其表达自主性。

七、案例分析题

1.（1）ABCE　（2）ABCDE　（3）ABCDF　（4）DE　（5）ABDE　（6）AC
（7）A　（8）ABCDE　（9）BD

2.（1）B　（2）ABDEF　（3）C　（4）ABCEF　（5）BCDE
（6）ABCEG　（7）C

3.（1）B　（2）AC　（3）ABCDEF　（4）BCDE　（5）ABCDEFG

（吴双敏）

第六章　新生儿及新生儿疾病患儿的护理

【知识精要】

一、新生儿分类

1. 根据胎龄分

足月儿、早产儿、过期产儿。

2. 根据出生体重分

正常出生体重儿、低出生体重儿、巨大儿。

3. 根据出生体重和胎龄的关系分

适于胎龄儿、小于胎龄儿、大于胎龄儿。

4. 高危儿

指已发生或有可能发生危重情况而需要密切观察的新生儿。

二、正常足月儿和早产儿的特点及护理

1. 正常足月儿特点及护理

（1）外观特点：体重＞2 500g，身长＞47cm，哭声响亮，肌肉有一定张力，四肢屈曲，皮肤红润，胎毛少，耳壳软骨发育好，指、趾甲达到或超过指、趾端，乳晕清楚，乳头突起，乳房可扪到结节，整个足底有较深的足纹，男婴睾丸下降，女婴大阴唇覆盖小阴唇。

（2）护理措施：保持呼吸道通畅、维持体温稳定、预防感染、合理喂养、确保安全、健康指导。

2. 早产儿特点及护理

（1）外观特点：体重＜2 500g 以下，身长＜47cm，哭声轻，颈肌软弱，四肢肌张力低下，皮肤红嫩，胎毛多，耳壳软，指、趾甲未达指、趾端，乳晕不清，足底纹少，男婴睾丸未降或未完全下降，女婴大阴唇不能盖住小阴唇。

（2）护理措施：维持体温稳定、合理喂养、维持有效呼吸、密切观察病情、预防感染、健康教育、为早产儿提供发展性照顾。

三、小于胎龄儿及大于胎龄儿的护理

1. 小于胎龄儿及其护理

（1）又称宫内生长迟缓儿或小样儿，是指出生体重低于同胎龄儿平均体重的第 10 百分位数，或低于同胎龄儿平均体重的 2 个标准差的新生儿。包括早产小样儿、足月小样儿、过期小样儿。小于胎龄儿临床表现有匀称型和非匀称型，易并发围生期窒息、胎

粪吸入综合征、红细胞增多症等。

（2）护理措施：积极复苏、密切观察呼吸情况、维持体温稳定、维持血糖稳定、促进亲子关系建立。

2. 大于胎龄儿及其护理

（1）大于胎龄儿是指出生体重大于同胎龄儿平均体重的第 90 百分位数，或高于同胎龄儿平均体重的 2 个标准差的新生儿。凡出生体重＞4 000g 者称为巨大儿，有生理性和病理性之分。

（2）护理措施：维持呼吸功能，应密切观察呼吸情况，必要时应予吸氧；喂养，尽早开奶，及时提供所需营养，防止低血糖；健康指导，鼓励父母精心、温和的照顾。

四、新生儿重症监护及气道护理

1. 新生儿重症监护

新生儿重症监护室是治疗新生儿危重疾病的集中病室，是为了对高危新生儿进行病情的连续监护和及时有效的抢救治疗及护理而建立的，其目的是减少新生儿病死率，促进新生儿的生长发育。

（1）监护对象：需要进行呼吸管理的新生儿；需要急救的新生儿；胎龄＜30 周、生后 48h 内或胎龄＜28 周、出生体重＜1 500g 的所有新生儿；大手术后，尤其是术后 24h 内的患儿；严重器官功能衰竭及需要全胃肠外营养、换血者。

（2）监护内容：心脏监护、呼吸监护、血压监护、体温监护、经皮血气监护、微量血液生化监测、影像学检查。

2. 气道护理

对新生儿加强气道护理的目的在于改善机体氧供，保证生理需要的通气量，减少交叉感染，促进患儿康复。

（1）环境要求：温度 22～24℃，相对湿度 55％～65％。

（2）体位：仰卧，头部应稍后仰。

（3）胸部物理治疗：翻身，每 2h 一次；拍击胸背，采用半握空拳法或使用拍击器从外周向肺门轮流反复拍击，使气道内的分泌物松动。

（4）气道吸痰：鼻咽部吸引可保持气道通畅，刺激产生反射性咳嗽，有利排痰。气管插管内吸引适用于有气管插管和气管切开者。

五、新生儿窒息

1. 概述

新生儿窒息是胎儿因缺氧发生宫内窘迫或娩出过程中引起呼吸、循环障碍，以致生后 1min 内无自主呼吸或未能建立规律性呼吸，导致低氧血症和混合性酸中毒。本病是新生儿伤残和死亡的重要原因之一。凡能造成胎儿或新生儿缺氧的因素均可引起窒息。

2. 临床特点

（1）主要症状：

1）Apgar 评分：是简易的判断窒息程度的方法，评估内容包括心率、呼吸、对刺激的反应、肌张力和皮肤颜色等 5 项；每项 0～2 分，共 10 分，8～10 分为正常，4～7 分为轻度窒息，0～3 分为重度窒息。

2）各器官系统受损的表现：①心血管系统，严重者出现心源性休克和心衰；②呼吸系统，发生羊水或胎粪吸入综合征、肺出血和持续肺动脉高压等；③泌尿系统，出现尿少、蛋白尿、血尿、血尿素氮及肌酐增高等；④中枢神经系统，主要是缺氧缺血性脑病和颅内出血；⑤代谢方面，常见低血糖、电解质紊乱（如低钠血症和低钙血症等）；⑥消化系统，伴有应激性溃疡和坏死性小肠结肠炎等。

（2）主要辅助检查：血气分析可显示呼吸性酸中毒或代谢性酸中毒。

3. 治疗要点

预防或积极治疗孕母疾病；早期预测做好准备工作；及时复苏，遵循复苏方案；复苏后处理包括评估和监测各项生命体征及各系统症状。

4. 主要护理措施

（1）复苏基本程序：严格按照评估－决策－措施步骤进行。评估主要基于 3 个体征：呼吸、心率、氧饱和度，其中心率对于决定是否进入下一步是最重要的。

（2）步骤：

1）快速评估：四项指标：足月吗？羊水清吗？有哭声或呼吸吗？肌张力好吗？四项若有一项为否则进行以下初步复苏。

2）初步复苏：①保暖；②体位，头轻度仰伸位；③吸引，先口腔后鼻咽；④擦干；⑤刺激。

3）正压通气：建立充分的正压通气是新生儿复苏成功的关键。

4）喉镜下经口气管插管：根据气管插管的指征进行插管，插管完成后要确定是在正确的位置。

5）喉罩气道：用于正压通气的气道装置。

6）胸外按压：采用拇指法或双指法。胸外按压与正压通气的比例应为 3∶1，即 2s 内 3 次胸外按压加 1 次正压通气。

7）药物：肾上腺素、扩容剂，不推荐使用碳酸氢钠，可采用脐静脉插管的方法。

（3）复苏后监护：监护主要内容为体温、呼吸、心率、血压、尿量、肤色和窒息所导致的神经系统症状；注意酸碱失衡、电解质紊乱、大小便异常、感染和喂养等问题。认真观察并做好相关记录。

六、新生儿缺氧缺血性脑病

1. 概述

新生儿缺氧缺血性脑病是由于各种围生期因素引起的缺氧和脑血流减少或暂停而导致胎儿和新生儿的脑损伤，是新生儿窒息后的严重并发症，病情重，病死率高，少数幸存者可产生永久性神经功能缺陷，如智力障碍、癫痫、脑性瘫痪等。

2. 临床特点

主要症状：主要表现为意识改变及肌张力变化，严重者可伴有脑干功能障碍。根据病情不同分三度：轻、中、重度。

(1) 轻度：主要表现为兴奋、激惹，肢体及下颏可出现颤动，吸吮反射正常，拥抱反射活跃，肌张力正常，呼吸平稳，前囟平，一般不出现惊厥。

(2) 中度：表现为嗜睡、反应迟钝，肌张力减低，肢体自发动作减少，可出现惊厥。前囟张力正常或稍高，拥抱反射和吸吮反射减弱，瞳孔缩小，对光反应迟钝。

(3) 重度：意识不清，常处于昏迷状态，肌张力低下，肢体自发动作消失，惊厥频繁，反复呼吸暂停，前囟张力高，拥抱反射、吸吮反射消失，瞳孔不等大或放大，对光反应差，心率减慢。

3. 治疗要点

支持疗法、控制惊厥、治疗脑水肿、亚低温治疗。

4. 主要护理措施

(1) 给氧：及时清除呼吸道分泌物，保持呼吸道通畅，遵医嘱给予合适的给氧方式。

(2) 病情观察：严密监护患儿的呼吸、血压、心率、血氧饱和度等，注意观察患儿的神志、瞳孔、前囟张力及抽搐等症状，观察药物反应。

(3) 亚低温治疗的护理：

1) 降温：亚低温治疗时采用循环水冷却法进行选择性头部降温，脑温下降至 34℃的时间应控制在 30～90min。

2) 维持：亚低温治疗的同时必须注意保暖，但也要保证亚低温的温度要求。给予患儿持续的肛温监测，维持体温在 35.5℃左右。

3) 复温：亚低温治疗结束后，必须给予复温。复温宜缓慢，体温上升速度不高于 0.5℃/h，同时行肛温监测。

4) 监测：在进行亚低温治疗的过程中，给予持续的动态心电监护、肛温监测、SPO_2 监测、呼吸监测及每小时测量血压，同时观察患儿的面色、精神反应、末梢循环情况，总结 24h 的出入液量，并作好详细记录。

(4) 健康指导：早期给予患儿动作训练和感知刺激可促进脑功能的恢复。争取取得患儿父母的理解，坚持定期随访。

七、新生儿颅内出血

1. 概述

新生儿颅内出血主要因缺氧或产伤引起，早产儿发病率较高，是新生儿早期的重要疾病与死亡原因。

2. 临床特点

(1) 常见症状：

1) 意识形态改变：如激惹、过度兴奋或表情淡漠等。

2) 眼症状：如凝视、斜视、眼球上转困难等。

3) 颅内压增高表现：如脑性尖叫、前囟隆起、惊厥等。

4) 呼吸改变：呼吸增快、减慢或不规则等。

5）肌张力改变：早期增高以后降低。

6）瞳孔：不对称、对光反应差等。

（2）主要辅助检查：脑脊液检查、影像学检查、CT 和 B 超等有助于诊断和判断预后。

3. 治疗要点

止血、镇静、止痉、降低颅内压、应用脑代谢激活剂、行外科处理。

4. 主要护理措施

（1）病情观察：严密观察生命体征、神志、瞳孔变化，观察有无惊厥的发生。保持绝对静卧，抬高头部，减少噪声及刺激。

（2）合理用氧：根据医嘱，评估缺氧程度给予氧疗。

（3）维持体温稳定：监测体温，体温过低或过高时采取相应的升温或降温措施。

（4）健康指导：解答患儿父母的疑问，减轻其紧张情绪，鼓励坚持治疗和随访。指导患儿父母进行功能训练的内容。

八、新生儿肺透明膜病

1. 概述

新生儿肺透明膜病，又称新生儿呼吸窘迫综合征。多见于早产儿，由于缺乏肺表面活性物质所致，是新生儿期重要的呼吸系统疾病。

2. 临床特点

（1）主要症状：在生后 2～6h 内出现呼吸困难，呈进行性加重，皮肤青紫，呼气性呻吟，呼吸浅表、节律不整，吸气时胸廓凹陷，出现鼻翼扇动，发生呼吸暂停甚至呼吸衰竭，肌张力低下。听诊两肺呼吸音降低，生后 2～3d 病情严重，72h 后明显好转。

（2）主要辅助检查：血气分析示 PaO_2 下降，$PaCO_2$ 升高，pH 值降低。X 线检查两肺野透明度降低，出现支气管充气征，重者呈“白肺”。胃液振荡试验阳性者可排除本病。

3. 治疗要点

纠正缺氧、表面活性物质替代治疗、维持酸碱平衡、支持治疗。

4. 主要护理措施

（1）保持呼吸道通畅：取仰卧位，头稍后仰，及时清除口、鼻、咽部分泌物，分泌物黏稠时可给予雾化吸入后吸痰。

（2）供氧：根据医嘱选择合适的用氧方式，使 PaO_2 维持在 50～70mmHg（6.67～9.3kPa），SPO_2 维持在 85％～95％，避免氧中毒。

（3）保暖：环境温度维持在 22～24℃，湿度在 55％～65％，置温箱内或开放式辐射台保暖，维持肤温在 36～36.5℃。

（4）喂养：保证营养供给，不会或不能吸吮、吞咽者可用鼻饲法或静脉补充营养。

（5）预防感染：实施保护性隔离，避免院内感染。

（6）健康指导：让患儿父母了解治疗过程和进展，教会他们居家照顾的相关知识。

九、胎粪吸入综合征

1. 概述

胎粪吸入综合征是指胎儿在宫内或娩出过程中吸入被胎粪污染的羊水，导致呼吸道和肺泡机械性阻塞和化学性炎症，由于胎儿缺氧，出生后常伴缺氧缺血性脑病、颅内出血等多系统损害。足月儿和过期产儿多见。

2. 临床特点

主要症状：羊水吸入较少者出生时可无症状或症状较轻；胎粪大量吸入者可致死胎或生后不久死亡。多数患儿在生后数小时出现呼吸急促（呼吸频率＞60 次/min)、呼吸困难、鼻翼扇动、呻吟、三凹征、胸廓饱满、发绀。如临床症状突然恶化则应怀疑气胸的发生。严重胎粪吸入和急性缺氧患儿常有中枢神经系统症状以及红细胞增多症、低血糖、低钙血症和肺出血等表现。

3. 治疗要点

尽快清除吸入物、保持呼吸道通畅、给氧、保暖、对症处理。

4. 主要护理措施

(1) 保持呼吸道通畅：保持合适的体位，及时有效清除吸入物。

(2) 合理用氧：根据医嘱选择与病情相适应的用氧方式，改善呼吸功能。

(3) 保暖和喂养：监测体温，适度保暖，维持正常体温。根据体重供给足够的能量。

(4) 病情观察：如患儿出现烦躁不安、心率加快、呼吸急促、肝脏在短时间内迅速增大时，提示可能合并心力衰竭，应立即遵医嘱给予吸氧，注射强心、利尿药物，控制补液量和速度；如患儿突然出现气促、呼吸困难、青紫加重时，有合并气胸或纵隔气肿的可能，应立即做好胸腔穿刺和闭式引流准备。

(5) 健康指导：向患儿父母讲述疾病的有关知识和护理要点，及时让家长了解患儿的病情，缓解焦虑情绪。

十、新生儿感染性疾病

1. 感染性肺炎

(1) 概述：新生儿感染性肺炎是新生儿常见疾病，是新生儿死亡的重要原因之一。病原体的侵入可发生在出生前、出生时及出生后。细菌、病毒、衣原体等都可引起新生儿感染性肺炎。

(2) 临床特点：

1) 主要症状：反应差、哭声弱、拒奶、口吐白沫、呼吸浅促、发绀、呼吸不规则、体温不稳定，病情严重者出现点头样呼吸或呼吸暂停。肺部体征不明显，有的表现为双肺呼吸音粗。金黄色葡萄球菌肺炎易并发气胸、脓胸、脓气胸等，病情常较严重。

2) 主要辅助检查：血液检查细菌感染者白细胞总数升高，病毒感染者白细胞总数多降低；X 线检查胸片可显示肺纹理增粗，有点、片状阴影；取血液、痰液等做病原学检查。

(3) 治疗要点：控制感染、保持呼吸道通畅、注意保暖、合理喂养和氧疗。

（4）主要护理措施：

1）保持呼吸道通畅：及时有效清除呼吸道分泌物，定时翻身、拍背、体位引流。

2）合理用氧，改善呼吸功能：根据病情和血氧监测情况采用鼻导管、面罩等方法给氧，维持 PaO_2 在 60～80mmHg。

3）维持体温正常：监测体温，体温过高时予降温，体温过低时予保暖。

4）供给足够的能量及水分：少量多餐，喂奶时防止窒息。重者予以鼻饲或由静脉补充营养。

5）密切观察病情：观察患儿的反应、呼吸、心率等的变化，做好急救准备。

2. 新生儿败血症

（1）概述：新生儿败血症指细菌侵入血循环并生长繁殖、产生毒素而造成的全身感染。新生儿败血症感染可以发生在产前、产时或产后。病原菌多以葡萄球菌、大肠杆菌为主。新生儿免疫系统功能不完善，细菌一旦侵入易致全身感染。

（2）临床特点：

1）主要症状：早期表现为精神欠佳、食欲不振、哭声弱、体温异常等，转而发展为精神萎靡、嗜睡、不吃、不哭、不动，面色欠红润，出现病理性黄疸，呼吸异常等。少数严重者很快发展循环衰竭、呼吸衰竭、DIC 等。

2）主要辅助检查：外周血检测，血培养，直接涂片找细菌，病原菌抗体检测等。

（3）治疗要点：

1）选用合适的抗菌药物：早期、联合、足量、静脉应用抗生素。

2）对症、支持治疗：保暖、供氧、纠正酸中毒及电解质紊乱，及时处理局部病灶，保证能量及水的供给，必要时输注新鲜血、粒细胞、血小板等，早产儿可静脉滴注免疫球蛋白。

（4）主要护理措施：

1）维持体温稳定：当体温低或体温不升时，及时予保暖措施；当体温过高时，予物理降温及多喂开水，一般不予降温药物。

2）保证抗菌药物有效进入体内，注意药物毒副作用。

3）及时处理局部病灶：如脐炎、脓疱疮等，促进皮肤早日愈合，防止感染继续蔓延扩散。

4）保证营养供给：除经口喂养外，根据医嘱给予静脉内营养。

5）观察病情：加强巡视，如患儿出现面色青灰、呕吐、脑性尖叫等提示有脑膜炎的可能；如患儿面色青灰、皮肤发花、四肢冰凉、脉搏细弱等考虑感染性休克的可能，应立即与医生联系，积极处理。

6）健康指导：指导患儿父母正确喂养和护理患儿，保持皮肤的清洁。

3. 新生儿破伤风

（1）概述：新生儿破伤风是因破伤风梭状杆菌经脐部侵入引起的一种急性严重感染，常在生后七天左右发病。

（2）临床特点：主要症状：潜伏期大多为4～8d（3～14d），发病越早，发作期越短、预后越差。口张不大，吸吮困难，随后牙关紧闭，面肌痉挛，出现苦笑面容；双拳紧握、上肢过度屈曲、下肢伸直，呈角弓反张。强直性痉挛阵发性发作，间歇期肌强直持续存在，轻微刺激即可引起痉挛发作。

（3）治疗要点：中和毒素、控制痉挛、控制感染、保证营养、对症治疗。

（4）主要护理措施：

1）控制痉挛，保持呼吸道通畅：遵医嘱注射破伤风抗毒素（用前须做皮试）、镇静剂等；建立静脉通路；患儿应单独安置、专人看护，病室要求避光、隔音；根据医嘱评估患儿病情给氧；保持呼吸道通畅，密切观察病情变化。

2）脐部护理：用消毒剪刀剪去残留脐带的远端并重新结扎，近端用3%过氧化氢清洗后涂以碘酒，保持脐部清洁、干燥；遵医嘱用破伤风抗毒素做脐周封闭，以中和未进入血流的游离毒素。

3）保证营养能量的供给：早期予静脉营养，病情允许情况下，给予鼻饲喂养，再过渡到奶瓶喂养以训练患儿吸吮及吞咽。

4）防止继发感染和损伤：口腔和皮肤是两处易继发感染的部位，做好护理。

5）健康指导：对患儿父母讲授有关育儿知识，指导做好脐部护理。

4. 新生儿梅毒

（1）概述：新生儿梅毒又称先天性梅毒、胎传梅毒，是梅毒螺旋体由母体经胎盘进入胎儿血液循环所致的感染。受累胎儿约50%发生早产、流产、死胎或死产。

（2）临床特点：

1）主要症状：①一般症状：发育差、营养差，皮肤萎缩貌似老人，低热、黄疸、贫血、低血糖、哭声嘶哑、易激惹等；②皮肤黏膜损害：表现为全身散在斑丘疹、梅毒性大疱疮，最常见于口周、鼻翼和肛周，皮损数月后呈放射状裂痕；③骨损害：发生于生后数周，因剧痛而形成“假瘫”，X线可见对称性长骨骨骺端横行透亮带；④肝、脾、全身淋巴结肿大：滑车上淋巴结肿大有诊断价值；⑤中枢神经系统症状：多在生后3～6月时出现急性化脓性脑膜炎样症状，脑脊液中细胞数增加以淋巴为主，糖正常。

2）主要辅助检查：出生时胎盘大而苍白是宫内感染的指征。性病研究实验室试验可作为筛查试验，荧光螺旋体抗体吸附试验则有助于确诊。

（3）治疗要点：强调早期诊断、及时治疗、防止发展至晚期；抗梅毒治疗首选青霉素，青霉素过敏者可用红霉素。

（4）主要护理措施：

1）消毒隔离：治疗护理时不要碰破皮疹处的皮肤，患儿用过的衣被等物品要经过消毒处理才能进行清洗，用过的一次性物品要集中焚烧处理，其他的物品要做好终末消毒。护士要做好自我保护性隔离，操作时戴手套，操作前后进行手的消毒。防止交叉感染。

2）皮肤护理：皮肤护理至关重要，在所有斑丘疹处涂红霉素软膏，之后用单层纱布覆盖创面，每天换药1次，保持全身皮肤清洁干燥，防止皮肤感染。

3）梅毒假性麻痹护理：90%的患儿有不同程度的骨损害，出现梅毒假性麻痹。在治疗护理操作时动作轻柔，不采取强行体位，尽量减轻患儿的疼痛和不必要的刺激。

4）健康指导：对患儿父母进行有关本病的健康教育，解除其思想顾虑，配合治疗。

指导定期复查，进行追踪观察血清学试验，以保证患儿得到正确的、全程的、彻底的治疗。经治疗患儿全身症状好转，皮肤斑丘疹完全消失，体检后予以接种乙肝疫苗和卡介苗。

十一、新生儿黄疸

1. 概述

新生儿黄疸是胆红素（大部分为未结合胆红素）在体内积聚而引起，有生理性和病理性之分；重者可致中枢神经系统受损，产生胆红素脑病，引起严重后遗症或死亡。由于新生儿摄取、结合、排泄胆红素的能力仅为成人的1%～2%，因此极易出现黄疸。新生儿黄疸的分类为：

（1）生理性黄疸：约50%～60%的足月儿和＞80%的早产儿于生后2～3d内出现黄疸，4～5d达高峰，足月儿在2周内消退，早产儿可延长至3～4周。

（2）病理性黄疸的特点：

1）黄疸在出生后24h内出现。

2）黄疸程度重，血清胆红素＞205.2～256.5μmol/L（12～15mg/dl），或每日上升超过85μmol/L（5mg/dl）。

3）黄疸持续时间长（足月儿＞2周，早产儿＞4周）。

4）黄疸退而复现。

5）血清结合胆红素＞26μmol/L（1.5mg/dl）。

引起病理性黄疸的原因分为感染性原因，如婴儿肝炎、新生儿败血症等；非感染性的原因，如新生儿溶血症、胆道闭锁等。

2. 新生儿溶血病

新生儿溶血病是指母婴血型不合，母血中血型抗体通过胎盘进入胎儿循环，发生同种免疫反应导致胎儿、新生儿红细胞破坏而引起的溶血。有ABO血型不合和Rh血型不合，但以前者最多见。

（1）临床特点：黄疸、贫血、肝脾肿大、胆红素脑病（核黄疸）。

（2）主要辅助检查：血型检测可见母子血型不合；红细胞、血红蛋白降低及网织红细胞、有核红细胞增多；血清胆红素增高，溶血三项试验阳性。

（3）治疗要点：产前治疗，可采用孕妇血浆置换术、宫内输血；新生儿治疗，包括换血疗法、光照疗法、纠正贫血及对症治疗（可输血浆、白蛋白，纠正酸中毒、缺氧，加强保暖，避免快速输入高渗性药物）。

3. 护理措施

（1）密切观察病情：注意皮肤黏膜、巩膜的色泽，神经系统的表现，观察大小便次数、量及性质，及时通知医生，采取相应处理措施。

（2）喂养：黄疸期间常表现为吸吮无力、纳差，应耐心喂养，按需调整喂养方式，保证奶量摄入。

(3) 针对病因的护理：遵医嘱实施光照疗法、给予白蛋白和酶诱导剂、换血疗法等，做好相应护理。

(4) 健康指导：使患儿父母了解病情，取得他们的配合。

十二、新生儿寒冷损伤综合征

1. 概述

新生儿寒冷损伤综合征简称新生儿冷伤，主要由受寒引起，其临床特征是低体温和多器官功能损伤，严重者出现皮肤和皮下脂肪变硬和水肿，此时又称新生儿硬肿症。

2. 临床特点

主要症状：本病多发生在冬、春寒冷季节，以出生 3d 内的新生儿或早产儿多见。发病初期表现体温降低、吸吮差或拒乳、哭声弱等症状；病情加重时发生硬肿和多器官损害体征。根据临床表现把病情可分为轻、中、重 3 度。

3. 治疗要点

复温、支持疗法、合理用药。

4. 主要护理措施

(1) 复温：①若硬肿症患儿肛温＞30℃，将患儿置于已预热至中性温度的暖箱中，一般使患儿在 6～12h 内恢复正常体温；②当硬肿症患儿肛温＜30℃时，将患儿置于箱温比肛温高 1～2℃的暖箱中进行保暖。每小时提高箱温 1～1.5℃，但箱温最高不超过 34℃，使患儿在 12～24h 内恢复正常体温；③如无上述条件者，可采用温水浴、热水袋、电热毯或母亲怀抱等方式复温，但要防止烫伤。

(2) 合理喂养：能吸吮者可经口喂养；吸吮无力者用滴管、鼻饲或静脉营养保证能量供给。

(3) 保证液体供给，严格控制补液速度：遵医嘱根据病情加以调节，以防止输液速度过快引起心衰和肺出血。

(4) 预防感染：加强皮肤护理，经常更换体位，防止体位性水肿和坠积性肺炎，减少肌内注射，防止皮肤破损而感染。

(5) 病情观察：观察体温、脉搏、呼吸、硬肿范围及程度、尿量、有无出血症状等，及时通知医生，准备好抢救药物和设备。

(6) 健康指导：介绍有关硬肿症的疾病知识，指导患儿父母加强护理，注意保暖。

十三、新生儿坏死性小肠结肠炎

1. 概述

新生儿坏死性小肠结肠炎是围生期的多种致病因素导致的肠道疾病，多在出生后 2 周内发病，严重威胁新生儿的生命。临床上以腹胀、呕吐、便血为主要表现，腹部 X 线平片以肠道充气、肠壁囊样积气为特点。肠道缺血和缺氧、喂养、感染等因素都可引起本病。

2. 临床特点

（1）主要症状：多见于早产儿和小于胎龄儿，于生后 4～10d 发病，早期出现反应差、拒食、呕吐、腹胀、腹泻和便血等表现。轻症仅有中度腹胀，大便 2～3 次/日，稀薄，颜色深或带血，隐血试验阳性。重症腹胀明显，可见肠型，大便如果酱样或柏油样，或带鲜血有腥臭味。若病情急剧恶化，患儿有面色苍白、四肢发凉、体温不升、黄疸加深、呼吸不规则、心率减慢、代谢性酸中毒等症状，甚至出现肠穿孔、腹膜炎、休克、DIC 等。

（2）主要辅助检查：X 线显示肠道充气，有多个液平面，具有特征性的肠壁囊样积气。肠穿孔时可见膈下游离气体形成气腹。

3. 治疗要点

禁食、静脉供给液体和高营养液、根据细菌培养和药敏试验选择抗生素、合并休克或 DIC 时给予相应治疗。经内科治疗无效，有肠穿孔、腹膜炎、明显肠梗阻时，行手术治疗。

4. 主要护理措施

（1）监测体温：根据体温情况给予相应的物理降温或药物降温。

（2）减轻腹胀、腹痛，控制腹泻：禁食，肠胀气者行胃肠减压，观察并记录腹胀、引流物、呕吐物情况，做好口腔护理。

（3）病情观察：当患儿表现血压下降、末梢循环衰竭等中毒性休克症状时，立即通知医生组织抢救，迅速补充有效循环量，改善微循环，纠正脱水、电解质紊乱及酸中毒，补充能量及营养；观察、记录大便的次数、性质、颜色及量，及时、正确留取大便标本送检，做好臀部皮肤的护理。

（4）补充液体，维持营养：当腹胀消失、大便潜血转阴后逐渐恢复饮食，在调整饮食期间继续观察腹胀及大便情况，发现异常立即与医生取得联系。建立静脉通路，控制滴注速度；准确记录 24h 出入液量。

（5）健康指导：帮助患儿父母掌握有关饮食的控制、皮肤和口腔卫生等的护理知识，使父母了解病情，取得他们的理解和配合。

十四、新生儿糖代谢紊乱

1. 新生儿低血糖

（1）概述：新生儿低血糖一般指足月儿出生 3d 内全血血糖＜1.67mmol/L（30mg/dl），3d 后＜2.2mmol/L（40mg/dl）；低体重儿出生 3d 内＜1.1mmol/L（20mg/dl），1 周后＜2.2mmol/L（40mg/dl）。目前认为凡全血血糖＜2.2mmol/L（40mg/dl）都诊断为新生儿低血糖。

（2）临床特点：

1）主要症状：无特异性症状，多表现为反应差或烦躁、喂养困难、哭声异常、肌张力低、激惹、惊厥、呼吸暂停等。经补充葡萄糖后症状消失、血糖恢复正常。

2）主要辅助检查：常用微量纸片法测定血糖，异常者采静脉血测血糖或进行持续血糖监测。对持续顽固性低血糖者，进一步作血胰岛素、胰高糖素、T_4、TSH、生长激素及皮质醇等检查。

（3）治疗要点：无症状低血糖可给予进食葡萄糖，如无效改为静脉输注葡萄糖。对有症状患儿都应静脉输注葡萄糖。对持续或反复低血糖者除静脉输注葡萄糖外，结合病情予氢化可的松静脉滴注或泼尼松口服等。

（4）主要护理措施：

1）喂养：能进食者尽早喂养，吸吮母乳；不能吸吮者尽快建立静脉通路，根据病情给予10％葡萄糖输入。

2）监测：遵医嘱监测血糖，静脉输注葡萄糖应及时调整输注量及速度。

3）病情观察：观察患儿有无震颤、多汗、呼吸暂停等，及时处理。

2. 新生儿高血糖

（1）概述：新生儿高血糖指全血血糖＞7.0mmol/L（125mg/dl）或血浆糖＞8.12～8.40mmol/L（145～150mg/dl）。

（2）临床特点：轻者可无症状，血糖显著增高者表现为口渴、烦躁、尿糖升高、多尿、体重下降、惊厥等症状。

（3）治疗要点：减少葡萄糖用量和减慢葡萄糖输注速度；治疗原发病，纠正脱水及电解质紊乱；高血糖不易控制者可考虑用胰岛素输注并作血糖监测。

（4）主要护理措施：

1）维持血糖稳定：遵医嘱严格控制输注葡萄糖的量及速度，监测血糖变化。

2）观察病情：注意体重和尿量的变化，遵医嘱及时补充电解质溶液，以纠正电解质紊乱。

3）做好臀部护理：保持会阴部清洁干燥，以防感染。

【测试题】

一、填空题

1. 新生儿根据胎龄可分为__________、__________、__________等3种。
2. 足月新生儿出生时体重在__________以上，身长在__________以上，心率平均为__________。
3. 新生儿居室温度应保持在__________，相对湿度以__________为宜，日常清扫应以__________为主。
4. 新生儿颅内出血多由于__________或__________引起，常见症状表现__________、__________、__________、__________、__________、__________和__________等方面。
5. 新生儿体温调节中枢发育不全，__________相对较大，__________薄，易散热，加之新陈代谢低下产热不足，体温常低或不升，应重视__________。
6. 新生儿硬肿症是由于__________、__________、__________、__________

等多种原因引起的__________和__________变硬与水肿的一种疾病。

7. 正常足月新生儿常见的护理诊断有__________、__________、__________等方面。

8. 新生儿生理性黄疸是指生后__________天开始出现，__________天最明显，足月儿在__________消退，早产儿在__________消退。

9. 正常足月新生儿皮肤薄嫩，血管丰富，易擦伤而引起感染，两颊部有________，对吸吮有利。

10. 新生儿在第一次吸气后紧接着啼哭，肺泡张开。由于呼吸中枢发育不成熟，呼吸节律常不规则，频率为__________左右，呈__________呼吸。

11. 新生儿破伤风潜伏期大多为 4～8d，发病越早，发作期越__________、预后越__________，临床以__________和__________为特征。

12. 胎儿期唯一可通过母体胎盘传给胎儿的免疫球蛋白是__________，故对某些疾病有一定的免疫能力。

13. 新生儿特殊生理状态是指__________、__________、__________、__________、__________、__________。

14. 早产儿由于呼吸中枢不成熟，呼吸浅表而不规则，常出现__________现象。

15. 早产儿哺乳量根据__________而定，以不发生__________及__________为原则。

16. 新生儿颅内出血时，如有__________、__________、__________或双吸气等症状时可使用甘露醇。

17. 新生儿呼吸窘迫综合征，多见于早产儿，由于缺乏__________所致。以生后不久即出现和__________为特征。

18. 新生儿败血症的护理诊断为__________、__________、__________。

19. 新生儿病理性黄疸的主要原因分为__________和__________两类。

20. 新生儿破伤风的护理诊断有__________、__________、__________、__________。

21. 治疗新生儿破伤风，应遵医嘱注射__________、__________等，患儿应单独安置，病室要求__________、__________。

22. 新生儿硬肿症，其硬肿发生的顺序是__________→__________→__________→__________→__________→__________→__________。

23. 新生儿溶血症，用光照疗法，以波长__________的蓝光最为有效。主要作用是使__________转为__________，易于从__________中排出体外。

24. 新生儿颅内出血的常见症状中，意识形态改变表现为__________、__________、__________、__________。

25. 对早产儿护理措施应包括__________、__________、__________、__________、__________、__________、__________等方面。

26. 新生儿硬肿症以__________多见，发病初期表现为__________、__________、__________等症状；病情加重时发生__________和__________。

27. 早产儿呼吸暂停表现为呼吸停止时间达________，或虽不到________，但伴有心率减慢小于 100 次/min 并出现________及________。
28. 早产儿缺乏________依赖凝血因子，出生后应及时补充，预防出血症。
29. 新生儿胆红素脑病的症状在痉挛期典型表现为________、________、________、________。
30. 新生儿病理性黄疸的特点有________、________、________、________、________。
31. 新生儿败血症感染途径有________、________和________。其中以________最常见，尤其________是细菌最易入侵的门户。
32. 破伤风杆菌广泛分布于________、________和________。
33. 正常出生体重儿是指出生体重在________～________g 之间的新生儿。
34. 正常足月新生儿出生时胎龄满________～________周，体重在________g 以上（通常约________g），身长________cm 以上（约________cm）。
35. 我国将胎龄已足月，但体重在 2500g 以下的婴儿称为________。
36. 胎儿出生后血液循环发生重要变化，脐带结扎，肺血管阻力下降，________和________发生功能性关闭。
37. 有的新生儿在生后几天内心前区可听到杂音，过几天又消失，这与________暂时未闭有关。
38. 新生儿胃呈________位，________括约肌不发达，________括约肌则较发达，因此易发生溢乳和呕吐。
39. 新生儿肝葡萄糖醛酸基转移酶的活力较低，多数新生儿会出现________，同时对某些药物解毒能力低下，易出现________。
40. 足月新生儿出生后________小时内开始排胎便，若超过________小时无胎粪排出，应检查新生儿是否存在________。
41. 足月新生儿一般在出生后________小时内排尿，如生后________小时仍无尿，需要检查原因。
42. 正常足月新生儿脐带经正确处理后一般在________天内脱落。
43. 新生儿出现乳腺肿大和假月经的原因是出生后母亲________激素的影响突然中断所致。
44. 巨大儿：出生体重大于________g 者。
45. 新生儿期具有各种先天条件反射，如________、________、________、________、________等。
46. 早产儿应在生后________周开始补充维生素 D ________IU/天。4 周后补充________。此外，还应补充维生素 A、C、E。
47. 胎儿缺氧早期表现为胎动增加，胎心率可超过________次/min；晚期胎动减少，胎心率低于________次/min，羊水可被胎粪污染成黄绿色。
48. 新生儿窒息程度可用 Apgar 评分方法进行评估，评分________分为正常，

________分为轻度窒息，________分为重度窒息。

49. 新生儿的神经反射中________、________、________均可能呈阳性反应，而腹壁反射及提睾反射不稳定。

50. 新生儿出生前感染的肺炎常在生后________小时内出现症状。但是出生后感染的肺炎多在生后________天内发病。

51. 新生儿溶血病是指母婴血型不合，母血中________通过胎盘进入________，发生________导致胎儿、新生儿红细胞破坏而引起的溶血。

52. 母亲血型为________型，婴儿为________型或________型时，婴儿易发生 ABO 血型不合溶血。

53. Rh 血型不合溶血病主要发生在 Rh ________孕妇和 Rh ________胎儿。

54. 新生儿在受寒时的重要产热途径是靠________脂肪产热。

55. 新生儿破伤风是因________杆菌经新生儿脐部侵入引起的一种急性感染性疾病，常在生后________天左右发病。

56. 过期产儿是指胎龄满________以上的新生儿。

57. 低出生体重儿是指出生 1h 内体重不足________的新生儿。

58. 适于胎龄儿是指出生体重在________平均体重的第________百分位者。

59. 国际上常以________死亡率和________死亡率作为衡量一个国家卫生保健水平的标准。

60. 已发生或有可能发生危重情况而需要密切观察的新生儿称为________。

61. 早产儿室温度应为________，早产儿室湿度应为________。

62. 出生体重在同胎龄儿平均体重的第________百分位以上的新生儿称为大于胎龄儿。

63. 早产儿发生坏死性小肠结肠炎多与________、________、________等因素有关。

64. 新生儿窒息程度可用 Apgar 评分进行评估，评分内容包括________、________、________、________、和________等五项。

65. Apgar 评分是一般用来评估新生儿生后________分钟和________分钟的生理状况。

66. 胆红素脑病典型临床表现可分为警告期、________期、恢复期和________期。

67. 新生儿溶血病以________引起的溶血最为常见。

68. 早产儿用氧浓度过________，时间过________，可引起早产儿________和________，造成失明和支气管肺发育不良。

69. 我国新生儿败血症最常见的病原菌是________、________。

70. 新生儿窒息的复苏步骤中评估的是________、________、________等三项体征。

71. Rh 溶血者多数在生后________之内出现黄疸，ABO 溶血者多数在生后________出现黄疸。

72. 出生体重低于________属于入暖箱的指征。
73. 目前我国将为围生期定义为从________至________。
74. 正常足月新生儿出生后________小时左右即可抱至母亲吸吮。
75. 适中温度是指新生儿能维持正常体核及皮肤温度的最适宜的环境温度，在此温度下身体________、________、________。
76. 新生儿适中温度与________、________、________有关。
77. 新生儿期是指________到满________这段时间。
78. SGA 的中文含义是________，适于胎龄儿的英文简写是________。
79. 新生儿生理性体重下降一般不超过________，在出生后________天左右恢复。
80. 肺表面活性物质在胎儿________周时开始出现，但量不多，到________周后才迅速增加。
81. 鹅口疮是由________感染引起的。
82. 尿布性皮炎的临床表现为________、________、________、________。
83. ________是儿童病死率最高的年龄阶段。
84. 低出生体重儿：指出生体重在________g 以下者，多为早产或足月小于胎龄儿，后者又称________。
85. 极低出生体重儿：指出生体重小于________g 者；若低于________g 者称超低出生体重儿。
86. 新生儿败血症的治疗抗生素应用原则为：________、________、________、________应用有效抗生素，疗程要足，一般应用________天。

二、单选题

1. 正常足月出生新生儿体重儿为（　　）。
   A. 体重在 3 000～3 999g　　B. 体重在 3 000～4 000g
   C. 体重在 2 500～3 999g　　D. 体重在 2 500～4 000g
   E. 体重在 2 500～3 000g
2. 早产儿是指（　　）。
   A. 出生 10d 内的新生儿　　B. 出生 2 周内的新生儿
   C. 出生 3d 内的新生儿　　D. 出生 1 周内的新生儿
   E. 胎龄不足 37 周的新生儿
3. 极低出生体重儿是指（　　）。
   A. 体重不足 2000g 者
   B. 体重不足 2500g 者
   C. 初出生 1h 内体重不足 1500g 者
   D. 初出生 1h 内体重不足 1000g 者
   E. 初出生 1h 内体重不足 500g 者
4. 新生儿生后开始排胎便时间是（　　）。

A. 生后 6h 内　　B. 生后 8h 内
C. 生后 10h 内　　D. 生后 12h 内
E. 生后 24h 内

5. 新生儿的正常呼吸表现为（　　）。
A. 浅表、不规则呼吸　　B. 主要靠膈肌呼吸
C. 以腹式呼吸为主　　D. 可有短暂的呼吸暂停
E. 以上都正确

6. 新生儿期是指（　　）。
A. 自出生后脐带结扎至足 28d
B. 自出生后脐带结扎至足 30d
C. 自出生后至足 27d
D. 自出生后脐带结扎至足 25d
E. 自出生后脐带结扎至足 20d

7. 下列关于新生儿神经反射哪项不正常？（　　）。
A. 吸吮反射阳性　　B. 握持反射阳性
C. 交叉伸腿反射阴性　　D. 提睾反射阴性
E. 巴氏征阳性

8. 关于早产儿出院标准，下列哪项是错误的？（　　）。
A. 能自己吸吮乳汁　　B. 在 20℃环境中穿衣能保持体温稳定
C. 体重增至 2kg 以上　　D. 臀部无尿布皮炎
E. 在不吸氧的情况下无呼吸暂停发生

9. 新生儿颅内出血最常见的较重的后遗症是（　　）。
A. 癫痫　　B. 智力低下
C. 脑积水　　D. 大脑瘫痪
E. 耳聋

10. 早产儿，日龄 2d，出生时有窒息史，现出现烦躁不安，溢乳，哭声高亢，肢体间断有痉挛发生，痉挛后嗜睡，肌肉松弛，体温与血常规正常。应考虑为（　　）。
A. 新生儿败血症　　B. 新生儿脑膜炎
C. 新生儿肺炎　　D. 新生儿破伤风
E. 新生儿颅内出血

11. 护士喂奶时发现患儿口腔黏膜的上腭中线和齿龈切缘上有黄白色小斑点，此时应（　　）。
A. 积极抗感染治疗　　B. 挑破
C. 手术切除　　D. 外擦制霉菌素
E. 无需处理

12. 新生儿颅内出血时降颅压宜首选（　　）。
A. 地塞米松　　B. 50%葡萄糖

C. 20%甘露醇　　D. 50%甘油口服

E. 25%葡萄糖

13. 新生儿硬肿症主要表现为体温低于正常，对于肛温＜30℃患儿复温所需时间的预期目标应是（　　）。

A. 8～10h 恢复　　B. 10～12h 恢复

C. 12～24h 恢复　　D. 24～48h 恢复

E. 48～72h 恢复

14. 新生儿硬肿症皮肤的特点是（　　）。

A. 硬、肿、热　　B. 红、肿、热

C. 硬、肿、凉　　D. 硬、肿、痛

E. 红、肿、痛

15. 新生儿破伤风的早期临床表现是（　　）。

A. 吸吮及吞咽困难　　B. 苦笑面容

C. 角弓反张　　D. 惊厥

E. 发热

16. 治疗破伤风首选的抗生素是（　）。

A. 四环素　　B. 红霉素

C. 磷霉素　　D. 庆大霉素

E. 青霉素

17. 护理患破伤风的新生儿时，下列哪项不正确？（　　）。

A. 严密观察，防止窒息

B. 保持室内安静，减少刺激，光线宜稍暗

C. 各项护理操作均应在使用镇静剂后集中进行

D. 维持营养，痉挛期可试用鼻饲法

E. 维持营养，痉挛期减轻后用鼻饲

18. 新生儿败血症的临床表现，哪项不正确？（　）。

A. 精神不振，拒食，面色青灰

B. 均有高热

C. 可有黄疸，肝脾肿大

D. 患儿往往有脐炎或皮肤感染存在

E. 可并发核黄疸

19. 新生儿败血症最常见的并发症是（　　）。

A. 肺炎　　B. 骨髓炎

C. 化脓性脑膜炎　　D. 核黄疸

E. 出血

20. 新生儿败血症产后主要感染途径是（　　）。

A. 宫内感染　　B. 产道感染

C. 泌尿道感染　　D. 消化道感染
E. 脐部感染

21. 诱发新生儿呼吸窘迫综合征的主要因素是（　　）。
A. 低血糖　　B. 急产
C. 低血钙　　D. 早产
E. 窒息

22. 生后 2～3d 出现黄疸应首先考虑为（　　）。
A. 新生儿 ABO 血型不合　　B. 新生儿肝炎
C. 新生儿胆道闭锁　　D. 新生儿生理性黄疸
E. 新生儿败血症

23. 关于早产儿入暖箱后的护理，下列哪项不妥？（　　）。
A. 暖箱内早产儿应加盖绒毯或棉絮以免散热
B. 一切护理操作应尽量在箱内进行，尽量避免打开箱盖
C. 定时测量体温，根据体温调节箱温
D. 如需抢救应在保暖下进行
E. 要经常检查暖箱是否有故障或调节失灵现象

24. 早产儿入暖箱的箱温调节要求是根据（　　）。
A. 体温和皮肤红润度　　B. 吸吮和吞咽能力
C. 呼吸频率和心率　　D. 出生日龄及体重
E. 肌张力和神经反射

25. 胎龄在 37 足周至未满 42 周的是（　　）。
A. 足月新生儿　　B. 正常出生体重新生儿
C. 极低出生体重儿　　D. 高出生体重儿
E. 低出生体重儿

26. 化脓性脑膜炎有颅内压增高时宜选用（　　）。
A. 20%甘露醇　　B. 50%葡萄糖
C. 山梨醇　　D. 地塞米松
E. 呋塞米

27. 适于胎龄儿表现为（　　）。
A. 出生体重在同胎龄儿平均体重第 10 百分位者
B. 出生体重在同胎龄儿平均体重的第 10 至第 90 百分位者
C. 出生体重在同胎龄儿平均体重的第 90 百分位以上者
D. 出生体重在同胎龄儿平均体重的第 2 百分位以下者
E. 出生体重在同胎龄儿平均体重的第 95 百分位以上者

28. 大于胎龄儿表现为（　　）。
A. 出生体重在同胎龄儿平均体重第 10 百分位以下者
B. 出生体重在同胎龄儿平均体重的第 10 至第 90 百分位之间者

C. 出生体重在同胎龄儿平均体重的第 90 百分位以上者
D. 出生体重在同胎龄儿平均体重的第 2 百分位以下者
E. 出生体重在同胎龄儿平均体重的第 95 百分位以上者

29. 新生儿期的呕吐要注意使患儿保持（　　）。
A. 侧卧位　　B. 仰卧位
C. 俯卧位　　D. 头高足低位
E. 以上都不正确

30. 3d 的男婴，洗澡时被发现左侧乳腺有一鸽蛋大小肿块，下列处理哪项是正确的（　　）。
A. 无需处理　　B. 使用抗生素
C. 挑割肿块　　D. 用力挤压
E. 手术切除

31. 处理新生儿生理性黄疸最常用的方法是（　　）。
A. 使用白蛋白　　B. 使用血浆
C. 光照治疗　　D. 能量合剂
E. 以上均错

32. 在新生儿护理中，下列哪项是不妥当的?（　　）。
A. 新生儿喂乳后喂少许温开水洗净口腔
B. 每次大便后用温水洗臀部，以免发生红臀
C. 上腭中线和齿龈切缘上有黄白色小斑点，须挑割
D. 皮肤皱褶处的胎脂宜轻轻擦去
E. 为儿童洗澡时，可用中性肥皂

33. 孕 33 周胎儿，顺产，出生体重为 2.2kg，皮肤红嫩，体温 35℃，以下措施除哪项外均应进行?（　　）。
A. 置 33℃温箱中保温
B. 及早使用抗生素预防感染
C. 母乳缺乏时可先用 1∶1 牛奶喂哺
D. 7～10d 后可经口补充维生素 D
E. 实行保护性隔离

34. 关于正常新生儿的特点下列哪项是错误的?（　　）。
A. 出生第 2d 以后的适中温度约为 30～32℃
B. 新生儿脊髓下端约在第 3～4 腰椎下缘
C. 正常新生儿腹壁反射和提睾反射可引不出
D. 生后第 1～2d 的液体需要量约为每天 50～80ml/kg
E. 新生儿 IgA 和 IgM 缺乏，易患肺部和肠道细菌感染

35. 足月臀位产儿，生后即前囟出现饱满，唇微发绀，双肺呼吸音清，HR128 次/min，血清钙 2.5mmol/L。最可能的诊断是（　　）。

A. 佝偻病手足搐搦症　　B. 化脓性脑膜炎
C. 新生儿败血症　　D. 新生儿颅内出血
E. 感染性肺炎

36. 新生儿颅内出血特征表现为（　　）。
A. 拒奶、反应差　　B. 惊厥、前囟门隆起
C. 肌肉松弛或瘫痪　　D. 窒息、惊厥和抑制相继出现
E. 昏迷或拥抱反射消失

37. 小于胎龄儿表现为（　　）。
A. 出生体重在同胎龄儿平均体重第 10 百分位以下者
B. 出生体重在同胎龄儿平均体重的第 10 至第 90 百分位之间者
C. 出生体重在同胎龄儿平均体重的第 90 百分位以上者
D. 出生体重在同胎龄儿平均体重的第 2 百分位以下者
E. 出生体重在同胎龄儿平均体重的第 95 百分位以上者

38. 新生儿硬肿症常并发（　　）。
A. 颅内出血　　B. 肺出血
C. 肺炎、败血症　　D. DIC
E. 肾衰竭

39. 关于硬肿症患儿恢复体温的护理措施下列错误的是（　　）。
A. 入院后用体温计正确测量肛温，并做好记录
B. 复温时每小时提高箱温 1～1.5℃
C. 每小时监测体温
D. 重度低体温患儿应在比其体温高 2～4℃的暖箱内复温
E. 重度低体温患儿在 12～24h 内复温

40. 6d 男婴，旧法接生，昨起哭吵易惊，吸奶困难，今出现四肢、颈、躯干呈强直性痉挛，频繁发作。应考虑为（　　）。
A. 新生儿败血症　　B. 新生儿破伤风
C. 新生儿肺炎　　D. 新生儿颅内出血
E. 新生儿窒息

41. 关于新生儿破伤风的临床表现，下列哪项是错误的？（　　）。
A. 病初时烦躁不安
B. 因咀嚼肌痉挛，口不能张大，吸吮困难
C. 牙关紧闭、面肌痉挛
D. 苦笑面容、角弓反张
E. 轻微的刺激很少引起发作

42. 新生儿败血症的临床特点是（　　）。
A. 体温升高或体温不升　　B. 可出现病理性黄疸
C. 肝脾肿大　　D. 临床症状缺乏特征性

E. 嗜睡，拒奶

43. 母婴 Rh 血型不合引起的溶血症表现为（　　）。

A. 生后 24h 内迅速出现黄疸

B. 生后 2d 迅速出现黄疸

C. 黄疸加深在生后第 4～5d 较明显

D. 黄疸持续 2 周以上，未结合胆红素升高

E. 生后 7～14d 黄疸加深

44. 在护理呼吸窘迫综合征的患儿时，维持婴儿体温在 36～37℃可（　　）。

A. 减少碱中毒　　B. 减少酸中毒

C. 减少氧耗量　　D. 诱导产生肺泡表面活性物质

E. 以上都不正确

45. 黄疸在出生后 24h 内出现者应首先考虑（　　）。

A. 新生儿生理性黄疸　　B. 新生儿溶血症

C. 新生儿肝炎　　D. 新生儿败血症

E. 胆道闭锁

46. 核黄疸后遗症的主要表现为（　　）。

A. 智力低下　　B. 手足搐动、听觉障碍

C. 眼球运动障碍　　D. 流涎、抽搐

E. 以上都正确

47. 新生儿呼吸窘迫综合征低效性呼吸型态的诊断依据中哪项错误？（　　）。

A. 进行性呼吸困难　　B. 鼻翼扇动

C. 吸气性呻吟　　D. 三凹征

E. 呼吸不规则

48. 关于新生儿呼吸窘迫综合征，下列哪项是错误的？（　　）。

A. 胎龄愈小，发病率愈高

B. 仅见于早产儿

C. 一般生后 6h 以内出现症状

D. X 线可见支气管充气征

E. 主要表现为进行性呼吸困难

49. 高危新生儿的定义应除外（　　）。

A. 高危妊娠孕妇分娩的新生儿

B. 异常分娩的剖宫产儿

C. 有疾病的新生儿

D. 出生时 Apgar 评分大于 7 分者

E. 孕妇过去有死胎、死产史

50. 关于新生儿硬肿症的发病机制，下列说法哪项不正确？（　　）。

A. 新生儿皮下脂肪中饱和脂肪酸所占比例大，熔点高，体温低时易发生硬化

B. 新生儿期体温调节中枢不够完善，易致散热与产热之间失去平衡
C. 新生儿体表面积大，皮肤薄嫩，血管多，易于散热而致体温低下
D. 早产儿棕色脂肪含量少，产热贮备力差，易发生硬肿
E. 新生儿进食少，释放能量不足

51. 下列临床特征，哪一项非新生儿颅内出血所特有？（　　）。
A. 反复惊厥　　B. 脑性尖叫
C. 肌张力增高　　D. 腹壁反射未引出
E. 瞳孔不等大

52. 下列哪项与诊断新生儿破伤风无关？（　　）。
A. 有非科学接生史　　B. 牙关紧闭
C. 苦笑面容　　D. 肌痉挛
E. 白细胞增多

53. 关于新生儿颅内出血，下列哪项是错误的？（　　）。
A. 脑脊液均呈血性
B. 症状多出现在生后不久
C. CT 扫描有助于颅内出血的诊断与定位
D. 兴奋与抑制相继出现
E. 部分可无后遗症

54. 胆红素脑病痉挛期的主要表现为（　　）。
A. 肌张力下降，吸吮力弱
B. 肌张力增高，发热、惊厥、呼吸不规则
C. 肌张力正常，体温正常
D. 听力下降，脑瘫，智力落后
E. 心动过速，循环呼吸功能急骤恶化

55. 病理性黄疸应除外（　　）。
A. 出现在 24h 以内
B. 血清总胆红素超过 221μmol/L（12.9mg/dl）
C. 足月儿黄疸在第 2 周末不退者
D. 黄疸退而复现
E. 均表现为血清间接胆红素增高

56. 下列哪项非新生儿颅内出血抑制状态？（　　）。
A. 嗜睡　　B. 昏迷
C. 肌张力低下　　D. 脑性尖叫
E. Moro 反射消失

57. 关于新生儿破伤风的可能病因，下列哪项是错误的？（　　）。
A. 生后脐部感染破伤风梭状杆菌所致的急性感染性疾病
B. 均由旧法接生导致此病

C. 脐带坏死，局部含氧量少，有利于破伤风梭状杆菌繁殖
D. 用未经消毒的敷料包扎脐端
E. 助产人员对脐带处理不当

58. 有以下异常情况可加重新生儿维生素 K 依赖性凝血因子的缺乏，除外（　　）。
A. 孕妇缺乏维生素 K，胎儿体内储存的维生素 K 量也少
B. 孕妇患慢性肝胆性疾病
C. 孕妇服用阿司匹林、抗癫痫药或双香豆素等维生素 K 抑制药
D. 新生儿患先天性胆道畸形或十二指肠闭锁
E. 过早喂养

59. 关于新生儿破伤风的预防，下列哪项是错误的？（　　）。
A. 积极推行科学接生法
B. 紧急情况下可将剪刀用火烧红冷却后断脐，断端涂以碘酒，并用消毒敷料包扎
C. 对脐带处理不当的婴儿，24h 内重新处理脐带，并注射破伤风抗毒素
D. 对脐带处理不当的婴儿，24h 内注射镇静剂
E. 遵医嘱用破伤风抗毒素做脐周封闭

60. 对肛温＞30℃的硬肿症新生儿复温时间为（　　）。
A. 6～12h　　B. 12～24h
C. 越快越好　　D. 36h
E. 6h

61. 胆红素脑病恢复期的主要表现为（　　）。
A. 肌张力下降，吸吮力弱
B. 肌张力增高，发热、惊厥、呼吸不规则
C. 肌张力正常，体温正常
D. 听力下降，脑瘫、智力落后
E. 心动过速，循环呼吸功能急骤恶化

62. 下列说法哪项不正确？（　　）。
A. 足月儿生理性黄疸在 3 周内消退
B. 生后 24h 内出现的黄疸为病理性黄疸
C. 早产儿第 4 周末肉眼观察仍有黄疸者多为病理性黄疸
D. 50％～90％的新生儿可出现生理性黄疸
E. 生理性黄疸，为自限性，多无需治疗

63. 胆红素脑病后遗症期的主要表现为（　　）。
A. 肌张力下降，吸吮力弱
B. 肌张力增高，发热、惊厥、呼吸不规则
C. 肌张力正常，体温正常
D. 听力下降，脑瘫、智力落后
E. 心动过速，循环呼吸功能急骤恶化

64. 胆红素脑病警告期的主要表现为（　　）。
A. 肌张力下降，吸吮力弱
B. 肌张力增高，发热、惊厥、呼吸不规则
C. 肌张力正常，体温正常
D. 听力下降，脑瘫、智力落后
E. 心动过速，循环、呼吸功能急骤恶化

65. 新生儿出生体重 3.2kg，生后 48h 血清总胆红素 297.5μmol/L（17mg/dl），未结合胆红素 289μmol/L（16.9mg/dl）。在退黄处理时，首选治疗方法是（　　）。
A. 光照疗法　　B. 白蛋白输注
C. 口服苯巴比妥　　D. 交换输血
E. 输血浆

66. ABO 母子血型不合溶血症诊断的最主要依据为（　　）。
A. 生后 24h 内出现黄疸
B. 贫血，肝脾肿大，黄疸出现早进展快
C. 母血型是 O 型，子血型是 A 型
D. 母血型是 O 型，子血型是 B 型
E. 血型抗体（游离、释放试验）阳性

67. 治疗新生儿低血糖症下列哪一项不妥当？（　　）。
A. 对无症状的低血糖症可口服 5%～10%葡萄糖
B. 对无症状的低血糖症口服葡萄糖无效者，改为静脉滴注 5%～10%葡萄糖
C. 对有症状婴儿都应静脉点滴 25%～50%葡萄糖，使血糖快速上至 22mmol/L
D. 重症低血糖时静脉滴注葡萄糖可按每 15～20mg/kg/min 的量和速度
E. 重症低血糖输注葡萄糖无效时，可加用糖皮质激素

68. 新生儿 Apgar 评分体征中哪项是无关的？（　　）。
A. 皮肤颜色　　B. 心率和呼吸次数
C. 弹足底反应　　D. 肌肉张力
E. 出生体重

69. 羊水吸入性肺炎主要由于（　　）。
A. 胎儿在宫内或生产过程中，因缺氧而出现呼吸运动加强所引起
B. 咽部运动功能不协调
C. 早产儿吞咽功能差，羊水吸入肺内
D. 羊水沿食管气管瘘进入
E. 呼吸道畸形

70. 足月新生儿高胆红素血症光疗指征是（　　）。
A. 总胆红素大于 170μmol/L（10mg/dl）
B. 总胆红素大于 204μmol/L（12mg/dl）
C. 总胆红素大于 255μmol/L（15mg/dl）

D. 总胆红素大于 340μmol/L（20mg/dl）

E. 总胆红素大于 136μmol/L（8mg/dl）

71. 下列哪一项不是由胆红素形成过多所致的新生儿病理性黄疸（　）。

A. 新生儿溶血症　　B. G6PD 缺乏

C. 血肿或内出血时　　D. 甲状腺功能低下

E. 红细胞增多症

72. 关于新生儿败血症，以下哪项是错误的？（　）。

A. 新生儿易患败血症，是由于免疫功能不完善

B. 在我国新生儿败血症的病原菌最常见的是β溶血性链球菌B组

C. 新生儿败血症引起高胆红素血症时，有可能并发核黄疸

D. 血培养阳性是新生儿败血症的可靠诊断依据

E. 新生儿败血症出现硬肿是感染的严重表现

73. 一新生儿胎龄 240d，娩出经过顺利。因早产送入婴儿室护理。哪种情况不易发生（　）。

A. 体温过低　　B. 呼吸暂停

C. 红细胞增多症　　D. 肺透明膜病

E. 低血糖

74. 一胎龄 33 周的早产儿接受全静脉营养（TPN）过程中发生氮质血症及脱水，这可能因为（　）。

A. 低血糖　　B. 高血糖

C. 低血钠　　D. 高脂血症

E. 高氯性酸中毒

75. 低出生体重儿是指（　）。

A. 初生 1h 内体重不足 1 000g 的新生儿

B. 初生 1h 内体重不足 1 500g 的新生儿

C. 初生 1h 内体重不足 2 000g 的新生儿

D. 初生 1h 内体重不足 2 500g 的新生儿

E. 初生 1h 内体重不足 3 000g 的新生儿

76. 新生儿的正常呼吸频率为（　）。

A. 16～18 次/min　　B. 18～24 次/min

C. 24～30 次/min　　D. 30～40 次/min

E. 40～45 次/min

77. 新生儿生后排尿的时间一般为（　）。

A. 生后 8h 内　　B. 生后 10h 内

C. 生后 12h 内　　D. 生后 24h 内

E. 生后 48h 内

78. 胎儿可通过胎盘从母体获得的免疫球蛋白为（　）。

A. SIgA　　B. IgD
C. IgE　　D. IgG
E. IgM

79. 正常新生儿喂奶后应采取的卧位是（　　）。
A. 仰卧位　　B. 俯卧位
C. 右侧卧位　　D. 左侧卧位
E. 头高脚低位

80. 早产儿护理中哪项不妥？（　　）。
A. 预防窒息　　B. 尽早输液输血
C. 预防感染　　D. 合理营养
E. 注意保暖

81. 肺泡表面活性物质迅速增加的时间是（　　）。
A. 胎龄 20～24 周　　B. 胎龄 24～30 周
C. 胎龄 30～35 周　　D. 胎龄 35 周以后
E. 胎龄 37 周以后

82. 蓝光治疗时，灯管与婴儿皮肤距离为（　　）。
A. 10～20cm　　B. 20～25cm
C. 25～33cm　　D. 33～50cm
E. 50～55cm

83. 患儿日龄 5d，生后 24h 内出现黄疸，并进行性加重。在蓝光疗法中，下列哪项措施是错误的？（　　）。
A. 使用前调节好箱内的温、湿度
B. 将患儿脱光衣服，系好尿布，戴好护眼罩置入箱中
C. 保持箱内温湿度相对恒定，使体温稳定于 36.5～37.5℃
D. 光疗过程中适当限制液体供给
E. 严密观察病情，注意有无副作用发生

84. 新生儿败血症在我国最常见的病原菌是（　　）。
A. 葡萄球菌　　B. 鲍曼不动杆菌
C. B 组链球菌　　D. 克雷伯杆菌
E. 绿脓杆菌

85. 新生儿败血症出生后感染的主要途径是（　　）。
A. 呼吸道　　B. 脐部和皮肤
C. 消化道　　D. 口腔黏膜
E. 泌尿道

86. 胎龄 39 周出生，出生体重 2 400g，身长 46cm，皮肤红润，胎毛少，足底纹理较多，此婴儿最可能是（　　）。
A. 早产儿　　B. 足月儿

C. 足月小样儿　　D. 过期产儿
E. 大于胎龄儿

87. 治疗新生儿破伤风时，为杀灭伤口破伤风梭状杆菌，可首选（　）。
A. 青霉素　　B. 红霉素
C. 氯霉素　　D. 庆大霉素
E. 制霉菌素

88. 新生儿生后开始排便的时间是（　　）。
A. 生后立即排便，最长不超过 12h
B. 生后 12h 内排便，最长不超过 24h
C. 生后 12h 内排便，最长不超过 48h
D. 生后 24h 内排便，最长不超过 48h
E. 生后 36h 内排便，最长不超过 72h

89. 正常的新生儿 Apgar 得分为（　　）。
A. 0～3 分　　B. 4～7 分
C. 8～10 分　　D. 10 分
E. 10～12 分

90. 新生儿硬肿常常首发的部位是（　　）。
A. 面颊　　B. 上肢
C. 臀部　　D. 大腿外侧
E. 小腿

91. 下列选项，不符合足月儿外观特点的是（　　）。
A. 皮肤红润，胎毛少　　B. 足底光滑纹理少
C. 耳壳软骨发育良好　　D. 指（趾）甲超过指（趾）尖
E. 男婴睾丸已降至阴囊，女婴大阴唇可覆盖小阴唇

92. 新生儿颅内出血的护理，下列哪项是错误的（　　）。
A. 保持安静，尽量避免各种惊扰
B. 头肩部抬高 15°～30°，以减轻脑水肿
C. 经常翻身，防止肺部淤血
D. 注意保暖，必要时给氧
E. 体温过高时给予物理降温

93. 早产儿生长发育迅速，生后 2 周尤其应开始补充（　　）。
A. 维生素 A　　B. 维生素 C
C. 维生素 D　　D. 维生素 E
E. 维生素 K

94. 哪项不属于新生儿颅内出血病情观察的主要内容？（　　）。
A. 神志　　B. 瞳孔大小
C. 囟门状态　　D. 各种反射

E. 黄疸情况

95. 容易出现 ABO 血型不合的母婴血型为（　　）。
A. A 型　O 型
B. A 型　B 型
C. B 型　O 型
D. O 型　A 型
E. AB 型　O 型

96. 一早产儿，日龄 3d，食欲差，哭声低，体温 34.5℃，下肢出现硬肿，皮肤发凉，心音低钝，心率 100 次/min。其首优护理诊断为（　　）。
A. 营养失调
B. 体温过低
C. 有感染的危险
D. 有窒息的危险
E. 有出血的危险

97. 吸入性肺炎的病因中，导致最严重肺炎的是（　　）。
A. 吸入羊水
B. 吸入胎粪
C. 吸入乳汁
D. 吸入口腔分泌物
E. 吸入鼻腔分泌物

98. 新生儿败血症产后感染的症状一般发生于（　　）。
A. 生后 1d 以内
B. 生后 2d 以内
C. 生后 3d 以内
D. 生后 3d 以上
E. 生后 4d 以内

99. 一新生儿，生后 1min，表现为皮肤颜色苍白，心率 90 次/min，弹足底时皱眉、四肢略屈曲，呼吸慢、不规则，其 Apgar 评分应为（　　）。
A. 1 分
B. 2 分
C. 3 分
D. 4 分
E. 5 分

100. 一新生儿，胎龄 248d。出生体重 2.6kg，身高 46.5cm，头围 32cm，胸围 31cm，该新生儿是（　　）。
A. 早产儿
B. 正常足月儿
C. 足月小于胎龄儿
D. 过期产儿
E. 巨大儿

101. 新生儿破伤风的潜伏期大多为（　　）。
A. 12h
B. 24h
C. 1～4d
D. 4～8d
E. 8～12d

102. 对于破伤风新生儿首选的镇静剂是（　　）。
A. 地西泮
B. 氯丙嗪
C. 水合氯醛
D. 苯巴比妥
E. 异丙嗪

103. 对于足月新生儿可以停止光疗的胆红素浓度是（　　）。

A. 85μmol/L（5mg/dl） B. 171μmol/L（10mg/dl）
C. 205μmol/L（12mg/dl） D. 256.5μmol/L（15mg/dl）
E. 342μmol/L（20mg/dl）

104. 新生儿期应给予的预防接种是（ ）。
A. 脊髓灰质炎疫苗
B. 卡介苗
C. 百日咳、白喉、破伤风三联疫苗
D. 流脑疫苗
E. 麻疹疫苗

105. 新生儿心率一般平均在（ ）。
A. 80～120 次/min B. 100～160 次/min
C. 120～180 次/min D. 120～140 次/min
E. 130～150 次/min

106. 关于新生儿肺透明膜病描述正确的是（ ）。
A. 主要是由于缺乏Ⅱ型肺泡细胞引起的
B. 出生时即可出现窒息
C. 呼吸困难进行性加重
D. X线显示双肺通透性增高
E. 胃液震荡试验阳性可确诊

107. 新生儿室的温度和湿度一般应为（ ）。
A. 22～24℃ 60％ B. 22～24℃ 50％
C. 20～22℃ 60％ D. 20～24℃ 60％
E. 24～26℃ 50％

108. 患儿男，日龄 4d，诊断为新生儿硬肿症处理措施哪项不妥（ ）。
A. 供给足够液体和热量 B. 尽量减少肌内注射
C. 应快速复温 D. 积极治疗原发病及并发症
E. 注意有无出血倾向

109. 足月儿生理性黄疸于生后第几天出现高峰？（ ）。
A. 2～3d B. 4～5d
C. 5～6d D. 7～10d
E. 10～12d

110. 下列哪项不是足月新生儿的外观特点？（ ）。
A. 四肢呈屈曲状 B. 皮肤红润，胎毛少
C. 耳壳软骨尚未发育好 D. 乳晕清晰，乳房可扪到结节
E. 鼻翼有细小的白色皮疹

111. 早产儿体温调节的特点不包括（ ）。
A. 棕色脂肪组织较少 B. 基础代谢率低、产热少

C. 体表面积相对小，不易散热
D. 体温易随环境温度变化而变化
E. 室温过低可引起硬肿症

112. 下列哪项不是生理性黄疸的特点（　　）。
A. 足月儿于 10～14d 消退
B. 血清胆红素浓度一般不超过 205μmol/L（12mg/dl）
C. 早产儿消退较晚（3～4 周）
D. 早产儿消退后复又出现
E. 生后 4～5d 达高峰

113. 新生儿期是指自出生脐带结扎到（　　）。
A. 满 30d　　B. 满 37d
C. 满 42d　　D. 满 28d
D. 满 50d

114. 新生儿娩出时，常用 Apgar 评分来衡量窒息的轻重程度。如果总分为 6 分应为（　　）。
A. 正常　　B. 轻度窒息
C. 中度窒息　　D. 重度窒息
E. 以上均不正确

115. 我国采用国际围生期范围是（　　）。
A. 从孕期满 28 周至生后 1 周
B. 从孕期满 20 周至生后 4 周
C. 从孕期满 28 周至生后 4 周
D. 从胚胎形成至生后 1 周

116. 足月儿胎龄为（　　）。
A. 小于 37 周（或 259d）　　B. 37 至 42 周（259 至 293d）
C. 大于 42 周（或 293d）　　D. 大于 44 周（或 307d）
E. 以上都是

117. 巨大儿指新生儿出生体重大于（　　）。
A. 2 500g　　B. 3 000g
C. 3 500g　　D. 4 000g
E. 4 200g

118. 引起新生儿颅内出血的主要原因为（　　）。
A. 血清胆红素浓度增高　　B. 感染
C. 缺氧或产伤　　D. 寒冷损伤
E. 过期产儿

119. 早产儿又称未成熟儿是指胎龄小于（　　）。
A. 37 周（259d）　　B. 40 周（280d）

C. 39 周（273d） D. 41 周（287d）
E. 42 周（294d）

120. 正常足月新生儿的血压平均为（ ）。
A. 70/50mmHg B. 80/50mmHg
C. 70/45mmHg D. 85/55mmHg
E. 85/60mmHg

121. 新生儿期各种非条件反射不包括（ ）。
A. 觅食 B. 吸吮
C. 吞咽 D. 疼痛
E. 握持

122. 新生儿期神经反射可呈阳性的反应不包括（ ）。
A. 佛斯特征 B. 巴氏征
C. 克匿格征 D. 腹壁反射
E. 吸吮反射

123. 新生儿可从母乳内获得的免疫球蛋白为（ ）。
A. SIgA B. IgG
C. IgE D. IgM
E. IgD

124. 脐带经无菌操作结扎后逐渐干燥，一般脱落时间为（ ）天。
A. 4～5 B. 5～6
C. 6～7 D. 7～10
E. 10～12

125. 蓝光疗法的目的是（ ）。
A. 降低血清胆绿素浓度 B. 降低血清间接胆红素浓度
C. 降低血清直接胆红素浓度 D. 减少血红细胞破坏
E. 降低血清尿素氮浓度

126. 新生儿生理性体重下降，恢复时间约为（ ）左右。
A. 7d B. 8d
C. 9d D. 10d
D. 15d

127. 男女婴儿在出生后 3～5d 出现乳腺肿大，应如何处理？（ ）。
A. 挤压 B. 应用抗生素
C. 生后 2～4 周自然消退 D. 手术切开
E. 口服激素类药物

128. 新生儿生理性黄疸在生后（ ）。
A. 第 2～3d 出现，第 4～5d 达到高峰，第 10～14d 自然消退
B. 第 1～2d 出现，第 3～4d 达到高峰，第 7～9d 自然消退

C. 第 2～3d 出现，第 3～4d 达到高峰，第 5～10d 自然消退
D. 第 2～3d 出现，第 10～14d 达到高峰，第 15～30d 自然消退
E. 第 3～5d 出现，第 10～14d 达到高峰，第 15～30d 自然消退

129. 正常足月新生儿出生后（　　）即可抱给母亲哺乳。
A. 30min　　B. 40min
C. 1h　　D. 2h
E. 3h

130. 足月小样儿的胎龄以足月而体重在（　　）以下。
A. 2 500g　　B. 2 600g
C. 2 700g　　D. 2 800g
E. 3 000g

131. 早产儿生长发育速度比同龄足月儿快，一般生后 3 个月可为出生体重的几倍（　　）。
A. 2 倍　　B. 3 倍
C. 4 倍　　D. 1 倍
E. 5 倍

132. 早产儿适宜的室温和相对湿度为（　　）。
A. 24～26℃　55%～65%　　B. 23～26℃　50%～60%
C. 25～28℃　55%～60%　　D. 22～24℃　50%～65%
E. 22～24℃　55%～65%

133. 下列哪项不是足月新生儿的外观特点？（　　）。
A. 四肢呈屈曲状，指（趾）甲长到或超过指（趾）尖，足底纹理遍及整个足底
B. 皮肤红润，胎毛少，全身皮肤覆盖着胎脂
C. 乳晕清楚，乳房可扪及结节
D. 男性睾丸未降入阴囊
E. 女性大阴唇覆盖小阴唇

134. 下列哪项不是早产儿的外观特点？（　　）。
A. 皮肤薄嫩、色红、水肿并发亮，皮下脂肪少，全身多毳毛
B. 头相对较大，囟门宽，耳壳平软，紧贴颅旁
C. 乳腺无结节，足底趾纹少，仅是前有 1～2 条，足跟光滑
D. 男婴睾丸降入阴囊
E. 女性大阴唇不能覆盖小阴唇

135. 下列哪项不符合入暖箱的条件？（　　）。
A. 凡出生体重在 2 000g 以下者
B. 新生儿硬肿症
C. 新生儿黄疸
D. 体温不升

E. 患肺透明膜病的新生儿

136. 下列哪项不是入新生儿重症监护单位（NICU）的指征？（　　）。

A. 出生体重小于 2 000g 需要监护呼吸、心率者

B. 由肺内或肺外因素引起的呼吸困难，需辅助呼吸者

C. 重度窒息的新生儿

D. 巨大胎儿，体重大于 4 000g 者

E. 胎龄小于 30 周，生后 48h 内

137. 新生儿窒息，常用 Apgar 评分来衡量窒息的轻重程度，重度窒息的总分为（　　）。

A. 8～10 分　　B. 4～7 分

C. 0～3 分　　D. 6～8 分

E. 5～7 分

138. 新生儿窒息，常用 Apgar 评分来衡量窒息的轻重程度，轻度窒息的总分为（　　）。

A. 8～10 分　　B. 4～7 分

C. 0～3 分　　D. 6～8 分

E. 5～7 分

139. 新生儿窒息复苏的最初步骤不包括（　　）。

A. 防止热量散失　　B. 建立通畅的呼吸道诱发呼吸

C. 评价新生儿　　D. 药物复苏

E. 立即吸净口、咽、鼻黏液

140. 新生儿肺透明膜病多发生于（　　）。

A. 早产儿　　B. 足月儿

C. 过期产儿　　D. 巨大儿

E. 足月小样儿

141. 新生儿呼吸窘迫综合征化验检查血气分析为（　　）。

A. pH 值↓　PaO_2↓　$PaCO_2$↑　BE 负值↑

B. pH 值↓　PaO_2↓　$PaCO_2$↓　BE 负值↓

C. pH 值↑　PaO_2↑　$PaCO_2$↑　BE 负值↑

D. pH 值↑　PaO_2↑　$PaCO_2$↓　BE 负值↓

E. pH 值↑　PaO_2↓　$PaCO_2$↓　BE 负值↓

142. 某出生 4h 新生儿出现明显呼吸困难，行 X 线检查报告为：节段性肺不张，斑片状炎症致密阴影及代偿性肺气肿，该患儿的诊断最可能为（　　）。

A. 羊水吸入性肺炎　　B. 乳汁吸入性肺炎

C. 胎粪吸入性肺炎　　D. 感染性肺炎

E. 肺透明膜病

143. 出生前感染的肺炎患儿出现肺部体征的时间为生后（　　）。

A. 12～48h　　B. 6～12h
C. 12～24h　　D. 48～72h
E. 36～72h

144. 出生后感染的肺炎患儿，发病时间多在生后（　　）。
A. 2～3d 以内　　B. 5～7d 以内
C. 4～5d 以内　　D. 5～6d 以内
E. 3～4d 以内

145. 新生儿肺炎常见的护理问题不包括（　　）。
A. 清理呼吸道无效　与呼吸道分泌物增多、咳嗽无力有关
B. 有窒息的危险　与呛咳、乳汁吸入有关
C. 有发生核黄疸的危险
D. 气体交换受损　与肺部炎症有关
E. 营养失调：低于机体需要量

146. 为降低高胆红素血症，防止或减轻胆红素脑病，最常用的治疗方法是（　　）。
A. 清蛋白静滴　　B. 激素口服
C. 苯巴比妥口服　　D. 换血疗法
E. 蓝光疗法

147. 新生儿颅内出血不适宜的处理措施是（　　）。
A. 保持安静，尽量避免惊扰
B. 早期使用甘露醇以降低颅内压
C. 烦躁不安、惊厥时可用镇静剂
D. 可使用维生素 K_1 以控制出血
E. 静脉滴注神经细胞营养药

148. 下列哪项不是病理性黄疸的特点？（　　）。
A. 血清总胆红素应小于 205μmol/L（12mg/dl）
B. 黄疸出现早（生后 4h 内）
C. 消退过晚或退而复现
D. 发展过快，每日增加大于 85.5μmol/L（5mg/dl）
E. 黄疸持续时间长

149. 下列哪项不是新生儿的特殊生理状态？（　　）。
A. 生理性体重下降　　B. 乳腺肿大、假月经
C. 上皮珠（俗称“马牙”）　　D. 核黄疸
E. 粟粒疹

150. 新生儿黄疸的治疗降低胆红素防止核黄疸的方法不包括（　　）。
A. 光照疗法　　B. 换血疗法
C. 使用酶诱导剂　　D. 扩充血容量
E. 静脉滴注血浆或血蛋白

151. 核黄疸的早期症状不包括（　　）。

A. 嗜睡　　B. 肌张力减退

C. 吸吮力差　　D. 角弓反张

E. 反应低下

152. 光照疗法降低胆红素，哪种光最有效？（　　）。

A. 波长 450nm 的蓝光　　B. 日光

C. 黑光　　D. 绿光

E. 紫光

153. 新生儿黄疸在生后 24h 内出现应首先考虑（　　）。

A. 新生儿溶血症　　B. 新生儿败血症

C. 新生儿肝炎　　D. 新生儿硬肿症

E. 先天性胆管闭锁

154. 新生儿硬肿症发病季节多为（　　）。

A. 夏季　　B. 寒冷季节

C. 春季　　D. 秋季

E. 秋冬季节

155. 新生儿硬肿症，中度低体温的患儿肛温及复温时间为（　　）。

A. 30℃以上，6～12h 内复温

B. 29℃以上，5～11h 内复温

C. 31℃以上，7～19h 内复温

D. 30℃以下，12～24h 内复温

E. 30℃以上，12～24h 内复温

156. 新生儿硬肿症，重度低体温的患儿肛温及复温时间为（　　）。

A. 30℃以上，6～12h 内恢复正常体温

B. 30℃以下，12～24h 内恢复正常体温

C. 31℃以上，5～11h 内恢复正常体温

D. 31℃以下，10～20h 内恢复正常体温

E. 30℃以下，6～12h 内恢复正常体温

157. 早产儿（胎龄 35 周），娩出经过尚顺利，送入婴儿室护理，每 2h 予血糖检测。请问新生儿低血糖的诊断标准是（　　）。

A. 血糖低于 1.1mmol/L　　B. 血糖低于 2.75mmol/L

C. 血糖低于 1.65mmol/L　　D. 血糖低于 3.3mmol/L

E. 血糖低于 2.2mmol/L

158. 新生儿颅内出血卧床时的体位，不正确的是（　　）。

A. 取头高体位，头肩部抬高 15°～30°

B. 取头低脚高位，脚抬高 15°～30°

C. 不要随意搬动头部

D. 主张头部取中心位

E. 头肩部抬高

159. 新生儿败血症体温过高时应选择（　　）。

A. 按医嘱给予退热剂

B. 调节室内温度、湿度，松开包被

C. 冰敷大血管

D. 给予乙醇溶液擦浴

E. 冷盐水灌肠

160. 新生儿败血症的病因为（　　）。

A. 免疫功能缺陷：早产儿由于免疫功能不完善，易发生感染

B. 病原菌以葡萄球菌、大肠杆菌为主

C. 宫内感染

D. 产时感染和产后感染

E. 以上都是

161. 明明，男，足月臀位产新生儿，出生后第 2d 突发惊厥，体格检查：体温 37℃，前囟饱满，双眼凝视，四肢肌张力高，时有抽搐，心率 140 次/min，肺部体征阴性，血常规无异常，该患儿最可能的诊断为（　　）。

A. 新生儿手足抽搐症

B. 新生儿颅内出血

C. 新生儿化脓性脑膜炎

D. 新生儿败血症

E. 新生儿破伤风

162. 新生儿破伤风的主要临床表现是（　　）。

A. 起始症状为牙关紧闭，哺乳时不易塞进乳头

B. 随后面肌紧张，口角向下，呈苦笑面容

C. 四肢抽动或呈强直性痉挛

D. 轻微刺激即引起痉挛发作

E. 以上都是

163. 玲玲，8d，足月顺产，近 2d 来反应差，吃奶差，皮肤黄染加重。查体：体温不升，面色发灰，脐部有少量脓性分泌物。血白细胞 20×10^9/L，中性粒细胞 65%。最可能的诊断是（　　）。

A. 新生儿溶血症　　B. 新生儿败血症

C. 新生儿肝炎　　D. 新生儿硬肿症

E. 先天性胆管闭锁

164. 对患破伤风的新生儿为减少刺激、控制痉挛发生的护理措施有（　　）。

A. 病室要绝对安静，避免任何光、声、触、拍等刺激

B. 室内空气要新鲜，避免对流风，光线稍暗

C. 各种治疗和护理操作，最好在使用镇静剂后进行

D. 遵医嘱注射破伤风抗毒素

E. 以上都是

165. 鹅口疮的病因为（　　）。

A. 白色念珠菌感染　　B. 霉菌感染

C. 真菌　　D. 病毒

E. 葡萄球菌

166. 一新生儿，胎龄295d，身高50cm，头围34cm，胸围32cm，该新生儿是（　　）。

A. 早产儿　　B. 正常足月儿

C. 足月小于胎龄儿　　D. 过期产儿

E. 巨大儿

167. 12d新生儿，因不吃、不哭、反应差，体温不升2d，抽搐3次收入院。查体：皮肤黄染，前囟隆起，脐部少许脓性分泌物，肝右肋下3cm，脾左肋下1cm，血白细胞15×10^9/L，中性70%，血钙2.2mmol/L（8.8mg/dl）。考虑该患儿最可能的诊断为（　　）。

A. 新生儿硬肿症　　B. 新生儿低钙血症

C. 新生儿败血症　　D. 新生儿败血症，化脓性脑膜炎

E. 新生儿颅内出血

168. 足月新生儿，出生6d，生后第3d出现皮肤黄染，无发热，精神状态好，心肺（—），脐部无红肿，血清胆红素154μmol/L（9mg/dl）。正确的处理为（　　）。

A. 光照疗法　　B. 给予苯巴比妥

C. 输白蛋白　　D. 应用抗生素

E. 暂不需要治疗

169. 胎龄38周，出生体重2.4kg（其体重在同胎龄儿平均体重的第5百分位）的新生儿是（　　）。

A. 早产儿　　B. 正常新生儿

C. 小于胎龄儿　　D. 低出生体重儿

E. 过期产儿

170. 早产儿动脉导管未闭易合并呼吸窘迫综合征及心力衰竭，此时可试用何种药物促使动脉导管关闭（　　）。

A. 普萘洛尔　　B. 阿司匹林

C. 吲哚美辛（消炎痛）　　D. 酚妥拉明

E. 以上都不是

171. 初乳中哪种免疫球蛋白含量较高（　　）。

A. IgM　　B. IgA

C. SIgA　　D. IgG

E. IgE

172. 儿童正常腋温为（　　）。
A. 36～37℃　　B. 36.5～37℃
C. 37～37.5℃　　D. 37.5～38℃
E. 38.1～39℃

173. 儿童正常肛温为（　　）。
A. 36～37℃　　B. 36.5～37.5℃
C. 37～37.5℃　　D. 37.5～38℃
E. 38.1～39℃

174. 早产儿喂养方法是（　　）。
A. 首选母乳，无法母乳喂养者以早产儿配方奶为宜
B. 争取 20min 内开奶
C. 采用鼻饲喂养
D. 喂乳与补液时间不能交叉
E. 喂乳量应恒定

175. 孕 32 周，早产儿出生体重 2.2kg，皮肤薄嫩，体温 35℃，应（　　）。
A. 立即置暖箱中保温
B. 立即用敏感抗生素，防感染
C. 立即行光疗，防核黄疸
D. 立即开奶
E. 立即口服维生素

176. 出生时体重在 2 500g～3 999g 的新生儿是（　　）。
A. 足月新生儿　　B. 正常出生体重新生儿
C. 极低出生体重儿　　D. 高出生体重儿
E. 低出生体重儿

178. 女，3d，出生时 Apgar 评分 1min 7 分，5min 后评分 10 分，现吃奶反应尚好，R40～45 次/min，节律不规则，尤睡眠时明显，Hb150g/L，诊断为（　　）。
A. 新生儿湿肺　　B. 正常新生儿
C. 吸入性肺炎　　D. 新生儿颅内出血
E. 新生儿呼吸窘迫综合征

179. 男 2d，出生时不哭，Apgar 评分 1min 5 分，5min 后为 7 分，R56 次/min，不规则，肺部有湿啰音，胸片示肺气肿、有斑片影，该患儿最可能的诊断为（　　）。
A. 新生儿湿肺　　B. 正常新生儿
C. 吸入性肺炎　　D. 新生儿颅内出血
E. 新生儿呼吸窘迫综合征

180. 21d 新生儿，1 周前受凉后出现鼻塞，3d 来拒食、吐奶、尖叫，口角有小抽

动。体检：体温35.5℃，面色青灰，目光呆滞，前囟紧张，颈强直阴性。该患儿最可能的医疗诊断是（　　）。

A. 新生儿颅内出血　　B. 新生儿低钙血症
C. 新生儿败血症　　D. 新生儿化脓性脑膜炎
E. 新生儿破伤风

181. 关于新生儿败血症的临床表现的描述，以下不正确的是（　　）。

A. 精神欠佳　　B. 嗜睡
C. 均有高热　　D. 不吃不哭
E. 出现病理性黄疸

182. 孕34周出生体重2.6kg，身长47cm，皮肤红嫩，胎毛多，头发细软，足底前1/3有足纹，考虑是（　　）。

A. 足月小样儿　　B. 足月儿
C. 过渡足月儿　　D. 早产儿
E. 低出生体重儿

183. 新生儿硬肿症的主要临床表现是（　　）。

A. 全身冰冷，皮肤硬肿　　B. 纳差、少动、嗜睡
C. 不吃、不哭、体温不升　　D. 皮肤黄染，少尿
E. 易激惹

184. 胎龄39周，出生体重3kg的新生儿是（　　）。

A. 早产儿　　B. 正常新生儿
C. 足月小样儿　　D. 低出生体重儿
E. 过期产儿

185. 胎龄36周，器官功能不成熟的新生儿是（　　）。

A. 早产儿　　B. 正常新生儿
C. 足月小样儿　　D. 低出生体重儿
E. 过期产儿

三、多选题

1. 关于新生儿分类方法下列正确的是（　　）。

A. 根据胎龄分类
B. 根据出生体重分类
C. 根据出生体重及胎龄的关系分类
D. 根据身长分类
E. 包括上述4种方法

2. 高危新生儿常见于（　　）。

A. 高危妊娠孕妇分娩的新生儿
B. 有死胎史的孕母所生的新生儿
C. 孕母在妊娠期有疾病史

D. 各种难产及手术产儿

E. 出生时 Apgar 评分低于 10 分的新生儿

3. 中性温度是某一个适合于患儿的环境温度，下列为体重 1 000g 早产儿的中性温度，其正确的是（　　）。

A. 10d 内温度为 35℃　　B. 10d 以后为 34℃

C. 3 周内 33℃　　D. 5 周以后 32℃

E. 初生 2d 为 34℃

4. 早产儿出院标准为（　　）。

A. 体重增至 2 000g 以上

B. 在不吸氧情况下无呼吸暂停发生

C. 能自己吸吮乳汁并维持血糖稳定

D. 在 22～24℃环境中穿衣能保持体温稳定

E. 兴奋与抑制相继出现

5. 早产儿生理性黄疸正确的是（　　）。

A. 生后 2～3d 出现　　B. 4～5d 明显

C. 可在 2～3 周消退　　D. 一般情况尚可

E. 血清胆红素浓度可高于 256.5μmol/L（15mg/dl）

6. 对新生儿肺透明膜病的患儿采取的护理措施下列正确的是（　　）。

A. 保持呼吸道通畅

B. 氧疗

C. 保暖，环境温度维持在 22～24℃

D. 补充营养和热量

E. 密切观察病情

7. PICU 的新生儿需要监测的内容为（　　）。

A. 心脏监测　　B. 呼吸监测

C. 血压监测　　D. 血气监测

E. 体温监测

8. 新生儿硬肿症常见的表现为下列哪些?（　　）。

A. 皮肤硬、凉　　B. 反应低下

C. 体温不升　　D. 不吃、不哭、不动

E. 皮肤硬肿后变软，中央坏死形成

9. 护理硬肿症患儿时，护士应注意（　　）。

A. 患儿一般状态，吸吮力、哭声、反应、尿量等

B. 患儿硬肿的部位及进展情况，有无出血倾向

C. 观察体温变化，同时还应观察心率、呼吸并记录

D. 随时观察暖箱温度、湿度及水箱内水量，及时调整到最佳使用状态

E. 以上都正确

10. 为预防交叉感染，新生儿室工作人员应做到（　　）。

A. 入室前要穿清洁工作衣，戴帽子，更换清洁鞋

B. 每护理一个新生儿后均应洗手

C. 诊疗用具用后用消毒剂擦洗

D. 带菌者及患感染性疾病者应戴口罩

E. 新生儿发生传染病应严格隔离，接触者隔离观察

11. 需要重症监护的新生儿包括（　　）。

A. 应用机械通气的新生儿

B. 胎龄小于30周、生后48h内的新生儿

C. 新生儿休克

D. 母乳性黄疸

E. 有轻度窒息的新生儿

12. 新生儿期的特点是（　　）。

A. 生理调节和适应能力均差

B. 易发生体温不升

C. 免疫功能低下，易患感染性疾病

D. 死亡率高

E. 易发生溢乳导致误吸

13. 新生儿具有如下哪些特点？（　　）。

A. 头大，躯干长，腹略膨隆

B. 两颊部有脂肪垫，对吸吮有利

C. 体表面积相对较大，体温不稳

D. 呼吸呈腹式呼吸约30～40次/min

E. 心率为100～120次/min

14. 新生儿消化系统具有的特征为（　　）。

A. 表面积较大

B. 贲门括约肌松弛而幽门括约肌相对紧张

C. 生后24h内排胎粪

D. 生后72h无胎粪即为异常

E. 易发生溢乳和呕吐

15. 对新生儿预防感染的护理下列正确的是（　　）。

A. 新生儿室用湿式清扫法

B. 入新生儿室应穿隔离衣

C. 新生儿过多脂肪应用温开水揩去

D. 脐带脱落后每天洗澡

E. 奶具每日应消毒

16. 新生儿入暖箱的指征为（　　）。

A. 出生体重 2 000g 以下　　B. 出生体重 2 500g 以下
C. 体温不升　　D. 血清胆红素浓度 12～15mg/dl
E. 新生儿硬肿症

17. 生理性体重下降可与下列哪些因素有关？（　）。
A. 出生时体重较轻　　B. 哺乳量不充足
C. 排出胎粪较多　　D. 水分丧失较多
E. 以上都不是

18. 新生儿黄疸主要临床表现下列正确的是（　）。
A. 生理性黄疸生后 2～3d 出现，4～6d 明显，10～14d 自然消退
B. 新生儿溶血存在时，多于生后 24h 内出现黄疸且进行性加重
C. 新生儿败血症发生时常见生理性黄疸退而复现
D. 先天性胆道闭锁于生后 1～3 周出黄疸且进行性加重
E. 新生儿肝炎时生后大便马上呈灰白色

19. 对新生儿寒冷损伤患儿家长的宣教内容是（　）。
A. 指导或示范家庭简易的保暖方法
B. 监测体温的方法
C. 室内配置温、湿度计
D. 用热水袋保暖时保持水温在 80℃
E. 保持新生儿室清洁卫生

20. 对新生儿黄疸所采取的护理措施下列正确的是（　）。
A. 蓝光疗法　　B. 换血疗法
C. 观察大小便颜色　　D. 观察黄疸的进展程度
E. 保证奶量的摄入

21. 以下哪项属于新生儿颅内出血兴奋状态的表现？（　）。
A. 烦躁不安　　B. 腱反射亢进
C. 呕吐、痉挛　　D. 尖叫
E. 拥抱反射、觅食反射消失

22. 新生儿破伤风时会出现下列哪几项？（　）。
A. 血中找到破伤风芽孢梭菌　　B. 苦笑面容
C. 牙关紧闭不能吸吮　　D. 四肢阵发性痉挛
E. 角弓反张

23. 与新生儿硬肿症发生有关的是下列哪几项？（　）。
A. 早产　　B. 寒冷
C. 溶血　　D. 感染
E. 保暖不当

24. 关于新生儿窒息患儿复苏时的注意事项为下列哪些项？（　）。
A. 复苏全过程应做好保暖工作

B. 在呼吸道分泌物未清除前不要刺激患儿使之啼哭或进行加压呼吸

C. 进行加压呼吸时应掌握压力在 3.92～5.88kPa

D. 在呼吸未建立前，不宜多用碳酸氢钠

E. 在复苏过程中，操作应轻柔以尽量避免创伤，即使心跳停止，还应继续抢救一段时间

25. 关于新生儿破伤风，下列叙述正确的是（　　）。

A. 是由破伤风梭状杆菌引起的一种急性感染性疾病

B. 破伤风梭状杆菌侵入途径多为脐带

C. 潜伏期 3～14d，常于生后 4～8d 发病

D. 潜伏期的长短与感染的严重程度无关

E. 本病完全可以预防

26. 下列哪些是正常新生儿的外观特点？（　　）。

A. 四肢呈屈曲状　　B. 皮肤红润，胎毛少

C. 耳壳软骨尚未发育好　　D. 乳晕清晰，乳房可扪到结节

E. 整个足底光滑，没有较深的足纹

27. 新生儿和小婴儿具有的神经反射包括（　　）。

A. 吸吮反射　　B. 握持反射

C. 拥抱反射　　D. 巴氏征阳性

E. 面神经征阳性

28. 早产儿入暖箱时，温度调节的依据是（　　）。

A. 胎龄　　B. 体重

C. 心率　　D. 呼吸频率

E. 生后天数

29. 下列哪些是早产儿的外观特点？（　　）。

A. 胎毛多　　B. 足底纹理多

C. 四肢肌张力低下　　D. 头发丝状，分条清楚

E. 女婴大阴唇不能覆盖小阴唇

30. 早产儿体温调节的特点包括（　　）。

A. 缺少棕色脂肪组织

B. 基础代谢率低，产热少

C. 体表面积相对小，不易散热

D. 体温易随环境温度变化而变化

E. 早产儿易出现体温偏高

31. 下列哪些是生理性黄疸的特点？（　　）。

A. 足月儿于 10～14d 消退

B. 早产儿可消退后复又出现

C. 血清胆红素浓度一般不超过 205μmol/L（12mg/dl）

D. 早产儿血清胆红素浓度不超过 324μmol/L（20mg/dl）

E. 严重者出现嗜睡、尖声哭叫、肌张力下降、吸吮力弱等

32. 新生儿易溢乳是由于（　　）。

A. 胃呈横位　　B. 胃容量小

C. 幽门易痉挛　　D. 幽门括约肌发达

E. 贲门括约肌不发达

33. 持续、高浓度给氧可引起氧中毒，导致（　　）。

A. 耳聋　　B. 肾纤维化

C. 智力低下　　D. 支气管肺发育不良

E. 眼睛晶状体后纤维组织增生

34. 下列哪些不是新生儿的特殊生理状态？（　　）。

A. 螳螂嘴　　B. 乳腺肿大

C. ABO 溶血　　D. 尖声哭叫

E. 板牙或马牙

35. 正常新生儿容易出现黄疸的原因是（　　）。

A. 胆红素生成过多　　B. 肝功能不成熟

C. 肠肝循环的特殊性　　D. 母婴血型不合

E. 体温不升

36. 新生儿肺透明膜病的典型临床表现包括（　　）。

A. 进行性呼吸困难　　B. 呼气性三凹征

C. 吸气性呻吟　　D. 呼吸衰竭

E. 青紫

37. 下列哪些是原始反射？（　　）。

A. 觅食反射　　B. 拥抱反射

C. 吸吮反射　　D. 握持反射

E. 腹壁反射

38. 护理新生儿破伤风时不正确的是（　　）。

A. 置于单独病室　　B. 保持病室安静

C. 患儿戴避光眼罩　　D. 经常触摸婴儿，使其保持安静

E. 使用镇静剂前，集中完成各种操作

39. 治疗新生儿黄疸时，使用换血疗法的目的是（　　）。

A. 换出已致敏的红细胞和血清中的免疫抗体，阻止继续溶血

B. 去除血清中的未结合胆红素，防止核黄疸的发生

C. 纠正溶血导致的贫血，防止缺氧及心力衰竭

D. 纠正胎儿出生时水肿

E. 提高血氧饱和度

40. 下列选项中，Apgar 评分所评价的体征是（　　）。

A. 呼吸　　B. 心率
C. 肌张力　　D. 皮肤颜色
E. 弹足底或插鼻管反应

41. 光疗常见的副作用包括（　　）。
A. 发热　　B. 皮疹
C. 感染　　D. 青铜症
E. 腹泻

42. 破伤风患儿的脐部护理应注意（　　）。
A. 使用3%的过氧化氢清洁脐部
B. 遵医嘱在脐周注射破伤风抗毒素 3 000 单位
C. 局部使用抗生素治疗
D. 接触过脐部伤口的纱布、棉签等用物应焚烧
E. 伤口纱布每 3d 换药一次

43. 新生儿的正常呼吸表现为（　　）。
A. 浅表、不规则呼吸　　B. 主要靠膈肌呼吸
C. 以腹式呼吸为主　　D. 可有短暂的呼吸暂停
E. 呼吸频率 40～45 次/min

44. 预防儿童结核病，接种卡介苗用（　　）。
A. 皮下注射法
B. 接种部位取左上臂三角肌中部
C. 皮内注射法
D. 初种年龄为出生后 2～3d 到 2 个月内
E. 以上都不是

45. 新生儿硬肿症体温低于 30℃者，复温措施有（　　）。
A. 可用暖被或绒毯包裹保暖
B. 放于比体温高 1～2℃的暖箱内
C. 箱温每小时升高 1℃
D. 争取在 4～6h 内体温恢复正常
E. 争取在 12～24h 内体温恢复正常

46. 引起新生儿病理性黄疸常见的非感染性疾病有（　　）。
A. 新生儿肝炎　　B. 新生儿败血症
C. 新生儿溶血症　　D. 母乳性黄疸
E. 先天性胆道闭锁

47. 新生儿容易出现生理性黄疸是因为（　　）。
A. 红细胞寿命短　　B. 胎粪排出延迟
C. 肝功能不成熟　　D. 体温调节功能差
E. 肠道内葡萄糖醛酸酶活性较高

48. 儿科病房下列哪些疾病需实施保护性隔离（　　）。
A. 极低出生体重儿　　B. 早产儿
C. 肾小球肾炎　　D. 正在化疗的白血病患儿
E. 肺炎

49. 新生儿颅内出血的表现包括（　　）。
A. 意识的改变　　B. 颅内压升高
C. 凝视或斜视　　D. 呼吸增快
E. 肌张力增高

50. 新生儿溶血症的临床表现有（　　）。
A. 黄疸　　B. 贫血
C. 肝脾肿大　　D. 发热
E. 腹泻

51. 新生儿败血症可能有的并发症有（　　）。
A. 化脓性脑膜炎　　B. 肺炎
C. 脊髓炎　　D. 关节炎
E. 深部脓肿

四、判断改错题

1. 足月儿是指胎龄满 28 周至满 37 周者。（　　）
2. 已发生或可能发生危重病情的新生儿称为高危新生儿。（　　）
3. 新生儿如生后头几天内尿色深、稍混，放置后有红褐色沉淀，应考虑为泌尿系感染。（　　）
4. 新生儿的肾脏对酸、碱调节能力差，故易发生代谢性酸中毒。（　　）
5. 新生儿肺透明膜病的症状在生后 2～6h 内出现呼吸困难，呈进行性加重。（　　）
6. 新生儿发生败血症其病原菌以葡萄球菌、克雷伯杆菌占首位。（　　）
7. IgA、IgG、IgM 不能通过胎盘传给新生儿，故新生儿易患传染病和各种感染。（　　）
8. 新生儿高血糖是指全血血糖＞7.0mmol/L。（　　）
9. 新生儿硬肿症重度低体温时，应先让患儿在比其体温高 1～2℃的暖箱内复温，然后每小时提高 0.5～1℃箱温，使患儿体温在 24～72h 内恢复正常。（　　）
10. 新生儿根据缺氧程度予用氧，维持血氧饱和度在 90％～95％即可，防止氧浓度过高或用氧时间过长。（　　）
11. 脐带经无菌操作后逐渐干燥，一般 4～5d 内脱落。（　　）
12. 目前认为凡全血血糖＜2.5mmol/L 都诊断为新生儿低血糖。（　　）
13. 新生儿期应做到母婴同室，按需喂养，切不可规定喂乳时间的长短。（　　）
14. 新生儿期女婴在生后 3～5d 可出现乳腺肿大，有的甚至挤出少量乳汁，此为生理性乳腺肿大，男婴无此现象。（　　）
15. 早产儿体温常不稳定，表现为冷的环境中体温偏低，但在高温环境中体温常升高。（　　）

16. 新生儿胎粪呈墨绿色，若超过 36h 还未见排出，应检查是否为肛门闭锁及其他消化道畸形。 （ ）
17. 肺表面活性物质在孕 18～20 周开始产生，35～36 周迅速增加。 （ ）
18. 新生儿败血症的治疗应早期运用有效抗生素并做到足量、足疗程静脉给药。（ ）
19. 新生儿感染性肺炎病原体的侵入可发生在出生前、出生时及出生后。 （ ）
20. 怀疑患新生儿坏死性小肠结肠炎的患儿一经确诊立即禁食，轻者禁食 5～7d，重者禁食 7～10d。 （ ）

五、名词解释

1. 新生儿
2. 早产儿
3. 新生儿破伤风
4. 中性温度
5. 新生儿硬肿症
6. 发展性照顾
7. 新生儿窒息
8. 围产期
9. 足月儿
10. 过期产儿
11. 低出生体重儿
12. 巨大儿
13. 适于胎龄儿
14. 小于胎龄儿
15. 足月小样儿
16. 新生儿肺透明膜病
17. 大于胎龄儿
18. 高危儿
19. 极低出生体重儿

六、简答题

1. 简述新生儿的复苏程序。
2. 简述生理性黄疸的特点。
3. 简述病理性黄疸的特点。
4. 简述换血疗法的目的。
5. 简述新生儿的脐部护理。
6. 叙述新生儿出暖箱的指征。
7. 简述暖箱使用的注意事项。
8. 简述新生儿肺炎的护理措施。

9. 简述早产儿的喂养方法。
10. 简述新生儿胆红素代谢的特点。
11. 简述光疗的目的和注意事项。
12. 简述光疗患儿的护理措施。
13. 简述硬肿症患儿复温的方法。
14. 简述足月新生儿与早产儿的外观特点。
15. 简述新生儿循环系统的生理特点。
16. 简述足月新生儿娩出后的护理措施。
17. 简述 NICU 监护对象和内容。
18. 简述 Apgar 评分的内容及简易窒息程度的分类方法。
19. 简述新生儿呼吸窘迫综合征的病因及常见护理问题。
20. 简述换血疗法的注意事项。
21. 简述新生儿破伤风的临床表现。
22. 简述新生儿破伤风的治疗原则。
23. 简述新生儿败血症的常见护理问题及护理措施。
24. 简述新生儿黄疸的治疗要点。
25. 简述新生儿复苏的步骤。

七、案例分析题

1. 豆豆，女，胎龄 33 周，日龄 3d，出生体重为 2 200g，心率 120 次/min，呼吸浅表不规则，四肢能活动，全身皮肤红润，余无异常。

(1) 根据体重分类，该患儿属于（　　）。

A. 低出生体重儿　　B. 正常出生体重儿
C. 极低出生体重儿　　D. 高出生体重儿
E. 巨大儿

(2) 与该患儿外观体征不符的内容是（　　）。

A. 皮肤薄嫩，胎毛多　　B. 头发细如绒毛
C. 耳壳不清楚　　D. 乳房无结节
E. 足底布满纹路

(3) 该患儿的护理措施中错误的是（　　）。

A. 与足月儿分开，实施保护性隔离
B. 晨间护理时室温调到 24～26℃，相对湿度 55%～65%
C. 给予合适的体位，常采取侧卧位
D. 喂养时首选早产儿配方乳
E. 密切观察患儿病情，若有变化及时报告医生

2. 患儿，女，足月顺产，生后第 3d，面部皮肤发黄，精神尚佳，食欲好，体温 36.7℃。血白细胞 12×10^9/L，中性粒细胞 55%，血清胆红素 144μmol/L。

(1) 该患儿最可能的医疗诊断是（　　）。

A. 新生儿生理性黄疸　　B. 新生儿病理性黄疸
C. 新生儿败血症　　D. 新生儿胆红素脑病
E. 新生儿颅内出血

(2) 针对该患儿的护理措施中下列错误的是(　　)。
A. 加强保暖　　B. 按医嘱给予光照疗法
C. 合理喂养　　D. 密切观察病情
E. 按医嘱静脉滴注抗生素

3. 患儿女，生后 4d，入院时拒乳，反应差，哭声低。体检：心音低钝，双下肢红肿如橡皮，测肛温 35.8℃。

(1) 患儿可能的医疗诊断是(　　)。
A. 新生儿败血症　　B. 新生儿黄疸
C. 新生儿颅内出血　　D. 新生儿寒冷损伤综合征
E. 肢体坏疽

(2) 对该患儿处理不恰当的是(　　)。
A. 积极复温　　B. 提供能量与水分
C. 尽早输血　　D. 控制补液速度
E. 加强消毒管理

(3) 下列护理措施正确的是(　　)。
A. 将患儿放入 34℃暖箱复温
B. 6h 内将患儿体温恢复至正常
C. 60℃热水袋保暖
D. 放入比肛温高 1～2℃的暖箱中复温
E. 每小时箱温调高 2℃

4. 患儿男 19d，为足月顺产儿，母乳喂养，家长为预防儿童佝偻病发生，来医院咨询。

(1) 下列指导哪项不恰当?(　　)。
A. 坚持母乳喂养　　B. 1 个月后开始添加鱼肝油
C. 坚持日光浴　　D. 1 个月开始添加蛋黄、鱼泥
E. 按需补充钙剂

(2) 儿童有以下哪种表现符合佝偻病的早期表现(　　)。
A. 有郝氏沟及肋骨外翻　　B. 有方颅或乒乓头
C. 精神萎靡　　D. 睡眠不安，多汗易惊
E. 抽搐或手足搐搦

(3) 为预防佝偻病的发生，应指导家长(　　)。
A. 生后 4 周起口服维生素 D 400IU/d
B. 生后 1 周起口服维生素 D 400IU/d
C. 生后 3 个月起口服维生素 D 0.5 万～1 万 IU/d
D. 生后 4 个月起口服维生素 D 1 万～2 万 IU/d

E. 生后1个月起肌注维生素D 30万IU/次，每2～4周1次，共3次

5. 5d女婴，家中出生，母乳喂养，生后2d发现该婴儿皮肤黄染明显，拒奶、嗜睡，体温不升。查体：面色灰暗，四肢稍凉，脐轮红，可见脓性分泌物，肝脏肋下3cm，脾肋下2cm。

(1) 最可能的诊断是哪项？(　　)。

A. 新生儿脐炎，生理性黄疸

B. 新生儿脐炎，母乳性黄疸

C. 新生儿脐炎，新生儿败血症

D. 新生儿脐炎，新生儿溶血症

E. 新生儿脐炎，新生儿肝炎

(2) 首选的一项检查是(　　)。

A. 血培养　　B. 网织红细胞计数

C. 血ALT测定　　D. 血气分析

E. 大便常规

(3) 下列治疗不恰当的是(　　)。

A. 静脉滴注抗生素　　B. 静脉滴注丙种球蛋白

C. 纠正酸中毒　　D. 禁食母乳

E. 保暖

6. 患儿，男，5d，生后3d出现拒奶，反应差，皮肤黄染，昨日出现抽搐。查体：体温38.5℃，面部及躯干皮肤黄染，前囟隆起，张力稍高，脐部有脓性分泌物。血常规：白细胞 22×10^9/L，中性粒细胞86%，血清总胆红素290μmol/L(17mg/dl)。

(1) 目前应考虑哪些疾病诊断？(　　)。

A. 新生儿脐炎　　B. 新生儿败血症

C. 新生儿高胆红素血症　　D. 新生儿颅内感染

E. 新生儿胆红素脑病

(2) 需要进一步做哪些检查项目？(　　)。

A. 血培养　　B. 脐部分泌物培养

C. 脑脊液常规　　D. 脑脊液培养

E. 血ALT测定

(3) 蓝光治疗的副作用有哪些？(　　)。

A. 皮疹　　B. 脱水

C. 腹泻　　D. 便秘

E. 发热

(4) 该患儿的护理要点包括哪些？(　　)。

A. 严密观察病情变化　　B. 给予物理降温

C. 加强脐部护理　　D. 有效控制感染

E. 保证水分摄入

7. 患儿，女，3d，因不吃、下肢皮肤凉、发硬1d入院，患儿系第1胎，孕30周早产，在家由接生婆接生，出生时哭声低，生后母乳喂养，但每次吸奶量少。昨日发现患儿不吃奶，下肢皮肤凉，发硬。查体：肛温35℃，早产儿貌，反应差，哭声微弱，全身皮肤凉，大腿、小腿及下腹部皮肤硬，有凹陷性水肿。

(1) 患儿存在哪些护理问题？(　　)。

A. 知识缺乏　　B. 体温过低
C. 皮肤完整性受损　　D. 有感染的危险
E. 营养失调

(2) 新生儿硬肿症的致病因素有哪些？(　　)。

A. 寒冷　　B. 早产
C. 窒息　　D. 严重感染
E. 低出生体重

(3) 下列关于复温的方法描述正确的是哪些？(　　)。

A. 复温的原则是慢速复温
B. 复温的原则是快速复温
C. 对体温高于30℃患儿，根据患儿情况将箱温调高至30～34℃，使患儿在6～12h内恢复正常体温
D. 对体温低于30℃患儿，将患儿置于比体温高1～2℃的温箱中开始复温
E. 及时监测体温，每2～4h测量体温1次

8. 一新生儿，出生1h，孕37周，吸引器助产娩出，出生时羊水被胎粪污染，皮肤苍白，心率100次/min，呼吸20次/min，肌张力松弛，拍打足底仅有皱眉动作。

(1) 该患儿在可能出现的并发症中，应除外哪些？(　　)。

A. 新生儿窒息　　B. 胎粪吸入综合征
C. 颅内出血　　D. 缺氧缺血性脑病
E. 代谢性酸中毒

(2) 该患儿此症状通常与下列哪些因素有关？(　　)。

A. 胎儿宫内感染　　B. 羊水吸入
C. 胎儿脐带绕颈　　D. 早产儿
E. 巨大儿

(3) 新生儿窒息可能出现的后遗症中，应除外下列哪些？(　　)。

A. 颅内出血　　B. 脑性瘫痪
C. 癫痫　　D. 智力低下
E. 耳聋

(3) 孩子父亲到医生办公室询问检验结果，下列关于儿童血象特点的描述正确的有哪些？(　　)。

A. 出生时红细胞数约 5×10^{12}/L～7×10^{12}/L

B. 出生时血红蛋白量约 150～220g/L

C. 生后 3～7d 可见少量有核红细胞

D. 生后 3d 内网织红细胞约 4%～6%

E. 初生儿末梢血中不应有幼稚中性粒细胞

【参考答案】

一、填空题

1. 足月儿　早产儿　过期产儿

2. 2 500g　47cm　120～140 次/min

3. 22～24℃　55%～65%　湿式清扫

4. 缺氧　产伤　意识形态的改变　眼症状　颅内压增高表现　呼吸改变　肌张力改变　瞳孔异常

5. 体表面积　皮下脂肪　保暖

6. 寒冷　早产　感染　窒息　皮肤　皮下脂肪

7. 有窒息的危险　有体温改变的危险　有感染的危险

8. 2～3　4～5　2 周内　3～4 周

9. 脂肪垫

10. 40 次/min　腹式

11. 短　差　全身骨骼肌强直性痉挛　牙关紧闭

12. IgG

13. 生理性体重下降　生理性黄疸　乳腺肿大　“马牙”和“螳螂嘴”　假月经　粟粒疹

14. 呼吸暂停

15. 早产儿耐受力　胃潴留　呕吐

16. 瞳孔不等大　呼吸节律不整　叹息样呼吸

17. 肺表面活性物质　进行性加重的呼吸窘迫　呼吸衰竭

18. 体温调节无效　皮肤完整性受损　营养失调：低于机体需要量

19. 感染性　非感染性

20. 有窒息的危险　喂养困难　有受伤的危险　体温过高

21. 破伤风抗毒素　镇静剂　避光　隔音

22. 小腿　大腿外侧　整个下肢　臀部　面颊　上肢　全身

23. 425～475nm　未结合胆红素　水溶性异构体　胆汁和尿液

24. 激惹　过度兴奋或表情淡漠　嗜睡　昏迷

25. 维持体温稳定　合理喂养　维持有效呼吸　密切观察病情　预防感染　健康教育　发展性照顾

26. 出生 3 日内或早产新生儿　体温降低　吸乳差或拒乳　哭声弱　硬肿　多器官损害体征

27. 15～20s　15s　紫绀　四肢肌张力的下降
28. 维生素 K
29. 肌张力增高　发热　抽搐　呼吸不规则
30. 黄疸在出生后 24h 内出现　黄疸程度重，血清胆红素大于 205.2～256.5μmol/L (12～15mg/dl)　黄疸持续时间长　黄疸退而复现　血清结合胆红素>26μmol/L(1.5mg/dl)
31. 产前感染　产时感染　产后感染　产后感染　脐部
32. 土壤　尘埃　人畜粪便中
33. 2 500　4 000
34. 37　42　2 500　3 000　47　50
35. 足月小样儿
36. 卵圆孔　动脉导管
37. 动脉导管
38. 水平位　贲门　幽门
39. 生理性黄疸　药物中毒
40. 10～12　24　肛门闭锁
41. 24　48
42. 7～10
43. 雌
44. 4 000
45. 觅食反射　吸吮反射　握持反射　拥抱反射　交叉伸腿反射
46. 2　800　铁剂
47. 160　100
48. 8～10　4～7　0～3
49. 巴氏征　克氏征　佛斯特征
50. 12～24　5～7
51. 血型抗体 胎儿循环 同种免疫反应
52. O　A　B
53. 阴性　阳性
54. 棕色
55. 破伤风梭状　7
56. 42 周 (294d)
57. 2500g
58. 同胎龄儿　10～90
59. 新生儿　围生期
60. 高危儿
61. 24～26℃　55％～65％
62. 90

63. 肠道缺血和缺氧　喂养　感染
64. 皮肤颜色 心率 弹足底或插鼻管反应 肌肉张力 呼吸
65. 1　5
66. 痉挛期　后遗症期
67. ABO 血型系统不合
68. 高　长　视网膜病变　肺间质纤维化
69. 葡萄球菌　大肠杆菌
70. 呼吸　心率　血氧饱和度
71. 24h　2～3d
72. 2 000g
73. 妊娠 28 周　生后 1 周
74. 半
75. 耗氧量最少　蒸发散热量最少　新陈代谢最低
76. 胎龄　日龄　出生体重
77. 脐带结扎　28d
78. 小于胎龄儿　AGA
79. 10%　10
80. 22～24　35
81. 白色念珠菌
82. 局部发红　皮疹　溃疡　糜烂
83. 新生儿期
84. 2 500　足月小样儿
85. 1 500　1 000
86. 早期　联合 足量　静脉　10～14

二、单选题

1.C　2.E　3.C　4.D　5.E　6.A　7.C　8.D　9.C　10.E　11.E　12.A　13.C
14.C　15.A　16.E　17.D　18.B　19.C　20.E　21.D　22.D　23.A　24.D
25.A　26.A　27.B　28.C　29.A　30.A　31.E　32.C　33.B　34.A　35.D
36.D　37.A　38.C　39.D　40.B　41.E　42.D　43.A　44.C　45.B　46.E
47.C　48.B　49.D　50.E　51.D　52.E　53.A　54.B　55.E　56.D　57.B
58.E　59.D　60.A　61.C　62.A　63.D　64.A　65.A　66.E　67.C　68.E
69.A　70.B　71.D　72.B　73.C　74.B　75.D　76.E　77.D　78.D　79.C
80.B　81.D　82.D　83.D　84.A　85.B　86.C　87.A　88.B　89.C　90.E
91.B　92.C　93.C　94.E　95.D　96.B　97.B　98.D　99.D　100.A
101.D　102.A　103.B　104.B　105.D　106.C　107.A　108.C　109.B　110.C
111.C　112.D　113.D　114.B　115.A　116.B　117.D　118.C　119.A　120.A
121.D　122.D　123.A　124.D　125.B　126.D　127.C　128.A　129.A　130.A

131. A　132. A　133. D　134. D　135. C　136. D　137. C　138. B　139. D　140. A
141. A　142. C　143. A　144. B　145. C　146. E　147. B　148. A　149. D　150. D
151. D　152. A　153. A　154. B　155. A　156. B　157. E　158. B　159. B　160. E
161. B　162. A　163. B　164. E　165. A　166. D　167. D　168. E　169. C　170. C
171. C　172. A　173. B　174. A　175. A　176. B　177. B　178. B　179. C　180. D
181. C　182. D　183. C　184. B　185. A

三、多选题

1. ABC　2. ABCD　3. ABCD　4. ABCD　5. ABCD　6. ABCDE　7. ABCDE
8. ABCD　9. ABCDE　10. ABCE　11. ABC　12. ABCDE　13. ABC　14. ABE
15. ABE　16. ACE　17. BCD　18. ABCD　19. ABCE　20. ABCDE　21. ABCD
22. BCDE　23. ABDE　24. ABDE　25. ABCE　26. ABD　27. ABCD　28. ABE
29. ACE　30. ABD　31. AC　32. ABDE　33. DE　34. CD　35. ABC　36. ADE
37. ABCD　38. DE　39. ABC　40. ABCDE　41. ABDE　42. ABD　43. ABCDE
44. BCD　45. ABCE　46. CDE　47. ACE　48. ABD　49. ABCDE　50. ABC
51. ABCDE

四、判断改错题

1. ×　28→37，满 37→未满 42
2. √
3. ×　应考虑→不应考虑
4. √
5. √
6. ×　克雷伯杆菌→大肠杆菌
7. ×　IgA、IgG、IgM→IgA、IgM
8. √
9. ×　0.5～1℃→ 1～1.5℃，24～72h→12～24h
10. ×　90％～95％→85％～95％
11. ×　4～5→7～10
12. ×　2.5mmol/L→ 2.2mmol/L
13. √
14. ×　无此现象→也有此现象
15. √
16. ×　36h→24h
17. √
18. √
19. √
20. ×　7～10→10～14

五、名词解释

1. 从脐带结扎至生后满28d期内的婴儿。

2. 凡胎龄未满37周的新生儿。

3. 是因破伤风芽孢梭状杆菌经脐部侵入引起的一种急性严重感染，临床上以全身骨骼肌强直性痉挛和牙关紧闭为特征。

4. 又称适中温度，是指能维持正常体核及皮肤温度的最适宜的环境温度，在此温度下身体耗氧量最少，新陈代谢最低，蒸发散热量最少。

5. 是指新生儿期主要由受寒引起的，表现为低体温和多器官功能损伤，严重者出现皮肤和皮下脂肪变硬和水肿的一种疾病。

6. 是一种适合每个儿童个体需要的护理模式，可以促进早产儿体重增长、减少哭闹和呼吸暂停的次数。此模式的目标是使儿童所处的环境与子宫内尽可能相似，并帮助儿童以有限的能力适应宫外的环境。

7. 是指胎儿因缺氧发生宫内窘迫或娩出过程中引起的呼吸、循环功能障碍，以致生后1min内无自主呼吸或未能建立规律性呼吸，从而导致低氧血症和混合性酸中毒。

8. 是指从妊娠28周至出生后7d的一段时间。

9. 指胎龄满37足周至不满42足周（260～293d）的新生儿。

10. 指胎龄满42周（294d）或以上的新生儿。

11. 指初生1h内体重不足2500g的新生儿。

12. 指出生体重超过4000g者，可包括正常和有疾病的婴儿。

13. 指出生体重在同胎龄儿平均体重的第10～90百分位的婴儿。

14. 指出生体重在同胎龄儿平均体重第10百分位以下的婴儿。

15. 胎龄已足月，但体重在2500g以下的婴儿称为足月小样儿。

16. 又称新生儿呼吸窘迫综合征，常见于早产儿，病因是缺乏肺表面活性物质，表现为出生后不久出现进行性加重的呼吸窘迫和呼吸衰竭。

17. 指出生体重在同胎龄儿平均体重第90百分位以上的婴儿。

18. 指已发生或有可能发生危重情况而需要密切观察的新生儿。

19. 指初生1h内体重不足1500g的新生儿。

六、简答题

1. 答：复苏基本程序：严格按照评估－决策－措施步骤进行。评估主要基于3个体征：呼吸、心率、氧饱和度，其中心率对于决定是否进入下一步是最重要的。

2. 答：生理性黄疸的特点：①足月儿常于生后2～3d开始，4～5d达高峰，2周内自然消退；早产儿生理性黄疸出现较晚、程度重，可延至3～4周消退；②婴儿一般情况良好；③血清胆红素浓度一般不超过205μmol/L（12mg/dl），早产儿不超过256.5μmol/L（15mg/dl）。

3. 答：病理性黄疸的特点：①黄疸出现早（生后24h内）；②血清胆红素超过205μmol/L（12mg/dl）～256.5μmol/L（15mg/dl），或胆红素每日上升超过85μmol/L

(5mg/dl)；③黄疸持续时间长，足月儿>2周，早产儿>4周；④黄疸退而复现；⑤血清结合胆红素超过 26μmol/L (1.5mg/dl)。

4. 答：换血疗法的目的：①换出部分血中游离抗体和致敏红细胞，减轻溶血；②换出血中大量胆红素，防止发生胆红素脑病；③纠正贫血，改善携氧，防止心力衰竭。

5. 答：脐部的护理：①每日用95%乙醇涂擦脐带残端。脐带脱落前，应每天检查脐部有无渗血，若渗血较多，应重新结扎；②观察脐部有无脓性分泌物和异味、脐轮有无红肿等，观察有无感染征象。脐部发生感染时，可先用3%过氧化氢清洗，再用0.5%的碘酒棉签擦拭脐部，并保持干燥。

6. 答：出暖箱的指征：①患儿体重达 2 000g 或以上，体温正常；②在室温 24～26℃的情况下，患儿穿衣在不加热的温箱内，能维持正常体温；③患儿在温箱内生活了1个月以上，体重虽不到 2 000g，但一般情况良好。

7. 答：注意事项：①掌握温箱性能，严格执行操作规程，定期检查有无故障，保证绝对安全；②观察使用效果，入温箱发出警报信号，应及时查找原因，妥善处理；③严禁骤然提高温箱温度，以免患儿体温上升造成不良后果；④工作人员入箱操作、检查、接触患儿前，必须洗手，防止交叉感染；⑤保持温箱的清洁。

8. 答：新生儿肺炎的护理措施：①保持呼吸道通畅：定时翻身拍背；保持适当环境温度和湿度；必要时雾化吸入和吸痰；②合理用氧：根据病情和血氧饱和度监测情况采用鼻导管、面罩、头罩、正压辅助通气等方式给氧，维持正常的血氧饱和度和 SPO_2；③维持正常体温：监测体温，体温过高时实施降温措施，体温过低时更需注意保暖。④供给足够的能量及水分：根据患儿病情采取适当喂养方式，遵循少量多次的喂养原则，耐心喂养防止窒息，病情严重者可用鼻饲喂养或静脉补液；⑤密切观察病情：注意观察患儿的反应、呼吸、心率等的变化，做好急救准备。

9. 答：早产儿的喂养方法：①尽早开奶，以防低血糖；②提倡母乳喂养，无法母乳喂养者以早产儿配方乳为宜；③喂乳量根据早产儿耐受力而定，以不发生胃潴留及呕吐为原则；④吸吮能力差和吞咽不协调者可用鼻饲喂养，能量不足者以静脉高营养补充并合理安排，补液与喂养时间交叉，尽可能减少血糖浓度波动；⑤每天详细记录出入液量、准确测量体重，以便分析、调整喂养方案，满足能量需求。

10. 答：代谢特点：①胆红素生成较多；②运转胆红素的能力不足；③肝功能发育未完善；④肠肝循环吸收胆红素增加。

11. 答：

(1) 光疗的目的：光疗是一种通过荧光照射治疗新生儿高胆红素血症的辅助疗法。主要作用是使未结合胆红素转变为水溶性异构体，易于从胆汁和尿液中排出体外。

(2) 光疗的注意事项：①保证水分及营养供给；②严密观察病情；③保持灯管及反射板清洁，并及时更换灯管；④做好光疗箱的维护和保养。

12. 答：光疗过程中的护理：①将患儿裸体放入已预热好的光疗箱中，注意用尿布遮盖会阴部并佩戴眼罩，记录开始光疗的时间；②光疗中注意使患儿皮肤均匀并且广泛受到照射；③严密监测体温和箱温；④保证水分和营养供给，观察和记录出入液量。

⑤观察光疗副作用，包括发热、腹泻、呕吐、皮疹、表铜症等，及时给予处理；⑥监测血清胆红素变化，观察患儿生命体征、黄疸消退情况，观察有无核黄疸发生，发生时及时与医师联系进行处理；⑦注意保持灯管及反射板清洁；⑧光疗结束后，应关好光疗箱电源，将水槽内的水倒掉，进行彻底的清洗、消毒工作。

13. 答：复温的方法：

(1) 复温的原则是循序渐进、逐步复温。

(2) 方法：①若硬肿症患儿肛温＞30℃，将患儿置于已预热至中性温度的暖箱中，一般使患儿在6～12h内恢复正常体温；②当硬肿症患儿肛温＜30℃时，将患儿置于箱温比肛温高1～2℃的暖箱中进行保暖。每小时提高箱温1～1.5℃，但箱温最高不超过34℃，使患儿在12～24h内恢复正常体温；③如无上述条件者，可采用温水浴、热水袋、电热毯或母亲怀抱等方式复温，但要防止烫伤；④及时监测体温变化，每小时测量和记录1次肛温或腋温。

14. 答：①足月新生儿的外观特点为：正常新生儿体重在2 500g以上，身长在47cm以上，哭声响亮，肌肉有一定张力，四肢屈曲，皮肤红润、胎毛少、全身皮肤覆盖着胎脂，头发可多可少，耳壳发育良好，乳晕清楚，乳头突起，乳房可扪到结节，指（趾）甲达到或超过指（趾）端，整个足底有较深的足纹，男婴睾丸下降，女婴大阴唇覆盖小阴唇；②早产儿的外观特点为：早产儿体重大多在2 500g以下，身长不到47cm，哭声轻，颈肌软弱，四肢肌张力低下，皮肤红嫩，全身多毳毛，耳壳软，指（趾）甲未达指（趾）端，乳晕不清，足底纹少，男婴睾丸多未降或未完全下降，女婴大阴唇不能盖住小阴唇。

15. 答：新生儿循环系统的解剖特点为：胎儿娩出后，血循环和动力学发生重大变化，①脐带的结扎，胎盘—脐血循环终止；②肺血管阻力降低，肺血流增加；③卵圆孔功能性关闭；④动脉导管功能性关闭。新生儿心率较快，平均为120～140次/min，新生儿的血压平均约为70/50mmHg（9.3～6.7kPa）。

16. 答：足月儿娩出的护理措施是：①保持呼吸道通畅：清除呼吸道分泌物，并注意取合适的体位；②维持体温稳定：保持新生儿室的适宜的温、湿度并保暖；③预防感染：严格执行消毒隔离制度、保持脐部清洁干燥、做好皮肤护理；④合理喂养：提倡早哺乳、监测体重；⑤确保安全：避免让新生儿处于危险的环境；⑥健康教育：促进母婴感情的建立，宣传有关育儿保健知识，落实新生儿筛查。

17. 答：新生儿重症监护单位NICU的监护对象为：①需要进行呼吸管理的新生儿；②病情不稳、需要急救的新生儿；③胎龄＜30周、生后48h内，或胎龄＜28周、出生体重1500g的所有新生儿；④大手术后、尤其是术后24h内的患儿；⑤严重器官功能衰竭及需要全胃肠外营养、换血者。NICU的主要工作内容为：①体温监护；②心肺监护；③呼吸管理；④静脉营养；⑤病情观察；⑥消毒隔离和物品管理。

18. 答：新生儿娩出时，常用Apgar评分来衡量窒息的轻重程度。Apgar评分的内容包括心率、呼吸、对刺激的反应、肌张力和皮肤颜色等5项，每项0～2分，总共10分。总分数8～10分为正常，4～7分为轻度窒息，0～3分为重度窒息。生后1min及

5min 各评一次，如不正常可继续做 10min 的评分。

19. 答：

(1) 新生儿肺透明膜病（ARDS）的病因为：主要与缺少肺表面活性物质（PS）有关。PS 在胎儿 22～24 周时开始出现，但量不多，到 35 周后才迅速增加。

(2) 常见护理问题：①自主呼吸受损：与缺乏 PS 导致的肺不张、呼吸困难有关；②气体交换受损：与肺泡缺乏 PS、肺泡萎陷及肺透明膜形成有关；③营养失调：低于机体需要量与摄入量不足有关；④有感染的危险：与抵抗力下降有关。

20. 答：换血疗法的注意事项：①严格执行无菌操作，避免感染；②插管动作轻柔，避免造成损伤；③抽血、注血速度均匀；注射器内不能有空气，防止空气栓塞；换血过程中注射器必须经常用含肝素的生理盐水冲洗，防止凝血；④换血过程中注意患儿的保暖，密切观察患儿全身情况及反应，观察皮肤颜色、生命体征、静脉压等，详细记录每次出、入液量、累积出入液量等；⑤在换血开始前、术中、换血结束时需抽取血标本，测定胆红素及生化项目，以观察换血效果及病情变化。

21. 答：临床表现：潜伏期 3～14d，以生后 4～8d 发病最多，潜伏期越短，病情越重。起始往往哭吵不安，后出现吸吮困难、牙关紧闭、面肌痉挛，出现苦笑面容；双拳紧握、上肢过度屈曲、下肢伸直，呈角弓反张。强直性痉挛阵阵发作，间歇期肌强直继续存在，轻微刺激（声、光、接触）即能引起痉挛发作。咽肌痉挛使唾液充满口腔，呼吸肌、喉肌痉挛引起呼吸困难、青紫、窒息；膀胱、直肠括约肌痉挛导致尿潴留和便秘。早期多不发热，以后发热多因肌肉痉挛或肺部继发感染所致。

22. 答：治疗原则：①中和毒素，使用破伤风抗毒素 1 万单位立即肌注或静滴；②控制痉挛，首选地西泮，其次苯巴比妥，10％水合氯醛等，可以交替、联合使用；③控制感染，选用青霉素、甲硝唑能杀灭破伤风杆菌的；④保证营养，根据病情给予鼻饲和静脉营养等；⑤对症治疗，处理脐部、给氧、辅助呼吸等。

23. 答：

(1) 护理问题：①体温调节无效：与感染有关；②皮肤完整性受损：与脐炎、脓疱疮等感染性病灶有关；③营养失调：低于机体需要量：与吸吮无力、食物差及摄入不足有关。

(2) 护理措施：①维持体温稳定，监测体温，体温过高或过低时给予相应处理；②观察药物的毒副作用；③及时处理局部病灶，如是脐部引起的进行脐部护理等；④保证营养供给，根据病情和医嘱给予鼻饲或静脉营养；⑤观察病情，观察面色、生命体征、神志、前囟及瞳孔等，有危重情况及时与医生联系处理；⑥健康指导，指导正确喂养和护理患儿。

24. 答：治疗原则：①针对不同病因进行病因治疗；②降低胆红素防止核黄疸（光照疗法、换血疗法、使用酶诱导剂、血浆或白蛋白、提早喂养等）；③保护肝脏，不用对肝脏有损害及可能引起溶血、黄疸的药物；④控制感染、注意保暖、供给营养，及时纠正酸中毒和缺氧等。

25. 答：新生儿的复苏步骤：

(1) 快速评估：四项指标：足月吗？羊水清吗？有哭声或呼吸吗？肌张力好吗？四项若有一项为否则进行以下初步复苏。

(2) 初步复苏：①保暖；②体位，头轻度仰伸位；③吸引，先口腔后鼻咽；④擦干；⑤刺激。

(3) 正压通气：建立充分的正压通气是新生儿复苏成功的关键。

(4) 喉镜下经口气管插管：根据气管插管的指征进行插管，插管完成后要确定是在正确的位置。

(5) 喉罩气道用于正压通气的气道装置。

(6) 胸外按压：采用拇指法或双指法。胸外按压与正压通气的比例应为 3∶1，即 2s 内 3 次胸外按压加 1 次正压通气。

(7) 药物：肾上腺素、扩容剂，不推荐使用碳酸氢钠，可采用脐静脉插管的方法。

七、案例分析题

1. (1) A　(2) E　(3) C
2. (1) A　(2) E
3. (1) D　(2) C　(3) D
4. (1) D　(2) D　(3) A
5. (1) C　(2) A　(3) D
6. (1) ABCD　(2) ABCDE　(3) ABCDE　(4) ABCDE
7. (1) ABCDE　(2) ABCD　(3) CD
8. (1) A　(2) ABCDE　(3) A　(4) ABCD

(叶天惠　汪红玲)

第七章　营养障碍性疾病患儿的护理

【知识精要】

一、蛋白质－能量营养障碍

1. 蛋白质－能量营养不良

（1）概述：蛋白质－能量营养不良是指因缺乏能量和蛋白质引起的一种营养缺乏症，常见于3岁以下的婴幼儿。主要表现为体重减轻，皮下脂肪减少和皮下水肿，常伴有各个器官不同程度的功能紊乱。临床上常见三种类型：即以能量供应不足为主的消瘦型；以蛋白质供应不足为主的水肿型；介于两者之间的消瘦－水肿型。该病多由于长期摄入不足、消化吸收障碍、需要量增多及消耗量过大等原因引起。

（2）临床特点：

1）主要症状：体重不增或减轻，皮下脂肪减少，致消瘦，体格生长减慢至停顿。全身各部位皮下脂肪消减顺序：腹部→躯干→臀部→四肢→面颊。重度营养不良可有重要脏器功能损害，如心脏功能下降。

不同程度营养不良的特点

	营养不良程度		
	Ⅰ度（轻）	Ⅱ度（中）	Ⅲ度（重）
体重低于正常均值	15％～25％	25％～40％	40％以上
腹部皮褶厚度	0.8～0.4cm	0.4cm以下	消失
肌张力	基本正常	减低、肌肉松弛	低下、肌肉萎缩
精神状态	基本正常	不稳定、易疲乏、烦躁不安	精神萎靡、反应低下、抑制与烦躁交替

2）常见并发症：营养性贫血，多种维生素和微量元素缺乏，低血糖及各种感染性疾病，如上呼吸道感染、支气管肺炎、鹅口疮、结核病、中耳炎、婴儿腹泻等。

3）营养不良的分型：根据身高（长）及体重减少情况分为：①体重低下型：患儿的体重低于同年龄、同性别参照人群值的均值减2个标准差者，此指标提示患儿过去和（或）现在有营养不良，但不能区分急、慢性；②生长迟缓型：患儿的身高低于同年龄、同性别参照人群值的均值减2个标准差者，此指标提示患儿过去或长期慢性营养不良；③消瘦型：患儿的体重低于同性别、同身高参照人群值的均值减2个标准差者，此指标提示患儿近期患营养不良。

4）主要辅助检查：血清白蛋白浓度降低；胰岛素样生长因子1（IGF－1）水平下降。

（3）治疗要点：尽早发现，早期治疗，采取综合性治疗措施：包括调整饮食及补充营养物质；去除病因，治疗原发病；控制继发感染；促进消化和改善代谢功能；治疗并发症。

（4）主要护理措施：

1）饮食护理：患儿的饮食和营养应根据营养不良的程度、消化能力和对食物的耐受情况逐渐调整和补充。饮食调整的原则是：由少到多、由稀到稠、循序渐进，逐渐增加饮食，直至恢复正常。①能量的供给，轻度营养不良儿童从每日250～330kJ/kg（60～80kcal）逐渐递增至585kJ（140kcal/kg），待体重接近正常后再恢复至正常需要能量；对于中、重度营养不良儿童，能量供给从每日165～230kJ/kg（45～55kcal/kg），逐渐增加至每日500～727kJ/kg（120～170kcal/kg），待体重恢复后，再供给正常生理需要量；②蛋白质的供给，从每日1.5～2.0g/kg逐渐增加至3.0～4.5g/kg；③补充维生素及矿物质，每日给予蔬菜及水果，从少量开始逐渐增加；④鼓励母乳喂养，无母乳或母乳不足者给予适合儿童月龄的高能量、高蛋白食物；⑤进食困难者可插鼻胃管，病情严重或完全不能进食者遵医嘱选用葡萄糖、氨基酸、脂肪乳等静脉输注；⑥建立良好的饮食习惯。

2）促进消化，改善食欲：遵医嘱给予各种消化酶口服，必要时可用苯丙酸诺龙肌注，以促进蛋白合成。

3）预防感染：保持皮肤、口腔清洁及完整性，做好保护性隔离。

4）观察病情：定期测量体重、身高（长）及皮下脂肪厚度，以判断治疗效果；重症患儿应加强巡视，注意观察有无低血糖，维生素A缺乏、酸中毒等。

5）健康教育：向患儿父母解释导致营养不良的原因；介绍科学育儿的知识；纠正不良的饮食习惯；合理安排生活作息；预防感染，按时预防接种；做好生长发育监测。

2. 儿童单纯性肥胖

（1）概述：儿童单纯性肥胖症是由于长期能量的摄入超过人体的消耗，导致体内脂肪过度积聚，体重超过一定范围的营养障碍性疾病。体重超过同性别、同身高（长）参照人群均值的20%即可诊断。我国儿童肥胖的发生率约为5%～8%，多由于能量摄入过多、活动量过少、遗传及心理异常等因素引起。

（2）临床特点：

1）主要症状：肥胖症可发生在儿童的任何年龄阶段，其中以生后1岁以内、5～6岁及青春期最为常见。体格检查可见皮下脂肪多而均匀分布，尤以面颊、肩部、腹壁为甚。肥胖儿不爱活动，常有性格孤僻和自卑等心理障碍。

2）常见并发症：极度肥胖儿童由于胸廓及膈肌活动受限，而致呼吸浅快，肺泡换气量不足，引起低氧血症，甚至继发红细胞增多、心脏增大及充血性心力衰竭，临床称肥胖－换气不良综合征。

3）儿童肥胖的诊断：以同性别、同身高（长）参照人群体重均值为标准，超过10%～19%者为超重；超过20%以上者即为肥胖；超过20%～29%者为轻度肥胖；超过30％～49％者为中度肥胖；超过50％者为重度肥胖。

4）主要辅助检查：高胰岛素血症；血甘油三酯、胆固醇增高。

（3）治疗要点：控制饮食，加强运动，消除心理障碍，配合药物治疗的综合措施。

（4）主要护理措施：

1）饮食疗法：在满足儿童的基本营养素及生长发育需要的前提下，患儿每日摄入的能量必须低于机体消耗的总能量。①选择低脂肪、低碳水化合物、高蛋白的食谱；②鼓励选择体积大、饱腹感明显而能量低的蔬菜类食品；③培养良好的饮食习惯，少量多餐。

2）运动疗法：鼓励患儿进行体育活动。开始可先采取散步、慢跑、体操等不剧烈的体育锻炼，逐渐增加运动量和运动时间。使患儿容易坚持且能促进能量的消耗，以减轻体重。

3）心理支持：解除患儿的精神负担，鼓励患儿建立信心，坚持自觉接受治疗，消除因肥胖带来的自卑心理。增加社会交往，创造机会鼓励其参加力所能及的活动，及时表扬患儿的进步，使其由被动转变为主动地参加到群体活动或游戏中去。

4）健康教育：教给父母科学喂养知识，培养儿童良好的饮食习惯，对患儿实施生长发育监测，定期门诊复查；使肥胖儿童减轻体重是个慢性的长期过程，父母要经常鼓励患儿树立信心，长期坚持配合饮食治疗。

二、维生素营养障碍

1. 维生素D缺乏性佝偻病

（1）概述：维生素D缺乏性佝偻病，简称佝偻病，是由于维生素D缺乏导致钙、磷代谢失常，从而使正在生长的骨骺端软骨板不能正常钙化，造成以骨骼病变为特征的一种全身慢性营养性疾病。主要见于2岁以下的婴幼儿。该病是我国儿童重点防治的四病之一。多由围生期维生素D不足、日光照射不足、维生素D摄入不足、生长过速及某些疾病与药物的影响等引起。

1）维生素D的来源：①内源途径：人和动物皮肤内的7－脱氢胆固醇经日光中的紫外线照射转变为维生素D_3（胆固化醇），是人体维生素D主要来源；②外源途径：食物获得，从动物性食物（如肝、牛奶、蛋黄等中的维生素D和鱼肝油等）和植物性食物（如植物油、蘑菇、酵母等）中的麦角固醇，经紫外线照射后变为维生素D_2（麦角固化醇）。

2）维生素D的主要生理功能：①促进小肠黏膜对钙磷的吸收；②促进旧骨溶解，释放钙、磷；促进肾小管对钙、磷的重吸收，减少尿钙，尿磷排出，提高血钙，血磷浓度；③刺激成骨细胞，促进钙盐沉着。

（2）临床特点：

1）主要症状：本病常见于3个月至2岁的婴幼儿，神经精神症状出现最早，继而出现骨骼改变、肌肉松弛、生长发育迟滞、免疫力低下等全身症状。

2）临床分期：①初期：多在婴儿出生后3个月左右起病，主要表现易激惹、烦躁、睡眠不安、易惊、夜啼、多汗、枕秃等；②激期：初期患儿若未经适当治疗可发展为激期。主要表现为骨骼改变、运动功能以及智力发育迟缓。骨骼改变出现颅骨软化，方颅，前囟增宽、闭合延迟，出牙延迟至10个月后，牙釉质缺乏；肋骨串珠，鸡胸或漏斗胸，肋膈沟；脊柱后突或侧弯；手镯、足镯，下肢弯曲形成“O”形或“X”形腿。肌张力低下常呈蛙腹，韧带松弛，坐、立、行等运动功能落后。条件反射形成缓慢，表情淡漠。免疫功能低下，常伴感染；③恢复期：临床症状减轻或消失，血钙、血磷浓度、碱性磷酸酶水平恢复正常，X线检查骨骼异常明显改善；④后遗症期：多见于3岁以后，临床症状消失，血生化及X线检查正常，仅遗留不同程度的骨骼畸形。

3）主要辅助检查：①实验室检查可见血钙可稍低，血磷减低，钙磷沉积常低于30，碱性磷酸酶增高；②X线检查可见长骨骺端膨大，临时钙化带模糊不清，呈毛刷样、杯口状改变，骨骺软骨明显增宽，骨质疏松，骨干骨密度降低。

（3）治疗要点：

1）一般治疗：提倡母乳喂养，及时添加含维生素D丰富的辅食，多晒太阳，多到户外活动，防止骨骼畸形和复发。

2）维生素D制剂：①口服维生素D 2 000～4 000IU/日，连服1月后改预防量400IU/日至2岁；②肌内注射维生素D 20万～30万IU/次，2～3个月后给予预防量口服。

3）一般不需先补钙，若需要时在肌注维生素D前2～3d钙剂治疗，防止低钙抽搐。

4）矫形治疗：严重骨骼畸形者外科手术矫形。

（4）主要护理措施：

1）增加户外活动：生后2～3周即可开始户外活动，每天1～2h。

2）饮食护理：提倡母乳喂养，按时添加辅食，给予富含维生素D、钙、磷和蛋白质的食物。

3）用药指导：遵医嘱供给维生素D制剂，观察维生素D过量中毒表现，防止中毒。

4）预防骨骼畸形和骨折：避免早站、久站和早行走等，对严重患儿操作时避免重压和强拉。

5）预防感染：重度患儿免疫功能低下，胸廓畸形易致肺扩张不良，避免各种感染。

6）健康教育：鼓励孕妇多户外活动和晒太阳，食物富含维生素D、钙、磷和蛋白质，一般每日给维生素D 400～800IU，避免婴儿患先天性佝偻病；宣传母乳喂养，鼓励儿童多到户外活动。指导患儿加强体格锻炼，可作俯卧位抬头展胸运动，四肢按摩等。

7）维生素D中毒的防治：①症状：急性中毒症状一般于用药后6～8h至1～2d出现，表现为食欲减退、烦躁或嗜睡、呕吐、前囟膨隆、颅缝裂开、眼震颤、复视、视盘水肿等颅内压增高的症状体征，年长儿可诉头痛，是脑脊液分泌过多、吸收障碍所致。慢性中毒出现较缓慢，早期表现为烦躁、食欲减退，可有低热、多汗，以后出现转移性骨痛，软组织肿胀、有压痛、无红热，多见于四肢长骨，皮肤瘙痒、干燥、脱屑、皲裂等，常伴有颅内压增高的症状体征，偶有肝、脾肿大及出血倾向；②处理：停用维生素

D和钙剂，给低钙饮食；降血钙：用呋塞米以加速钙排泄；口服泼尼松，氢氧化铝、依地酸二钠以减少肠黏膜对钙的吸收；亦可试用降钙素皮下或肌肉注射；注意水电解质平衡。

2. 维生素D缺乏性手足搐搦症

（1）概述：维生素D缺乏性手足抽搐症又称佝偻病性手足搐搦症或佝偻病性低钙惊厥，主要是由于维生素D缺乏，血钙降低导致神经肌肉兴奋性增高，出现惊厥、喉痉挛或手足抽搐等症状，多见于6个月至2岁的婴幼儿。

（2）临床特点：

1）主要症状：①惊厥，多见于婴儿，突然发生四肢抽动、两眼上翻、面肌抽动、神志不清。发作时间持续数秒至数分钟。持续久者可有发绀。停止后意识恢复，精神萎靡而入睡，醒后活泼如常。发作次数可数日1次至一日数十次；②手足搐搦，多见于较大婴儿、幼儿和年长儿童。表现为突然发生手足肌肉痉挛呈弓状、手腕屈曲、手指僵直、拇指内收、踝关节僵直、足趾弯曲向下。发作停止后活动自如；③喉痉挛，主要见于2岁以下的婴幼儿。表现为突然出现呼吸困难、吸气延长，有时可突然发生窒息而猝死。

2）特异性的体征：无症状时，体检可见神经兴奋性增高的体征：①面神经征：用指尖或小锤轻叩耳前面部，表现口角与眼睑迅速抽搐为阳性，正常新生儿可出现假阳性；②腓反射：用小锤叩击膝部外侧腓骨头之上，足部向外侧收缩为阳性；③陶瑟征：用血压计的袖带包裹上臂，打气使压力保持在收缩压与舒展压之间，5min之内出现手搐搦为阳性反应。

3）主要辅助检查：血钙降低：<1.75～1.88mmol/L，血磷正常或升高，尿钙阴性。

（3）治疗要点：

1）急救处理：给予镇静剂控制惊厥和喉痉挛。

2）钙剂治疗。

3）维生素D治疗。

（4）主要护理措施：

1）控制惊厥及喉痉挛发作：首先给予苯巴比妥钠或10%水合氯醛或地西泮，同时用10%葡萄糖酸钙5～10ml稀释后静脉推注或滴注。输注钙剂的浓度过高或速度过快有发生心跳骤停的危险。钙剂溢出血管外可引起组织坏死，在注射时应选择较大的血管。

2）病情观察：密切观察，防止窒息，惊厥及喉痉挛发生时，立即将患儿头偏向一侧，舌尖拉出口外，必要时行人工呼吸或加压给氧，及时清除口鼻分泌物，保持呼吸道通畅，作好气管插管和气管切开准备。

3）增加内源性维生素D的合成和补充外源性维生素D。

4）健康教育：向父母解释病因及预后，以取得父母的配合与理解，宣传坚持每日户外活动、合理喂养、每日补充生理需要量维生素D的重要性，预防维生素D缺乏性手足搐搦症复发及促使佝偻病痊愈。

3. 其他维生素营养障碍

（1）维生素 A 缺乏症：

1）概述：维生素 A 缺乏症是因体内维生素 A 缺乏而引起的全身性疾病。其主要病理特征为全身上皮细胞角质变性，主要临床表现为眼部和皮肤症状。早期对暗光适应能力降低，晚期出现角膜软化，甚至穿孔，本病多见于营养不良和长期腹泻的婴幼儿。

2）临床特点：①眼部症状：暗适应力减低，经几周或数月后，结膜与角膜失去光泽，近角膜两侧的结膜干燥，出现大小不等的灰白色、泡沫样白斑，严重者发生角膜穿孔，导致失明；②皮肤黏膜症状：全身皮肤干燥、脱屑、角化增生，毛发枯黄、指（趾）甲无光泽、易折断；③其他临床表现：反复发生呼吸道及泌尿道感染，体格发育落后，合并其他维生素缺乏。

3）治疗要点：去除病因，调整饮食，治疗原发病；维生素 A 治疗；眼部病变治疗。

4）主要护理措施：①合理喂养：供给含维生素 A 丰富的饮食，避免单纯以淀粉类食物喂养婴幼儿。及时添加辅食，特别是蛋类、肝、鱼、肉及水果或水果汁等含维生素 A 丰富的食品；②添加维生素 A：轻症患儿给予维生素 A 口服，婴幼儿每日 1 500μg/kg（5 000IU/kg），每日总量 7 500～15 000μg/kg（2.5 万～5 万 IU），分 2～3 次服。重症或消化吸收障碍患儿给予维生素 A 水溶制剂，也可使用维生素 AD 制剂 0.5～1ml，深部肌肉注射，每日 1 次。症状好转后改为口服，并逐渐减量；③眼部护理：早期用消毒鱼肝油滴双眼，可促进上皮细胞修复，缓解干眼症。预防继发感染。角膜软化、溃疡时，每 1～1.5h 1 次。为防止虹膜粘连，可用 1%阿托品散瞳。切勿压迫眼球，防止角膜溃疡穿孔，虹膜脱出而引起失明。注意观察维生素 A 的治疗效果。1～2 周干眼症状消失。治疗 1～2 个月皮肤症状逐渐好转；④预防感染：易患呼吸道感染和腹泻等疾病，应保护性隔离；⑤健康教育：补充富含维生素 A 的食物。疾病及时治疗，补充维生素 A。要防止长期、大量补充维生素 A 所致维生素 A 过量中毒。

（2）维生素 B_1 缺乏症：

1）概述：维生素 B_1 缺乏症，又称脚气病，是由于体内缺乏维生素 B_1 所致。临床上以消化系统、神经系统以及心血管系统的症状为主。病情可很严重，若处理不当可致死亡。

2）临床特点：婴儿常突然发病，以神经系统症状为主者称脑型，以发生心力衰竭为主者称心型。年长儿的症状以水肿和周围神经炎为主。①一般症状：乏力、倦怠、食欲不振、消瘦、顽固性便秘、生长发育迟缓；②神经系统症状：烦躁、表情淡漠、嗜睡、甚至昏迷、惊厥。可因脑水肿、呼吸衰竭死亡。深浅反射消失、肌张力减退、周围神经炎、对称性感觉障碍；③心血管系统症状：常突发心力衰竭，婴儿烦躁不安、哭吵、呛咳、气促、唇指（趾）青紫，心率速、出现奔马律、心音弱、心脏扩大，两肺满布湿啰音，肝脾进行性肿大，可有全身皮肤发绀、水肿，重症迅速死亡；④先天性脚气病：孕母缺乏维生素 B_1，新生儿可患先天性脚气病，表现为哭声无力、精神萎靡、吸吮力弱、频吐、水肿、嗜睡。喂健康人乳或牛乳后症状可逐渐消失。

3）治疗要点：合理喂养；维生素 B_1 治疗。

4）主要护理措施：①合理饮食；②补充维生素 B_1：母乳喂养的患儿，乳母和患儿应同时进行治疗，婴儿每日口服维生素 B_1 15～30mg，乳母每日口服 60mg，分次服用，持续 1 个月。重症及吸收障碍者可肌注维生素 B_1 10mg，每日 2 次，或每日 50～100mg 静脉注射，直至症状好转，静脉注射维生素 B_1 时，不要用葡萄糖液稀释，以免血中丙酮酸堆积，引起心跳、呼吸骤停。维生素 B_1 缺乏患儿常合并其他 B 族维生素的缺乏，故应同时口服复合维生素 B。维生素 B_1 治疗 24h 内，可见食欲、水肿、心力衰竭等症状好转或消失；③预防意外伤害：对有神经系统症状的患儿避免外伤；④密切观察病情：出现心力衰竭和惊厥，立即抢救；⑤健康教育：宣传合理喂养的知识，培养儿童良好的进食习惯。

（3）维生素 C 缺乏症：

1）概述：维生素 C 缺乏症，又称坏血病，是由于人体长期缺乏维生素 C 所致。主要表现为出血倾向和骨骼病变。人体不能合成维生素 C，人体所需的维生素 C 来自于食物，要膳食及烹调合理。

2）临床特点：全身症状：一般起病缓慢，表现为厌食、疲乏、体重减轻、面色苍白，可有低热；出血症状：皮肤淤斑，牙龈出血及肿胀。可有血尿、便血、鼻出血、骨、关节及颅内出血；骨骼症状：常见骨膜下出血，引起疼痛，下肢最常见。出血部位肿痛。

3）治疗要点：改善营养；给予维生素 C 治疗。

4）主要护理措施：①合理喂养：供给富含维生素 C 食品，减少维生素 C 过多破坏；②补充维生素：口服或注射大剂量维生素 C，每日 300～500mg；③减轻疼痛：病室保持安静，护理动作要轻柔，以免疼痛加剧和发生骨折、骨干骺错位；④预防感染：保护性隔离，口腔护理。密切观察病情：注意观察生命体征，及时发现颅内出血的症状；⑤健康教育：孕母和乳母应多食新鲜水果和蔬菜，或每日服维生素 C 100mg。新生儿生后 2～4 周开始添加菜水、果汁，或每日口服维生素 C 50～100mg。幼儿及年长儿童多吃新鲜水果和蔬菜。

三、微量元素障碍

1. 锌缺乏

（1）概述：锌缺乏可见于婴儿，锌作为多种酶的成分广泛地参与各种代谢活动，为人体不可缺少的微量元素之一，摄入不足是引起儿童锌缺乏的主要原因。烧伤、组织损伤、慢性失血、多汗、糖尿病、肾病及长期服用青霉胺等使锌过多丢失，均可致锌缺乏。

（2）临床特点：

1）主要症状：患儿常有食欲减退、味觉异常、异食癖、毛发易脱落、怠倦、精神抑郁，暗适应力减低等多种生理功能紊乱。由于锌缺乏可影响核酸及蛋白质的合成，使脑垂体生长激素分泌减低，引起发育停滞、骨骼发育障碍、第二性征发育不全，致使患儿身材矮小。锌缺乏时，胸腺、脾脏萎缩，免疫功能减低，易发生各种感染，尤其是呼吸道感染。此外，患儿伤口愈合延迟，常出现口腔溃疡。

2）主要辅助检查：空腹血清锌<11.47μmol/L（75μg/dl）。餐后血清锌浓度反应试验（PICR）>15%。毛发锌一般不作为缺锌的可靠指标，仅作为慢性缺锌的参考资料。

（3）治疗要点：针对病因、治疗原发病；给予含锌量较多的食物；口服锌制剂，常用葡萄糖酸锌，每日剂量为锌元素 0.5～lmg/kg（相当于葡萄糖酸锌 3.5～7mg/kg），连服 2～3 个月。

（4）主要护理措施：

1）改善营养、促进生长发育：供给含锌量较多的食物如肝、鱼、瘦肉等，尽量让新生儿哺到初乳，合理添加辅食，培养儿童不偏食、不挑食的饮食习惯。

2）避免感染：保持室内空气清新，注意口腔护理，防止交叉感染。

3）健康教育：让父母了解导致患儿缺锌的原因，以配合治疗和护理。

2. 碘缺乏

（1）概述：碘缺乏是一种分布极为广泛的地方病，主要是食物中和饮水中缺碘，即外环境中碘缺乏。碘缺乏使甲状腺合成障碍而影响机体生长、发育。

（2）临床特点：

1）主要症状：临床表现取决于碘缺乏程度、持续时间和碘缺乏时机体所处的发育阶段。一般胎儿期缺碘可引起早产、死产及先天畸形；新生儿缺碘可引起甲状腺功能低下；儿童和青春期缺碘则可引起地方性甲状腺肿、地方性克汀病，还可引起单纯聋哑。若缺碘程度轻则可出现亚临床克汀病，表现为：轻度智力低下，婴幼儿坐、站、走、语言等发育迟缓，运动协调性、准确性、灵敏性差，体格发育稍差，轻度听力和前庭功能障碍。

2）主要辅助检查：血 T_3、T_4 降低、TSH 升高；尿碘降低；X 线骨片示骨龄延迟。

（3）治疗要点：给予含碘较丰富的食物；给予碘剂、甲状腺素制剂。

（4）主要护理措施：

1）改善营养：食用海带、紫菜等海产品以补充碘；在缺碘地区可采用碘化食盐、碘化水等方法补充碘。

2）补充碘剂、甲状腺素制剂：遵医嘱给予复方碘溶液和碘化钾（钠）及甲状腺素制剂。

3）健康教育：让父母了解导致患儿缺碘的原因，正确选择含碘丰富的食物。

【测试题】

一、填空题

1. 营养不良是因__________和__________不足引起的慢性营养缺乏症。多见于__________岁以下婴幼儿。
2. 营养不良饮食调整的原则为__________、__________、__________逐渐增加饮食，直至恢复正常。
3. 营养不良患儿全身各部位的皮下脂肪消减的顺序为：最先是__________，以后是______、______、______，最后是______。

4. 儿童肥胖与下列因素有关：①______；②______；③______；④其他因素。
5. 维生素D缺乏性佝偻病可分为以下四期：①______；②______；③______；④______。
6. 隐匿型维生素D缺乏性佝偻病，可通过刺激神经肌肉引出体征，如敲击膝下外侧腓骨上方，可见足向外侧收缩，为______。
7. 肥胖症是由于长期______摄入超过______，导致体内______积聚过多而造成的疾病。
8. 维生素A缺乏症的眼部症状首先表现为______能力下降，晚期出现______，甚至______。
9. 维生素D缺乏性手足搐搦症是由于维生素D缺乏引起血钙低，导致______兴奋性增高，出现______，手足______或______痉挛等症状。
10. 用血压计袖带包裹上臂打气后，使血压计维持在收缩压和舒张压之间，5min后即可见手足搐搦，称为______。
11. 营养不良最初的临床表现为______。
12. 轻度营养不良时体重低于正常均值的______，中度营养不良时体重低于正常均值的______，重度营养不良时体重低于正常均值的______。
13. 肥胖症治疗原则为______、______为主，消除______的综合治疗措施。
14. 维生素D缺乏性佝偻病病因中最主要的是______。
15. 临床上将营养不良分为三种类型即以热量供给不足为主的______；以蛋白质供应不足为主的______；介于两者之间的______。
16. 营养不良常见并发症______、______、______、______。
17. 导致营养不良的原因有______、______、______、______。
18. 极度肥胖儿童由于胸廓及膈肌活动受限，而致呼吸浅快，肺泡换气量不足，引起______，甚至继发______、______及______，临床称肥胖－换气不良综合征。
19. 儿童肥胖的诊断以同性别、同身高（长）参照人群体重均值为标准，超过______者为超重；超过______者即为肥胖；超过______者为轻度肥胖；超过______者为中度肥胖；超过______者为重度肥胖。
20. 儿童肥胖的治疗要点是______，______，______。
21. 维生素D_3主要来源是______和______皮肤内的7－脱氢胆固醇经______的光化学作用转变而成。
22. 维生素D缺乏性手足抽搐症的主要临床表现为______、______、______。
23. 输注钙剂的浓度过高或速度过快有发生______的危险。钙剂溢出血管外可引起＿＿＿＿＿＿，在注射时应选择＿＿＿＿＿＿的血管。

24. 儿童维生素 B_1 缺乏在临床上表现以＿＿＿＿＿＿、＿＿＿＿＿＿以及＿＿＿＿＿＿的症状为主。

25. 儿童肥胖体格检查可见皮下脂肪多而均匀分布，尤以＿＿＿＿＿＿、＿＿＿＿＿＿、＿＿＿＿＿＿为甚。

26. 一般胎儿期缺碘可引起＿＿＿＿＿＿、＿＿＿＿＿＿、＿＿＿＿＿＿；新生儿缺碘可引起＿＿＿＿＿＿；儿童和青春期缺碘则可引起＿＿＿＿＿＿、＿＿＿＿＿＿，还可引起＿＿＿＿＿＿。

27. 维生素 D 缺乏性手足抽搐症的特异性的体征＿＿＿＿＿＿、＿＿＿＿＿＿、＿＿＿＿＿＿。

28. 儿童维生素 C 缺乏症主要表现为＿＿＿＿＿＿和＿＿＿＿＿＿。

29. 长期单纯＿＿＿＿＿＿或＿＿＿＿＿＿食物喂养的婴儿易发生锌缺乏。

二、单选题

1. 儿童营养不良多见于（　　）岁以下的婴幼儿。

A. 3　　B. 2

C. 1　　D. 6 个月

E. 3 个月

2. 营养不良患儿全身各部位的皮下脂肪消减的最先部位是（　　）。

A. 腹部　　B. 躯干

C. 面部　　D. 四肢

E. 臀部

3. 营养不良患儿全身各部位的皮下脂肪消减的最后部位是（　　）。

A. 腹部　　B. 躯干

C. 面部　　D. 四肢

E. 臀部

4. 儿童肥胖是体重超过同性别、同身高儿童参考平均值的（　　）。

A. 15％以上　　B. 20％以上

C. 25％以上　　D. 30％以上

E. 40％以上

5. 治疗维生素 D 缺乏性手足搐搦症静脉推注葡萄糖酸钙时应注意监测（　　）。

A. 体温　　B. 脉搏

C. 呼吸　　D. 心率

E. 瞳孔

6. 营养不良患儿发生全身水肿是因为（　　）。

A. 血清蛋白降低　　B. 血清蛋白升高

C. 免疫球蛋白降低　　D. 免疫球蛋白升高

E. 胆固醇降低

7. Ⅲ度营养不良患儿腹壁皮下脂肪的厚度是（　　）。

A. 0.7～0.8mm　　B. 0.5～0.6mm

C. 0.3～0.4mm　　D. 0.1～0.2mm

E. 基本消失

8. 维生素D缺乏性佝偻病好发于3个月至2岁的婴幼儿，最早出现的症状为（　　）。

A. 神经、精神症状　　B. 骨骼改变

C. 肌肉松弛　　D. 抽搐

E. 以上都是

9. 佝偻病活动期（激期）的主要表现是（　　）。

A. 突然发生惊厥

B. 易激怒、夜惊

C. 骨骼改变和运动功能发育迟缓

D. 烦躁不安、多汗

E. 以上都是

10. 肥胖症患儿在饮食管理方面为了满足儿童食欲，可给予大量（　　）。

A. 高脂肪和高碳水化合物食物

B. 淀粉类和油脂类食物

C. 蔬菜和水果

D. 低蛋白、高糖类食物

E. 高蛋白、高糖类食物

11. 中度营养不良患儿体重低于正常均值的（　　）。

A. 10%　　B. 10%～15%

C. 15%～25%　　D. 25%～40%

E. 40%以上

12. 营养不良患儿最早出现的症状是（　　）。

A. 皮下脂肪消失　　B. 体重不增

C. 低血糖　　D. 水肿

E. 心率减慢

13. 儿童单纯性肥胖常采取的护理措施不包括（　　）。

A. 控制饮食　　B. 增加运动

C. 药物治疗　　D. 心理护理

E. 健康教育

14. 人体维生素D主要来源于（　　）。

A. 猪肝中的维生素D　　B. 乳类中的维生素D

C. 蛋黄中的维生素D　　D. 植物油中的维生素D

E. 人体皮肤中的7－脱氢胆固醇

15. 3～6个月婴儿患佝偻病时骨骼系统改变最多见的是（　　）。

A. 方颅　　B. 颅骨软化
C. 下肢畸形　　D. 胸廓畸形
E. 手镯、脚镯征

16. 佝偻病活动期（激期）的主要表现是（　　）。
A. 突然发生惊厥　　B. 易激惹、夜惊
C. 骨骼系统改变　　D. 烦躁不安、多汗
E. 各方面发育迟缓

17. 为预防佝偻病一般应服维生素 D 预防量至（　　）。
A. 6 个月　　B. 1 岁
C. 2 岁　　D. 3 岁
E. 4 岁

18. 肥胖症可能发生于任何年龄的儿童，但最常见的年龄阶段为（　　）。
A. 1 岁以下，5～6 岁及青春期
B. 1 岁以上，4～5 岁及学龄期
C. 1 岁以下，5～6 岁及幼儿期
D. 1 岁以上，6～7 岁及青春期
E. 1 岁以下，5～6 岁及学龄期

19. 患儿因肥胖，易疲劳，常出汗，不喜欢和同伴游戏易形成（　　）。
A. 抑郁　　B. 自卑心理
C. 焦虑　　D. 恐惧心理
E. 紧张

20. 肥胖症患儿在饮食管理方面为了满足儿童食欲，可给予大量（　　）。
A. 高脂肪食物　　B. 淀粉类和油脂类食物
C. 蔬菜和水果　　D. 低蛋白、高糖类食物
E. 高碳水化合物食物

21. 肥胖症患儿在饮食管理上应限制的食物为（　　）。
A. 高蛋白、低碳水化合物类　　B. 低脂肪
C. 淀粉类、甜食、油脂　　D. 蔬菜
E. 水果

22. 7～9 个月以上婴幼儿患佝偻病时骨骼改变较多见的是（　　）。
A. 方颅　　B. 颅骨软化
C. 下肢畸形　　D. 鸡胸
E. 漏斗胸

23. 儿童佝偻病的后遗症，多见于 2 岁以后婴幼儿，遗留不同程度的（　　）。
A. 骨骼畸形　　B. 蛙腹
C. 语言障碍　　D. 枕秃
E. 智力障碍

24. 维生素D缺乏性手足搐搦症临床表现中发生手足搐搦多见于（　）。
A. 幼儿和儿童　B. 婴儿和幼儿
C. 青少年　D. 学龄儿童
E. 新生儿

25. 下列哪项符合营养不良时皮下脂肪消失的顺序？（　　）。
A. 四肢、躯干、臀部、腹部、面部
B. 腹部、面部、四肢、躯干、臀部
C. 面部、腹部、躯干、四肢、臀部
D. 腹部、躯干、臀部、四肢、面部
E. 躯干、四肢、面部、臀部、腹部

26. 重度营养不良患儿体重低于正常均值的（　　）。
A. 20%以上　B. 30%以上
C. 40%以上　D. 50%以上
E. 60%以上

27. 脚气病是由于缺乏（　　）。
A. 维生素E　B. 维生素D
C. 维生素C　D. 维生素B_1
E. 维生素A

28. 干眼症是由于缺乏（　）。
A. 维生素E　B. 维生素D
C. 维生素C　D. 维生素B_1
E. 维生素A

29. 患儿，8个月，因夜间睡眠不安、多汗、易激惹就诊，体检可见患儿有方颅、肋膈沟，手镯、足镯，该患儿应诊断为（　　）。
A. 佝偻病初期　B. 佝偻病激期
C. 佝偻病后遗症期　D. 营养不良
E. 骨软化病

30. 该患儿在口服维生素D时，以下用法哪项错误？（　　）。
A. 选用单纯的维生素D制剂
B. 一个月后改为预防量
C. 口服维生素D前后加服钙剂
D. 维生素D油剂直接滴在患儿的舌上
E. 维生素D加入奶瓶中与牛奶同服

31. 维生素D缺乏性佝偻病激期X线检查，错误的是（　　）。
A. 骨骺端临时钙化带消失　B. 毛刷样改变
C. 杯口状改变　D. 骨骺软骨带明显增宽
E. 骨密度增高

32. 维生素D缺乏性手足搐搦症，惊厥发作时，正确的处理是（　　）。

A. 立即静推甘露醇

B. 立即静推钙剂

C. 立即肌注维生素D

D. 立即使用止痉剂，再用钙剂

E. 立即做头颅CT，以明确诊断

33. 关于儿童肥胖症，错误的叙述是（　　）。

A. 长期能量摄入超过消耗

B. 儿童肥胖大多属于继发性肥胖

C. 肥胖具有高度遗传性

D. 体内脂肪积聚过多

E. 按身高测体重超过同龄标准平均值20%

34. 给营养不良患儿肌注苯丙酸诺龙的主要目的是（　　）。

A. 增加机体的抵抗力

B. 促进脂肪合成代谢

C. 增强机体的糖代谢功能

D. 促进营养物质消化吸收

E. 促进机体蛋白质的合成，增进食欲

35. 预防佝偻病应特别强调的是（　　）。

A. 合理喂养　　B. 及早添加辅食

C. 及早口服鱼肝油　　D. 经常晒太阳

E. 多吃含维生素D的食物

36. 维生素D缺乏性佝偻病“O”型腿见于（　　）。

A. 3～6个月儿童　　B. 7～8个月儿童

C. 8～10个月儿童　　D. 1岁以上儿童

E. 任何年龄

37. 轻度营养不良患儿调整饮食时，开始供给热量为（　　）。

A. 40～60kcal/kg　　B. 60～80kcal/kg

C. 80～l00kcal/kg　　D. 100～120kcal/kg

E. 120～140kcal/kg

38. 下列哪项检查对诊断维生素D缺乏性手足搐搦症有意义？（　　）。

A. 巴氏征　　B. 克匿格征

C. 布氏征　　D. 陶瑟氏征

E. 脑膜刺激征

39. 佝偻病后遗症遗留中度“O”形腿，应给予（　　）。

A. 按摩腿外侧肌群　　B. 做俯卧位抬头展胸运动

C. 手术矫正畸形　　D. 口服维生素D+钙

E. 使用突击量维生素 D

40. 佝偻病后遗症遗留中度“X”形腿，应给予（　　）。

A. 按摩腿外侧肌群　　B. 做俯卧位抬头展胸运动

C. 手术矫正畸形　　D. 口服维生素 D＋钙

E. 按摩腿内侧肌群

41. 当血总钙浓度低于以下哪个数值可引起手足抽搐（　　）。

A. 1.50～1.74mmol/L　　B. 1.55～1.64mmol/L

C. 1.75～1.88mmol/L　　D. 1.90～1.95mmol/L

E. 2.10～2.50mmol/L

42. 6 个月患儿，人工喂养，平时多汗，睡眠不安，突然出现惊厥，查血钙 1.3mmol/L，在静脉补钙前应采取的紧急处理是（　　）。

A. 做人工呼吸　　B. 口服钙剂

C. 肌注安定　　D. 肌注维生素 D

E. 使用脱水剂

43. 护理重度营养不良患儿，应特别注意观察可能发生（　　）。

A. 重度贫血　　B. 低血钠

C. 低血钾　　D. 低血糖

E. 继发感染

三、多选题

1. 下列对重度营养不良临床表现的陈述中正确的是（　　）。

A. 反应低下　　B. 肌肉萎缩

C. 身长尚正常　　D. 腹部皮下脂肪消失（　）

E. 体重低于正常值的 15％～40％

2. 佝偻病活动早期（初期）的表现为（　　）。

A. 颅骨软化　　B. 枕秃形成

C. 出牙延迟　　D. 夜哭、夜惊

E. 手镯、足镯征

3. 下列关于营养不良的治疗和护理的叙述不正确的是（　　）。

A. 快速补充液体

B. 改善营养，调整饮食

C. 不应过快地改换原有食物

D. 重度营养不良需早期供给充足的热能

E. 选择易消化吸收又含有高热能、高蛋白质的食物

4. 患维生素 D 缺乏性手足搐搦症的患儿可查出的体征是（　　）。

A. 腓反射　　B. 克氏征

C. 面神经征　　D. 陶瑟征

E. 巴宾斯基征

5. 儿童肥胖可发生于任何年龄，但最常见于（　　）。

A. 婴儿　　B. 幼儿

C. 5～6 岁　　D. 学龄期

E. 青春期

6. 维生素 D 缺乏性佝偻病的病因是（　　）。

A. 日光照射不足　　B. 维生素 D 摄入不足

C. 生长过快　　D. 肝、肾疾病

E. 药物影响

7. 关于维生素 D 缺乏性佝偻病的防治，正确的是（　　）。

A. 轻症每日口服 0.5 万～1 万 U，2～4 周改预防量

B. 重症一次肌肉注射 Vit D_3，20 万～30 万 U

C. 伴有低钙惊厥应用同时应用钙剂

D. 新生儿生后 4 周开始给予 Vit D_3 预防量

E. 佝偻病早起不用特殊治疗，可以自愈

8. 维生素 D 的生理功能为（　　）。

A. 促进小肠对钙的吸收　　B. 促进成骨细胞增殖

C. 促进旧骨溶解释放钙磷　　D. 增加肾小管对钙的排泄

E. 增加肾小管对钙的重吸收

9. 继发性肥胖患儿常有以下特点（　　）。

A. 肺通气不良　　B. 低氧血症、红细胞增多

C. 常有膝内翻　　D. 可有智能落后

E. 易发生维生素 A、D 缺乏

10. 关于维生素 C 的来源和生理功能正确的是（　　）。

A. 维生素 C 为水溶性　　B. 参与和调节体内大量氧化还原过程

C. 维生素 C 为脂溶性　　D. 维生素 C 人体不能合成

E. 参与肾上腺皮质激素合成

11. 关于儿童锌缺乏症，正确的说法是（　　）。

A. 在体内参与 90 多种酶的合成

B. 在核酸与蛋白质代谢中发挥重要作用

C. 影响生长发育、生殖器官功能及免疫功能

D. 使脑垂体生长激素分泌减少

E. 主要存在于肝脏、瘦肉类、鱼类等

12. 维生素 A 缺乏所致的眼部病变应如何护理？（　　）。

A. 用消毒鱼肝油滴双眼，促进上皮细胞修复

B. 有角膜软化、溃疡者，眼药膏外用

C. 用 1%阿托品散瞳，防止虹膜粘连

D. 眼部护理时要动作轻柔，以免角膜穿孔

E. 注意保护性隔离

13. 下列关于维生素 A 的来源和生理功能的描述正确的是（　　）。

A. 构成视网膜杆细胞内的感光物质

B. 维持上皮细胞的完整性

C. 促进蛋白合成及骨细胞的分化

D. 维持暗光或弱光下的适应能力

E. 胡萝卜素广泛存在于植物食物中

14. 维生素 D 缺乏性手足抽搐症的临床表现为（　　）。

A. 惊厥发作多见婴儿　　B. 手足搐搦多见年长儿

C. 面神经征阳性　　D. 惊厥时常伴有发热

E. 血钙降低是直接原因

15. 中度营养不良患儿有以下哪些特点？（　　）。

A. 体重低于正常均值 25％～40％

B. 腹部皮褶厚度 0.4～0.8cm

C. 肌张力明显降低

D. 肌肉松弛

E. 烦躁不安

16. 营养不良患儿的常见护理诊断有（　　）。

A. 营养失调　与维生素 D 摄入不足等有关

B. 有感染的危险（呼吸系统）　与维生素 D 缺乏引起胸廓发育畸形有关

C. 潜在并发症　营养性贫血、维生素缺乏等

D. 生长发育障碍　与维生素 D 缺乏导致骨骼发育和神经、精神发育迟缓有关

E. 知识缺乏　患儿父母缺乏佝偻病预防和护理知识

17. 儿童肥胖的常见护理诊断有（　　）。

A. 营养失调与摄入热量过多或运动过少有关

B. 社交障碍与肥胖造成心理障碍有关

C. 自我形象紊乱与肥胖引起自身形体改变有关

D. 知识缺乏患儿父母缺乏合理营养的认识

E. 知识缺乏患儿父母缺乏正确的健康观，存在“越胖越健康”的误区

18. 维生素 D 缺乏性手足抽搐症有以下哪些特点？（　　）。

A. 多见于婴幼儿

B. 血清离子钙降低

C. 以惊厥、喉痉挛、手足抽搐为表现

D. 甲状旁腺素分泌增加

E. 惊厥发作频繁，常为无热惊厥

19. 儿童发生低钙惊厥时应做以下哪些紧急处理？（　　）。

A. 吸氧　　B. 保持呼吸道通畅

C. 10%水合氯醛保留灌肠　　D. 西地泮缓慢静脉推注

E. 快速静脉推注钙剂

20. 引起年长儿营养不良的原因为（　）。

A. 偏食　　B. 挑食

C. 吃零食　　D. 早餐过于简单

E. 不吃早餐

21. 引起儿童营养不良的原因是（　）。

A. 长期摄入不足　　B. 活动量少

C. 消耗过多　　D. 需要量增多

E. 消化吸收功能紊乱

22. 关于营养不良的治疗和护理，下列叙述不正确的是（　）。

A. 快速补充液体

B. 改善喂养，调整饮食

C. 不应过快地改换原有食物

D. 重度营养不良需早期供给充足的热能

E. 注意选择易消化吸收又含有高热能、高蛋白质的食物

23. 患维生素D缺乏性手足搐搦症的患儿可查出的隐性体征有（　）。

A. 腓反射（+）　　B. 克氏征（+）

C. 面神经征（+）　　D. 陶瑟征（+）

E. 巴氏征（+）

24. 治疗营养不良患儿时，食物选择的原则为（　）。

A. 选择适合患儿消化能力和符合营养需要的食物

B. 尽可能选用高蛋白、高糖和高热量的食物

C. 供给各种维生素和水果

D. 食物量就根据食欲来增加，不必加以限制

E. 进食困难者可鼻饲或静脉全营养

25. 婴儿患佝偻病激期，其体征可有（　）。

A. 方颅　　B. 肋骨串珠

C. 肋膈沟　　D. "O"型腿

E. "X"形腿

26. 佝偻病的预防措施应包括哪些？（　）。

A. 参加户外活动　　B. 合理喂养

C. 补充维生素D　　D. 妊娠后期孕妇加服钙剂及维生素D

E. 补充维生素C

27. 营养不良常见并发症有（　）。

A. 营养性贫血　　B. 骨骼畸形

C. 多种维生素缺乏　　D. 低血糖

E. 各种感染性疾病

28. 容易导致儿童营养不良的疾病有（　　）。

A. 肝炎　　B. 腹泻

C. 消化道先天畸形　　D. 甲亢

E. 恶性肿瘤

29. 儿童肥胖患儿体格检查可见皮下脂肪多而均匀分布，主要表现在（　　）。

A. 面颊　　B. 肩部

C. 腹壁　　D. 臀部

E. 四肢

30. 儿童碘缺乏的主要临床表现（　　）。

A. 轻度智力低下

B. 发育迟缓

C. 运动协调性、准确性、灵敏性差

D. 轻度听力和前庭功能障碍

E. 异食癖、毛发易脱落

四、判断改错题

1. 营养不良患儿需补充大量营养才能满足其需要，因此，需立即供给患儿足量的营养丰富的食物。（　　）
2. 维生素 D 摄入不足是引起维生素 D 缺乏性佝偻病的主要原因之一。（　　）
3. 慢性肝胆、胃肠道疾病可影响维生素 D 的吸收、利用，也是维生素 D 缺乏性佝偻病的因素。（　　）
4. 佝偻病患儿激期神经系统发育迟缓，条件反射形成缓慢，情感少，动作语言落后。（　　）
5. 佝偻病的治疗目的是控制病情活动，防止骨骼畸形。（　　）
6. 干眼症是由于人体缺乏维生素 B_1。（　　）
7. 预防佝偻病，孕妇及乳母应接受日光照射每天在 1h 以上。（　　）
8. 血钙的降低是引起喉痉挛导致窒息的主要原因。（　　）
9. 佝偻病性低钙惊厥的预期目标之一是患儿家长能正确处理惊厥及喉痉挛的方法。（　　）
10. 营养不良患儿全身各部位的皮下脂肪消减的最先部位是面部。（　　）
11. 维生素 D 缺乏性手足搐搦症，惊厥发作时立即肌内注射维生素 D。（　　）
12. 佝偻病后遗症期多见于 3 岁以下的患儿，仅留有骨骼畸形。（　　）
13. 营养不良患儿发生全身水肿是因为免疫球蛋白降低。（　　）
14. 儿童肥胖症的主要病理改变是脂肪细胞数量增多同时体积增大。（　　）
15. 预防佝偻病应特别强调的是多吃含维生素 D 的食物。（　　）
16. 营养不良患儿的饮食和营养应根据营养不良的程度、消化能力和对食物的耐受情况逐渐调整和补充。（　　）

17. 维生素 D 缺乏性手足搐搦症则由于维生素 D 缺乏引起，但维生素 D 缺乏不一定都会发生手足搐搦症。（　）
18. 肥胖症可发生在儿童的任何年龄阶段。其中以生后 1 岁以内、5～6 岁及学龄期最为常见。（　）
19. 肥胖儿不爱活动，常有性格孤僻和自卑等心理障碍。（　）
20. 重度营养不良，清晨起床后突然大汗，肢冷，脉弱，血压下降，此时应立即静脉推注 10%葡萄糖酸钙。（　）
21. 预防骨骼畸形和骨折应避免早站、久站和早行走等，对严重患儿操作时避免重压和强拉。（　）
22. 维生素 D 缺乏性佝偻病好发于 3 个月至 2 岁的儿童，最早出现的症状为突然发生惊厥。（　）
23. 佝偻病活动期（激期）的主要表现是神经、精神症状。（　）
24. 营养不良患儿最早出现的症状是皮下脂肪消失。（　）
25. 维生素 D 缺乏性佝偻病激期 X 线检查骨密度增高。（　）
26. 脚气病是由于人体缺乏维生素 A。（　）

五、名词解释

1. 蛋白质一能量营养不良
2. 肥胖症
3. 肥胖一换气不良综合征
4. 佝偻病串珠
5. 维生素 D 缺乏性佝偻病
6. 郝氏沟
7. 鸡胸
8. 面神经征
9. 陶瑟征
10. 腓反射

六、简答题

1. 简述蛋白质一能量营养不良的饮食管理。
2. 简述儿童肥胖症的病因及护理。
3. 简述维生素 D 缺乏性佝偻病的护理。
4. 简述维生素 D 缺乏性手足搐搦症的护理。
5. 简述维生素 D 中毒的临床表现及防治。
6. 简述蛋白质一能量营养不良的临床表现及常见并发症。
7. 简述维生素 D 的来源有哪些。
8. 简述维生素 D 的主要生理作用。
9. 简述维生素 D 缺乏性佝偻病的临床分期及各期表现。

10. 简述维生素 A 的主要生理功能。

11. 简述维生素 A 缺乏症的主要表现及眼部护理。

12. 简述维生素 B_1 缺乏症的主要表现。

13. 简述锌缺乏的主要症状。

14. 简述维生素 A 缺乏症的眼部护理。

15. 简述如何对肥胖患儿进行健康教育。

七、案例分析题

1. 患儿，男，10 个月。3 个月开始人工喂养，主因夜间经常哭闹、多汗，来门诊就诊，来时查体：体温 36.5℃，脉搏 100 次/min，营养发育差，消瘦，精神差，方颅，前囟门大，乳牙未出。化验检查：血常规无异常，血钙稍低。

（1）案例提示该患儿最有可能的临床诊断是什么？（　　）。

A. 低血钙　　B. 营养不良
C. 维生素 D 缺乏性佝偻病　　D. 锌缺乏
E. 碘缺乏

（2）导致此病的原因有（　　）。

A. 维生素 D 摄入不足　　B. 日光照射不足
C. 生长过快　　D. 疾病的影响
E. 药物的影响

（3）可采取的护理措施有（　　）。

A. 增加户外活动，每天 1～2h
B. 给予富含维生素 D、钙、磷和蛋白质的食物
C. 遵医嘱供给维生素 D 制剂
D. 提倡进行站、立锻炼
E. 预防感染

（4）若该患儿在住院过程中，突然出现抽搐一次，表现为四肢抽动，双眼上翻凝视，口吐白沫，持续 1min 后自行缓解。测体温为 38℃。为明确病因，应立即做下列哪项检查？（　　）。

A. 血常规　　B. 血糖
C. 血电解质　　D. 脑脊液检查
E. 头部 CT 或 MRI

（5）若该患儿仍抽搐不止，血钙 1.95mmol/L 除立即给氧外，还应进一步采取下列哪项措施？（　　）。

A. 静脉滴注钙剂
B. 静脉滴注高渗葡萄糖
C. 静滴钙剂并同时肌肉注射维生素 D_3
D. 6%水合氯醛保留灌肠
E. 静脉推注安定

2. 5月男婴，冬季出生，单纯牛奶喂养，未添加辅食。近一周来，烦躁不安，夜间哭闹，易惊动。出汗多。追问病史，患儿有腹泻史，每天5～6次，平时户外活动较少。查体：发育可，营养中等，未出牙，前囟2.0cm，可见枕秃。

(1) 对维生素D缺乏性佝偻病激期有意义的指标是哪些？（　　）。

A. 枕秃　　B. 颅骨软化

C. 方颅　　D. 烦躁、夜哭、易惊、多汗等

E. 血钙磷乘积减低

(2) 该患儿已诊断为维生素D缺乏性佝偻病激期，该患儿应如何治疗？（　　）。

A. 维生素D，每天400～800IU，口服，持续一月

B. 维生素D，每天0.5～1.0万IU，口服，持续一月

C. 维生素D，30万IU，肌注，一次即可

D. 维生素D3，30万IU，肌注，1次/周，共3次

E. 维生素D，每天2 000～4 000IU，口服，持续2～4周

(3) 采用突击疗法治疗后，患儿症状已消失，需间隔多长时间后再给予预防量治疗？（　　）。

A. 1月后　　B. 2月后

C. 3月后　　D. 4月后

E. 半年后

3. 患儿，男孩，5个月，有反复发作性吸气性困难，伴吸气时喉鸣，口唇紫绀共3次，不发热，发作间期一般情况良好，无青紫，左枕部有颅骨软化症，心肺正常。

(1) 案例提示该患儿最有可能的临床诊断是什么？（　　）。

A. 急性喉炎　　B. 急性支气管炎

C. 维生素D缺乏性佝偻病　　D. 气管异物

E. 维生素D缺乏性手足搐搦症

(2) 该患儿再次出现突然发作性呼吸困难，目前应采取的急救措施是哪些？（　　）。

A. 静注钙剂　　B. 保持呼吸道通畅

C. 面罩给氧　　D. 立即静脉注射甘露醇

E. 先止惊，再用钙剂

(3) 引起惊厥的原因有哪些？（　　）。

A. 血钙迅速向骨转移　　B. 尿钙排出过多

C. 甲状旁腺功能亢进　　D. 甲状旁腺反应迟钝

E. 血钙降低

4. 10个月患儿，因惊厥发作多次来院诊治。患儿系人工喂养，体质较弱。昨日起突然发生惊厥，表现为两眼上翻，肢体抽搐，意识不清，小便失禁，每次发作约持续1min左右而自然缓解，抽搐停止后一切活动如常。检查：T37℃，除见方颅，枕秃外，其他无特殊发现。

(1) 为明确诊断，下列哪项实验室检查最有意义？（　　）。

A. 血钙　　B. 血磷

C. 血糖　　D. 血沉

E. 碱性磷酸酶

(2) 经检查，诊断为维生素D缺乏性手足搐搦症，其治疗原则是（　　）。

A. 立即使用维生素D　　B. 先用维生素D后用钙剂

C. 先用钙剂后用维生素D　　D. 维生素D和钙剂同用

E. 反复使用止惊剂

(3) 该患儿出现手足搐搦症的主要原因是（　　）。

A. 维生素D严重缺乏　　B. 钙、磷比例严重失调

C. 甲状旁腺功能亢进　　D. 甲状旁腺反应迟钝

E. 神经系统发育异常

5. 9个月女孩，因长期胃纳差而消瘦，平时以米粉喂养为主，很少添加鱼，肉类食品，查体：体重6kg，消瘦，腹壁皮下脂肪菲薄，仅0.2cm，头发枯黄，哭声低，心肺(—)，肝，脾未及，诊断为中度营养不良。

(1) 营养不良患儿在胃肠功能紊乱时易出现下列哪些情况？（　　）。

A. 高渗性脱水　　B. 高钾血症

C. 酸中毒　　D. 低钙血症

E. 低血镁

(2) 凌晨护士巡视时发现面色苍白，四肢厥冷，神志不清，脉搏减慢，呼吸暂停，应首先考虑（　　）。

A. 呼吸衰竭　　B. 心力衰竭

C. 感染性休克　　D. 低血糖症

E. 低血钙症

(3) 给予调整饮食及补充营养物质治疗营养不良患儿时，食物的选择应遵循下列哪些原则？（　　）。

A. 选择适合患儿消化能力和符合营养需要的食物

B. 尽可能选用高蛋白、高糖和高热量的食物

C. 供给各种维生素和水果

D. 食物量根据食欲来增加，不必加以限制

E. 不应过快地改换原有食物

(4) 患儿经治疗后拟明日出院，护士为患儿父母行出院指导，下列哪些不是辅食添加的原则？（　　）。

A. 由少到多　　B. 由稀到稠

C. 由细到粗　　D. 需要时可同时添加几种辅食

E. 随时都可添加

【参考答案】

一、填空题

1. 能量 蛋白质 3
2. 由少到多 由稀到稠 循序渐进
3. 腹部 躯干 臀部 四肢 面颊
4. 能量摄入过多 活动过少 遗传因素
5. 初期 激期 恢复期 后遗症期
6. 腓反射
7. 能量 人体消耗 脂肪
8. 暗适应 角膜软化 穿孔
9. 神经肌肉 惊厥 抽搐 喉
10. 陶瑟征
11. 体重不增或减轻
12. 15％～25％ 25％～40％ 40％以上
13. 控制饮食 加强运动 心理障碍
14. 日光照射不足
15. 消瘦型 浮肿型 消瘦一浮肿型
16. 早产 死产 先天畸形 甲状腺功能低下 地方性甲状腺肿 地方性克汀病 单纯聋哑
17. 长期摄入不足 消化吸收障碍 需要量增多 消耗过大
18. 低氧血症 红细胞增多 心脏增大 充血性心力衰竭
19. 10％～19％ 20％以上 20％～29％ 30％～49％ 50％
20. 限制饮食 增加活动 解除精神心理障碍
21. 人 动物 日光中的紫外线
22. 惊厥 手足搐搦 喉痉挛
23. 心跳骤停 组织坏死 较大
24. 消化系统 神经系统 心血管系统
25. 面颊 肩部 腹壁
26. 维生素D缺乏早期 春季易发病 合并发热、感染、饥饿
27. 面神经征 腓反射 陶瑟征
28. 出血 骨骼病变
29. 乳类 谷类

二、单选题

1.A 2.A 3.C 4.B 5.D 6.A 7.E 8.A 9.C 10.C

11.D 12.B 13.C 14.E 15.B 16.C 17.C 18.A 19.B 20.C

21. C　22. A　23. A　24. B　25. D　26. C　27. D　28. E　29. B　30. E
31. E　32. D　33. B　34. E　35. D　36. D　37. B　38. D　39. A　40. E
41. C　42. C　43. D

三、多选题

1. ABD　2. BD　3. AD　4. ACD　5. ACE　6. ABCDE　7. ABC　8. ABCE
9. ABD　10. ABDE　11. ABCDE　12. ABCDE　13. ABCD　14. ABCE　15. ACDE
16. ABCDE　17. ABCDE　18. ABCE　19. ABCD　20. ABCDE　21. ACDE
22. AD　23. ACD　24. ACE　25. ABCDE　26. ABCD　27. ACDE　28. ABCDE
29. ABC　30. ABCD

四、判断改错题

1. ×　立即→逐渐
2. √
3. √
4. √
5. √
6. ×　维生素 B_1→维生素 A
7. √
8. √
9. √
10. ×　面颊→腹部
11. ×　肌内注射维生素 D→使用止痉剂，再用钙剂
12. ×　3 岁以下→2 岁以上
13. ×　免疫球蛋白→血清白蛋白
14. √
15. ×　多吃含维生素 D 的食物→经常晒太阳
16. √
17. √
18. ×　学龄期→青春期
19. √
20. ×　10%葡萄糖酸钙→25%～50%葡萄糖
21. √
22. ×　突然发生惊厥→神经、精神症状
23. ×　神经、精神症状→骨骼改变、运动功能以及智力发育迟缓
24. ×　皮下脂肪消失→体重不增或减轻
25. ×　增高→减低
26. ×　维生素 A→维生素 B_1

五、名词解释

1. 蛋白质一能量营养不良：是指因缺乏能量和蛋白质引起的一种营养缺乏症，常见于3岁以下的婴幼儿。主要表现为体重减轻，皮下脂肪减少和皮下水肿，严重者可发生全身各系统功能障碍。

2. 肥胖症：是由于长期能量的摄入超过人体的消耗，导致体内脂肪过度积聚，体重超过一定范围的营养障碍性疾病。

3. 肥胖一换气不良综合征：极度肥胖儿童由于胸廓及膈肌活动受限，而致呼吸浅快，肺泡换气量不足，引起低氧血症，甚至继发性红细胞增多，心脏增大及充血性心力衰竭，临床称肥胖一换气不良综合征。

4. 佝偻病串珠：肋骨与肋软骨交界处骨骺端因骨样组织堆积而膨大呈钝圆形隆起，上下排列如串珠状，可触及或看到，称佝偻病串珠。

5. 维生素D缺乏性佝偻病：是由于维生素D缺乏导致钙、磷代谢失常，从而使正在生长的骨骺端软骨板不能正常钙化、造成以骨骼病变为特征的一种全身慢性营养性疾病。

6. 郝氏沟：膈肌附着部位的肋骨长期受膈肌牵拉而内陷，形成一条沿肋骨走向的横沟，称为郝氏沟。

7. 鸡胸：第7、8、9肋骨与胸骨相连处软化内陷，致胸骨柄前突，形成鸡胸。

8. 面神经征：用指尖或小锤轻叩耳前面部，表现口角与眼睑迅速抽搐为阳性，正常新生儿可出现假阳性。

9. 陶瑟征：用血压计的袖带包裹上臂，打气使压力保持在收缩压与舒展压之间，5min之内出现手搐搦为阳性反应。

10. 腓反射：用小锤叩击膝部外侧腓骨头之上，足部向外侧收缩为阳性。

六、简答题

1. 答：①患儿的饮食和营养应根据营养不良的程度、消化能力和对食物的耐受情况逐渐调整和补充。轻度营养不良，患儿消化功能尚好，应在原有基础上逐渐增加。热量从每日250～330kJ/kg（60～80kcal），蛋白质每日3g/kg，逐递增至585KJ(140kcal/kg)，蛋白质每日3.5～4.5g/kg。待体重接近正常后再恢复至正常需要能量。中、重度营养不良儿童，患儿消化吸收功能紊乱，对食物的耐受性差，饮食调整要逐步进行。开始供给能量每日165～230kJ/kg，(45～55kcal/kg)，蛋白质每日2g/kg，逐渐增加至每日500～727kJ/kg（120～170kcal/kg），蛋白质每日3～4g/kg。待体重正常后，再恢复正常需要量；②鼓励母乳喂养。无母乳或母乳不足者给予适合小儿月龄的高能量、高蛋白食物，如豆浆、蛋类、肝末、肉末、鱼粉等；③补充维生素及矿物质，尤其是维生素A及钾、镁；④饮食调整的原则是：由少到多、由稀到稠、循序渐进，逐渐增加饮食，直至恢复正常。进食困难者可插鼻胃管，选用葡萄糖、氨基酸、脂肪乳静脉输注或静脉全营养。

2. 答：病因：①能量摄入过多：过多的能量以脂肪的主要成分一甘油三酯形式储

存于体内，而导致肥胖；②活动量过少：是肥胖症的重要因素；③遗传因素：父母均肥胖者子女中有70%～80%出现肥胖；④其他：精神、心理等因素。护理措施：①饮食疗法：患儿处于生长发育时期，在限制饮食量及种类的同时必须满足基础营养需要。选择高蛋白、低（或正常）脂肪、低碳水化合物、高维生素的食物，主食宜适当限制，尽量避免油煎食品及甜食。培养良好的饮食习惯，少量多餐；②增加活动：鼓励患儿进行体育活动，使患儿容易坚持且能促进能量的消耗，以减轻体重；③解除患儿的精神负担：鼓励患儿建立信心，坚持自觉接受治疗，消除因肥胖带来的自卑心理。增加社会交往，创造机会鼓励其参加力所能及的活动；④健康教育：向患儿父母讲明过度肥胖即为病态，使其认识到肥胖给将来成年后带来的危害；教给父母科学喂养知识，培养儿童良好的饮食习惯，不偏食高能量的食物；使肥胖儿童减轻体重是个慢性的长期过程，家长要经常鼓励患儿树立信心，长期坚持配合饮食治疗；创造条件增加患儿的活动量。

3. 答：①增加户外活动：生后2～3周即可开始户外活动，每天1～2h；②补充维生素D：提倡母乳喂养，按时添加辅食，给予富含维生素D、钙、磷和蛋白质的食物；遵医嘱供给维生素D制剂，观察维生素D过量中毒表现，防止中毒；③预防骨骼畸形和骨折：避免早站、久站和早行走等，对严重患儿操作时避免重压和强拉；④预防感染：重度患儿免疫功能低下，胸廓畸形易致肺扩张不良，避免各种感染；⑤指导加强患儿体格锻炼：可作俯卧位抬头展胸运动，四肢按摩等；⑥健康教育：鼓励孕妇多户外活动和晒太阳，食物富含维生素D，钙、磷和蛋白质，一般每日给维生素D 400～800IU，避免婴儿患先天性佝偻病；宣传母乳喂养，鼓励儿童多到户外活动。

4. 答：①控制惊厥及喉痉挛发作：首先给予苯巴比妥钠或6%水合氯醛或地西泮。再用或同用10%葡萄糖酸钙5～10ml稀释后静脉推注或滴注。输注钙剂的浓度过高或速度过快有发生心跳骤停的危险。钙剂溢出血管外可引起组织坏死，在注射时应选择较大的血管；②防止窒息：密切观察，惊厥及喉痉挛发生时，立即将患儿头偏向一侧，舌尖拉出口外，必要时行人工呼吸或加压给氧，及时清除口鼻分泌物，保持呼吸道通畅，作好气管插管和气管切开准备；③增加内源性维生素D的合成和补充外源性维生素D；④健康教育：向家长解释病因及预后，以取得家长的配合与理解，宣传坚持每日户外活动、合理喂养、每日补充生理需要量维生素D的重要性，预防维生素D缺乏性手足搐搦症复发及使佝偻病痊愈。

5. 答：临床表现：急性中毒症状一般于用药后6～8h至1～2d出现，表现为食欲减退、烦躁或嗜睡、呕吐、前囟膨隆、颅缝裂开、眼震颤、复视、视盘水肿等颅内压增高的症状体征，年长儿可诉头痛，是脑脊液分泌过多、吸收障碍所致。慢性中毒出现较缓慢，早期表现为烦躁、食欲减退，可有低热、多汗，以后出现转移性骨痛，软组织肿胀、有压痛、无红热，多见于四肢长骨，皮肤瘙痒、干燥、脱屑、皲裂等，常伴有颅内压增高的症状体征，偶有肝、脾肿大及出血倾向。防治：停用维生素D和钙剂，给低钙饮食；降血钙，用呋塞米以加速钙排泄，口服泼尼松，氢氧化铝、依地酸二钠以减少肠黏膜对钙的吸收。亦可试用降钙素皮下或肌肉注射；维持水电解质平衡。应用浓鱼肝油或维生素A制剂时，不可超过需要量。必须用大剂量维生素A时，严格限制用药时间。加强用药管理，维生素AD制剂应放置远离儿童可取之处，以防误服。

6. 答：①主要症状：体重不增或减轻，皮下脂肪减少，致消瘦，体格生长减慢至停顿。全身各部位皮下脂肪消减顺序：腹→躯干→臀→四肢→面部。重度时皮肤苍白，体温低，老人貌，毛发枯黄，常有呕吐、腹泻，循环不良、血压低、心率慢，精神抑制或与烦躁交替出现，可出现低蛋白水肿；②常见并发症：营养性贫血，多种维生素缺乏，低血糖及各种感染性疾病，如肠炎、肺炎、口腔炎、中耳炎等。

7. 答：维生素D的来源：①内源途径：人和动物皮肤内的7－脱氢胆固醇经日光中的紫外线照射转变为胆固化醇。是人体维生素D主要来源；②外源途径：食物获得，动物性食物如肝、牛奶、蛋黄等中的维生素D和鱼肝油等。植物性食物如植物油、蘑菇、酵母中的麦角固醇，经紫外线照射后变为维生素D_2。

8. 答：维生素D的主要生理作用：①促进小肠黏膜对钙磷的吸收；②促进旧骨溶解，释放钙、磷，促进肾小管对钙、磷的重吸收，减少尿钙，尿磷排出，提高血钙，血磷浓度；③刺激成骨细胞，促进钙盐沉着。

9. 答：临床分期：①初期：常见3个月左右的婴儿，主要表现易激惹、烦躁、睡眠不安、易惊、夜啼、多汗、枕秃等，骨骼改变轻；②激期：初期不适当的治疗发展为激期。骨骼改变加重，出现颅骨软化，方颅、前囟增宽、闭合延迟，出牙延迟至10个月后，牙釉质缺乏；肋骨串珠，鸡胸或漏斗胸，肋膈沟。脊柱后突或侧弯；手镯、足镯，下肢弯曲形成“O”形或“X”形腿。肌张力低下常呈蛙腹，韧带松弛，坐、立、行等运动功能落后。条件反射形成缓慢，表情淡漠。免疫功能低下，常伴感染；③恢复期：临床症状减轻或消失。血钙、血磷浓度、碱性磷酸酶水平恢复正常，X线检查骨骼异常明显改善；④后遗症期：多见于3岁以后，临床症状消失，血生化及X线检查正常，仅遗留不同程度的骨骼畸形。

10. 答：维生素A的主要生理功能有：维持暗光下的视觉能力；保持皮肤和黏膜上皮细胞的完整性；促进骨骼和牙齿的正常生长；增强机体免疫功能和抗病能力。

11. 答：①眼部症状：暗适应力减低，经几周或数月后，结膜与角膜失去光泽，近角膜两侧的结膜干燥，出现大小不等的灰白色、泡沫样白斑，严重者发生角膜穿孔，导致失明；②皮肤黏膜症状：全身皮肤干燥、脱屑、角化增生，毛发枯黄、指（趾）甲无光泽、易折断；③其他临床表现：反复发生呼吸道及泌尿道感染，体格发育落后，合并其他维生素缺乏。

12. 答：婴儿常突然发病，以神经系统症状为主者称脑型，以发生心力衰竭为主者称心型。年长儿的症状以水肿和周围神经炎为主。①一般症状：乏力、倦怠、食欲不振、消瘦、顽固性便秘、生长发育迟缓；②神经系统症状：烦躁、表情淡漠、嗜睡、甚至昏迷、惊厥。可因脑水肿、呼吸衰竭死亡。深浅反射消失、肌张力减退、周围神经炎、对称性感觉障碍；③心血管系统症状：常突发心力衰竭，婴儿烦躁不安、哭吵、呛咳、气促、唇指（趾）青紫，心率快、出现奔马律、心音弱、心脏扩大，两肺满布湿啰音，肝脾进行性肿大，可有全身皮肤发绀、水肿，重症迅速死亡；④先天性脚气病：孕母缺乏维生素B_1，新生儿可患先天性脚气病，表现为哭声无力、精神萎靡、吸吮力弱、频吐、水肿、嗜睡。喂健康人乳或牛乳后症状可逐渐消失。

13. 答：主要症状：患儿常有食欲减退、味觉异常、异食癖、毛发易脱落、怠倦、精神抑郁，暗适应力减低等多种生理功能紊乱。由于锌缺乏可影响核酸及蛋白质的合成，使脑垂体生长激素分泌减低，引起发育停滞、骨骼发育障碍、第二性征发育不全，致使患儿身材矮小。锌缺乏时，胸腺、脾脏萎缩，免疫功能减低，易发生各种感染，尤其是呼吸道感染。此外，患儿伤口愈合延迟，常出现口腔溃疡。

14. 答：眼部护理：早期用消毒鱼肝油滴双眼，可促进上皮细胞修复，缓解干眼症。预防继发感染。角膜软化、溃疡时，每 1～1.5h 1 次。为防止虹膜粘连，可用 1% 阿托品散瞳。切勿压迫眼球，防止角膜溃疡穿孔，虹膜脱出而引起失明。注意观察维生素 A 的治疗效果。1～2 周干眼症状消失。治疗 1～2 个月皮肤症状逐渐好转。

15. 答：向患儿父母讲明过度肥胖即为病态，使其认识到肥胖给将来成年后带来的危害；教给父母科学喂养知识，培养儿童良好的饮食习惯，不偏食高能量的食物；使肥胖儿童减轻体重是个慢性的长期过程，家长要经常鼓励患儿树立信心，长期坚持配合饮食治疗；创造条件增加患儿的活动量。

七、案例分析题

1. 答：(1) C (2) ABCDE (3) ABCE (4) BC (5) ADE
2. 答：(1) BDE (2) CE (3) A
3. 答：(1) CE (2) ABCE (3) ADE
4. 答：(1) A (2) C (3) D
5. 答：(1) CDE (2) D (3) ABCE (4) DE

（黄小妹）

第八章　消化系统疾病患儿的护理

【知识精要】

一、儿童消化系统解剖生理特点

1. 口腔

足月新生儿出生时有较好的吸吮吞咽功能，两颊脂肪垫发育良好，有助于吸吮活动。新生儿及婴幼儿口腔黏膜薄嫩，血管丰富，唾液腺发育不全，口腔黏膜干燥，易受损伤和发生局部感染。3 个月以下婴幼儿唾液中淀粉酶含量低，不宜喂淀粉类食物，5～6 个月时唾液分泌明显增多，由于婴儿口底浅，不能及时吞咽所分泌的唾液，常发生生理性流涎。

2. 食管、胃

新生儿和婴儿的食管呈漏斗状，黏膜纤弱、腺体缺乏、弹力组织及肌层尚不发达，其下端贲门括约肌发育不成熟，控制能力差，常发生胃食管反流；婴儿胃呈水平位，幽门括约肌发育良好而贲门括约肌发育不成熟，吸奶时常吞咽过多空气，易发生溢奶和呕吐；胃黏膜血管丰富，盐酸和各种酶的分泌均比成人少且酶活力低，消化功能差。新生儿胃容量 30～60ml，1～3 个月 90～150ml，1 岁时 250～300ml，5 岁时为 700～850ml，而成人约为 2 000ml。因婴儿哺乳不久幽门开放，胃内容物逐渐流入十二指肠，故实际哺乳量常超过上述胃容量。胃排空时间因食物种类不同而异：水的排空时间为 1.5～2h；母乳 2～3h；牛乳为 3～4h。早产儿胃排空更慢，易发生胃潴留。

3. 肠

儿童肠管相对成人长，一般为身长的 5～7 倍，黏膜血管丰富，有利于消化吸收；但因肠系膜相对较长而且柔软，黏膜下组织松弛，升结肠与后壁固定差，肠活动度大，易发生肠套叠和肠扭转。早产儿肠蠕动协调能力差，易发生粪便滞留、胎粪延迟排出，甚至发生功能性肠梗阻；肠乳糖酶活性低，易发生乳糖吸收不良。婴幼儿尤其是未成熟儿肠壁薄，通透性高，肠黏膜屏障作用差，肠内毒素、过敏原及消化不全产物可经肠黏膜吸收进入人体，引起全身性感染和变态反应性疾病。

4. 肝

年龄越小，肝相对越大。婴儿肝血管丰富，肝细胞再生能力强，不易发生肝硬化，但肝细胞发育尚不完善，易受各种不利因素的影响，在感染、缺氧、中毒等情况下易使肝细胞发生肿胀、脂肪浸润、变性坏死、纤维增生而肿大，影响其正常生理功能。婴儿期胆汁分泌较少，对脂肪的消化、吸收功能较差。

5. 胰腺

婴儿出生时胰液分泌量少，3～4 个月时增多，婴幼儿时期胰液及其内含消化酶的分泌易受天气和疾病的影响而受抑制，导致发生消化不良。6 个月以内婴幼儿的胰淀粉酶活性较低，1 岁后开始接近成人。新生儿及婴幼儿胰脂肪酶和胰蛋白酶的活性均较低，对脂肪和蛋白质的消化和吸收功能较差。

6. 肠道细菌

胎儿消化道内无细菌，出生后数小时细菌侵入至胃肠道，主要分布在结肠和直肠。单纯母乳喂养儿以双歧杆菌占绝对优势；人工喂养儿和混合喂养儿肠内的大肠杆菌、嗜酸杆菌、双歧杆菌及肠球菌所占比例几乎相等。正常肠道菌群对侵入肠道的致病菌有一定的拮抗作用。消化道功能紊乱时，肠道细菌大量繁殖可进入小肠甚至胃内而致病。婴幼儿肠道正常菌群脆弱，易受许多内外界因素影响而致菌群失调，引起消化功能紊乱。

7. 健康儿童粪便

（1）人乳喂养儿粪便：呈黄色或金黄色，多为均匀糊状，偶有细小乳凝块，或呈绿色，较稀薄，不臭，有酸味，每日排便 2～4 次，一般在添加辅食后次数减少，1 周岁后减至 1～2 次/日。

（2）人工喂养儿粪便：呈淡黄色或灰黄色，较干稠，含白色酪蛋白乳凝块较多、较大，呈碱性或中性反应，量多，较臭，每日 1～2 次，易发生便秘。

（3）混合喂养儿粪便：人乳加牛乳喂养儿的粪便与单纯牛乳喂养儿相似，但较软、黄。添加谷类、蛋、肉、蔬菜、水果等辅食后，粪便性状逐渐接近成人，每日 1 次左右。

二、口炎

1. 概述

口腔黏膜的炎症称口炎，如病变仅局限于舌、齿龈、口角亦可称为舌炎、齿龈炎或口角炎。大多数由病毒、细菌、真菌或螺旋体引起。本病多见于婴幼儿。可单独发病或继发于急性感染、腹泻、营养不良、维生素 B 或 C 缺乏等全身性疾病。食具消毒不严，口腔不卫生或由于各种疾病导致机体抵抗力下降等因素均可引起口腔炎的发生。

2. 临床特点

（1）鹅口疮又名雪口病，为白色念珠菌感染所致。多见于新生儿、营养不良、腹泻、长期应用广谱抗生素或激素的患儿。使用污染的奶具、哺乳时乳头不洁可致新生儿感染，亦可经产道感染。

1）主要症状：口腔黏膜表面出现白色或灰白色乳凝块状物，略高于黏膜表面，粗糙无光，最常见于颊黏膜，其次是舌、齿龈、上腭，甚至蔓延到咽部。起初呈点状和小片状，可逐渐融合成片，形似乳凝块，不易拭去，强行擦拭剥离时，局部黏膜潮红、粗糙，亦可伴有溢血。患处不痛、不流涎，一般无全身症状，不影响进食。重症则整个口腔均被白色斑膜覆盖，甚至可蔓延到咽、喉头、食管、气管、肺等处，可伴低热、拒食、吞咽困难。

2）治疗要点：①保持口腔清洁：哺乳前后用 2%碳酸氢钠溶液清洁口腔；②局部用药：局部涂抹 10 万 U～20 万 U/ml 制霉菌素鱼肝油混悬溶液，每日 2～3 次。

（2）疱疹性口炎由单纯疱疹病毒感染引起，无明显季节性，1～3 岁婴幼儿多见，传染性强，在卫生条件差的家庭和集体托幼机构感染容易传播。

1）主要症状：起病时发热，体温达38～40℃，齿龈红肿（齿龈炎），触之易出血，在齿龈、舌、唇内和颊黏膜等口腔黏膜上可见单个、一簇或几簇小疱疹，疱疹迅速破裂后形成浅表溃疡，上面覆盖黄白色纤维素性分泌物。多个小溃疡可融合成不规则的较大溃疡，周围黏膜充血，有时累及上腭及咽部。口角及唇周皮肤可有疱疹，局部疼痛，出现流涎、拒食、烦躁，颌下淋巴结常肿大。病程约1～2周，体温在3～5d后恢复正常，淋巴结肿大2～3周后消退。本病须与疱疹性咽峡炎鉴别，后者多由柯萨奇病毒引起，常发生于夏秋季，疱疹主要在咽部和软腭，有时可见于舌，但不累及齿龈和颊黏膜。

2）治疗要点：①重视口腔卫生：多饮水，禁用刺激性药物和食物；②局部处理：局部可涂碘苷抑制病毒，亦可喷西瓜霜、锡类散等中药；疼痛重者进食前在局部涂2%利多卡因。为预防继发感染可涂2.5%～5%金霉素鱼肝油；③对症处理：发热者用退热剂，补充足够的营养和液体；使用有效抗生素控制继发感染。

（3）溃疡性口炎主要是由链球菌、金黄色葡萄球菌、肺炎链球菌、绿脓杆菌或大肠杆菌等感染引起的口腔炎症，多见于婴幼儿。常发生于急性感染、长期腹泻等机体抵抗力降低时，口腔不洁利于细菌繁殖而致病。

1）主要症状：口腔各部位均可发生，常见于舌、唇内及颊黏膜处，可蔓延到唇及咽喉部。开始时口腔黏膜充血水肿，随后形成大小不等的糜烂或溃疡，上有纤维素性炎性分泌物形成的假膜，呈灰白色或黄色，边界清楚，易拭去，露出溢血的创面，但不久又被假膜覆盖，涂片染色可见大量细菌。局部疼痛、流涎、拒食、烦躁，常有发热，可达39～40℃，局部淋巴结肿大，白细胞总数和中性粒细胞增多。全身症状轻者约一周左右体温恢复正常，溃疡逐渐痊愈；严重者可出现脱水和酸中毒。

2）治疗要点：①控制感染，选用有效抗生素；②做好口腔清洁及局部处理，溃疡面涂5%金霉素鱼肝油、锡类散等；③注意水分和营养的补充。

3. 主要护理措施

（1）口腔护理：溃疡性口炎用3%过氧化氢溶液或0.1%依沙吖啶溶液清洗溃疡面，年长儿可用含漱剂。鼓励多饮水，进食后漱口，保持口腔黏膜湿润和清洁，减少口腔细菌繁殖。对流涎者，及时清除流出物，保持皮肤干燥、清洁，避免引起皮肤湿疹及糜烂。

（2）正确涂药：为了确保局部用药达到目的，涂药前应先将纱布或干棉球放在颊黏膜腮腺管口处或舌系带两侧，以隔断唾液；再用干棉球将病变部位黏膜表面吸干净后方能涂药。涂药后嘱患儿闭口10min，然后取出纱布或棉球，不可立即漱口、饮水或进食。

（3）饮食护理：以高能量、高蛋白、含丰富维生素的温凉流质或半流质为宜，因口腔黏膜糜烂、溃疡引起疼痛影响进食者，于进食前局部涂2%利多卡因，同时避免摄入刺激性食物。对不能进食者，应给予肠道外营养，以确保能量与水分供给。

（4）监测体温：体温超过38.5℃时，予以松解衣服、置冷水袋、冰袋等物理降温，必要时给予药物降温，同时做好皮肤护理。

（5）健康教育：向父母讲解口炎发生的原因、影响因素及护理。指导食具专用，患儿使用的食具应煮沸消毒或压力灭菌消毒，做好清洁消毒工作。纠正儿童吮指、不刷牙等不良习惯，培养其进食后漱口的卫生习惯。宣传均衡营养对提高机体抵抗力的重要性，避免偏食、挑食，培养良好的饮食习惯。

三、胃食管反流

1. 概述

胃食管反流是指胃内容物，包括从十二指肠流人胃的胆盐和胰酶反流入食管。由于小婴儿食管下端括约肌发育不成熟或神经肌肉协调功能差而出现的反流称为生理性反流，往往出现于日间餐时或餐后，又称“溢乳”；而由于食管下端括约肌的功能障碍和（或）与其功能有关的组织结构异常，以致 LES 压力低下而出现的反流称为病理性反流，常常发生于睡眠、仰卧位及空腹时，引起一系列临床症状和并发症，即胃食管反流病。随着直立体位时间和固体饮食的增多，60％患儿到 2 岁时症状可自行缓解，部分患儿症状可持续到 4 岁以后。脑瘫、21－三体综合征以及其他原因所致的发育迟缓患儿，胃食管反流发生率较高。

2. 临床特点

（1）主要症状：①新生儿和婴幼儿最常见的症状是反复呕吐，年长儿以反胃、反酸、嗳气等症状多见；②反流性食管炎常见症状：烧心、咽下疼痛、呕血和便血，食管炎严重者可发生糜烂或溃疡，出现缺铁性贫血；③其他全身症状：反复呼吸道感染、营养不良、声音嘶哑、中耳炎、鼻窦炎、反复口腔溃疡、龋齿等。部分患儿可出现精神、神经症状等。

（2）辅助检查：

1）食管钡餐造影：可判断食管的形态、运动状况、钡剂的反流和食管与胃连接部的组织结构、食管裂孔疝等先天性疾患以及严重病例的食管黏膜炎症改变。

2）食管 pH 值动态监测：将微电极放置在食管括约肌的上方，24h 连续监测食管下端 pH 并通过计算机软件分析，可反映胃食管反流的发生频率、时间、反流物在食管内停留的状况，以及反流与起居活动、临床症状之间的关系，根据评分标准，区分生理性和病理性反流，是目前最可靠的诊断方法，特别用于诊断症状不典型的患儿以及区分碱性胃食管反流和十二指肠胃食管反流。

3）食管动力功能检查、食管内镜检查及黏膜活检、胃食管同位素闪烁扫描以及超声学检查。

3. 治疗要点

（1）药物治疗：①促胃肠动力药：多潘立酮（吗叮啉），剂量为 0.2～0.3mg/kg/次，每日 3 次口服；西沙必利（普瑞博思），剂量为 0.1～0.2mg/kg/次，每日 3 次口服。②抗酸和抑酸药：西咪替丁和奥美拉唑（洛赛克）；中和胃酸药有氢氧化铝凝胶，多用于年长儿；③黏膜保护剂：硫醣铝、硅酸铝盐、磷酸铝等。

（2）手术治疗：①手术指征：内科治疗 6～8 周无效，有严重并发症（消化道出血、营养不良、生长发育迟缓）；严重食管炎伴溃疡、狭窄或发现有食管裂孔疝者；有严重的呼吸道并发症，如呼吸道梗阻、反复发作吸入性肺炎或窒息、伴支气管肺发育不良者；合并严重神经系统疾病；②手术：可选择开腹手术或经腹腔镜手术；近几年来也有采用内镜抗反流技术。

4. 主要护理措施

（1）体位治疗，防止窒息：新生儿和小婴儿的体位以前倾俯卧位为最佳，上身抬高30度。年长儿在清醒状态下最佳体位为直立位和坐位，睡眠时保持右侧卧位，将床头抬高20～30cm，以促进胃排空，减少反流频率及反流物误吸。

（2）合理喂养，促进生长：少量多餐，婴儿增加喂奶次数，人工喂养儿可在牛奶中加入糕干粉、米粉或进食谷类食品，严重反流以及生长发育迟缓患儿可管饲喂养，能减少呕吐和起到持续缓冲胃酸的作用，年长儿以高蛋白低脂肪饮食为主。睡前2h不予进食，保持胃处于非充盈状态，避免食用降低LES张力和增加胃酸分泌的食物，如酸性饮料、高脂饮食、巧克力和辛辣食品。

（3）用药护理：按医嘱给予促胃肠动力药、抗酸和抑酸药、黏膜保护剂等药物治疗。观察药物疗效和副作用，注意用法用量，不能吞服时应将药片研碎；多潘立酮应饭前半小时及睡前口服；服用西沙必利时，不能同时饮用橘子汁，同时加强观察心率和心律变化，出现心跳加快或心律不齐时应及时报告医生进行处理；西咪替丁在进餐时与睡前服用效果最好。

（4）手术护理：GER患儿术前术后护理与其他腹部手术类似。术前做好各项检查和支持疗法；术后根据手术方式做好术后护理，应保持胃肠减压，做好引流管护理，注意观察有否腹部切口裂开、穿孔、大出血等并发症。

（5）健康教育：对新生儿和小婴儿，告知父母体位治疗及饮食治疗的方法、重要性和长期性。指导家长辨别患儿有无发绀，评定患儿反应状况和喂养是否耐受，新生儿每日监测体重。带药出院时，详细说明用药方法和注意事项，尤其是用药剂量和用药反应。

四、婴幼儿腹泻

1. 概述

婴幼儿腹泻或称腹泻病，是由多病原、多因素引起的以大便次数增多及性状改变为特点的一组消化道综合征。6个月～2岁婴幼儿发病率高，一年四季均可发病，但夏秋季发病率最高，该病是导致儿童营养不良、生长发育障碍的主要原因之一。

2. 临床特点

（1）主要症状：

1）轻型腹泻：多由饮食因素或肠道外感染引起。起病可急可缓，以胃肠道症状为主，食欲不振，偶有恶心、呕吐或溢乳。大便次数增多及性状改变，一天达十次左右，每次大便量少，呈黄色或黄绿色，有酸味，粪质不多，常见白色或黄白色奶瓣和泡沫。一般无脱水及全身中毒症状，多在数日内痊愈。

2）重型腹泻：多为肠道内感染所致。①胃肠道症状：食欲低下，常伴有呕吐，严重者可吐咖啡样液体。大便次数明显增多，每天十次至数十次，多呈黄绿色水样便或蛋花汤样便，量多，可有少量黏液，少数患儿也可有少量血便；②水、电解质和酸碱平衡紊乱：主要表现为等渗，低渗性脱水，代谢性酸中毒，低钾血症以及低钙、低镁、低磷血症；③全身中毒症状：发热、烦躁、精神萎靡、嗜睡甚至昏迷、休克。

(2) 儿种常见类型肠炎的临床特点：

1) 轮状病毒肠炎：秋、冬季多见，又称秋季腹泻，呈散发或小流行，经粪一口传播，多见于6个月至2岁的婴幼儿，4岁以上者少见。潜伏期1～3d，起病急，常伴有发热和上呼吸道感染症状，病初即出现呕吐，大便次数多、量多，呈黄色或淡黄色，水样或蛋花汤样，无腥臭味，常并发脱水、酸中毒。本病为自限性疾病，约3～8d自行恢复。大便镜检偶有少量白细胞。

2) 产毒性细菌引起的肠炎：多发生在夏季。潜伏期1～2d，起病较急。轻症仅大便次数稍增，性状轻微改变。重症腹泻频繁，量多，呈水样或蛋花汤样，混有黏液，镜检无白细胞。常伴呕吐，严重者可伴发热、脱水、电解质和酸碱平衡紊乱。为自限性疾病，自然病程3～7d或较长。

3) 侵袭性细菌性肠炎：全年均可发病，潜伏期长短不等。常引起志贺杆菌性痢疾样病变，起病急，可发生热惊厥。腹泻频繁，大便呈黏液状，带脓血，有腥臭味。常伴恶心、呕吐、腹痛和里急后重，可出现严重的全身中毒症状甚至休克。大便镜检有大量白细胞及数量不等的红细胞。粪便细菌培养可找到相应的致病菌。其中空肠弯曲菌肠炎多发生在夏季，常侵犯空肠和回肠，有脓血便，腹痛剧烈；耶尔森菌小肠结肠炎多发生在冬春季节，可引起淋巴结肿大，亦可产生肠系膜淋巴结炎，严重病例可产生肠穿孔和腹膜炎。以上两者均需与阑尾炎鉴别。鼠伤寒沙门菌小肠结肠炎有胃肠炎型和败血症型，夏季发病率高，新生儿和1岁以内的婴儿尤易感染，新生儿多为败血症型，常引起暴发流行，可排深绿色黏液脓便或白色胶冻样便，有特殊臭味。

4) 出血性大肠杆菌肠炎：开始为黄色水样便，后转为血水便，有特殊臭味，伴腹痛，大便镜检有大量红细胞，一般无白细胞。

5) 抗生素诱发的肠炎：多继发于使用大量抗生素后，营养不良、免疫功能低下、长期应用肾上腺皮质激素者更易发病。婴幼儿病情多较重。主要包括金黄色葡萄球菌肠炎、伪膜性小肠结肠炎和真菌性肠炎。①金黄色葡萄球菌肠炎典型大便为暗绿色，量多，带黏液，少数为血便。大便镜检有大量脓细胞和成簇的革兰氏球菌，培养有葡萄球菌生长，凝固酶阳性；②伪膜性小肠结肠炎由难辨梭状芽孢杆菌引起。主要症状为腹泻，轻症大便每日数次，停用抗生素后很快痊愈；重症频泻，黄绿色水样便，可有毒素致肠黏膜坏死所形成的伪膜排出，大便厌氧菌培养、组织培养法检测细胞毒素可协助确诊；③真菌性肠炎多为白色念珠菌所致，常并发于其他感染。大便次数增多，黄色稀便，泡沫较多带黏液，有时可见豆腐渣样细块（菌落）。大便镜检有真菌孢子体和菌丝。

(3) 临床分期：

1) 急性腹泻：病程在2周以内。

2) 迁延性腹泻：病程2周至2个月。

3) 慢性腹泻：病程超过2个月。

(4) 主要辅助检查：

1）血常规：白细胞总数及中性粒细胞增多提示细菌感染，寄生虫感染或过敏性病变者嗜酸性粒细胞增多。

2）大便检查：大便常规无或偶见白细胞者多为侵袭性细菌以外的病因引起，大便内有较多的白细胞，常由于各种侵袭性细菌感染引起。大便培养可检出致病菌。大便涂片发现念珠菌孢子及假菌丝有助于真菌性肠炎诊断。疑为病毒感染者应作病毒学检查。

3）血液生化检查：血钠测定提示脱水性质。血钾浓度反映体内缺钾的程度。根据血气分析进一步了解体内酸碱平衡程度和性质。重症患儿应同时测尿素氮，必要时查血钙和血镁。

3. 治疗要点

腹泻的治疗原则为调整饮食；纠正水、电解质紊乱和酸碱失衡；合理用药，控制感染；预防并发症的发生。

（1）调整饮食：强调继续进食，根据疾病的特殊病理生理状况、个体消化吸收功能和平时的饮食习惯进行合理调整，以满足生理需要，补充疾病消耗，缩短腹泻后的康复时间。

（2）纠正水、电解质紊乱和酸碱失衡：补液盐（ORS）可用于预防脱水及纠正轻、中度脱水；中、重度脱水伴周围循环衰竭者静脉补液。重度酸中毒或经补液后仍有酸中毒症状者，补充碱性溶液碳酸氢钠或乳酸钠。纠正低钾、低钙和低镁血症。

（3）控制感染：约70%的患儿表现为病毒及非侵袭性细菌所致的水样便腹泻，一般不用抗生素，应合理使用液体疗法，选用微生态制剂和黏膜保护剂；另外约占30%的患儿为侵袭性细菌感染所致的黏液、脓血便患者，应根据临床特点，结合大便细菌培养和药敏试验结果选用针对病原菌的抗生素，并随时进行调整。避免用止泻剂。

（4）预防并发症：迁延性、慢性腹泻常伴有营养不良和其他并发症，病情复杂，必须采取综合治疗措施，应注意肠道菌群失调问题及饮食疗法问题。

4. 主要护理措施

（1）饮食护理：严重呕吐者暂禁食4～6h，以缓解病情，缩短病程，促进恢复。母乳喂养者继续哺乳，暂停辅食；人工喂养者，可喂以等量米汤或稀释的牛奶或其他代乳品，腹泻次数减少后，给予半流质如粥、面条等，少量多餐，随着病情稳定和好转，逐步过渡到正常饮食。病毒性肠炎多有双糖酶缺乏，不宜用蔗糖，对可疑病例暂停乳类喂养，改为豆制代用品或发酵奶，以减轻腹泻，缩短病程。腹泻停止后，继续给予营养丰富的饮食，并每日加餐1次，共2周。对少数严重病例口服营养物质不能耐受者，应加强支持疗法，必要时全静脉营养。

（2）纠正水、电解质紊乱及酸碱失衡：

1）口服补液：口服ORS用于腹泻时预防脱水及纠正轻、中度脱水。轻度脱水约需50～80ml/kg，中度脱水约需80～100ml/kg，于8～12h内将累积损失量补足；脱水纠正后，可将ORS用等量水稀释，按病情需要随时口服。有明显腹胀、休克、心功能不全或其他严重并发症者及新生儿不宜口服补液。

2）静脉补液：用于中、重度脱水或吐泻严重或腹胀的患儿。根据不同的脱水程度和性质，结合年龄、营养状况、自身调节功能，决定溶液的成分、容量和滴注持续时间。

第1d补液：①输液总量：包括补充累积损失量、继续损失量和生理需要量；②溶液种类：根据脱水性质而定。若临床判断脱水性质有困难时，可先按等渗脱水处理。③输液速度：主要取决于脱水程度和继续损失的量和速度，遵循先快后慢原则。若吐泻缓解，可酌情减少补液量或改为口服补液；④纠正酸中毒、低钾、低钙和低镁血症。

第2d及以后的补液：脱水和电解质紊乱已基本纠正，主要补充生理需要量和继续损失量，可改为口服补液，补液量需根据吐泻和进食情况估算。继续补钾，供给热量。

（3）控制感染：严格执行消毒隔离措施，包括患儿排泄物、用物及标本的处置；护理患儿前后认真洗手，防止交叉感染；指导家属及探视人员执行隔离制度特别是洗手措施。

（4）维持皮肤完整性：婴幼儿选用柔软布类尿布，勤更换；每次便后用温水清洗臀部并吸干；局部皮肤发红处涂以5%鞣酸软膏或40%氧化锌油并按摩片刻，促进局部血液循环；皮肤溃疡局部可增加暴露或用灯泡照射，以促进愈合；避免使用不透气塑料布或橡皮布，防止尿布皮炎发生。因为女婴尿道口接近肛门，应注意会阴部的清洁，预防上行性尿路感染。注意约束多动的患儿。

（5）严密观察病情：

1）观察排便情况：观察记录大便次数、颜色、气味、性状、量，及时送检，采集标本时应采集黏液脓血部分，作好动态比较，为输液方案和治疗提供可靠依据。

2）监测生命体征：对高热者给予头部冰敷等物理降温措施，擦干汗液，及时更衣，做好口腔护理及皮肤护理。

3）密切观察代谢性酸中毒、低钾血症等表现。

（6）健康教育：

1）护理指导：向父母解释腹泻的病因、潜在并发症以及相关的治疗措施；指导家长正确洗手并做好污染尿布及衣物的处理、出入液量的监测以及脱水表现的观察；说明调整饮食的重要性；指导家长配制和使用ORS溶液，强调应少量多次饮用，呕吐不是禁忌证。

2）做好预防措施：注意饮水卫生、食物新鲜、清洁和食具消毒；教育儿童饭前便后洗手，勤剪指甲；加强患儿体格锻炼，适当户外活动；宣传母乳喂养的优点，指导合理喂养；气候变化时防止患儿受凉或过热；避免长期滥用广谱抗生素。

五、肠套叠

1. 概述

指部分肠管及其肠系膜套入邻近肠腔内造成的一种绞窄性肠梗阻。1岁以内婴儿占60%～65%，其中尤以4～10个月婴儿多见，2岁以后随年龄增长发病率逐年减少，男女比例2～3：1，春末初夏发病率最高。

2. 临床特点

（1）主要症状：

1）急性肠套叠：①阵发性腹痛；②反射性呕吐；③果酱样血便；④腊肠样包块；⑤晚期可有电解质紊乱等表现。

2）慢性肠套叠：阵发性腹痛为主要表现。

（2）主要辅助检查：

1）腹部B超检查：局部包块呈横切面为同心圆征，纵切面为套筒征。

2）空气灌肠：既是诊断方法，也是治疗手段。

3）B超监视下水压灌肠。

4）钡剂灌肠：杯口征。

3. 治疗要点

（1）非手术治疗：①空气灌肠：适于48h内、全身情况较好、无高热、中毒症病儿；②钡灌肠；③B超检测下水压灌肠。

（2）手术治疗：①适应证：空气灌肠禁忌证者；空气灌肠复位失败或穿孔者；病程超过48h、全身情况差者；②常见手术方式：开腹手法复位术；肠切除术；肠造瘘术。

4. 主要护理措施

（1）病情观察：患儿突然发生阵发性腹痛、呕吐、便血和腹部扪及腊肠样肿块时可确诊肠套叠。

（2）非手术治疗效果观察：①X线下见肿块消失，同时大量气体进入小肠且腹部向外膨隆；②肛门排气、排便，腹胀消失；③患儿安静，不哭闹、呕吐停止；④腹部包块消失；⑤口服药用炭0.5～1g观察，6～8h后有黑色炭末从肛门排出。

（3）手术护理：①术前准备②心理护理③术后保持胃肠减压通畅、切口观察、肠造口护理，预防感染。

（4）健康指导：①向患儿父母宣教儿童肠套叠的相关知识；②饮食指导，合理喂养：不要过饥过饱、随意更换食品，添加辅助食品要循序渐进，不要操之过急；③应避免腹泻，尤其是秋季腹泻，父母应高度警惕此病的发生；④要注意气候的变化，随时增减衣服，避免各种容易诱发肠蠕动紊乱的不良因素；⑤加强沟通，做好父母的心理疏导。

六、先天性巨结肠

1. 概述

先天性巨结肠或称赫什朋病，是由于直肠或结肠远端的肠管持续痉挛，粪便淤滞在近端结肠而使该段肠管肥厚、扩张，是较常见的先天性胃肠道发育畸形。发病率为1∶2 000～1∶5 000，男女比为3～4∶1，有遗传倾向。

2. 临床特点

（1）主要症状：①胎便排出延迟、顽固性便秘和腹胀；②呕吐、营养不良、发育迟缓。

（2）常见并发症：小肠结肠炎、肠穿孔及继发感染。

（3）主要辅助检查：

1）X线钡灌肠：可显示直肠远端狭窄段、漏斗型移行段、扩张的巨结肠。

2）直肠肛管测压：显示肛门内括约肌松弛反射消失。

3）组化检查：乙酰胆碱酯酶染色阳性。

3. 治疗要点

（1）保守治疗：适于不能确诊及体质较差的新生儿。

（2）手术治疗：结肠造瘘术、巨结肠根治术。

4. 主要护理措施

（1）术前护理：

1）清洁肠道、解除便秘：口服缓泻剂、润滑剂，帮助排便；使用开塞露、扩肛等刺激括约肌，诱发排便；部分患儿需用生理盐水进行清洁灌肠。

2）改善营养：对存在营养不良、低蛋白血症者应加强支持疗法。

3）观察病情：特别注意有无小肠结肠炎的征象，如高热、腹泻、排出奇臭粪液，伴腹胀、脱水、电解质紊乱等，并做好手术前准备。

4）做好术前准备：清洁肠道；术前 2d 按医嘱口服抗生素，检查脏器功能并作相应处理。

5）健康教育：向父母说明选择治疗方法的目的，解除其心理负担，争取对治疗和护理的支持与配合。

（2）术后护理：

1）常规护理：禁食至肠蠕动功能恢复；胃肠减压防止腹胀；记尿量；更换伤口敷料以防感染；按医嘱应用抗生素。

2）观察病情：观察体温、大便情况，如体温升高、大便次数增多，肛门处有脓液流出，直肠指检可扪得吻合口裂隙，表示盆腔感染；如术后仍有腹胀，并且无排气、排便，可能与病变肠段切除不彻底，或吻合口狭窄有关，均应通知医生处理。

3）健康教育：指导父母加强患儿的排便训练，以改善排便功能；术后 2 周左右开始每天扩肛 1 次，坚持 3～6 个月，同时训练排便习惯，以改善排便功能；定期随诊，确定是否有吻合口狭窄。

七、先天性胆道闭锁

1. 概述

先天性胆道闭锁是先天性胆道发育障碍导致胆道梗阻，黄疸进行性加重的新生儿疾病，在亚洲发病率较高，女婴多于男婴，约 3∶2。

2. 临床特点

（1）主要症状：①黄疸：为本病特征性表现，粪便成白色陶土样；尿色呈浓茶样；②肝脾肿大：腹部膨隆，质硬，可发展为胆汁性肝硬化及门静脉高压症；③发育迟缓：终因营养不良、感染、门静脉高压、出血、肝功能衰竭、肝性脑病而死亡。

（2）主要辅助检查：

1）实验室检查：血清直接胆红素持续升高；碱性磷酸酶、γ－谷氨酰胺转肽酶亦可升高；凝血功能障碍。

2）十二指肠插管引流：不能收集到胆汁。

3）影像学检查：不能显示胆管。

3. 治疗要点

手术治疗是唯一有效方法。

八、先天性胆管扩张症

1. 概述

先天性胆管扩张症，是胆总管和胰管连接部发育异常导致的先天性畸形。本病好发于东方国家。男女之比为1∶3～4，约80％病例在儿童期发病。

2. 临床特点

（1）主要症状：①波动性黄疸；②右上腹包块；③不同性质及不同程度的上腹部疼痛。

（2）主要辅助检查：

1）检查肝脏、胰腺功能：有助于对黄疸的监测和鉴别。

2）B超检查或放射性核素扫描：可检出绝大多数囊肿。

3）经皮肝穿刺胆管造影、内镜逆行胰胆管造影等检查对确诊有帮助。

3. 治疗要点

尽早手术，以减少胆道感染、阻塞性黄疸并发胆汁性肝硬化等并发症；对于并发囊肿穿孔或严重感染等病情危重者可先行囊肿造瘘外引流术。

4. 主要护理措施

（1）术前护理：

1）改善营养状况：按医嘱静脉输注白蛋白、全血或血浆、脂肪乳、氨基酸以改善患儿营养状况及贫血。

2）做好肠道术前准备。

3）心理护理：向家长介绍预后及手术的必要性，使其对患儿的疾病及病情有所了解，增强对手术的信心，并能积极配合疾病的治疗和病情的观察。

（2）术后护理：

1）常规护理：监测生命体征。

2）保持引流通畅：观察并记录引流液性状；加强导管周围皮肤护理，防止伤口出血、感染。

3）饮食护理：术后尽早恢复喂养，必要时给予静脉补液或胃肠外营养支持。

4）并发症的处理：胆瘘及腹部切口裂开是术后主要的并发症，术后减轻腹胀是防止切口裂开的有效方法。

5）心理护理：鼓励父母参与护理过程。

九、先天性直肠肛管畸形

1. 概述

先天性直肠肛管畸形是新生儿常见病，我国发病率为1∶4 000，男女发病率无差异，常伴发心血管、消化道、肢体等其他畸形，畸形并存率高达50％。

2. 临床特点

（1）主要症状：

1）无瘘型无肛：无胎粪排出、腹胀、呕吐。

2）有瘘型：①瘘口狭小者：少量胎粪排出，逐渐出现腹胀、呕吐；②瘘口较大者：出现肠梗阻症状较晚；③高位直肠闭锁：有肛门无胎粪排出，男性多伴泌尿系瘘，女性则伴阴道或前庭瘘。

（2）主要辅助检查：

1）发现无肛门或异位瘘口即可确诊。

2）X线检查－倒立位拍片：判断畸形位置高低。

3）B超：可测出直肠盲端与肛痕皮肤间距。

4）CT：可显示直肠肛管畸形与邻近盆腔脏器及周围组织的关系。

3. 治疗要点

1）低位闭锁型：24h内行肛门成形术。

2）高位闭锁型：先行肠造瘘，6个月后施行肛门成形术。

3）有直肠、泌尿系瘘者应尽早手术，防逆行感染。

4）肛门狭窄者可用扩肛治疗。

4. 主要护理措施

（1）术前护理：①术前准备：禁食，建立静脉通道，纠正水电解质、酸碱失衡，腹胀明显给予胃肠减压；②心理护理：向父母说明选择治疗方法的目的，解除其心理负担，争取对治疗和护理的支持与配合。

（2）术后护理：①监测生命体征；②切口护理：注意腹部伤口敷料，保持清洁干燥，防止切口裂开；③防止术后并发症：如肛周表皮脱落、肛门黏膜外翻、肛门狭窄、大便嵌塞、大便失禁等。

（3）恢复期康复指导：①定时扩肛：术后2周开始每日扩肛，3个月后隔日1次，半年后每周1～2次，持续1年；②指导排便训练：主要是通过训练和运用而发生作用，药物起辅助作用。

【测试题】

一、填空题

1. 正常婴儿胃呈＿＿＿＿位，胃容量新生儿约为＿＿＿＿ml，1～3个月时＿＿＿＿ml，1岁＿＿＿＿ml，5岁时＿＿＿＿ml，成人约＿＿＿＿ml。

2. 正常婴儿胃排空时间随食物种类不同而异，水为＿＿＿＿小时，母乳＿＿＿＿小时，牛乳＿＿＿＿小时。

3. 正常婴儿肠系膜柔软而长，固定差，易发生＿＿＿＿或＿＿＿＿。

4. 婴幼儿腹泻中的轻型腹泻多为＿＿＿＿或＿＿＿＿感染所致。

5. 婴幼儿腹泻中的重型腹泻多由＿＿＿＿感染所致。

6. 婴幼儿腹泻的治疗原则为________，纠正________，________，________，________的发生。
7. 婴幼儿腹泻时，口服补液用于________脱水的预防，轻度脱水约需________ml/kg，中度脱水需________ml/kg，于________小时内将累积损失量补足。
8. 婴幼儿腹泻时静脉补液的总量包括________、________、________。
9. 婴儿肝细胞发育不完善，在________、________、________等情况下易使肝细胞发生肿胀、脂肪浸润、变性坏死、纤维增生而肿大。
10. ________病毒是秋、冬季婴幼儿腹泻的常见病原。
11. 正常3个月以下婴幼儿唾液中________含量低，不宜喂________，________时唾液分泌明显增多。由于婴儿口底浅，不能及时吞咽所分泌的唾液，常发生________。
12. 正常婴儿肝血管丰富，肝细胞再生能力________，不易发生________。
13. 正常婴幼儿肠道细菌，单纯母乳喂养儿以________为主；人工喂养儿和混合喂养儿以________为主。
14. 鹅口疮为________感染所致。多见于________、________、________、长期应用________或________的患儿，新生儿亦可经________。
15. 鹅口疮患儿每次哺乳前后用________清洁口腔，局部涂抹________混悬溶液。
16. 疱疹性口炎由________感染引起，________婴幼儿多见，________强，在卫生条件差的家庭和集体托幼机构感染容易传播。
17. 疱疹性咽峡炎多由________引起，常发生于________，疱疹主要在________和________，但不累及________和________。
18. 反流性食管炎常见症状：________、________、________，食管炎严重者可发生________或________。
19. 胃食管反流的新生儿和小婴儿的体位以前倾________为最佳，上身抬高________。年长儿在清醒状态下最佳体位为________和________，睡眠时保持________，将床头抬高________，以促进胃排空。
20. 治疗胃食管反流患儿时，多潘立酮应________及________口服；服用西沙必利时，不能同时饮用________，同时加强观察________和________变化；西咪替丁在________与________服用效果最好。
21. 婴幼儿腹泻是由多病原、多因素引起的以________增多及________改变为特点的一组消化道综合征，________的婴幼儿发病率高，________季发病率最高。
22. 婴幼儿腹泻的病程：急性腹泻病程在________以内；迁延性腹泻病程________至________为；慢性腹泻病程超过________。

23. 肠套叠发生在1岁以内婴儿占____________，其中尤以____________婴儿多见，2岁以后随年龄增长发病率逐年减少，____________发病率最高。

24. 急性肠套叠的临床表现为①____________；②____________；③____________；④____________；⑤晚期可有____________、____________等表现。

25. 先天性巨结肠常见并发症为____________；____________；____________。

26. 先天性胆道闭锁主要症状是____________；____________；____________。

27. 先天性胆管扩张症的主要症状____________；____________；____________。

28. 为了确保口炎患儿局部用药达到目的，口腔涂药后嘱患儿闭口____________，然后取出纱布或棉球，不可立即____________、____________或____________。

29. 引起儿童腹泻的非感染因素包括____________和____________。

30. 儿童腹泻患儿在进行补液治疗时，对于有明显____________、____________、____________及____________，不宜口服补液。

31. 肠套叠非手术治疗的方法首选____________，____________目前已经很少使用。

二、单选题

1. 引起疱疹性口炎的病原体是（　　）。

A. 柯萨奇病毒　　B. 腺病毒
C. 轮状病毒　　D. 诺沃克病毒
E. 单纯疱疹病毒

2. 口炎患儿正确涂药后应闭口几分钟（　　）。

A. 5min　　B. 10min
C. 15min　　D. 20min
E. 25min

3. 引起婴幼儿腹泻最常见的病毒是（　　）。

A. 轮状病毒　　B. 星状病毒
C. 冠状病毒　　D. 腺病毒
E. 埃可病毒

4. 引起婴幼儿腹泻的最常见细菌为（　　）。

A. 金黄色葡萄球菌　　B. 大肠埃希菌
C. 双歧杆菌　　D. 鼠伤寒杆菌
E. 链球菌

5. 婴幼儿腹泻重型与轻型的主要区别点是（　　）。

A. 发热、呕吐　　B. 腹痛、腹泻
C. 蛋花汤样大便　　D. 水、电解质紊乱及酸中毒
E. 每日大便数次

6. 关于婴幼儿腹泻的治疗原则，叙述不正确的是（　　）。

A. 调整饮食　　B. 控制肠道内、外感染
C. 尽早使用止泻剂　　D. 纠正水和电解质紊乱

E. 加强护理，防止臀红

7. 护理严重腹泻、呕吐的患儿，饮食护理可先行暂时禁食（　　）。

A. 4h　　B. 4～6h
C. 6～8h　　D. 12h
E. 24h

8. 婴幼儿腹泻患儿进行静脉补液时轻度脱水第 1d 补液总量为（　　）。

A. 60～90ml/kg　　B. 90～120ml/kg
C. 120～150ml/kg　　D. 150～180ml/kg
E. 180～210ml/kg

9. 婴幼儿腹泻患儿进行静脉补液时中度脱水第 1d 补液总量为（　　）。

A. 60～90ml/kg　　B. 90～120ml/kg
C. 120～150ml/kg　　D. 150～180ml/kg
E. 180～210ml/kg

10. 婴幼儿腹泻患儿进行静脉补液时重度脱水第 1d 补液总量为（　　）。

A. 60～90ml/kg　　B. 90～120ml/kg
C. 120～150ml/kg　　D. 150～180ml/kg
E. 180～210ml/kg

11. 婴幼儿腹泻患儿进行静脉补液时，补充累积损失量阶段补液时间是（　　）。

A. 4～6h　　B. 6～8h
C. 8～12h　　D. 12～16h
E. 16～24h

12. 婴幼儿腹泻患儿进行静脉补液时，维持补液阶段输液时间是（　　）。

A. 4～6h　　B. 6～8h
C. 8～12h　　D. 12～16h
E. 16～24h

13. 婴幼儿腹泻患儿进行静脉补液时重度脱水伴循环障碍扩容阶段治疗，叙述不正确的是（　　）。

A. 使用 2：1 等张含钠液补液
B. 液体量为 20ml/kg
C. 补液在 30～60min 内滴入
D. 重度酸中毒可用 1.4％碳酸氢钠扩容
E. 同时补充氯化钾，浓度＜0.3％

14. 婴幼儿腹泻患儿进行静脉补液时，静脉补钾的浓度一般不超过（　　）。

A. 3％　　B. 0.3％
C. 0.4％　　D. 0.2％
E. 2％

15. 婴幼儿腹泻常见的酸碱平衡紊乱是（　　）。

A. 代谢性酸中毒　　B. 代谢性碱中毒
C. 呼吸性酸中毒　　D. 呼吸性碱中毒
E. 混合性酸中毒

16. 婴幼儿腹泻患儿进行静脉补液时，补充继续损失量所选液体张力为（　　）。
A. 1/5～1/3 张　　B. 1/3～1/2 张
C. 2/3～1/2 张　　D. 2/3～3/4 张
E. 3/4～等张

17. 婴幼儿腹泻患儿进行静脉补液时，补充生理需要量时所用液体张力为（　　）。
A. 1/5 张　　B. 1/3 张
C. 1/2 张　　D. 2/3 张
E. 等张

18. 对于病毒性肠炎患儿应给予的饮食是（　　）。
A. 牛乳　　B. 羊乳
C. 豆制代乳品　　D. 母乳
E. 脱脂乳

19. 婴幼儿腹泻患儿在腹泻停止后继续给予营养丰富的饮食，并每日加餐 1 次，持续时间为（　　）。
A. 1 周　　B. 2 周
C. 3 周　　D. 4 周
E. 5 周

20. 婴幼儿腹泻患儿进行补液时，可用口服补液的情况是（　　）。
A. 新生儿腹泻　　B. 腹胀明显
C. 呕吐频繁　　D. 无明显周围循环障碍轻度脱水的患儿
E. 重度脱水

21. 下列有关婴幼儿腹泻患儿静脉补液的原则，叙述错误的是（　　）。
A. 先快后慢　　B. 先浓后淡
C. 先糖后盐　　D. 见尿补钾
E. 抽搐补钙

22. 腹泻、脱水患儿经补液后排尿，此时输液瓶中尚有不含钾液体 200ml，此液体中最多可加入 10%氯化钾多少毫升（　　）。
A. 4ml　　B. 6ml
C. 8ml　　D. 10ml
E. 12ml

23. 在护理脱水补液的患儿时，如输液后患儿出现乏力、腹胀、肠鸣音减弱、腱反射消失、心音低钝，应考虑（　　）。
A. 低钾血症　　B. 低氯血症
C. 低钙血症　　D. 低镁血症

E. 低磷血症

24. 患儿，男，8 个月，腹泻 2d，大便每日 10 次，蛋花汤样，精神萎靡，眼泪少，尿少，呼吸快，唇红，血钠 133mmol/L，皮肤弹性差。诊断为（　　）。

A. 轻度等渗脱水，酸中毒　　B. 中度低渗脱水，酸中毒

C. 重度低渗脱水，酸中毒　　D. 中度等渗脱水，酸中毒

E. 重度等渗脱水，酸中毒

25. 儿童唾液中淀粉酶含量低，到（　　）个月时明显增多。

A. 1～2　　B. 2～3

C. 3～4　　D. 5～6

E. 7～8

26. 婴儿肠系膜较长，固定差，易发生（　　）。

A. 肠套叠　　B. 肠梗阻

C. 肠痉挛　　D. 肠坏死

E. 肠扭转

27. 婴幼儿腹泻病发病率较高的年龄段为（　　）。

A. 6 个月～2 岁婴幼儿　　B. 3～5 岁学龄前儿童

C. 6～7 岁学龄儿童　　D. 7～8 岁学龄儿童

E. 11～17 岁青春期少年

28. 婴幼儿腹泻饮食护理，（　　）不正确。

A. 严重呕吐者暂时禁食　　B. 严重脱水患儿禁食 2d

C. 母乳喂养者暂停辅食　　D. 人工喂养者暂停牛奶和其他食物

E. 可喂米汤或稀释奶

29. 引起婴儿腹泻的病因（　　）不正确。

A. 感染因素　　B. 气候因素

C. 地区因素　　D. 饮食因素

E. 双糖酶缺乏

30. 婴幼儿腹泻患儿进行口服补液用于轻、中度脱水时，于（　　）小时内将累积损失量补足。

A. 8～12　　B. 10～14

C. 12～16　　D. 13～18

E. 14～20

31. 秋冬季节婴幼儿腹泻的最常见病原体为（　　）。

A. 大肠杆菌　　B. 轮状病毒

C. 柯萨奇病毒　　D. 埃可病毒

E. 真菌

32. 婴幼儿腹泻患儿进行补液以纠正脱水与酸中毒时，突然发生惊厥，应首先考虑（　　）。

A. 低钠血症　　B. 低血钾
C. 低钙血症　　D. 低镁血症
E. 碱中毒

33. 疱疹性口腔炎的临床特点描述不正确的是（　　）。
A. 由单纯疱疹病毒引起
B. 无传染性，不易传播
C. 齿龈红肿，舌、腭等处散布小溃疡，周围黏膜充血
D. 近唇黏膜的皮肤可有疱疹，颈淋巴结肿大
E. 局部疼痛

34. 一腹泻患儿，体重 9kg，中度脱水，该患儿体液丢失量约为（　　）。
A. 1 200ml　　B. 800ml
C. 400ml　　D. 200ml
E. 100ml

35. 新生儿易发生溢乳的原因，下列说法不正确的是（　　）。
A. 幽门括约肌发育不良
B. 婴儿食管的弹力纤维发育不全
C. 贲门括约肌发育不完善
D. 食管缺乏腺体
E. 婴儿食管壁肌肉发育不全

36. 婴幼儿胃食管反流消失的年龄多为（　　）。
A. 1 岁以后　　B. 6～8 个月
C. 1 个月以后　　D. 3～5 个月
E. 8～10 个月

37. 对轻型腹泻患儿的首要护理是（　　）。
A. 管理好粪便和呕吐物　　B. 调整与限制饮食
C. 加强臀部护理　　D. 加强口腔护理
E. 详细记录出入量

38. 儿童低钾血症的主要表现中错误的是（　　）。
A. 精神萎靡　　B. 肠鸣音亢进
C. 心音低钝　　D. 肠麻痹
E. 肌肉兴奋性降低

39. 患儿男，1 岁。因腹泻引起脱水需静脉补液，每 250ml 葡萄糖溶液中加 10%氯化钾溶液，最多不得超过的量是（　　）。
A. 6ml　　B. 6.5ml
C. 7ml　　D. 7.5ml
E. 8ml

40. 一名 1 岁男婴，腹泻 3d，烦躁不安，皮肤苍白，干燥，弹性较差，哭时少泪，

呼吸增快，口唇红，血清钠浓度155mmoL/L，可诊断为（　　）。

A. 中度高渗性脱水伴酸中毒
B. 中度等渗性脱水伴酸中毒
C. 轻度低渗性脱水伴碱中毒
D. 重度高渗性脱水伴碱中毒
E. 重度低渗性脱水伴酸中毒

三、多选题

1. 儿童消化系统解剖生理特点是（　　）。
   A. 婴儿常发生生理性流涎
   B. 婴儿胃略呈水平位
   C. 肝脏结缔组织发育差，易发生肝硬化
   D. 贲门括约肌发育不成熟，易发生胃食管反流
   E. 肠道相对短，分泌吸收面相对小
2. 肠套叠的临床表现有（　　）。
   A. 呕吐　　B. 腹泻
   C. 血便　　D. 腹部包块
   E. 电解质紊乱
3. 先天性巨结肠的临床表现为（　　）。
   A. 腹胀　　B. 黄疸
   C. 营养不良　　D. 便血
   E. 便秘
4. 下列哪些液体为等张液体？（　　）。
   A. 0.9%氯化钠　　B. 5%葡萄糖
   C. 1.4%碳酸氢钠　　D. 11.2%乳酸钠
   E. 10%氯化钾
5. 以呕吐为主要表现的疾病是（　　）。
   A. 先天性巨结肠　　B. 肠套叠
   C. 急性坏死性肠炎　　D. 埃希杆菌肠炎
   E. 鼠伤寒沙门菌肠炎
6. 引起细菌性痢疾样腹泻的肠炎是（　　）。
   A. 产毒性大肠埃希菌肠炎　　B. 侵袭性大肠埃希杆菌肠炎
   C. 鼠伤寒杆菌肠炎　　D. 埃希杆菌肠炎
   E. 真菌肠炎
7. 下列哪些不符合婴儿生理性腹泻的特点？（　　）。
   A. 添加辅食喂养所致　　B. 生长发育受到影响
   C. 多见于1岁左右婴儿　　D. 外观虚胖，常有湿疹
   E. 多见于6个月以内婴儿

8. 婴幼儿腹泻患儿口服 ORS 液以纠正脱水时，不适用于下列哪些情况？（　　）。

A. 明显腹胀　　B. 轻度腹泻
C. 心功能不全　　D. 新生儿
E. 中度脱水伴有周围循环障碍的

9. 婴儿低血钾的临床表现是（　　）。

A. 哭声低，周身无力　　B. 呼吸深大、加快
C. 面色潮红、烦躁　　D. 腹泻、肠鸣音减弱
E. 膝腱反射减弱

10. 急性坏死性肠炎护理措施包括（　　）。

A. 控制感染　　B. 肠胃减压
C. 立即禁食　　D. 空气灌肠
E. 清洁灌肠

11. 婴幼儿腹泻的护理评估包括（　　）。

A. 健康史　　B. 身体状况
C. 脱水程度及性质的评估　　D. 心理社会状况
E. 大便次数及性状的评估

12. 婴幼儿腹泻给予健康教育的内容包括（　　）。

A. 宣传母乳喂养的优点，指导合理喂养
B. 指导父母配制和使用 ORS 液
C. 避免长期应用抗生素
D. 注意气候变化，夏天多饮水
E. 注意食具清洁和消毒

13. 肠套叠手术治疗，适用于（　　）。

A. 病程 48h 内全身情况好　　B. 肠套叠时间＞72h
C. 临床疑有肠坏死　　D. 灌肠不能复位者
E. 病情加重，伴有腹膜炎者

14. 婴幼儿腹泻潜在并发症有（　　）。

A. 腹膜炎　　B. 肠穿孔
C. 酸中毒　　D. 低血钾
E. 肠套叠

15. 疱疹性口腔炎患儿的临床特点为（　　）。

A. 发热、有传染性　　B. 口腔黏膜有成簇小水泡
C. 水泡破溃后形成溃疡　　D. 局部疼痛、流涎、拒食
E. 不伴局部淋巴结肿大

16. 溃疡性口炎患儿的表现为（　　）。

A. 口腔黏膜充血水肿形成糜烂或溃疡
B. 局部疼痛、流涎、拒食

C. 发热、全身中毒症状重
D. 病原为白色念珠菌
E. 伴有局部淋巴结肿大

17. 婴幼儿易患腹泻的原因为（　　）。
A. 消化系统发育不完善　　B. 生长发育较快
C. 机体防御功能差　　D. 长期应用抗生素
E. 人工喂养

18. 评估脱水程度的因素包括（　　）。
A. 腹泻的次数　　B. 大便的性状
C. 皮肤黏膜　　D. 眼泪及尿量
E. 精神状态

19. 婴儿腹泻静脉补液原则，下列正确的是（　　）。
A. 有循环障碍者，先用 2∶1 等张含钠液扩容
B. 输液速度原则是先快后慢
C. 累积损失量应于 8～12h 内补足
D. 低张性脱水，第 1d 补液用 2/3 张含钠液
E. 补给生理需要量，用 1/5 张生理维持液

20. 低渗性脱水的临床表现为（　　）。
A. 较易出现休克现象
B. 口渴不明显
C. 血钠浓度<130mmol/L
D. 可因发生脑细胞水肿而易出现嗜睡、昏迷
E. 严重可导致脑血栓形成

21. 观察并记录脱水患儿的出入液量时，每天排出量应包括（　　）。
A. 粪便量和尿量　　B. 胆汁引流量
C. 胃肠减压流出量　　D. 呕吐物量
E. 腹腔穿刺的放液量

22. 婴儿腹泻的病因有（　　）。
A. 感染因素　　B. 气候因素
C. 地区因素　　D. 饮食因素
E. 消化系统内在因素

23. 等渗性脱水的临床表现为（　　）。
A. 水与钠成比例丢失　　B. 血钙 130～150mmol/L
C. 循环不良，血压下降　　D. 烦躁不安
E. 血钠<130mmol/L

24. 下列符合致病性大肠杆菌肠炎特点的是（　　）。
A. 为蛋花汤样大便　　B. 大便有腥臭味

C. 常有脱水、酸中毒　　D. 常有脓血便

E. 秋季高发

25. 在静脉补液治疗时，下列静脉补钾正确的是（　　）。

A. 宜快宜早

B. 治疗前 6h 排过尿可以静脉补钾

C. 输液后有尿可以静脉补钾

D. 酸中毒纠正后可使血钾下降，应注意补充

E. 氯化钾静滴的浓度不宜超过 0.3%

26. 关于非感染性腹泻的病因正确的是（　　）。

A. 饮食不洁引起　　B. 过早、过量喂食淀粉或脂肪

C. 气候突变　　D. 对某些食物成分过敏或不耐受

E. 进食过量或食物成分、温度不恰当是主要原因

27. 急性坏死性肠炎的治疗原则有哪些？（　　）。

A. 抢救休克，改善中毒症状

B. 控制感染，加强支持疗法

C. 纠正水和电解质紊乱

D. 减轻消化道负担并促其恢复正常功能

E. 禁食

28. 急性球菌性口腔炎的主要病原菌有哪些？（　　）。

A. 溶血性链球菌　　B. 金黄色葡萄球菌

C. 肺炎链球菌　　D. 肠道病毒

E. 疱疹病毒

29. 关于鹅口疮下列哪些说法是正确的？（　　）。

A. 由白色念珠菌引起的慢性炎症

B. 多见于新生儿营养不良和腹泻

C. 长期使用广谱抗生素或肾上腺皮质激素的患儿

D. 局部可用 1%甲紫溶液或制霉菌素治疗

E. 以上都正确

30. 鹅口疮的特征有哪些？（　　）。

A. 口腔黏膜上出现白色淀粉样物

B. 胃纳减退、呕吐、腹泻

C. 病损局部干燥，不红、不流涎

D. 一般无全身症状

E. 长期应用广谱抗生素易患本病

31. 疱疹性口腔炎的主要临床特点有哪些？（　　）。

A. 由单纯疱疹病毒引起

B. 发热常在 3d 以上，可持续 5～7d

C. 齿龈红肿，舌、腭等处散布小溃疡，周围黏膜充血
D. 近唇黏膜的皮肤可有疱疹，颈淋巴结肿大
E. 咽部出现白色点片状乳凝块附着物

32. 疱疹性咽峡炎的主要临床特点有哪些？（　　）。
A. 多发生于夏、秋季
B. 疱疹主要发生于咽部和腭部
C. 不累及齿龈和颊黏膜，颈下淋巴结不肿大
D. 病程长
E. 以上都有

33. 急性坏死性肠炎的临床表现为（　　）。
A. 起病急，突然腹痛并加重
B. 腹痛位于脐周或上腹部
C. 腹痛呈持续钝痛，伴阵发性加剧
D. 不久出现腹泻
E. 大便呈红色糊状

34. 婴幼儿肠炎的临床表现为（　　）。
A. 腹泻与呕吐
B. 大便呈水样或蛋花样，含有黏液
C. 可有发热和上呼吸道感染症状
D. 大便次数 10～30 次/日
E. 大便有特殊臭味

35. 婴幼儿肠炎的护理措施包括下列哪些？（　　）。
A. 严格胃肠道隔离
B. 准确记录出入液
C. 根据情况定时测量体重
D. 正确估计从大便中丢失的水分，作为补液参考
E. 预防臀红

36. 婴幼儿肠炎时需密切观察病情，下列哪些为观察的内容？（　　）。
A. 低钾血症　　B. 低钙血症
C. 高钠血症　　D. 腹痛、腹泻情况
E. 发热

37. 10 个月男婴，腹泻 2 日，1 日来口渴，尿少，皮肤弹性极差，皮肤呈花纹状，四肢厥冷，血钠 125mmol/L，CO_2 CP 8.5mmol/L，以下治疗正确的是（　　）。
A. 第 1 日补液总量为 150～180ml/kg
B. 给 2/3 张含钠液
C. 第 1h 可给予 1.4%碳酸氢钠 20～30ml/kg
D. 输液前 8h 有尿即可静脉滴注氯化钾

E. 禁食 4～6h

38. 下列有关迁延性腹泻的陈述正确的是（　　）。

A. 腹泻历时 1 个月以上

B. 全身或消化道局部免疫力低下是发生机制之一

C. 继发性乳糖酶缺乏为其原因之一

D. 易并发呼吸道、泌尿道感染

E. 治疗应长期使用广谱抗生素并禁食

39. 婴幼儿腹泻常见的护理诊断包括以下哪几项？（　　）。

A. 体液不足　与腹泻、呕吐丢失液体过多和摄入不足有关

B. 腹泻　与喂养不当或感染导致肠道功能紊乱有关

C. 营养失调：低于机体需要量　与腹泻、呕吐丢失热量和营养素未及时补足有关

D. 皮肤黏膜完整性受损　与大便次数增多刺激臀部皮肤有关

E. 体温过高　与肠道感染有关

40. 关于婴儿腹泻预期目标的建立下列哪几项是正确的？（　　）。

A. 72h 内纠正体液不足及电解质紊乱

B. 热量摄入每日每千克体重至少应超过 200kJ

C. 不发生皮肤黏膜损伤

D. 不发生感染

E. 以上均正确

41. 关于儿童补钾的注意事项，下列正确的是（　　）。

A. 静脉补钾时速度不宜过快

B. 静脉补液时溶液中钾浓度不超过 0.3%

C. 能口服补钾者尽量口服

D. 禁止静脉推注补钾

E. 补钾需 4～6d 才能达到体内钾的平衡

42. 腹泻患儿应遵循饮食管理原则，做到（　　）。

A. 无脱水者继续母乳喂养

B. 病毒性肠炎应限制糖量，改喂豆制品

C. 非母乳喂养的 6 个月内婴儿可继续平时喂养习惯

D. 有脱水者应改食易消化食品

E. 以上均包括

43. 关于 ORS 液说法下列正确的是（　　）。

A. 适用于轻、中度脱水而无呕吐者

B. 用于预防脱水

C. 服用 ORS 液期间应让患儿喝白开水，防止高钠血症发生

D. 如患儿眼睑水肿应减少服用量

E. 以上均正确

44. 下列关于静脉补液说法正确的是（　　）。
    A. 适用于中度以上脱水或呕吐较重的患儿
    B. 轻度脱水补液量为 90～120ml/kg
    C. 等渗脱水用 1/2 张含钠液
    D. 补液速度：前 8～12h 每小时平均 8～10ml/kg
    E. 入院 2d 后补液主要是补充生理需要量和继续损失量

四、判断改错题

1. 新生儿哺乳后结肠和直肠有细菌繁殖，母乳喂养儿以大肠埃希菌为主。（　　）
2. 新生儿鹅口疮可由产道感染引起。（　　）
3. 长期应用广谱抗生素、激素可诱发白色念珠菌肠炎。（　　）
4. 急性腹泻是指病程在 1 周内。（　　）
5. 迁延性腹泻是指病程在 1～2 个月，慢性腹泻指病程在 2 个月以上。（　　）
6. 腹泻患儿应口服 ORS 液预防和纠正脱水，必要时静脉补液。（　　）
7. ORS 液适用于轻中度脱水而无呕吐者。（　　）
8. 静脉补液适用于所有脱水患儿，是纠正体液不足、电解质失衡的有效手段。（　　）
9. 新生儿胃容量为 30～60ml，但哺乳不久幽门开放，故一次哺乳量常超过 30～60ml。（　　）
10. 婴儿肠道总长度相对较成人长，消化吸收较好，但容易出现全身中毒症状。（　　）
11. 口服西咪替丁时应在进餐时与睡前服用效果最好。（　　）
12. 胃食管反流年长患儿在清醒状态下最佳体位为直立位和坐位，睡眠时保持左侧卧位，将床头抬高 20～30cm，以促进胃排空。（　　）
13. 婴幼儿腹泻时为防止脱水，应合理应用液体疗法，同时使用止泻剂。（　　）
14. 腹泻患儿的护理诊断之一是有皮肤黏膜完整性受损的可能。（　　）
15. 对腹泻患儿的预期目标首先是 24h 内纠正体液不足及电解质紊乱状态。（　　）
16. 新生儿易发生溢乳的原因，是幽门括约肌发育不良。（　　）
17. 婴儿 3～4 个月时唾液分泌明显增多，由于口底浅，不能及时吞咽所分泌的全部唾液，常发生生理性流涎。（　　）
18. 婴儿肝血管丰富，肝细胞再生能力强，容易发生肝硬化。（　　）
19. 疱疹性口炎由单纯疱疹病毒感染引起，1～3 岁儿童多见，没有传染性，不易流行。（　　）
20. 疱疹性口炎病程约 1～2 周，体温在 3～5d 后恢复正常，淋巴结肿大 2～3 周后消退。（　　）
21. 口炎患儿因口腔黏膜糜烂、溃疡引起疼痛影响进食者，于进食前局部涂 2%利多卡因。（　　）
22. 口服多潘立酮时应在饭后半小时及睡前口服。（　　）
23. 生理性腹泻多见于出生 6 个月以内的婴儿，婴儿虚胖，常伴湿疹，生后不久即出现腹泻，但除大便次数增多外，无其他症状，食欲好，生长发育正常。（　　）

24. 静脉补液时输液速度主要取决于脱水程度和继续损失的量和速度，遵循先慢后快原则。（　　）
25. 患儿突然发生阵发性腹痛、呕吐、便血，体检腹部扪及腊肠样肿块时可确诊先天性巨结肠。（　　）
26. 空气灌肠适于肠套叠发生 48h 内、全身情况较好、无高热、中毒症患儿。（　　）
27. 静脉补液后患儿出现乏力、腹胀、肠鸣音减弱、腱反射消失、心音低钝，应考虑低钠血症。（　　）
28. 胃食管反流年长患儿最常见的症状是反复呕吐。（　　）

五、名词解释

1. 生理性流涎
2. 鹅口疮
3. 疱疹性口炎
4. 溃疡性口炎
5. 胃食管反流
6. 婴幼儿腹泻
7. 迁延性腹泻
8. 生理性腹泻
9. 肠套叠
10. 先天性巨结肠

六、简答题

1. 简述口炎的护理。
2. 简述引起婴幼儿腹泻的病因。
3. 简述婴幼儿重型腹泻的临床表现。
4. 简述婴幼儿腹泻的饮食护理。
5. 简述婴幼儿腹泻的健康教育。
6. 简述健康儿童大便的特点。
7. 简述鹅口疮的临床表现。
8. 简述疱疹性口炎的临床表现。
9. 简述溃疡性口炎的临床表现。
10. 简述胃食管反流的临床表现。
11. 简述胃食管反流的用药护理。
12. 简述肠套叠的典型临床表现及处理原则。
13. 简述婴幼儿腹泻的临床分期。
14. 简述口服补液的方法及注意事项。

七、案例分析题

1. 患儿，男，10 个月，平时发育营养正常，人工喂养。3d 来腹泻，大便 15～20

次/天，蛋花汤样大便，伴低热，偶有呕吐，6h无尿。查体：精神萎靡，口干，眼窝及前囟凹陷，皮肤弹性差，四肢凉，BP8.53/5.33kPa（64/40mmHg），血清钠135mmol/L。

（1）该患儿的临床诊断是什么？（　　）。

A. 婴幼儿轻型腹泻　　B. 婴幼儿重型腹泻

C. 生理性腹泻　　D. 消化不良

E. 脱水

（2）案例提示该患儿的脱水程度及脱水性质是？（　　）。

A. 轻度等渗性脱水　　B. 重度等渗性脱水

C. 轻度低渗性脱水　　D. 重度低渗性脱水

E. 重度高渗性脱水

（3）该患儿的主要护理诊断是什么？（　　）。

A. 腹泻　与喂养不当或感染导致肠道功能紊乱有关

B. 体液不足　与腹泻、呕吐丢失液体过多和摄入量不足有关

C. 体温过高　与肠道感染有关

D. 有皮肤完整性受损的危险　与大便次数增多刺激臀部皮肤有关

E. 营养失调：低于机体需要　与腹泻、呕吐丢失热量和营养素未及时补足有关

（4）婴幼儿易患腹泻的因素有（　　）。

A. 消化系统发育不完善　　B. 感染因素

C. 地区因素　　D. 饮食因素

E. 气候因素

（5）婴幼儿腹泻的治疗原则是（　　）。

A. 禁食、禁水　　B. 纠正水、电解质紊乱和酸碱失衡

C. 合理用药，控制感染　　D. 预防并发症

E. 给予止泻等对症处理

（6）应采取的护理措施有哪些？（　　）。

A. 调整饮食，应少量多餐，待好转后，由少到多，由稀到稠，过渡到正常饮食

B. 按接触隔离做好消毒隔离工作，防止交叉感染

C. 做好臀部皮肤护理

D. 按医嘱进行补液治疗，恢复并维持体液平衡

E. 密切观察患儿体温变化及大便情况，防止脱水、酸中毒及低钾血症

（7）对家长应做哪些健康指导（　　）。

A. 指导合理喂养，宣传母乳喂养的优点

B. 培养良好卫生习惯

C. 呕吐严重时禁食、禁水

D. 注意天气变化，防止受凉或过热

E. 避免长期滥用广谱抗生素

2. 患儿男，8个月，体重7kg，腹泻6d稀水样便，无腥味，腹部柔软、肠鸣音减

弱、囟门凹陷、哭无泪、嗜睡。辅助检查：血 pH7.35、血钠 125mmol/L、血钾 2.9mmol/L、血氯 110mmol/L。

(1) 案例提示该患儿可能的临床诊断有（　　）。

A. 婴幼儿腹泻　　B. 低钠血症

C. 低钾血症　　D. 酸中毒

E. 脱水

(2) 案例提示该患儿的脱水程度及脱水性质是？（　　）。

A. 轻度等渗性脱水　　B. 重度等渗性脱水

C. 轻度低渗性脱水　　D. 重度低渗性脱水

E. 重度高渗性脱水

(3) 该患儿第一天采用静脉补液治疗的总量为（　　）。

A. 800ml　　B. 1 000ml

C. 1 200ml　　D. 1 800ml

E. 2 000ml

(4) 该患儿第一天采用静脉补液治疗的种类为（　　）。

A. 等张含钠溶液　　B. 1/2 张含钠溶液

C. 1/3 张含钠溶液　　D. 2/3 张含钠溶液

E. 1/4 张含钠溶液

(5) 该患儿第一天采用静脉补液治疗的输液速度为（　　）。

A. 前 8～12h，每小时约输入 70ml

B. 后 12～16h，每小时约输入 35ml

C. 前 8～12h，每小时约输入 35ml

D. 后 12～16h，每小时约输入 70ml

E. 8～12h 内输完

(6) 该患儿第二天和以后的补液治疗以下哪些是正确的？（　　）。

A. 主要补充累积损失量和生理需要量

B. 主要补充生理需要量和继续损失量

C. 主要补充累积损失量和继续损失量

D. 一般生理需要量 60～80ml（kg/d），用 1/5 张含钠液补充

E. 继续损失量是丢失多少补多少，用 1/3～1/2 张含钠液补充

(7) 关于儿童补钾的注意事项，下列正确的是（　　）。

A. 静脉补钾时速度不宜过快

B. 静脉补液时溶液中钾浓度不超过 0.3%

C. 禁止静脉推注补钾

D. 能口服补钾者尽量口服

E. 无尿也可补钾

3. 8 个月男孩突然出现阵发性哭闹，之后伴呕吐、排果酱样大便，体检右上腹可触

摸到腊肠样包块。

（1）该患儿的临床诊断是什么？（　　）。

A. 肠套叠　　B. 肠梗阻

C. 坏死性肠炎　　D. 巨结肠

E. 腹膜炎

（2）目前适当的治疗选择是（　　）。

A. 腹部热敷　　B. 空气灌肠

C. 水压灌肠　　D. 钡剂灌肠

E. 手术治疗

（3）空气灌肠适用于以下哪些情况？（　　）。

A. 病程在 48h 以内　　B. 腹胀明显

C. 全身情况良好　　D. 无高热

E. 无明显脱水及电解质紊乱

（4）以下哪些方面可判断该患儿的治疗效果良好？（　　）。

A. X 线下见肿块消失，同时大量气体进入小肠且腹部向外膨隆

B. 肛门排气、排便，腹胀消失

C. 患儿安静，不哭闹、呕吐停止

D. 腹部包块消失

E. 口服药用炭 0.5～1g 观察，6～8h 后有黑色炭末从肛门排出

（5）对父母应做哪些健康指导（　　）。

A. 指导合理喂养，不要过饥过饱

B. 添加辅助食品要循序渐进，不要操之过急

C. 注意气候的变化，随时增减衣服，避免各种容易诱发肠蠕动紊乱的不良因素

D. 尤其是春季家长应高度警惕此病的发生

E. 心理护理

4. 患儿，2 岁。发热 2d 后，口角、舌面及牙龈出现成簇小疱疹，部分破溃成溃疡，颌下淋巴结肿大，咽充血，心肺正常。

（1）该患儿的临床诊断是什么？（　　）。

A. 鹅口疮　　B. 疱疹性口炎

C. 溃疡性口炎　　D. 疱疹性咽峡炎

E. 手足口病

（2）目前适当的处理是（　　）。

A. 多饮水，禁用刺激性药物和食物

B. 局部涂药

C. 疼痛重者进食前在局部涂 2%利多卡因

D. 补充足够的营养和液体

E. 使用有效抗生素控制继发感染

（3）该病的临床特点为（　　）。

A. 多为柯萨奇病毒引起
B. 发热
C. 局部疼痛
D. 水泡破溃后形成溃疡
E. 不伴局部淋巴结肿大

（4）正确的局部涂药方法是（　　）。

A. 涂药前应先将纱布或干棉球放在颊黏膜腮腺管口处或舌系带两侧，以隔断唾液
B. 用干棉球将病变部位黏膜表面吸干净后方能涂药
C. 涂药后嘱患儿闭口 10min，然后取出纱布或棉球
D. 涂药后可漱口
E. 涂药后可饮水或进食

（5）该病的护理措施有哪些（　　）。

A. 鼓励多饮水，进食后漱口，保持口腔黏膜湿润和清洁，减少口腔细菌繁殖
B. 确保局部用药达到目的
C. 以高能量、高蛋白、含丰富维生素的热的流质或半流质为宜
D. 食具专用
E. 无明显季节性和传染性

5. 患儿，6 月，腹泻 3d，为黄色稀水样便，精神差，尿少，皮肤花纹，四肢湿冷，血钠 132mmol/L。

（1）该患儿的临床诊断考虑哪些疾病？（　　）。

A. 婴幼儿腹泻
B. 急性肠炎
C. 等渗性脱水
D. 低渗性脱水
E. 高渗性脱水

（2）患儿补液过程中出现抽搐，此时应考虑哪些情况？（　　）。

A. 补液过快，引起脑水肿
B. 中毒性脑病
C. 低钾血症
D. 低钙惊厥
E. 低镁惊厥

（3）患儿补液后脱水征消失，但出现反应差，腹胀，查体：心率 140 次/min，心音低钝，腱反射消失，提示最可能出现哪种情况？（　　）。

A. 低钾血症
B. 低钠血症
C. 低钙血症
D. 中毒性肠麻痹
E. 坏死性肠炎

（4）在使用氯化钾纠正低钾时，应稀释成何种浓度进行静脉点滴（　　）。

A. 0.15%～0.3%
B. 0.4 %～0.6%
C. 0.8%～1%
D. 1%～1.5%
E. 1.5%～3%

【参考答案】

一、填空题

1. 水平　30～60　90～150　250～300　700～850　2000

2. 1.5～2　2～3　3～4

3. 肠套叠　肠扭转

4. 饮食因素　肠道外感染

5. 肠道内感染

6. 调整饮食　水、电解质紊乱和酸碱失衡　合理用药　控制感染　预防并发症

7. 轻、中度　50～80　80～100　8～12

8. 累积损失量　继续损失量　生理需要量

9. 感染　缺氧　中毒

10. 轮状病毒

11. 淀粉酶　喂淀粉类食物　5～6个月　生理性流涎

12. 强　肝硬化

13. 双歧杆菌　大肠杆菌

14. 白色念珠菌　新生儿　营养不良　腹泻　广谱抗生素　激素　产道感染

15. 2%碳酸氢钠溶液　制霉菌素鱼肝油

16. 单纯疱疹病毒　1～3岁　传染性

17. 柯萨奇病毒　夏秋季　咽部　软腭　齿龈　颊黏膜

18. 烧心　咽下疼痛　呕血和便血　糜烂　溃疡

19. 俯卧位　30度　直立位　坐位　右侧卧位　20～30cm

20. 饭前半小时　睡前　橘子汁　心率　心律　进餐时　睡前

21. 大便次数　性状　6个月～2岁　夏秋

22. 2周　2周　2个月　2个月。

23. 60%～65%　4～10个月　春末初夏

24. 阵发性腹痛　反射性呕吐　果酱样血便　腊肠样包块　电解质紊乱

25. 小肠结肠炎　肠穿孔　继发感染

26. 黄疸　肝脾肿大　发育迟缓

27. 波动性黄疸　右上腹包块　不同性质及不同程度的上腹部疼痛

28. 10min　漱口　饮水　进食

29. 饮食因素　气候因素

30. 腹胀　休克　心功能不全　新生儿

31. 空气灌肠　钡剂灌肠

二、单选题

1.E　2.B　3.A　4.B　5.D　6.C　7.B　8.B　9.C　10.D　11.C　12.D

13. E　14. B　15. A　16. B　17. A　18. C　19. B　20. D　21. C　22. B　23. A
24. D　25. D　26. A　27. A　28. B　29. C　30. A　31. B　32. C　33. B　34. B
35. A　36. E　37. B　38. B　39. D　40. A

三、多选题

1. ABD　2. ACD　3. ACE　4. AC　5. AB　6. BC　7. ABC　8. ACDE　9. ADE
10. ABC　11. ABCDE　12. ABCDE　13. BCDE　14. CD　15. ABCD　16. ABCE
17. ABCE　18. CDE　19. ABCD　20. ABCD　21. ABCDE　22. ABDE　23. AB
24. BCD　25. BCDE　26. BCDE　27. ABCDE　28. ABC　29. ABCDE　30. ACE
31. ABCD　32. ABC　33. ABCDE　34. ABCD　35. ABCDE　36. ABCDE
37. ABCE　38. ABCD　39. ABCDE　40. CD　41. ABCDE　42. ABC　43. ABC
44. ABCDE

四、判断改错题

1. ×　大肠埃希菌→双歧杆菌
2. √
3. √
4. ×　1周→2周
5. ×　1～2个月→2周～2个月
6. √
7. √
8. ×　所有→中、重度
9. √
10. √
11. √
12. ×　左侧→右侧
13. ×　使用→避免使用
14. √
15. √
16. ×　幽门→贲门
17. ×　3～4个月→5～6个月
18. ×　容易→不容易
19. ×　没有传染性→传染性强
20. √
21. √
22. ×　饭后→饭前
23. √
24. ×　先慢后快→先快后慢

25. ×　先天性巨结肠→肠套叠

26. √

27. ×　低钠→低钾

28. ×　年长儿→新生儿和婴幼儿

五、名词解释

1. 生理性流涎：5～6 个月时唾液分泌明显增多，由于婴儿口底浅，不能及时吞咽所分泌的唾液，常发生生理性流涎。

2. 鹅口疮：为白色念珠菌感染所致，多见于新生儿、营养不良、腹泻、长期应用广谱抗生素或激素的患儿，使用污染的奶具、哺乳时乳头不洁可致新生儿感染，亦可经产道感染。

3. 疱疹性口炎：由单纯疱疹病毒感染引起，无明显季节性，1～3 岁儿童多见，传染性强，在卫生条件差的家庭和集体托幼机构感染容易传播。

4. 溃疡性口炎：主要是由链球菌、金黄色葡萄球菌、肺炎链球菌、绿脓杆菌或大肠杆菌等感染引起的口腔炎症，多见于婴幼儿，常发生于急性感染、长期腹泻等机体抵抗力降低时，口腔不洁利于细菌繁殖而致病。

5. 胃食管反流：是指胃内容物，包括从十二指肠流人胃的胆盐和胰酶反流入食管。

6. 婴幼儿腹泻：或称腹泻病，是由多病原、多因素引起的以大便次数增多及性状改变为特点的一组消化道综合征，6 个月～2 岁婴幼儿发病率高，一年四季均可发病，但夏秋季发病率最高。

7. 迁延性腹泻：病程 2 周至 2 个月为迁延性腹泻。

8. 生理性腹泻：多见于 6 个月以内的婴儿，儿童虚胖，常伴湿疹，生后不久即出现腹泻，但除大便次数增多外，无其他症状，食欲好，生长发育正常。

9. 肠套叠：指部分肠管及其肠系膜套入邻近肠腔内造成的一种绞窄性肠梗阻。

10. 先天性巨结肠：是由于直肠或结肠远端的肠管持续痉挛，粪便淤滞在近端结肠而使该段肠管肥厚、扩张，是较常见的先天性胃肠道发育畸形。

六、简答题

1. 答：①口腔护理：溃疡性口炎用 3%过氧化氢溶液或 0.1%依沙吖啶溶液清洗溃疡面，年长儿可用含漱剂。鼓励多饮水，进食后漱口，保持口腔黏膜湿润和清洁，减少口腔细菌繁殖；②正确涂药：为了确保局部用药达到目的，涂药前应隔断唾液；再用于棉球将病变部黏膜表面吸干净后方能涂药。涂药后不可立即漱口、饮水或进食；③饮食护理：以高能量、高蛋白、含丰富维生素的温凉流质或半流质为宜，口腔疼痛者，于进食前局部涂 2%利多卡因，同时避免摄入刺激性食物。对不能进食者，应给予肠道外营养，以确保能量与水分供给；④食具专用：患儿使用的食具应煮沸消毒或压力灭菌消毒；⑤监测体温：体温超过 38.5℃时，予以物理降温，必要时给予药物降温。同时做好皮肤护理；⑥健康教育：向父母讲解口炎发生的原因、影响因素及护理。指导食具专用，做好清洁消毒工作。纠正儿童不良习惯，培养其进食后漱口的卫生习惯。宣传均衡营养对提高机体抵抗力的重要性，避免偏食、挑食，培养良好的饮食习惯。

2. 答：①易感因素：消化系统特点易引起消化道功能紊乱；机体防御能力较差易患肠道感染；人工喂养儿肠道感染发生率明显高于母乳喂养儿；②感染因素：肠道内感染可由病毒、细菌、真菌、寄生虫引起；肠道外感染：如中耳炎、上呼吸道感染、肺炎、泌尿系统感染、皮肤感染或急性染病时，除了由于发热、感染原释放的毒素、抗生素治疗、直肠局部激惹（膀胱感染）作用产生腹泻症状外，有时病原体（主要是病毒）亦可同时感染肠道；③非感染因素：饮食因素：主要包括食饵性腹泻、过敏性腹泻、其他因素还包括肠道对糖的消化吸收不良而引起的腹泻；气候因素：天气突然变冷，腹部受凉导致肠蠕动增加；天气过热消化液分泌减少；口渴饮奶过多等可能诱发消化功能紊乱而引起腹泻。

3. 答：重型腹泻多为肠道内感染所致。起病常比较急，也可由轻型逐渐加重而致。除有较重的胃肠道症状外，还有明显的脱水、电解质紊乱及全身中毒症状，如发热、烦躁、精神萎靡、嗜睡甚至昏迷、休克。①胃肠道症状：食欲低下，常伴有呕吐，严重者可吐咖啡样液体。大便次数明显增多，每天十次至数十次，多呈黄绿色水样便或蛋花汤样便，量多，可有少量黏液，少数患儿也可有少量血便；②水、电解质和酸碱平衡紊乱：主要表现为等渗，低渗性脱水，代谢性酸中毒，低钾血症以及低钙、低镁、低磷血症。

4. 答：继续进食，严重呕吐者暂禁食 4～6h，以缓解病情，缩短病程，促进恢复。母乳喂养者继续哺乳，暂停辅食；人工喂养者，可喂以等量米汤或稀释的牛奶或其他代乳品，腹泻次数减少后，给予半流质如粥、面条等，少量多餐，随着病情稳定和好转，逐步过渡到正常饮食。病毒性肠炎多有双糖酶缺乏，不宜用蔗糖，对可疑病例暂停乳类喂养，改为豆制代用品或发酵奶，以减轻腹泻，缩短病程。腹泻停止后，继续给予营养丰富的饮食，并每日加餐 1 次，共 2 周。对少数严重病例口服营养物质不能耐受者，应加强支持疗法，必要时全静脉营养。

5. 答：①护理指导：向父母解释腹泻的病因、潜在并发症以及相关的治疗措施；指导家长正确洗手并做好污染尿布及衣物的处理、出入量的监测以及脱水表现的观察；说明调整饮食的重要性；指导家长配制和使用 ORS 溶液，强调应少量多次饮用，呕吐不是禁忌证；②做好预防措施：注意饮水卫生、食物新鲜、清洁和食具消毒；教育儿童饭前便后洗手，勤剪指甲；加强患儿体格锻炼，适当户外活动；宣传母乳喂养的优点，指导合理喂养；气候变化时防止患儿受凉或过热；避免长期滥用广谱抗生素。

6. 答：健康儿童粪便特点：①人乳喂养儿粪便　呈黄色或金黄色，多为均匀糊状，偶有细小乳凝块，或呈绿色，较稀薄，不臭，有酸味，每日排便 2～4 次。一般在添加辅食后次数减少，1 周岁后减至 1～2 次/日；②人工喂养儿粪便　呈淡黄色或灰黄色，较干稠，含白色酪蛋白乳凝块较多、较大，呈碱性或中性反应，量多，较臭，每日 1～2 次，易发生便秘；③混合喂养儿粪便　人乳加牛乳喂养儿的粪便与单纯牛乳喂养儿相似，但较软、黄。添加谷类、蛋、肉、蔬菜、水果等辅食后，粪便性状逐渐接近成人，每日 1 次左右。

7. 答：临床表现：口腔黏膜表面出现白色或灰白色乳凝块状物，略高于黏膜表面，粗糙无光，最常见于颊黏膜，其次是舌、齿龈、上腭，甚至蔓延到咽部。起初呈点状和小片状，可逐渐融合成片，形似乳凝块，不易拭去，强行擦拭剥离时，局部黏膜潮红、粗糙，亦可伴有溢血。患处不痛、不流涎，一般无全身症状，不影响进食。重症则整个口腔均被白色斑膜覆盖，甚至可蔓延到咽、喉头、食管、气管、肺等处，可伴低热、拒食、吞咽困难。

8. 答：临床表现：起病时发热，体温达 38～40℃，齿龈红肿（齿龈炎），触之易出血，在齿龈、舌、唇内和颊黏膜等口腔黏膜上可见单个、一簇或几簇小疱疹，疱疹迅速破裂后形成浅表溃疡，上面覆盖黄白色纤维素性分泌物。多个小溃疡可融合成不规则的较大溃疡，周围黏膜充血，有时累及上腭及咽部。口角及唇周皮肤可有疱疹，局部疼痛，出现流涎、拒食、烦躁，颌下淋巴结常肿大。病程约 1～2 周，体温在 3～5d 后恢复正常，淋巴结肿大 2～3 周后消退。

9. 答：临床表现：口腔各部位均可发生，常见于舌、唇内及颊黏膜处，可蔓延到唇及咽喉部。开始时口腔黏膜充血水肿，随后形成大小不等的糜烂或溃疡，上有纤维素性炎性分泌物形成的假膜，呈灰白色或黄色，边界清楚，易拭去，露出溢血的创面，但不久又被假膜覆盖，涂片染色可见大量细菌。局部疼痛、流涎、拒食、烦躁，常有发热，可达 39～40℃，局部淋巴结肿大，白细胞总数和中性粒细胞增多。全身症状轻者约一周左右体温恢复正常，溃疡逐渐痊愈；严重者可出现脱水和酸中毒。

10. 答：临床表现：①新生儿和婴幼儿最常见的症状是反复呕吐。年长儿以反胃、反酸、嗳气等症状多见；②反流性食管炎常见症状：烧心、咽下疼痛、呕血和便血，食管炎严重者可发生糜烂或溃疡，出现缺铁性贫血；③其他全身症状：反复呼吸道感染、营养不良、声音嘶哑、中耳炎、鼻窦炎、反复口腔溃疡、龋齿等。部分患儿可出现精神、神经症状等。

11. 答：用药护理：按医嘱给予促胃肠动力药、抗酸和抑酸药、黏膜保护剂等药物治疗。观察药物疗效和副作用，注意用法用量，不能吞服时应将药片研碎；多潘立酮应饭前半小时及睡前口服；服用西沙必利时，不能同时饮用橘子汁，同时加强观察心率和心律变化，出现心跳加快或心律不齐时应及时报告医生进行处理；西咪替丁在进餐时与睡前服用效果最好。

12. 答：

（1）临床表现：①阵发性腹痛；②反射性呕吐；③果酱样血便；④腊肠样包块；⑤晚期可有电解质紊乱等表现。

（2）处理：

1）非手术治疗：①空气灌肠：适于 48h 内、全身情况较好、无高热、中毒症病儿；②钡灌肠；③B 超监测下水压灌肠。

2）手术治疗：①适应证：空气灌肠禁忌证者；空气灌肠复位失败或穿孔者；病程超过 48h、全身情况差者；②常见手术方式：开腹手法复位术；肠切除术；肠造瘘术。

13. 答：临床分期：①急性腹泻：病程在 2 周以内；②迁延性腹泻：病程 2 周至 2

个月为；③慢性腹泻：病程超过2个月。

14. 答：口服补液：ORS用于腹泻时预防脱水及纠正轻、中度脱水。轻度脱水约需50～80ml/kg，中度脱水约需80～100ml/kg，于8～12h内将累积损失量补足。脱水纠正后，可将ORS用等量水稀释，按病情需要随时口服。有明显腹胀、休克、心功能不全或其他严重并发症者及新生儿不宜口服补液。

七、案例分析题

1. 答：(1) BE (2) B (3) ABCDE (4) ABDE (5) BCD (6) ACDE (7) ABDE
2. 答：(1) ACE (2) D (3) C (4) D (5) AB (6) BDE (7) ABCD
3. 答：(1) A (2) B (3) ACDE (4) ABCDE (5) ABCE
4. 答：(1) B (2) ABCDE (3) BCD (4) ABC (5) ABD
5. 答：(1) AC (2) ADE (3) A (4) A

（黄小妹）

第九章　呼吸系统疾病患儿的护理

【知识精要】

一、儿童呼吸系统解剖生理特点

呼吸系统以喉部环状软骨下缘为界，分为上、下呼吸道。上呼吸道包括：鼻、鼻窦、咽、咽鼓管、会厌及喉；下呼吸道包括：气管、支气管、毛细支气管及肺泡。

1. 解剖特点

（1）上呼吸道：①鼻：鼻腔相对短小，后鼻道狭窄，无鼻毛，黏膜柔嫩，富于血管；②鼻窦：鼻窦发育较差，鼻窦口相对较大，鼻腔黏膜与鼻窦黏膜相连；③咽：耳咽鼓管较宽，短而直，呈水平位；腭扁桃体在1岁末开始逐渐增大，4～10岁时达高峰，14～15岁后逐渐退化；④喉：喉部相对较长和狭窄，呈漏斗形，软骨柔软，黏膜柔嫩，血管及淋巴组织丰富。

（2）下呼吸道：①气管、支气管：相对狭窄，软骨柔软，缺乏弹力组织，黏膜血管丰富，黏液腺分泌不足使气道较干燥，黏膜纤毛运动差，清除能力弱，右支气管为主气管直接延伸，管腔粗短；②肺：肺组织发育尚未完善，弹力组织发育差，血管丰富，间质发育旺盛，肺泡数量少。

（3）胸廓：胸廓较短，呈圆桶状，肋骨呈水平位，膈肌位置较高；胸腔较小，肺脏相对较大，呼吸肌发育差；儿童纵隔相对较大，纵隔周围组织松软、富于弹性。

2. 生理特点

（1）呼吸频率和节律：年龄越小，呼吸越快。婴幼儿易出现呼吸节律不齐，尤以新生儿最明显。

（2）呼吸类型：婴幼儿呈腹膈式呼吸；2岁时出现胸腹式呼吸。

（3）呼吸功能的特点：儿童的肺活量、潮气量、气体弥散量均较成人小。

（4）血液气体分析：婴幼儿的肺活量不易进行检查，可通过血气分析，了解血氧饱和度水平及血液酸碱平衡状态。

3. 免疫特点

儿童体内免疫球蛋白含量低，尤以分泌型IgA（SIgA）为低，且肺泡巨噬细胞功能不足，乳铁蛋白、溶菌酶、干扰素、补体等的数量和活性不足。

二、急性上呼吸道感染

1. 概述

急性上呼吸道感染简称上感，是指喉部以上，上部呼吸道的鼻、鼻咽和咽部的急性感染，常用“急性鼻咽炎、急性咽炎、急性扁桃体炎”等诊断。该病全年均可发生，以冬春为多。90%以上是由病毒引起，也可继发细菌感染。

婴幼儿易患上呼吸道感染；此外，若有维生素D缺乏性佝偻病、营养不良、贫血等疾病影响，当气候改变、空气污浊、护理不当等容易诱发本病。

2. 临床特点

(1) 主要症状：一般年长儿症状较轻，以局部症状为主，常表现有发热，咽部不适、扁桃体炎等；婴幼儿局部症状不显著而全身症状重，可伴有呕吐、腹泻、腹痛。高热时，伴有头痛、食欲减退、乏力、全身酸痛等，甚至高热惊厥。

(2) 主要体检：鼻黏膜和咽部充血、水肿及咽部滤泡，扁桃体充血或有白色斑点状渗出物，颌下淋巴结肿大、触痛。肠病毒感染患儿可出现不同形态的皮疹。肺部呼吸音正常。

(3) 两种特殊类型上感：

1) 疱疹性咽峡炎：由柯萨奇A组病毒引起，好发于夏秋季。表现为急起高热、咽痛、咽充血，咽腭弓、悬雍垂、软腭等处有2～4cm大小的疱疹，疱疹破溃后形成小溃疡。病程1周左右。

2) 咽一结合膜热：由腺病毒引起，春夏季发病多，集体儿童机构中易流行，以发热、咽炎、结合膜炎为特征。临床表现为高热、咽痛、眼刺痛、畏光流泪，颈部耳后淋巴结肿大等。病程1～2周。

(4) 常见并发症：可引起中耳炎、鼻窦炎、咽后壁脓肿、颈淋巴结炎、喉炎、支气管炎、肺炎等。年长儿若患链球菌性上感可引起急性肾炎、风湿热等疾病。

(5) 主要辅助检查：病毒感染者白细胞计数正常或偏低；细菌感染者白细胞增高，中性粒细胞增高；咽拭子培养可有病原菌生长。

3. 治疗要点

以支持疗法及对症治疗为主，注意预防并发症。

(1) 一般治疗：休息，多饮水，做好呼吸道隔离，预防并发症。

(2) 抗感染治疗：抗病毒药物常用利巴韦林；病情较重、有继发细菌感染或发生并发症者，应用抗生素；如确定为溶血性链球菌感染或既往有肾炎、风湿热病史者，应用青霉素或红霉素，疗程10～14d。

(3) 对症治疗：高热时予以降温，惊厥时给予镇静、止惊处理。

4. 主要护理措施

(1) 休息与活动：注意休息，减少活动，做好呼吸道隔离。

(2) 饮食护理：保证患儿摄入充足的水分，给予易消化和富含维生素的清淡饮食，必要时静脉补充营养和水分。

(3) 病情观察：密切观察病情变化，警惕高热惊厥的发生。及时清除鼻腔及咽喉部分泌物，保证呼吸道通畅；如患儿病情加重，体温持续不退，应考虑并发症的可能，需及时报告和处理。如病程中出现皮疹，应区别是否为某种传染病早期征象，以便及时采取措施。

（4）用药的护理：使用解热剂后及时补充水分，避免大量出汗发生虚脱；高热惊厥的患儿应注意观察止惊药的效果及药物的不良反应；给予抗生素时，注意观察有无过敏反应。

（5）健康指导：保持居室内空气新鲜，阳光充足；指导家属合理喂养儿童，及时添加辅食，纠正偏食、挑食，保证营养均衡。气候变化时及时添减衣服，避免过热或过冷。积极防治各种慢性病，如佝偻病、营养不良及贫血等，按时预防接种。

三、急性支气管炎

1. 概述

急性支气管炎是指因各种致病菌引起的支气管黏膜的急性炎症，常继发于上呼吸道感染后，或为一些急性传染病（麻疹、百日咳等）的一种临床表现。气管常同时受累，故可称为急性气管支气管炎。

凡能引起上呼吸道感染的病毒和细菌皆可引起支气管炎，常为混合感染。特异性体质、免疫功能失调、营养不良、佝偻病、鼻窦炎等患儿常易反复发生支气管炎。

2. 临床表现

（1）主要症状：大多先有上呼吸道感染的症状，以咳嗽为主，初为刺激性干咳，之后有痰。婴幼儿全身症状较明显，常有发热、纳差、乏力、呕吐、腹胀、腹泻等。

（2）主要体征：

1）肺部呼吸音粗糙，可闻及不固定的散在的干、湿啰音，啰音常在体位改变或咳嗽后随分泌物的排出而有明显变化或消失。一般无气促和发绀。

2）哮喘性支气管炎：也称喘息性支气管炎，系指婴幼儿时期以喘息为突出表现的支气管炎。患儿除有上述临床表现外，主要特点为：①多见于3岁以下，有湿疹或其他过敏史的患儿；②咳嗽频繁，并有呼气性呼吸困难伴喘息，肺部叩诊呈鼓音，两肺布满哮鸣音及少量粗湿啰音；③有反复发作倾向。

（3）主要辅助检查：①胸部X线检查：多无异常改变，或有肺纹理增粗，肺门阴影增深；②血常规检查：病毒感染者白细胞计数正常或偏低，细菌感染者白细胞增高。

3. 治疗要点

主要是控制感染和对症治疗。

（1）祛痰、止咳，一般不用镇咳剂，以免抑制咳嗽反射，影响痰液咳出。

（2）止喘，有哮喘症状者可予以氨茶碱止喘，烦躁不安时可与镇静剂合用。

（3）控制感染，考虑为细菌感染时，应使用抗生素治疗。

4. 主要护理措施

（1）休息与活动：注意休息，避免剧烈的活动及游戏；保持呼吸道通畅，经常更换体位，轻叩背部，以利于痰液排出，指导并鼓励患儿有效咳嗽，促进炎症消散。

（2）心理护理：向患儿家长宣传本病可治愈，消除恐惧心理，以积极配合治疗和护理。

（3）饮食护理：给营养丰富、易消化的饮食，鼓励患儿进食，应少量多餐，多饮水，使痰液稀释易于咳出。

（4）病情观察：体温38.5℃以上时应采取物理降温或药物降温；观察咳嗽、咳痰的性质，保持呼吸道通畅；若出现呼吸困难、发绀，应给予吸氧，并积极协助医生及时处理。

（5）用药护理：使用抗生素类药物时，注意观察药物疗效及不良反应；为使止咳糖浆类药物更好地发挥疗效，服药后不要立即喝水；如咳嗽影响儿童的休息时，可给予止咳药。

（6）健康指导：指导患儿及家长了解增加机体抵抗力的方法，积极开展户外活动，增强机体对气量的变化适应能力。积极预防营养不良、佝偻病、贫血和各种传染病，按时接种疫苗等。

四、肺炎

1. 概述

肺炎系指不同病原体或其他因素所致的肺部炎症。以发热、咳嗽、气促、呼吸困难和肺部固定湿啰音为共同临床表现，是儿科常见疾病，四季均可发生，以冬春寒冷季节及气候骤变时多见。多由急性上呼呼吸道感染或支气管炎向下蔓延所至。

本节重点讨论支气管肺炎。

支气管肺炎，是儿童时期最常见的肺炎。多见于3岁以下儿童。四季均可发病，我国的北方以春、冬季较多，南方以夏季多见。多数由细菌引起，以肺炎链球菌多见。冷暖失调、居住环境不良、低出生体重儿以及合并营养不良、维生素D缺乏性佝偻病、先天性心脏病等为诱发因素。

2. 临床特点

（1）主要症状：起病多数较急，发病前数日多先有上呼吸道感染。

1）轻症：主要症状为发热、咳嗽、气促。常有精神不振、食欲减退、烦躁不安、轻度腹泻或呕吐等全身症状。体检：呼吸加快，肺部可听到较固定的中、细湿啰音，以背部、两肺下方、脊柱旁较多。

2）重症：由于严重缺氧和毒血症，因而导致全身各系统的功能障碍，出现相应的临床表现。①循环系统：重症病例可出现心力衰竭、心肌炎；②神经系统：表现为烦躁不安或精神萎靡、嗜睡；脑水肿时，出现意识障碍、惊厥、前囟膨隆，呼吸不规则等；③消化系统：常伴有胃纳差、吐泻、腹胀等和中毒性肠麻痹等，有消化道出血时，可吐咖啡渣样物，大便潜血试验阳性或柏油样便。

（2）常见并发症：若延误诊断或金黄色葡萄球菌感染者，可引起脓胸、脓气胸及肺大泡等并发症。

（3）预后：年长儿肺炎并发症较少，预后好，婴幼儿则病死率较高。重症肺炎预后亦较差。

（4）主要辅助检查：①血常规，病毒性肺炎白细胞总数多大正常或降低；细菌性肺炎白细胞总数及中性粒细胞常增高，并有核左移；②病原学检查，可作细菌培养或免疫学方法进行细菌抗原检测，以明确致病菌；③胸部X线，早期肺纹理增粗，以后出现大小不等的斑片状阴影，或融合成片。

3. 治疗要点

采取综合疗法，主要是抗感染控制炎症，及对症治疗，避免并发症的发生。

（1）控制感染：根据不同病原体选择敏感抗生素控制感染，做到早期、足量、足疗程、联合、静脉给药。

（2）对症治疗：发热者，给予退热；有缺氧症状时应及时吸氧；咳嗽、咳痰者，予以祛痰、止咳；如烦躁不安时，可使用镇静剂；严重腹胀者，应予以禁食，行胃肠减压，可注射新斯的明等。如中毒症状明显或伴有严重喘憋、脑水肿、感染性休克、呼吸衰竭者，可应用肾上腺皮质激素。积极纠正水、电解质、酸碱平衡紊乱，改善低氧血症。积极防治心力衰竭、中毒性肠麻痹、中毒性脑病等，积极治疗脓胸、脓气胸等并发症。

4. 主要护理措施

（1）休息与活动：应卧床休息，尽量使患儿安静，以减少氧的消耗。定时更换体位，卧位时抬高头部30°～60°，以利于呼吸和分泌物的排出。

（2）心理护理：消除患儿及家长的恐惧与焦虑心理，以配合治疗。

（3）饮食护理：给予高热量、高蛋白、高维生素易消化饮食，有利于疾病的恢复。需少量多餐，如进食有困难者，可静脉补充营养。注意补充水分，保持呼吸道黏膜湿润，重症患儿需严格控制静脉点滴速度，准确记录24h出入液量。

（4）病情观察：

1）患儿出现气促、发绀时，应及早给氧，以改善低氧血症。如出现呼吸衰竭时，及时使用人工呼吸器。

2）保持呼吸道通畅：指导患儿进行有效的咳嗽，协助转换体位，帮助清除呼吸道分泌物。采取相应的体位，以利于肺的扩张，促使呼吸道分泌物的排除。如病情许可，可进行体位引流。必要时，可使用雾化吸入，或用吸痰器吸出痰液。

3）密切监测生命体征和呼吸窘迫程度，以帮助了解疾病的发展情况。

4）体温增高者要密切监测体温变化，并采取相应的护理措施。

5）密切观察并发症的发生：①若患儿出现烦躁不安、面色苍白、呼吸加快＞60次/min、且心率＞160～180次/min、心音低钝、奔马律、肝脏在短时间内急剧增大，考虑肺炎合并心力衰竭，应及时报告医师，同时减慢输液速度，备强心、利尿剂，做好抢救的准备；②若患儿咳粉红色泡沫样痰时应考虑并发肺水肿，可给予经20%～30%乙醇湿化的氧气，间歇吸入，每次吸入时间不超过20min；③若有烦躁或嗜睡、惊厥、昏迷、呼吸不规则、肌张力增高等颅内高压表现时，立即报告医师，并配合抢救；④若患儿出现腹胀、肠鸣音减弱或消失、呕吐、便血等中毒性肠麻痹及胃肠道出血表现时，及时报告医师；⑤若患儿病情突然加重，体温持续不降或退而复升，咳嗽和呼吸困难加重，面色青紫，应考虑脓胸或脓气胸的可能，及时报告医生，配合进行胸穿或胸腔闭式引流，并做好术后护理。

(5) 用药护理：使用抗生素时，观察药物的效果及有无过敏等不良反应。

(6) 健康指导：指导患儿合理喂养，婴儿期提倡母乳喂养。多进行户外活动，及时接种各种疫苗，积极防治营养不良、佝偻病、贫血和各种传染病。

5. 几种不同病原体所致肺炎的特点

(1) 呼吸道合胞病毒性肺炎：由呼吸道合胞病毒感染引起。多见于1岁以内儿童，起病急，轻症为发热、呼吸困难；重症出现喘憋、发绀、三凹症。肺部有中、细湿啰音。白细胞总数正常，X线示两肺小点片状或斑片状阴影，可有肺气肿。临床上有两种类型：喘憋性肺炎和毛细支气管炎。

(2) 腺病毒肺炎由腺病毒感染引起。多为6个月～2岁儿童，起病急，中毒症状重，多呈稽留热，频咳、喘憋、发绀，肺部体征出现晚。X线改变早于肺部体征，可见片状阴影或融合成大病灶，可有肺气肿，病灶吸收慢，病程迁延。

(3) 金黄色葡萄球菌肺炎多见于新生儿和婴幼儿。起病急，中毒症状重，多呈弛张热，皮肤可见猩红热样皮疹或荨麻疹样皮疹。肺部体征出现早，易出现并发症。X线示小片浸润影，小脓肿，肺大泡或胸腔积液。

(4) 支原体肺炎由肺炎支原体感染引起。各年龄阶段的儿童均可发病。起病缓慢，热型不定，刺激性咳嗽较为突出，持续时间长，肺部体征不明显。X线有4种改变：支气管肺炎改变；间质性肺炎改变；肺门阴影增浓为突出表现；均一的实变影。

五、支气管哮喘

1. 概述

支气管哮喘，简称哮喘，是气道慢性变态反应性炎症，可以导致气道缩窄和对多种刺激的高反应。临床表现为反复发作性咳嗽和带有哮鸣音的呼气性呼吸困难，常在夜间(和)或清晨发作、加剧，可自行缓解或治疗后缓解。以1～6岁患病较多，大多在3岁以内起病。患儿多具有过敏体质，以往有变应性鼻炎、婴儿湿疹、食物或药物过敏史，不少有家族史。

常见的诱因有接触致敏物，如食物异体蛋白的摄入(鱼、虾、蛋、奶等)，或接触或吸入物尘螨、花粉、真菌、动物毛屑等，或有上呼吸道感染，或因气候变化，部分儿童可出现运动型哮喘。

2. 临床特点

(1) 婴幼儿发病前肠有1～2d的上呼吸道感染，起病较缓；年长儿大多在接触过敏源后发作，起病较急。哮喘发作前常有刺激性干咳、连打喷嚏、流泪等先兆，接着咳大量白黏痰，同时伴有呼气性呼吸困难和喘鸣声，患儿烦躁不安，被迫采取端坐位。哮喘发作以夜间和晨起更为严重，一般可自行或用平喘药物后缓解。

哮喘持续状态：是指哮喘急剧严重发作，经合理应用拟交感神经药物仍不能在24h内缓解。

(2) 主要体征：体检可见胸廓饱满，呈吸气状，叩诊鼓音，听诊全肺满布有哮鸣音。但重症患儿呼吸困难加剧时，听诊呼吸音明显减弱，哮鸣音亦随之消失。在发作间歇期可无任何症状和体征。

（3）主要辅助检查：①肺功能测定：显示呼气流速峰值及一秒钟用力呼气量降低，残气容量增加；②X线检查：肺透亮度增加，可有肺气肿或肺不张；③外周血检查：嗜酸性粒细胞增高；④过敏原试验：将可疑的抗原做皮肤试验有助于明确过敏原。

（4）诊断标准：凡符合以下条件，并排除其他引起喘息的疾病，即可诊断。

1）婴幼儿哮喘：指年龄在3岁以下者。特点：①哮喘发作≥3次；②发作时肺部闻及呼气相哮鸣音，呼气相延长；③具有特异性体质，如过敏性湿疹、过敏性鼻炎等；④父母有哮喘病等过敏史；⑤除外其他引起哮喘的疾病。

具有①、②和⑤条即可诊断。如哮喘发作仅2次，但有②、⑤条，诊断为哮喘性支气管炎或疑似哮喘。若具有③和（或）④时，可考虑给予哮喘治疗性诊断。

2）儿童哮喘：指年龄在3岁以下者。特点：①哮喘反复发作；②平喘药有明显疗效；③发作时肺部闻及呼气相为主的哮鸣音，呼气相延长；④除外其他引起哮喘的疾病。

3）咳嗽变异性哮喘：又称过敏性咳嗽，可无喘息症状，仅仅表现为反复、慢性咳嗽，常在夜间和清晨发作，运动时可加剧咳嗽。特点：①咳嗽反复或持续发作1个月以上，常在夜间或清晨发作，痰少，运动后加重；②临床无感染征象，或经长期抗生素治疗无效；③平喘药可使咳嗽发作缓解；④有个人或家族过敏史，或气道呈高反应性，或过敏原试验阳性等可作辅助诊断；⑤除外其他原因引起的慢性咳嗽。

3. 治疗要点

祛除病因、控制发作和预防复发。坚持长期、持续、规范和个体化的治疗。

（1）去除病因：避免接触过敏源，去除各种诱发因素，积极治疗和清除感染病灶。

（2）控制发作：主要是解痉和抗感染治疗。

1）糖皮质激素：糖皮质激素是治疗哮喘的首选药。

2）支气管扩张剂：①β_2－受体激动剂：可采用吸入、口服等方式给药，其中吸入治疗是首选的药物治疗方法；②茶碱类药物：常用氨茶碱、缓释茶碱等；③抗胆碱药物：常用异丙托溴铵。

3）抗生素：如疑有呼吸道细菌感染时，可选用抗生素治疗。

（3）处理哮喘持续状态：保持安静，必要时给予6%水合氯醛灌肠。予以吸氧、补液、纠正酸中毒。早期、较大剂量应用糖皮质激素等药物静脉滴注，可在2～3d内控制气道炎症。缓解支气管痉挛时，可静脉滴注氨茶碱或吸入β_2－受体激动剂。如出现严重的持续性呼吸困难者，可给予机械呼吸。

（4）预防复发：避免接触过敏源，祛除各种诱发因素，积极治疗和清除感染灶。吸入维持量糖皮质激素，控制气道反应性炎症，是预防复发的关键。此外可采取特异性的免疫治疗，可提高机体免疫力和降低机体的敏感性。

4. 主要护理措施

（1）环境与休息：提供一个安静、舒适的环境，保持病室空气清新，温湿度适宜，避免强光及有害气味的刺激。置患儿于半卧位或坐位，以利于呼吸。

(2) 心理护理：①保持病室安静，避免有害气味及强光的刺激，以保证患儿的休息；必要时遵医嘱给予镇静剂；②哮喘发作时，守护并安抚患儿，鼓励患儿如有不适及时告诉医护人员，尽量满足患儿的合理要求；③允许患儿及家长表达感情，向患儿家长解释哮喘的诱因、治疗过程及预防，指导他们以正确的态度对待患儿，并发挥患儿的主观能动性，使其学会自我护理、预防复发。

(3) 饮食护理：应富含蛋白质和维生素的易消化饮食，少量多餐，如进食有困难者，可静脉补充营养。保证患儿摄入足够的水分，以降低呼吸道分泌物的黏稠度，防止痰栓形成。

(4) 病情观察：

1) 给予鼻导管或面罩氧气吸入，氧浓度以40%为宜，定时进行血气分析，及时调整氧流量。

2) 予以雾化吸入、胸部叩击，以促进分泌物的排出，病情许可的情况下进行体位引流；对痰液多而无力咳出者，可予以吸痰。

3) 监测生命体征，注意呼吸困难的表现以及病情的变化，若出现意识障碍，呼吸衰竭等及时给予机械通气。

(5) 用药护理：使用支气管扩张剂和肾上腺皮质激素治疗时，应评价其效果，注意观察药物的副作用。

(6) 健康指导：

1) 指导并鼓励患儿作深而慢的呼吸运动，以强化横膈呼吸肌。在执行呼吸运动前，先清除呼吸道分泌物。常用呼吸运动方法：腹部呼吸运动、向前弯曲运动、胸部扩张运动。

2) 介绍有关用药及防病知识：①增强体质，预防呼吸道感染；②指导患儿及家长确认哮喘发作的诱因，避免接触可能的过敏原，去除各种诱发因素（避免患儿暴露在寒冷的空气中，避免与呼吸道感染的人接触等）；③教会患儿及家长进行病情监测，辨认哮喘发作的早期征象、发作表现及适当的处理方法；④教会患儿及家长选用长期预防与快速缓解的药物，正确、安全用药；⑤在适当时候及时就医，以控制哮喘严重发作。

【测试题】

一、填空题

1. 上呼吸道包括：__________、__________、__________、__________、__________及__________。

2. 下呼吸道包括：__________、__________及__________。

3. 咽扁桃体在儿童出生后__________已发育，腭扁桃体在__________才增大，__________时发育达峰，__________岁后逐渐退化，因此扁桃体炎常见于年长儿。

4. 婴幼儿患上呼吸道感染时，易引起中耳炎的重要原因是耳咽管相对较________、

____________、____________、呈____________。

5. 婴儿喉部呈____________，相对____________，软骨柔软，黏膜柔嫩，富有血管及____________，轻微炎症即可引起局部水肿，导致呼吸困难和声音嘶哑。
6. 婴幼儿____________呈圆桶状，肋骨呈____________，膈肌位置较高，使心脏____________。
7. 儿童纵隔相对较大，纵隔周围组织____________、富于弹性，故在胸腔积液或积气时易致____________。
8. 婴儿由于呼吸中枢发育尚未完全成熟，易出现呼吸节律____________，尤其以____________、____________最为明显。
9. 不同年龄儿童呼吸频率不同，新生儿为____________次/min，1岁以下为____________次/min，2～3岁为____________次/min，4～7岁为____________次/min，8～14岁为____________次/min。
10. 婴幼儿的呼吸类型多呈____________，随着年龄增长，7岁后多为____________。
11. 儿童的肺活量约为____________，潮气量约为____________。
12. 婴幼儿体内的免疫蛋白含量低，尤以____________为低。
13. 常见两种特殊类型的上呼吸道感染是____________和____________。
14. 急性上呼吸道感染____________%以上由病毒引起，少数由____________引起，最常见的细菌为____________。
15. 婴幼儿若患有____________、____________、贫血等疾病，容易诱发急性上呼吸道感染。
16. 咽—结合膜热由____________引起，病程____________周。
17. 疱疹性咽峡炎由____________引起，病程____________左右。
18. 上呼吸道炎症波及邻近器官或向下蔓延可引起____________、鼻窦炎、咽后壁脓肿、颈淋巴结炎、____________、支气管炎、____________等并发症。
19. 急性上呼吸道感染者如鼻塞严重而妨碍吸吮时，可在哺乳前____________用____________滴鼻，使鼻腔通畅。
20. 急性支气管炎大多先有上呼吸道感染的症状，主要表现为____________和____________，初为____________。
21. 肺炎的分类按病理可分为____________、____________和____________。儿童以____________最常见。
22. 肺炎的分类：病程在____________为急性肺炎，病程在____________为迁延性肺炎，病程在____________为慢性肺炎。
23. 各型肺炎的共同临床特征：____________、____________、____________、____________及____________。
24. 细菌性肺炎，白细胞总数及中性粒细胞____________，并有核左移。病毒性肺炎白细胞总数____________或____________，分类有时可见异型淋巴细胞。
25. 肺炎患儿应用抗生素原则是____________、____________、____________、

__________。重症患儿宜__________给药。

26. 肺炎患儿应用抗生素的时间应持续至体温正常后的__________，临床症状基本消失后__________。

27. 肺炎患儿应卧床休息，定时更换体位，卧位时抬高头部__________，以利于呼吸和分泌物的排出。

28. 肺炎患儿的病室内要定时开窗通风，室温维持在__________，相对湿度__________为宜。

29. 重症肺炎合并心肌炎者，主要表现为面色苍白、心动__________、心音__________、心律__________及心电图 ST 段__________、T 波__________或__________。

30. 肺炎患儿进行体位引流的具体方法是：根据病灶的部位采取不同的体位，操作者五指并拢、稍向内合掌，呈__________，由__________、由__________，轻拍背部，边拍边鼓励患儿咳嗽。

31. 重症肺炎患儿咳粉红色泡沫样痰时应考虑并发肺水肿，可给予经__________乙醇湿化的氧气，间歇吸入，每次吸入时间不超过__________。

32. 腺病毒肺炎由__________引起，多为__________儿童，高热，体温多呈__________，肺部体征出现晚，X 线改变早于肺部体征。

33. 金黄色葡萄球菌肺炎多见于__________，高热，体温多呈__________，皮肤可见__________皮疹或__________皮疹，肺部体征出现__________。

34. 支原体肺炎由__________感染引起，以__________较为突出，持续时间长，肺部体征不明显。

35. 支气管哮喘常反复发作，典型症状有：__________，__________，__________。常在夜间与清晨发作，症状可经治疗或自行缓解。

36. 支气管哮喘的治疗要点：__________、__________、__________。坚持__________、__________、__________、__________的治疗原则。

37. 指导支气管哮喘进行__________、__________、__________等呼吸运动，以加强呼吸肌的功能。

二、单选题

1. 上下呼吸道以（　　）为界。

A. 咽　　B. 会厌
C. 喉　　D. 环状软骨
E. 气管

2. 儿童的腭扁桃体在 1 岁末逐渐增大，（　　）时发育达到高峰。

A. 2～8 岁　　B. 3～9 岁
C. 4～10 岁　　D. 5～12 岁
E. 6～14 岁

3. 儿童的扁桃体逐渐退化的阶段是（　　）。

A. 婴儿期　　B. 幼儿期
C. 学龄前期　　D. 学龄期
E. 青春期

4. 关于儿童下呼吸道的解剖特点，下列哪项是错误的？（　　）。
A. 支气管腔相对窄，分泌黏液少，气道干燥
B. 软骨柔软，缺乏弹性组织，支撑作用差
C. 肺的弹力纤维发育差，纤毛运动差
D. 血管丰富，毛细血管与淋巴组织间隙较成人窄
E. 右侧支气管粗、直、短

5. 因婴儿呼吸中枢发育未完全成熟，易出现呼吸节律不齐，最明显的婴儿为（　　）。
A. 早产儿　　B. 足月儿
C. 小于胎龄儿　　D. 过期产儿
E. 以上都不是

6. 婴幼儿发生气管异物时，异物常留置在（　　）。
A. 右侧支气管　　B. 左侧支气管
C. 主支气管　　D. 毛细支气管
E. 以上均可

7. 在安静情况下年长儿呼吸仅用肺活量的（　　）。
A. 10.5%　　B. 11.5%
C. 12.5%　　D. 13.5%
E. 14.5%

8. 新生儿呼吸与脉搏之比为（　　）。
A. 1∶3　　B. 1∶3～1∶4
C. 1∶4　　D. 1∶5
E. 1∶6

9. 1岁以下儿童呼吸与脉搏之比为（　　）。
A. 1∶3　　B. 1∶3～1∶4
C. 1∶4　　D. 1∶5
E. 1∶6

10. 4～7岁儿呼吸与脉搏之比为（　　）。
A. 1∶3　　B. 1∶3～1∶4
C. 1∶4　　D. 1∶5
E. 1∶6

11. 儿童呼吸系统的生理特点正确的为（　　）。
A. 婴幼儿呼吸节律平稳　　B. 儿童气道的阻力较成人小
C. 呼吸的储备能力较好　　D. 婴幼儿以腹膈式呼吸为主
E. 婴幼儿以胸腹式呼吸为主

12. 急性上呼吸道感染最常见的病原体是（　　）。

A. 病毒　　B. 细菌

C. 支原体　　D. 衣原体

E. 真菌

13. 为预防儿童的上呼吸道感染，不建议家长（　　）。

A. 实行母乳喂养

B. 预防营养不良

C. 与患有上呼吸道感染者接触时，及时服用抗生素预防

D. 居室定时通风

E. 按时接种疫苗

14. 儿童呼吸道免疫特点，不包括（　　）。

A. 婴幼儿 IgG 低

B. 婴幼儿 SIgA 低

C. 肺泡巨噬细胞功能不足

D. 气管黏膜纤毛运动良好，有利于清除呼吸道异物

E. 溶菌酶、干扰素、补体等的数量和活性不足

15. 关于婴幼儿呼吸系统解剖特点，不正确的是（　　）。

A. 胸廓呈圆桶状，肋骨呈水平位

B. 胸廓较小，肺脏相对较大

C. 呼吸肌发育差，肺的扩张受到限制

D. 纵隔组织缺乏弹性，不易引起纵隔移位

E. 婴儿鼻咽和咽部相对窄小而垂直

16. 咽一结合膜热的病原体是（　　）。

A. 合胞病毒　　B. 柯萨奇 A 组病毒

C. 支原体　　D. 腺病毒

E. 流感病毒

17. 疱疹性咽峡炎的病原体为（　　）。

A. 合胞病毒　　B. 柯萨奇 A 组病毒

C. 支原体　　D. 腺病毒

E. 流感病毒

18. 咽一结合膜热的临床表现（　　）。

A. 发热、流涕、鼻塞、咽痛、咽充血

B. 发热、咽痛、咽充血，咽部有灰白色小丘疹、疱疹或溃疡

C. 发热、音哑、犬吠样咳嗽，吸气性呼吸困难，咽充血

D. 发热、咽痛，颈部、耳后淋巴结可肿大，眼结膜充血

E. 以上都不是

19. 疱疹性咽峡炎的临床表现（　　）。

A. 发热、流涕、鼻塞、咽痛、咽充血
B. 发热、咽痛、咽充血，咽部有灰白色小丘疹、疱疹或溃疡
C. 发热、音哑、犬吠样咳嗽，吸气性呼吸困难，咽充血
D. 发热、咽痛，颈部、耳后淋巴结可肿大，眼结膜充血
E. 以上都不是

20. 监测上呼吸道感染儿童的体温变化，其目的主要是需警惕发生（　）。
A. 中耳炎　　B. 支气管炎
C. 肺炎　　D. 高热惊厥
E. 脑膜脑炎

21. 儿童病毒性肺炎化验检查（　）。
A. 白细胞总数及中性粒细胞增高并有核左移
B. 白细胞总数正常或降低
C. 白细胞总数升高或正常
D. 中性粒细胞正常
E. 以上都不是

22. 患儿口吐粉红色泡沫痰为肺水肿的表现，可给患儿吸入用乙醇湿化的氧气，湿化瓶内乙醇的浓度为（　）。
A. 20%～30%　　B. 25%～35%
C. 30%～40%　　D. 35%～45%
E. 40%～50%

23. 儿童最常见的肺炎是（　）。
A. 支气管肺炎　　B. 大叶性肺炎
C. 间质性肺炎　　D. 支原体肺炎
E. 毛细支气管炎

24. 金黄色葡萄球菌肺炎患儿突然出现呼吸急促，首先应考虑（　）。
A. 高热　　B. 酸中毒
C. 肺炎加重　　D. 脓气胸
E. 碱中毒

25. 各种儿童肺炎的共同症状是（　）。
A. 发热、咳嗽
B. 发热、咳嗽、肺部呼吸音粗糙
C. 发热、咳嗽、气促、肺部固定湿啰音
D. 发热、咳嗽、肺部散在干、湿性啰音
E. 发热、刺激性干咳

26. 儿童肺炎应用抗生素治疗时一般停药时间为（　）。
A. 体温正常，咳嗽消失
B. 体温正常后 5～7d，症状消失

C. 体温正常后5～7d，临床症状消失后3d
D. 体温正常后3～4d，症状消失
E. 体温正常后5～7d，临床症状消失后7d

27. 重症肺炎患儿发生腹胀大多因为（　　）。
A. 低钠血症　　B. 中毒性肠麻痹
C. 消化不良　　D. 低钾血症
E. 高钾血症

28. 重症肺炎因缺氧及二氧化碳潴留可发生（　　）。
A. 呼吸性酸中毒　　B. 呼吸性碱中毒
C. 混合性酸中毒　　D. 代谢性酸中毒
E. 代谢性碱中毒

29. 重症肺炎患儿出现惊厥，可能发生了（　　）。
A. 心肌炎　　B. 心力衰竭
C. 中毒性脑病　　D. 脓胸
E. 低钙血症

30. 儿童肺炎合并心力衰竭是由于肺动脉高压和（　　）。
A. 肺循环充血　　B. 心肌水肿
C. 中毒性心肌炎　　D. 电解质紊乱
E. 心肌间质炎症

31. 有关支原体肺炎的特点，错误的是（　　）。
A. 以刺激性干咳为主　　B. 肺部体征不明显
C. 青霉素治疗效果明显　　D. 血清冷凝集试验阳性
E. 常有发热，热型不定，热程多为1～3周

32. 关于儿童肺炎，下列不正确的是（　　）。
A. 病原体多由呼吸道入侵
B. 病原体可经血行入肺
C. 不同病原体所致肺炎预后相同
D. 有并存其他疾病者常致病程迁延
E. 临床上以发热、咳嗽、气促、呼吸困难、肺部固定湿啰音为共同表现

33. 支气管哮喘的基本特征为（　　）。
A. 气道的低反应性　　B. 气道的高反应性
C. 气道的慢性炎症　　D. 气道的急性炎症
E. 过敏性体质

34. 治疗支气管哮喘的首选药物是（　　）。
A. 茶碱类药物　　B. 肾上腺素糖皮质激素
C. β_2－受体激动剂　　D. 抗胆碱药物
E. 抗生素

35. 在治疗支气管哮喘给药方法中，目前首选的是（　　）。
A. 吸入疗法　　B. 口服给药
C. 皮下注射给药　　D. 肌内注射给药
E. 静脉注射给药

36. 肺炎时可减轻胸痛的最常用体位是（　　）。
A. 患侧卧位　　B. 仰卧位
C. 坐位　　D. 健侧卧位
E. 俯卧位

37. 肺炎球菌肺炎时产生的铁锈色痰最主要的原因是（　　）。
A. 痰内有大量红细胞
B. 痰内含大量脓细胞
C. 白细胞破坏时所产生的溶蛋白酶
D. 红细胞破坏释放出含铁血黄素
E. 红细胞碎屑被巨噬细胞吞噬

38. 肺炎球菌肺炎最具有特征性的表现是（　　）。
A. 呼吸困难　　B. 咳铁锈色痰
C. 语颤增强　　D. 咳嗽、胸痛
E. 发热、寒战

39. 肺炎球菌肺炎患者的热型常呈（　　）。
A. 稽留热　　B. 弛张热
C. 间歇热　　D. 波状热
E. 不规则热

40. 治疗肺炎球菌肺炎常首选（　　）。
A. 青霉素　　B. 头孢菌素
C. 氨苄西林　　D. 磺胺嘧啶
E. 红霉素

41. 对肺炎支原体肺炎的治疗首选（　　）。
A. 青霉素　　B. 红霉素
C. 糖皮质激素　　D. 咪康唑
E. 甲硝唑

42. 在观察中毒性肺炎患者时应特别注意（　　）。
A. 起病缓急　　B. 体温高低
C. 呼吸困难程度　　D. 有无末梢循环衰竭
E. 白细胞总数

43. 护理重症哮喘患者时，下列哪项不妥（　　）。
A. 守护在床边，加强心理护理　　B. 安排舒适的半卧位或坐位
C. 给予低流量鼻导管吸氧　　D. 勿勉强进食，限止水的摄入

E. 痰多黏稠者可作药物雾化吸入

44. 典型支气管哮喘发作时，最主要的临床表现是（　　）。

A. 带哮鸣音的吸气性呼吸困难及双肺哮鸣音

B. 带哮鸣音的呼气性呼吸困难及双肺哮鸣音

C. 带哮鸣音的混合性呼吸困难及双肺哮鸣音

D. 带哮鸣音的混合性呼吸困难、粉红色泡沫痰

E. 带哮鸣音的混合性呼吸困难、咯血

45. 支气管哮喘患者突然出现胸痛、气急、呼吸困难、大汗、烦躁不安，应考虑（　　）。

A. 自发性气胸　　B. 支气管哮喘急性发作

C. 左心衰竭　　D. 肺炎

E. 胸膜炎

46. 氨茶碱的严重不良反应是（　　）。

A. 头痛、手指颤抖　　B. 恶心、呕吐

C. 血压下降、甚至死亡　　D. 心率加快

E. 嗜睡、胃肠道反应

47. 支气管哮喘的临床表现，下列哪项是错误的（　　）。

A. 呼气性呼吸困难　　B. 两肺满布哮鸣音

C. 心浊音界缩小　　D. 三凹征

E. 发绀

48. 哮喘持续状态是指哮喘发作严重，持续多长时间以上（　　）。

A. 6h　　B. 12h

C. 24h　　D. 48h

E. 72h

49. 对支气管哮喘患者作保健指导，错误的是（　　）。

A. 居室应美化，适当放置花、草、地毯

B. 避免进食可能致敏的食物（如鱼、虾、蛋）

C. 避免刺激性气体吸入

D. 避免过度劳累或情绪激动等诱发因素

E. 气候变化时注意保暖，避免呼吸道感染

50. 支气管哮喘的典型临床表现是（　　）。

A. 呼气性呼吸困难　　B. 吸气性呼吸困难

C. 混合性呼吸困难　　D. 劳力性呼吸困难

E. 夜间阵发性呼吸困难

三、多选题

1. 上呼吸道包括（　　）。

A. 咽　　B. 会厌　　C. 喉

D. 环状软骨　　　　　　E. 鼻

2. 呼吸与脉搏之比正确的是（　　）。

A. 新生儿呼吸与脉搏之比为1∶3

B. 1岁以下儿童呼吸与脉搏之比1∶3～4

C. 4～7岁儿呼吸与脉搏之比为1∶3～4

D. 1岁以下儿童呼吸与脉搏之比1∶4

E. 4～7岁儿呼吸与脉搏之比为1∶4

3. 儿童呼吸系统的生理特点错误的为（　　）。

A. 婴幼儿呼吸节律平稳

B. 儿童气道的阻力较成人小

C. 呼吸的储备能力较好

D. 婴幼儿以腹膈式呼吸为主

E. 年长儿以胸腹式呼吸为主

4. 儿童易患肺部感染的主要原因有（　　）。

A. 右侧支气管粗、短

B. 下呼吸道黏膜纤毛运动差

C. 肺含血量多，含气量少

D. 体液免疫功能差，SIgA含量低

E. 细胞免疫功能低下

5. 因儿童呼吸道解剖特点，易患的疾病或易出现的症状有（　　）。

A. 咽鼓管较宽、直、短，呈水平位，易引起中耳炎

B. 婴儿鼻腔黏膜柔嫩、血管丰富，感染时易发生鼻塞

C. 婴幼儿的鼻泪管短，上呼吸道感染时易引起结膜炎

D. 儿童喉头狭窄，富有血管，感染时易发生呼吸困难

E. 异物易进入左侧支气管

6. 关于儿童下呼吸道的解剖特点，下列正确的是（　　）。

A. 支气管腔相对窄，分泌黏液少，气道干燥

B. 软骨柔软，缺乏弹性组织，支撑作用差

C. 肺的弹力纤维发育差，纤毛运动差

D. 血管丰富，毛细血管与淋巴组织间隙较成人窄

E. 肺含血量丰富，含气量相对较少

7. 为预防儿童的上呼吸道感染，应建议家长（　　）。

A. 实行母乳喂养　　　　　　B. 预防营养不良

C. 加强体格锻炼　　　　　　D. 居室定时通风

E. 与患有上呼吸道感染者接触时，及时服用抗生素预防

8. 儿童呼吸道免疫特点为（　　）。

A. 婴幼儿IgG低

B. 婴幼儿 SIgA 低

C. 肺泡巨噬细胞功能不足

D. 气管黏膜纤毛运动良好，有利于清除呼吸道异物

E. 咳嗽反射及呼吸道平滑肌收缩功能较好

9. 关于婴幼儿呼吸系统解剖特点，正确的是（ ）。

A. 胸廓呈圆桶状，肋骨呈水平位

B. 胸廓较小，肺脏相对较大

C. 呼吸肌发育差，肺的扩张受到限制

D. 纵隔相对较宽，限制了吸气时肺的扩张

E. 纵隔组织缺乏弹性，不易引起纵隔移位

10. 上呼吸道感染的并发症有（　　）。

A. 中耳炎　　B. 鼻窦炎

C. 结膜炎　　D. 肺炎

E. 颈淋巴结炎

11. 急性上呼吸道感染的婴儿出现高热时，可采取如下护理措施（　　）。

A. 松散包被，促进散热

B. 温水擦浴

C. 用 30%～50%的乙醇进行擦浴

D. 冷敷大血管

E. 冰枕

12. 为保持患儿呼吸道通畅应采取以下护理措施（　）。

A. 提高室内湿度，保证适当液体入量

B. 变换合适的体位，引流呼吸道分泌物

C. 叩背

D. 雾化吸入

E. 吸痰

13. 儿童罹患肺炎时，通常存在的主要护理问题是（　　）。

A. 气体交换受损　　B. 体温过高

C. 组织灌注量改变　　D. 皮肤完整性受损

E. 清理呼吸道无效

14. 腺病毒肺炎的特点包括（　　）。

A. 多见于 2 岁以上的儿童

B. 中毒症状重，体温呈稽留热

C. 肺部体征出现晚

D. 肺部 X 线改变较肺部体征出现早

E. 病灶吸收较缓慢，需数周至数月

15. 金黄色葡萄球菌肺炎的特点是（　　）。

A. 多见于新生儿及婴幼儿
B. 起病急，体温呈弛张热
C. 皮肤可出现猩红热样或荨麻疹样皮疹
D. 白细胞多正常
E. 易合并脓胸、肺大泡或胸腔积液

16. 支原体肺炎的特点（　　）。
A. 以刺激性干咳为主　　B. 肺部体征不明显
C. 青霉素治疗效果明显　　D. 血清冷凝集试验阳性
E. 多见于 1 岁内的儿童

17. 引起儿童肺炎的病原体包括（　　）。
A. 病毒　　B. 细菌
C. 支原体　　D. 真菌
E. 衣原体

18. 患有某些疾病的儿童易患肺炎，它们是（　　）。
A. 营养不良　　B. 佝偻病
C. 急性肾小球肾炎　　D. 营养性贫血
E. 先天性心脏病

19. 儿童肺炎应用抗生素治疗时一般停药时间为（　　）。
A. 体温正常，咳嗽消失　　B. 体温正常后 5～7d，症状消失
C. 体温正常后 5～7d　　D. 体温正常后 3～4d，症状消失
E. 临床症状消失后 3d

20. 儿童肺炎合并心力衰竭是由于（　　）。
A. 循环充血　　B. 心肌水肿
C. 中毒性心肌炎　　D. 电解质紊乱
E. 肺动脉高压

21. 哮喘性支气管炎的临床特点正确的有（　　）。
A. 多在 3 岁以下　　B. 吸气性呼吸困难
C. 有湿疹史或其他过敏史　　D. 听诊两肺布满哮鸣音
E. 有反复发作的倾向

22. 婴幼儿肺炎发生中毒性脑病的机制，正确的是（　　）。
A. 低氧血症致脑细胞 ATP 生成减少
B. 高碳酸血症致脑血流量减慢
C. 脑血管壁的通透性增加
D. 病原体毒素直接作用于脑细胞
E. 脑细胞内钠水潴留

23. 肺炎发生心力衰竭的主要诱发因素有（　　）。
A. 缺氧　　B. 二氧化碳潴留

C. 肺动脉高压　　D. 中毒性心肌炎
E. 中毒性脑病

24. 关于儿童肺炎，下列正确的是（　　）。
A. 病原体多由呼吸道入侵
B. 病原体可经血行入肺
C. 不同病原体所致肺炎预后相同
D. 不同病原体所致肺炎病理改变不一
E. 有并存其他疾病者常致病程迁延

25. 关于肺炎儿童的护理，下列正确的是（　　）。
A. 将细菌性感染与病毒感染的患儿分别安排在不同病室
B. 保持呼吸道通畅，有缺氧表现者及时给予50%氧浓度吸氧
C. 经常变换体位，减少肺淤血
D. 供给易消化、富有营养的食物
E. 急性期卧床，恢复期可下床活动

26. 关于儿童重症肺炎正确的是（　　）。
A. 出现混合性酸中毒　　B. 出现心力衰竭
C. 出现中毒性脑病　　D. 出现消化道出血
E. 出现高热惊厥

27. 几种不同类型肺炎的特点，描述正确的是（　　）。
A. 好发于2～6个月小婴儿的多为金黄色葡萄球菌肺炎
B. 腺病毒肺炎的热程为1～3周
C. 金黄色葡萄球菌肺炎的体温多呈稽留热
D. 腺病毒肺炎好发于6个月至2岁婴幼儿
E. 支原体肺炎以刺激性干咳较为突出

28. 肺炎患儿现存的护理诊断有（　　）。
A. 气体交换受损　　B. 清理呼吸道无效
C. 体温升高　　D. 发生心力衰竭
E. 脓胸

29. 为改善肺炎患儿的呼吸功能，纠正缺氧及二氧化碳潴留，下列护理措施包括（　　）。
A. 控制感染　　B. 保持室内适宜的温湿度
C. 合适的衣被和体位　　D. 冷空气疗法
E. 给氧

30. 由于高热、感染等因素会造成营养缺乏，应及时给予补充，下列说法正确的是（　　）。
A. 应创造良好的进食环境　　B. 食物应易消化且营养丰富
C. 提供少量多餐、每日6餐　　D. 必要时静脉补充营养

E. 婴儿热量的摄入每日每千克体重应为 320kJ

31. 预防及护理脑水肿、呼吸衰竭的护理措施中，关键是（　　）。
A. 维持有效呼吸　B. 纠正缺氧及二氧化碳潴留
C. 补充营养　D. 降低体温
E. 控制感染

32. 儿童支气管肺炎并发心力衰竭时可表现（　　）。
A. 突然烦躁不安　B. 心率达到 180 次/min
C. 呼吸急促，有三凹征　D. 高热
E. 肝脏迅速增大

33. 重症肺炎在消化系统可导致（　　）。
A. 消化道出血　B. 厌食
C. 腹泻　D. 中毒性肠麻痹
E. 肠穿孔

34. 有关引起哮喘性支气管炎的病因有（　　）。
A. 病毒与细菌感染
B. 婴幼儿支气管相对狭小
C. 病理刺激出现黏膜充血，使支气管腔狭窄
D. 体质因素
E. 变态反应性疾病

35. 治疗哮喘性支气管炎的原则有（　　）。
A. 控制感染　B. 祛痰止咳
C. 平喘　D. 镇静
E. 补液

36. 哮喘性支气管炎患儿的护理诊断包括（　　）。
A. 清理呼吸道无效　B. 营养不足
C. 液体不足　D. 知识缺乏
E. 体温升高

37. 对中毒性肺炎患者观察病情的内容有（　　）。
A. 生命体征　B. 皮肤颜色及温、湿度
C. 瞳孔　D. 出血倾向
E. 尿量

38. 休克型肺炎的临床表现为（　　）。
A. 烦躁不安　B. 意识模糊
C. 体温升高　D. 嗜睡
E. 尿少

39. 协助患者排痰的护理措施为（　　）。
A. 指导有效咳嗽　B. 拍背与胸壁震荡

C. 湿化呼吸道　　　　D. 体位引流

E. 机械吸痰

40. 肺炎球菌肺炎中毒性休克的治疗措施有（　　）。

A. 大剂量青霉素　　　　B. 糖皮质激素的应用

C. 补充血容量　　　　D. 血管活性物质的应用

E. 高流量吸氧

41. 护理哮喘发作患者应注意（　　）。

A. 协助患者取舒适的半卧位或坐位

B. 守护床边给予精神支持和心理护理

C. 出汗多者应捂紧被褥少换衣服以防受凉

D. 气促明显者给低流量鼻导管吸氧

E. 严密观察生命体征、神志、尿量等变化

42. 支气管哮喘缓解期的自我护理是（　　）。

A. 保持有规律的生活和乐观情绪

B. 摄入营养丰富的清淡饮食

C. 注意生活调理，保证充足睡眠

D. 住室保持空气流通、新鲜

E. 预防继发感染

四、判断改错题

1. 急性扁桃体炎多见于年长儿，婴儿则少见。（　　）
2. 儿童扁桃体如出现肥大，是由感冒所引起。（　　）
3. 儿童喉部相对较长和狭窄，呈漏斗形，软骨柔软，黏膜柔嫩，血管及淋巴组织丰富，轻微炎症即可引起局部水肿，导致呼吸困难和声音嘶哑。（　　）
4. 发生气管异物，异物易进入左侧支气管。（　　）
5. 肺组织发育尚未完善，弹力组织发育差，血管丰富，间质发育旺盛，肺泡数量少，造成肺的含血量相对多而含气量少。（　　）
6. 儿童纵隔相对较大，纵隔周围组织松软、富于弹性，故在胸腔积液或积气时易致纵隔移位。（　　）
7. 婴幼儿呼吸时多呈腹式呼吸，随着年龄的增长，7 岁后多数为胸腹式呼吸。（　　）
8. 儿童的肺活量、潮气量、气体弥散量均较成人小，气道阻力较成人小，各项呼吸功能的储备能力均较低。（　　）
9. 婴幼儿急性上呼吸道感染时，易出现鼻塞，但较少发生鼻窦炎。（　　）
10. 儿童呼吸道的非特异性及特异性免疫功能均较差，体内免疫球蛋白含量低，尤以 IgG 为低，且肺泡巨噬细胞功能不足，乳铁蛋白、溶菌酶、干扰素等的数量和活性不足，故易患呼吸道感染。（　　）
11. 急性上呼吸道感染 90%以上是由细菌感染引起。（　　）
12. 急性上呼吸道感染时，年长儿症状较轻，以局部症状为主，婴幼儿局部症状不

显著而全身症状重。（　）

13. 疱疹性咽峡炎由腺病毒引起，好发于夏秋季。（　）
14. 哮喘性支气管炎多见于3岁以下，有湿疹或其他过敏史的患儿。（　）
15. 哮喘性支气管炎患儿咳嗽频繁，并有吸气性呼吸困难伴喘息，夜间或清晨较重。（　）
16. 肺炎以发热、咳嗽、气促、呼吸困难和肺部散在湿啰音为共同临床表现，是儿科常见疾病。（　）
17. 急性肺炎的病程一般为1个月以内，如病程持续1～3个月称为迁延性肺炎，病程3个月以上称为慢性肺炎。（　）
18. 肺炎的儿童如慢性反复发作则可导致支气管扩张和肺心病。（　）
19. 发热是肺炎的主要临床表现之一，但新生儿或重症营养不良、佝偻病等儿童的体温可不升高或低于正常。（　）
20. 儿童肺炎时，气促多在发热、咳嗽之后出现，呼吸可达80～100次/min，并有鼻翼翕动，重者出现三凹征。（　）
21. 重症肺炎的患儿，常同时存在不同程度的代谢性碱中毒和呼吸性酸中毒。（　）
22. 儿童肺炎以支气管肺炎为多见，多由急性上呼吸道感染向下蔓延所致。（　）
23. 典型的支气管肺炎一般都有发热、咳嗽、呼吸困难，肺部听诊有散在的中、细湿性啰音。（　）
24. 治疗肺炎时，抗菌药物一般用至体温稳定后8～10d，临床症状基本消失后3d才停药。（　）
25. 肺炎患儿由于发热和呼吸急促，丢失水分较多，可经静脉补液，输液时滴速宜慢。（　）
26. 肺炎患儿应卧床休息，定时更换体位，卧床时抬高头部30°～60°，以利于呼吸和分泌物的排出。（　）
27. 进行体位引流的具体方法：根据病灶的部位采取不同的体位，操作者五指并拢、稍向内合掌，呈空心状，由上向下、由内向外，轻拍背部，边拍边鼓励患儿咳嗽，以促使肺泡及呼吸道的分泌物借助重力和震动作用排出。（　）
28. 新生儿或鼻腔分泌物多者可用头罩给氧，头罩氧流量为6～8L/min。（　）
29. 腺病毒肺炎多见于6个月至2岁婴幼儿，呈流行性，病死率高。（　）
30. 腺病毒肺炎肺部体征出现较晚。（　）
31. 若患儿吐粉红色泡沫痰为肺水肿的表现，可吸入40%～50%酒精湿化的氧气，但每次不宜超过30min。（　）
32. 若肺炎患儿体温持续不降或降而复升，中毒症状加重，咳大量脓性痰提示并发肺脓肿。（　）
33. 呼吸道合胞病毒肺炎由呼吸道合胞病毒感染引起。多见于1岁以内儿童，起病急。（　）
34. 腺病毒肺炎由腺病毒感染引起，多为6月～2岁儿童，中毒症状重，多呈弛张

热，X线改变早于肺部体征。（ ）

35. 金黄色葡萄球菌肺炎多见于年长儿，肺部体征出现早，易出现并发症。（ ）

36. 支原体肺炎由肺炎支原体肺炎感染引起，起病缓慢，热型不定，刺激性咳嗽较为突出，持续时间长，肺部体征不明显。（ ）

37. 哮喘性支气管炎大多数随年龄增长而发作渐止，少数可发展为支气管哮喘。（ ）

38. 哮喘持续状态：是指哮喘急剧严重发作，经合理应用拟交感神经药物仍不能在48h内缓解。（ ）

39. 茶碱类药物是治疗哮喘的首选药。（ ）

40. 吸入治疗是治疗哮喘的首选给药方法。（ ）

五、名词解释

1. 三凹征
2. 支气管哮喘
3. 哮喘持续状态
4. 每分通气量
5. 肺泡通气量

六、简答题

1. 简述儿童呼吸道免疫特点。
2. 何谓急性上呼吸道感染？
3. 简述儿童上呼吸道感染的并发症。
4. 简述儿童急性上呼吸道感染的主要护理措施。
5. 何谓急性支气管炎？
6. 简述肺炎患儿呼吸系统的主要临床症状。
7. 简述肺炎儿童进行体位引流的方法。
8. 简述肺炎患儿抗生素使用原则。
9. 简述儿童重症肺炎合并心力衰竭临床表现。
10. 简述儿童肺炎的主要护理措施。
11. 何谓支气管哮喘？
12. 简述哮喘持续状态。
13. 简述哮喘持续状态的紧急处理。
14. 简述支气管哮喘的相关疾病预防知识
15. 简述支气管哮喘的呼吸运动方法。
16. 简述哮喘性支气管炎的特点。
17. 简述婴幼儿哮喘的特点。
18. 简述儿童哮喘的特点。
19. 简述咳嗽变异性哮喘的特点。

七、案例分析题

1. 患儿，男，3 岁，因鼻塞、流涕 3 日，发热半日入院。体检：神志清楚，体温 39.4℃，咽部充血，双侧扁桃体Ⅱ°肿大，无脓性分泌物，心率 120 次/min，律齐。肺部听诊正常，查血常规：WBC 10.5×10^9/L，N70%，L30%。

（1）案例提示患儿存在哪些情况？（　　）。

A. 急性咽炎　　B. 急性扁桃体炎

C. 急性支气管炎　　D. 急性肺炎

E. 急性上呼吸道感染

（2）目前的处理有（　　）。

A. 给予抗生素治疗　　B. 口服清热解毒的中成药

C. 予以冰枕降温　　D. 予以口服镇咳药

E. 予以氧气吸入

（3）导致患儿易患上呼吸道感染的原因有（　　）。

A. 儿童营养不良

B. 气候变化

C. 儿童上呼吸道黏膜柔软，血管丰富

D. 体内免疫球蛋白含量低

（4）儿童上呼吸道感染的临床表现有（　　）。

A. 鼻塞、流涕、打喷嚏　　B. 咽痛、干咳

C. 发热、高热惊厥　　D. 烦躁不安、头痛、乏力

E. 纳差、呕吐、腹痛、腹泻　　F. 皮疹

G. 水肿

（5）住院后，护士应注意预防哪些潜在的并发症？（　　）。

A. 中耳炎　　B. 颈淋巴结炎

C. 肺炎　　D. 病毒性心肌炎

E. 急性肾炎　　F. 溃疡性口炎

（6）针对患儿，应采取哪些护理措施？（　　）。

A. 鼻塞时可用 0.5%麻黄素滴鼻

B. 口腔护理

C. 监测体温

D. 咳嗽时给予雾化吸入后，并及时吸痰

E. 鼓励患儿多饮水，必要时静脉补液

F. 观察有无皮疹的出现

（7）需对患儿及家长做哪些健康指导？（　　）。

A. 加强体质锻炼，提高耐寒力

B. 根据季节及时加减衣服

C. 保证充足的营养摄入

D. 接触患呼吸道感染者后，及时给予抗生素预防交叉感染

E. 鼓励患儿多饮水

F. 提倡母乳喂养

G. 注射丙种球蛋白增强抗病能力

2. 患儿，女，1 岁四个月，因 4 日前受凉后出现发热伴咳嗽，咳嗽加重 1 日入院。体检：神志清楚，体重 10.5kg，体温体温 39.7℃，咽部充血，双侧扁桃体无肿大，呼吸急促，45 次/min，心率 140 次/min，律齐。肺部听诊可闻及散在干、湿啰音，肝肋下 1cm，查血常规：WBC15.5×10^9/L，N55.7%，L44.3%，胸部 X 线提示：支气管肺炎。

（1）儿童肺炎的临床表现有（　）。

A. 发热　　B. 咳嗽

C. 气促　　D. 呼吸困难

E. 肺部有湿啰音　　D. 肝脏增大

（2）婴幼儿易患支气管炎是由于（　　）。

A. 婴幼儿潮气量约为肺活量 30%，呼吸潜力较大

B. 胸腔较小，肺脏相对大，肺脏不能充分扩张，而影响通气换气

C. 年龄越小，潮气量越小

D. 气道阻力大于成人

E. 肺的弹力纤维发育完善，血管丰富

F. 肺泡数量少，使肺含血量丰富，含气量相对较少

G. 肺间质发育旺盛，毛细血管和淋巴组织间隙较成人窄

（3）患儿咳嗽明显，应采取哪些措施？（　　）。

A. 予以雾化吸入

B. 口服镇咳药

C. 鼓励患儿多饮水

D. 调节病室的湿度，相对湿度控制在 55%～65%

E. 翻身拍背，定时吸痰

F. 情况许可时，行体位引流

（4）进行体位引流的具体方法是（　　）。

A. 根据病灶部位取体位

B. 手掌呈空心状，轻轻叩击背部

C. 叩击时做到由上而下，由内而外

D. 鼓励患儿咳嗽，并与叩击同步

E. 痰液黏稠时，可辅以雾化吸入

（5）儿童肺炎应用抗生素治疗时，其停药时间一般是（　　）。

A. 体温正常，胸片好转　　B. 体温正常后 5～7d

C. 症状基本消失后 3d　　D. 体温正常，肺部无啰音

E. 体温正常，咳嗽消失　　　　F. 体温正常后继续用药 2 周

3. 患儿，男，5 个月，因发热、咳嗽伴喘憋 1 日入院。体检：患儿烦躁不安，青紫，呼吸急促，65 次/min，有三凹征，两肺叩诊呈清音，肺底部可听到密集小水泡音湿啰音及哮鸣音，心率达 168 次/min，心音低钝，心律齐，肝脏右肋下 3cm。查血常规，WBC 总数正常，胸部 X 线可见小点片状、斑片状阴影。心电图提示 T 波低平。

(1) 案例提示患儿存在哪些情况？(　　)。

A. 气胸　　　　B. 急性支气管炎

C. 急性毛细支气管炎　　　　D. 急性心力衰竭

E. 哮喘性支气管炎

(2) 目前应进行的紧急处理有(　　)。

A. 静脉注射毛花苷丙　　　　B. 给予镇静剂

C. 氧气吸入　　　　D. 给予利尿剂

E. 吸痰　　　　F. 更换抗生素

G. 监测血氧饱和度　　　　H. 静脉输入 5%碳酸氢钠

(3) 患儿使用毛花苷丙的饱和量为(　　)。

A. 0.01～0.02mg/kg　　　　B. 0.02～0.03mg/kg

C. 0.03～0.04mg/kg　　　　D. 0.1～0.2mg/kg

E. 0.2～0.3mg/kg　　　　F. 0.3～0.4mg/kg

(4) 患儿行鼻前庭导管给氧时，氧流量和氧浓度的选择是(　　)。

A. 氧流量 0.5L～1L/min，氧浓度<40%

B. 氧流量 1L～2L/min，氧浓度<50%

C. 氧流量 3L～4L/min，氧浓度<60%

D. 氧流量 5L～6L/min，氧浓度<70%

E. 氧流量 7L～8L/min，氧浓度<80%

(5) 肺炎合并心力衰竭时以那个部位衰竭为主(　　)。

A. 左心衰竭　　　　B. 右心衰竭

C. 全心衰竭　　　　D. 末梢循环衰竭

(6) 如患儿在治疗过程中出现呼吸困难，颈静脉怒张，吐粉红色泡沫样痰，两肺满布湿啰音，此时可给予(　　)。

A. 严格限制水钠入量　　　　B. 利尿剂

C. 减慢输液速度　　　　D. 腹膜透析

E. 快速使用洋地黄　　　　F. 吸入经 20%～30%乙醇湿化的氧气

(7) 毛细支气管炎有哪些特点？(　　)。

A. 呼气性呼吸困难　　　　B. 明显憋喘

C. 两肺哮鸣音　　　　D. 双肺中小水泡音

E. 稽留热　　　　F. 以 2～6 个月的婴儿多见

4. 患儿，女，1 岁，因发热伴咳嗽 3d，加重伴呼吸困难 1d 就诊。体检：神志清

楚，精神反应差，呈嗜睡状，体温 39℃，呼吸急促，口唇发绀，心率 140 次/min，心律齐，躯干可见散在红色斑丘疹，左肺可闻及散在的中小水泡音。查血常规：WBC22 $\times 10^9$/L，N90%，L10%。胸部 X 线可出现小片浸润影。

(1) 依据案例提示，首先可考虑患儿出现哪种情况？（　　）。

A. 金黄色葡萄球菌肺炎　　B. 肺炎链球菌肺炎
C. 呼吸道合胞病毒肺炎　　D. 腺病毒肺炎
E. 衣原体肺炎　　F. 支原体肺炎

(2) 金黄色葡萄球菌肺炎的特点是（　　）。

A. 多发生于新生儿及婴幼儿　　B. 起病急，病情重，进展快
C. 体温呈弛张热　　D. 可出现猩红热样或荨麻疹样皮疹
E. 白细胞多正常　　F. 易合并脓胸、脓气胸、肺大疱

(3) 患有下列哪些疾病的儿童易患肺炎？（　　）。

A. 营养不良　　B. 佝偻病
C. 早产儿　　D. 营养性贫血
E. 先天性心脏病

(4) 患儿经治疗后，病情较前好转，今晨起病情突然加重，再次出现高热及呼吸困难。体温升至 39.5℃，呼吸 60 次/min，烦躁不安，呼吸困难加重，可见鼻扇及三凹征，面色苍白，唇周发绀，心率 160 次/min，心音有力，律齐，右肺呼吸音减低，肝肋下 3cm。此时患儿可能出现什么情况？（　　）。

A. 肺炎并发心力衰竭　　B. 肺炎并发中毒性心肌炎
C. 肺炎并发中毒性脑病　　D. 肺炎并发脓胸或脓气胸
E. 肺炎并发呼吸衰竭

(5) 立即行胸部 X 线检查及 B 超检查，提示大量胸腔积液。此时应做的处理有哪些？（　　）。

A. 胸腔穿刺排脓　　B. 胸腔闭式引流
C. 换用其他抗生素　　D. 胸腔内注射抗生素
E. 应用肾上腺皮质激素　　F. 氧气吸入
G. 物理降温

(6) 属于肺炎的并发症有（　　）。

A. 败血症　　B. 中毒性心肌炎
C. 化脓性心包炎　　D. 中毒性脑病
E. 脓胸　　F. 脓气胸
G. 肺大疱　　H. 肺脓肿
I. 中毒性肠麻痹

5. 患儿，男，6 岁，因咳嗽、流涕 3 日，喘息 2 日，加重 1 日入院。体检：患儿发育正常，精神差，体温 36.9℃，呼吸急促，26 次/min，有咳嗽，可见喘息伴轻度三凹征，口唇发绀，双肺听诊可闻及哮鸣音，心率 120 次/min，心律齐，无杂音，肝、脾肋

下未触及。胸部 X 线提示双肺透光度增强，呈气肿改变。

（1）案例提示患儿存在哪些情况？（　　）。

A. 肺炎　　B. 呼吸衰竭

C. 喘息性支气管炎　　D. 支气管哮喘

（2）关于儿童支气管哮喘的临床特点，下列正确的是（　　）。

A. 多在 3 岁以下　　B. 多在 3 岁以上

C. 反复发作　　D. 发作时肺部可闻及以吸气相为主的哮鸣音

E. 使用平喘药治疗效果明显　　F. 呼吸困难，呼气相延长

（3）可采取下列哪些治疗措施？（　　）。

A. 予以抗生素治疗　　B. 静脉滴注氢化可的松

C. 沙丁胺醇气雾剂吸入　　D. 氧气吸入

E. 静脉滴入氨茶碱

（4）针对患儿病情，可提出的护理诊断有（　　）。

A. 低效性呼吸形态　　B. 清理呼吸道无效

C. 舒适的改变　　D. 焦虑

E. 知识缺乏

（5）患儿病情好转，行出院指导，包括（　　）。

A. 随身携带扩张支气管的气雾剂

B. 加强体质锻炼，预防呼吸道感染

C. 饮食以清淡、温热、松软为宜，避免食用鱼虾等易过敏的食物

D. 掌握哮喘发作的早期征象，以及掌握适当的处理方法

E. 指导呼吸运动，以加强呼吸肌的功能

【参考答案】

一、填空题

1. 鼻　鼻窦　咽　咽鼓管　会厌　喉
2. 气管　支气管　肺泡
3. 6 个月　1 岁末　4～10 岁　14～15 岁
4. 宽　直　短　水平位
5. 漏斗形　较窄　淋巴组织
6. 胸廓　水平位　呈横位
7. 松软　纵隔移位
8. 不整　早产儿　新生儿
9. 40～45　30～40　25～30　20～25　18～20
10. 腹式呼吸　胸腹式呼吸
11. 50ml～70ml/kg　6ml/kg
12. SIgA

13. 疱疹性咽峡炎　咽一结合膜热
14. 90　细菌　溶血性链球菌
15. 维生素D缺乏性佝偻病　营养不良
16. 腺病毒　1～2
17. 柯萨奇A组病毒　1周
18. 中耳炎　喉炎　肺炎
19. 15min　0.5％麻黄素液
20. 发热　咳嗽　刺激性干咳
21. 支气管肺炎　大叶性肺炎　间质性肺炎　支气管肺炎
22. 1个月以内　1～3个月　3个月以上
23. 发热　咳嗽　气促　呼吸困难　肺部固定湿啰音
24. 增高　正常　降低
25. 早期　足量　足疗程　静脉给药　选用2种广谱抗生素联合
26. 5～7d　3d
27. 30°～60°
28. 18～22℃　55％～60％
29. 过速　低钝　不齐　下移　平坦　倒置
30. 空心状　下向上　外向内
31. 20％～30％　20min
32. 腺病毒感染　6月～2岁　稽留热
33. 新生儿和婴幼儿　弛张热　猩红热样　荨麻疹样　早
34. 肺炎支原体　刺激性干咳
35. 喘息　呼吸困难　胸闷　咳嗽
36. 去除病因　控制发作　预防复发　长期　持续　规范　个体化
37. 腹部呼吸运动　向前弯曲运动　胸部扩张运动

二、单选题

1. D　2. C　3. E　4. D　5. A　6. A　7. C　8. A　9. B　10. C
11. D　12. A　13. C　14. D　15. D　16. D　17. B　18. D　19. B　20. D
21. B　22. A　23. A　24. D　25. C　26. C　27. B　28. C　29. C　30. C
31. C　32. C　33. B　34. B　35. A　36. A　37. D　38. B　39. A　40. A
41. B　42. D　43. D　44. B　45. A　46. C　47. D　48. C　49. A　50. A

三、多选题

1. ABCE　2. ABD　3. ABC　4. BCDE　5. ABCD　6. ABCE　7. ABCD　8. ABC
9. ABCD　10. ABDE　11. ABDE　12. ABCDE　13. ABE　14. BCDE　15. ABCE
16. ABD　17. ABCDE　18. ABDE　19. CE　20. CE　21. ACDE　22. ACDE
23. CD　24. ABDE　25. ACDE　26. ABCD　27. BDE　28. ABC　29. ABCDE

30. ABCD 31. AB 32. ABCE 33. ACD 34. ABCDE 35. ABCD 36. AD
37. ABDE 38. ABDE 39. ABCDE 40. ABCDE 41. ABDE 42. ABCDE

四、判断改错题

1. √
2. × 是→不全是
3. √
4. × 左侧支气管→右侧支气管
5. √
6. √
7. √
8. × 气道阻力较成人小→气道阻力较成人大
9. √
10. × IgG →SIgA
11. × 细菌→病毒
12. √
13. × 腺病毒→柯萨奇病毒 A 组
14. √
15. × 吸气性呼吸困难→呼气性呼吸困难
16. × 散在湿啰音→固定湿啰音
17. √
18. √
19. √
20. × 80～100 次/min→40～80 次/min
21. × 呼吸性酸中毒→混合性酸中毒
22. √
23. × 散在→固定
24. × 8～10d→5～7d
25. √
26. √
27. × 由上向下、由内向外→由下向上、由外向内
28. × 6L～8L/min →2L～4L/min
29. √
30. √
31. × 40%～50%→20%～30%，30min→20min
32. √
33. √
34. × 弛张热→稽留热

35. × 年长儿→新生儿及婴幼儿

36. √

37. √

38. × 48h→24h

39. × 茶碱类药物→糖皮质激素

40. √

五、名词解释

1. 三凹征：呼吸困难时出现胸骨上窝、肋骨间隙及剑突下吸气时凹陷。

2. 支气管哮喘：简称哮喘，是由嗜酸性粒细胞、肥大细胞和T淋巴细胞等多种细胞参与的气道慢性炎症，具有气道高反应特征。临床表现为反复发作的喘息、呼吸困难、胸闷或咳嗽等症状。

3. 哮喘持续状态：少数哮喘病例，哮喘发作时出现严重呼吸困难，应用一般拟交感神经药物和茶碱类药物，呼吸困难不能缓解，出现低氧血症、心功能不全，若持续24h以上则称为哮喘持续状态。

4. 每分通气量：是指静息状态下，每分钟进入或排出呼吸器官的总气量。

5. 肺泡通气量：是指在吸气时进入肺泡进行气体交换的气量，又称有效通气量。

六、简答题

1. 答：儿童呼吸道的非特异性及特异性免疫功能均较差，体内免疫球蛋白含量低，尤以分泌型IgA（SIgA）为低，且肺泡巨噬细胞功能不足，乳铁蛋白、溶菌酶、干扰素、补体等的数量和活性不足，故易患呼吸道感染。

2. 答：简称上感，是指喉部以上，上部呼吸道的鼻、鼻咽和咽部的急性感染，常用“急性鼻咽炎、急性咽炎、急性扁桃体炎”等诊断。

3. 答：上呼吸道感染炎症可波及邻近器官或向下蔓延引起中耳炎、鼻窦炎、喉炎、咽后壁脓肿、颈淋巴结炎、支气管炎、肺炎等。年长儿若患链球菌性上感可引起急性肾炎、风湿热等疾病。

4. 答：①休息与活动，注意休息，减少活动，做好呼吸道隔离；②饮食护理，保证患儿摄入充足的水分，给予易消化和富含维生素的清淡饮食，必要时静脉补充营养和水分；③病情观察，及时清除鼻腔及咽喉部分泌物，保证呼吸道通畅，鼻塞严重时于清除鼻腔分泌物后用0.5%麻黄素液滴鼻。密切观察病情变化，警惕高热惊厥的发生。如患儿病情加重，体温持续不退，应考虑并发症的可能，需及时报告和处理。如病程中出现皮疹，应区别是否为某种传染病早期征象，以便及时采取措施；④用药的护理，使用解热剂后及时补充水分，避免大量出汗发生虚脱；高热惊厥的患儿应注意观察止惊药的效果及药物的不良反应；给予抗生素时，注意观察有无过敏反应；⑤健康指导，保持居室内空气新鲜，阳光充足；指导家属合理喂养儿童，及时添加辅食，纠正偏食、挑食，保证营养均衡。气候变化时及时添减衣服，避免过热或过冷。积极防治各种慢性病，如佝偻病、营养不良及贫血等，按时预防接种。

5. 答：是指因各种致病菌引起的支气管黏膜的急性炎症，常继发于上呼吸道感染后，或为一些急性传染病（麻疹、百日咳等）的一种临床表现。气管常同时受累，故可称为急性气管支气管炎。

6. 答：发热、咳嗽、气促、呼吸困难和肺部固定湿啰音为共同临床表现。

7. 答：肺炎患儿病情许可的情况下，可进行体位引流。体位引流的方法是：根据病灶的部位取不同的体位，五指并拢、稍向内合掌呈空心状，由下向上、由外向内的轻拍背部，边拍边鼓励患儿咳嗽，促使肺泡及呼吸道的分泌物借助重力和震动作用排出。

8. 答：明确为细菌感染或病毒感染继发细菌感染者，根据不同病原体选择抗生素，做到早期、足量、足疗程、静脉给药。重症者宜选用 2 种广谱抗生素联合用药。

9. 答：患儿除呼吸系统的症状加重外，突然出现呼吸困难加重，呼吸加快＞60 次/min，烦躁不安，面色苍白或发绀，心率增快＞180 次/min，心音低钝，奔马律，肝脏在短时间内急剧增大时等。

10. 答：

（1）休息与活动：应卧床休息，尽量使患儿安静，以减少氧的消耗。定时更换体位，卧位时抬高头部 30°～60°，以利于呼吸和分泌物的排出。

（2）心理护理：消除患儿及家长的恐惧与焦虑心理，以配合治疗。

（3）饮食护理：给予高热量、高蛋白、高维生素易消化饮食，有利于疾病的恢复。需少量多餐，进食不可太快和太饱，以免引起呛咳或呕吐。如进食有困难者，可静脉补充营养。注意补充水分，保持呼吸道黏膜湿润，利于痰液的咳出。重症患儿需严格控制静脉点滴速度，准确记录 24h 出入液量。

（4）病情观察：

1）患儿出现气促、发绀时，应及早给氧，以改善低氧血症。如出现呼吸衰竭时，及时使用人工呼吸器。

2）保持呼吸道通畅。

3）密切监测生命体征和呼吸窘迫程度，以帮助了解疾病的发展情况。

4）体温增高者要密切监测体温变化，并采取相应的护理措施。

5）密切观察并发症的发生：①若患儿出现烦躁不安、面色苍白、呼吸加快＞60 次/min、且心率＞160～180 次/min、心音低钝、奔马律、肝在短时间内急剧增大，考虑肺炎合并心力衰竭，应及时报告医师，同时减慢输液速度，备强心剂、利尿剂，做好抢救的准备；②若患儿咳粉红色泡沫样痰时应考虑并发肺水肿，可给予经 20％～30％乙醇湿化的氧气，间歇吸入，每次吸入时间不超过 20min；③若有烦躁或嗜睡、惊厥、昏迷、呼吸不规则、肌张力增高等颅内高压表现时，立即报告医师，并配合抢救；④若患儿出现腹胀、肠鸣音减弱或消失、呕吐、便血等中毒性肠麻痹及胃肠道出血表现时，及时报告医师；⑤若患儿病情突然加重，体温持续不降或退而复升，咳嗽和呼吸困难加重，面色发绀，应考虑脓胸或脓气胸的可能，及时报告医生，配合进行胸穿或胸腔闭式引流，并做好术后护理。

（5）用药护理：使用抗生素时，观察药物的效果及有无过敏等不良反应。

(6) 健康指导：指导患儿合理喂养，婴儿期提倡母乳喂养。多进行户外活动，及时接种各种疫苗，积极防治营养不良、佝偻病、贫血和各种传染病。

11. 答：简称哮喘，是气道慢性变态反应性炎症，可以导致气道缩窄和对多种刺激的高反应。临床表现为反复发作性咳嗽和带有哮鸣音的呼气性呼吸困难，常在夜间（和）或清晨发作、加剧，可自行缓解或治疗后缓解。

12. 答：是指哮喘急剧严重发作，经合理应用拟交感神经药物仍不能在24h内缓解。

13. 答：保持安静，必要时给予6%水合氯醛灌肠。予以吸氧、补液、纠正酸中毒。早期、较大剂量应用糖皮质激素等药物静脉滴注，可在2～3d内控制气道炎症。缓解支气管痉挛时，可静脉滴注氨茶碱或吸入β_2一受体激动剂。如出现严重的持续性呼吸困难者，可给予机械呼吸。

14. 答：指导家长给患儿增加营养，多进行户外活动，多晒太阳，增强体质，预防呼吸道感染；指导患儿及家长确认哮喘发作的诱因，避免接触可能的过敏原，去除各种诱发因素（如避免患儿暴露在寒冷的空气中，避免与呼吸道感染的人接触，避免食入鱼虾等易致过敏的蛋白质等）；教会患儿及家长进行病情监测，辨认哮喘发作的早期征象、发作表现及掌握适当的处理方法；教会患儿及家长选用预防及快速缓解的药物，正确、安全用药；在适当时候及时就医，以控制哮喘严重发作。

15. 答：指导患儿学会呼吸运动。在执行呼吸运动前，应先清除呼吸道分泌物。

(1) 腹部呼吸运动：①平躺，双手平放在身体两侧，膝弯曲，脚平放地板；②用鼻连续吸气并放松上腹部，但胸部不扩张；③缩紧双唇，慢慢吐气直到吐完；④重复以上动作10次。

(2) 向前弯曲运动：①坐在椅上，背伸直，头向前向下低至膝部，使腹肌收缩；②慢慢上升躯干并由鼻吸气，扩张上腹部；③胸部保持直立不动，由口将气慢慢吹出。

(3) 胸部扩张运动：①坐在椅上，将手掌放在左右两侧的最下肋骨上；②吸气，扩张下肋骨，然后由口吐气，收缩上胸部和下肋骨；③用手掌下压肋骨，可将肺底部的空气排出；④重复以上动作10次。

16. 答：婴幼儿可发生一种特殊类型的支气管炎，称为喘息性支气管炎，系指婴幼儿时期以喘息为突出表现的支气管炎。患儿除有上述临床表现外，主要特点为：①多见于3岁以下，有湿疹或其他过敏史的患儿；②咳嗽频繁，并有呼气性呼吸困难伴喘息，夜间或清晨较重，或在哭闹、活动后加重，肺部叩诊呈鼓音，两肺布满哮鸣音及少量粗湿啰音；③有反复发作倾向，但大多数患儿随年龄增长而发作减少，至4～5岁停止发作，但约有40%左右可发展为支气管哮喘。

17. 答：指年龄在3岁以下者。特点：①哮喘发作≥3次；②发作时肺部闻及呼气相哮鸣音，呼气相延长；③具有特异性体质，如过敏性湿疹、过敏性鼻炎等；④父母有哮喘病等过敏史；⑤除外其他引起哮喘的疾病。

18. 答：指年龄在3岁以下者。特点：①哮喘反复发作；②平喘药有明显疗效；③发作时肺部闻及呼气相为主的哮鸣音，呼气相延长；④除外其他引起哮喘的疾病。

19. 答：又称过敏性咳嗽，可无喘息症状，仅仅表现为反复、慢性咳嗽，常在夜间和清晨发作，运动时可加剧咳嗽。特点：①咳嗽反复或持续发作1个月以上，常在夜间或清晨发作，痰少，运动后加重；②临床无感染征象，或经长期抗生素治疗无效；③平喘药可使咳嗽发作缓解；④有个人或家族过敏史，或气道呈高反应性，或过敏原试验阳性等可作辅助诊断；⑤除外其他原因引起的慢性咳嗽。

七、案例分析题

1.（1）ABE　（2）ABC　（3）ABCD　（4）ABCDEF　（5）ABCDE　（6）ABCEF　（7）ABCEF

2.（1）ABCDE　（2）BCDF　（3）ACDF　（4）ABDE　（5）BC

3.（1）CD　（2）ABCDGH　（3）C　（4）A　（5）B　（6）ABCDF　（7）ABCDF

4.（1）A　（2）ABCDF　（3）ABCDE　（4）AD　（5）ABCFG　（6）ABCDEFGHI

5.（1）D　（2）BCEF　（3）ABCDE　（4）ABCDE　（5）ABCDE

（吴双敏）

第十章　循环系统疾病患儿的护理

【知识精要】

一、儿童循环系统解剖生理特点

1. 心脏的胚胎发育

原始心脏于胚胎第 2 周开始形成，第 4 周起循环作用，至第 8 周室中隔完全长成，形成四腔心。此期间如受到某些致病因素的影响，易引起心血管发育畸形。因此，妊娠第 2～8 周是心脏胚胎发育的关键时期，是预防先天性心脏畸形发生的重要时期。

2. 胎儿血液循环和出生后的改变

（1）正常胎儿血液循环：①胎儿时期的营养代谢和气体交换通过脐血管和胎盘与母体之间以弥散的方式进行；②胎儿体内循环的血液都是混合血，含氧程度不同，营养物质的浓度存在差异，至上肢、头部、心及肝的血液含氧及养分较多，至肺、身体下部的血液含氧及养分较少；③胎儿血液循环的特殊通道：脐静脉、静脉导管、卵圆孔、动脉导管、脐动脉；④胎儿时期左、右循环系统都向全身供血，肺无呼吸，故只有体循环而无有效的肺循环。

（2）出生后血液循环的变化：胎儿出生后，胎盘血循环中断。新生儿肺开始呼吸活动，主要变化如下：①脐带结扎：生后脐血管剪断，脐－胎盘循环终止；②卵圆孔关闭；③动脉导管关闭。

3. 儿童心脏、心率、血压的特点

（1）心脏大小和位置：新生儿和 2 岁以下儿童的心脏多呈横位，心尖搏动位于左侧第 4 肋间、锁骨中线外侧。3～7 岁时心尖搏动已位于左第 5 肋间、锁骨中线处，7 岁以后渐移到锁骨中线以内 0.5～lcm。

（2）心率：儿童心率应在安静或睡眠时测量。新生儿平均 120～140 次/min，1 岁以内 110～130 次/min，2～3 岁 100～120 次/min，4～7 岁 80～100 次/min，8～14 岁 70～90 次/min。

（3）血压：正常值：新生儿收缩压平均 60～70mmHg；1 岁时收缩压：70～80mmHg；

2 岁后：收缩压＝年龄×0.26＋10.7（kPa）或年龄×2＋80（mmHg）；

收缩压的 2/3 为舒张压。下肢≥上肢 20mmHg（2.6kPa）。

高血压：收缩压＞标准 20mmHg（2.6kPa）；低血压：收缩压＜标准 20mmHg（2.6kPa）。

二、先天性心脏病

1. 概述

先天性心脏病是由于胎儿时期心脏血管发育异常而致畸形。病因尚不十分明确，任

何因素影响了心脏胚胎发育，使心脏的某一部分发育停顿或异常，即可造成先天性畸形。本病在活产婴儿出生后第1年的发病率约为0.5%～0.8%。

2. 分类

主要根据血流动力学变化将先天性心脏病分为三类。

（1）左向右分流型（潜伏青紫型）：如房间隔缺损、室间隔缺损、动脉导管未闭等。

（2）右向左分流型（青紫型）：如法洛四联症、大动脉错位等。

（3）无分流型（无青紫型）：如主动脉缩窄、肺动脉狭窄等。

3. 临床常见的先天性心脏病

儿童先天性心脏病中最常见的是室间隔缺损、房间隔缺损、动脉导管未闭、肺动脉狭窄、法洛四联症和大动脉错位等。

（1）室间隔缺损：

1）概述：室间隔缺损是最常见的先天性心脏病，在我国约占儿童先天性心脏病的一半。它可单独存在，也可与其他心脏畸形并存。根据缺损的位置不同，可分为：①膜部；②漏斗部；③室间隔肌部缺损。一般无青紫，随着病情的发展或分流量大时，产生肺动脉高压，当肺动脉高压显著时，可出现艾森曼格综合征。

2）临床特点：小型缺损（＜0.5cm）：无明显症状，仅活动后稍感疲乏，生长发育一般不受影响。体检于胸骨左缘3～4肋间响亮粗糙的全收缩期杂音，肺动脉第二音增强。

中型缺损（缺损为0.5～1.5cm）缺损较大时左向右分流多，体循环流量则减少，影响生长发育。患儿多消瘦、乏力、气短、多汗，易患肺部感染，易导致心力衰竭。体检心界增大，心尖搏动弥散，胸骨左缘3～4肋间可闻及Ⅲ～Ⅳ级粗糙的全收缩期杂音，向四周广泛传导，可于杂音最响部位触及收缩期震颤；肺动脉第二音增强。

大型缺损（＞1.5cm）：婴儿期即出现心力衰竭、肺水肿，表现出呼吸急促、吮乳困难、苍白、肝脏增大，易并发肺部感染。缺损很大且伴有明显肺动脉高压者，患儿呈现青紫，并逐渐加重，此时心脏杂音较轻而肺动脉第二音显著亢进。

膜部和肌部的室间隔缺损均有自然闭合的可能（约占20%～50%），一般发生于5岁以下，尤其是1岁以内。

3）常见并发症：室间隔缺损易并发支气管炎、支气管肺炎、充血性心力衰竭、肺水肿、亚急性细菌性心内膜炎。

4）主要辅助检查：①胸部X线检查，小型无明显改变，中、大型缺损者心外形增大，以左心室增大为主，左心房也常增大，晚期右心室也增大。肺动脉段突出，肺血管影增粗；②心电图，小型缺损者正常或有轻度左心室肥大，中、大型缺损者左心室肥大或伴有右心室肥大；③超声心动图，可见左心室、左心房和右心室内径增大，主动脉内径小，多普勒显像可见到分流的位置和大小；④右心导管检查，必要时行右心导管检查，可见右心室血氧含量高于右心房，右心室和肺动脉压力正常或升高。

5）治疗要点：缺损小者不一定需要治疗。中大型缺损临床上有症状者宜在体外循环心内直视下作修补术。随着介入治疗的发展，采用介入心导管放置双面蘑菇伞可关闭膜部和肌部室间隔缺损。

（2）房间隔缺损：

1）概述：房间隔缺损约占先天性心脏病发病总数的20%～30%，女性较多见。据解剖病变的不同而有卵圆孔未闭、第1孔未闭型缺损和第2孔未闭型缺损等不同类型，临床上以后者常见。分流造成右心房和右心室负荷过重而增大，肺循环血量增多和体循环血量减少。分流量大时可产生肺动脉高压，晚期可出现艾森曼格综合征。

2）临床特点：缺损小者可无症状，仅在体格检查时发现胸骨左缘第2～3肋间有收缩期杂音。小型缺损在1岁内有自然闭合的可能，1岁以后闭合的可能性小。

缺损大者由于肺循环充血，体循环血量减少而表现为气促、乏力和影响生长发育。当右心房压力超过左心房时，出现暂时性右向左分流而呈现青紫。体检可见心前区隆起，心界扩大，胸骨左缘2～3肋间可闻及Ⅱ～Ⅲ级收缩期喷射性杂音，肺动脉瓣区第二音增强或亢进并呈固定分裂。

3）常见并发症：易患肺炎，青中年期可合并有心律失常、肺动脉高压、心力衰竭。

4）主要辅助检查：①胸部X线检查，心脏呈轻～中度扩大，以右心房、右心室为主，肺动脉段明显突出，肺门血管影增粗，胸透可有肺门“舞蹈”征，肺野充血，主动脉影可见缩小；②心电图，表现为电轴右偏和不完全性右束支传导阻滞，部分有右心房和右心室肥厚；③超声心动图，可显示右心房和右心室内径增大，房间隔缺损的位置和大小。多普勒超声可观察到分流的位置和分流量的大小；④右心导管检查，必要时行右心导管检查，可发现右心房血氧含量较上、下腔静脉平均血氧含量高；心导管可由右心房进入左心房。

5）治疗要点：缺损较大者需于学龄前作房间隔缺损修补术，亦可通过介入性心导管用扣式双盘堵塞装置、蚌状伞或双面蘑菇伞关闭缺损。

（3）动脉导管未闭

1）概述：动脉导管未闭约占先天性心脏病发病总数的15%，女性较多见。根据未闭动脉导管的大小、长短和形态不一，一般分为三型：①管型；②漏斗型；③窗型。分流量的大小与导管粗细及主、肺动脉之间的压力阶差有关。长期大分流可出现差异性发绀。

2）临床特点：临床症状取决于动脉导管的粗细。导管口径较细者，临床可无症状；导管口径粗大者，分流量大，表现为气急、咳嗽、乏力，多汗、生长发育落后等。偶见扩大的肺动脉压迫喉返神经引起声音嘶哑。

体检可见患儿消瘦，轻度胸廓畸形，胸骨左缘第2～3肋间可闻有粗糙响亮的连续性机器样杂音，可触及震颤。合并肺动脉高压或心力衰竭时，可仅有收缩期杂音。肺动脉瓣第二心音增强或亢进。脉压大于5.3kPa（40mmHg），可有周围血管征（水冲脉、毛细血管搏动、股动脉枪击音）阳性。显著肺动脉高压者可出现下半身青紫。

3）常见并发症：分流量小者，预后良好；分流量大者，在婴儿期易患肺部感染和心力衰竭。常见的并发症有：充血性心力衰竭、心内膜炎、肺血管的病变等。

4）主要辅助检查：①胸部X线检查，导管细者可无异常发现。导管粗、分流量大者，有左心室和左心房增大，肺野充血，肺动脉段突出，肺门血管影增粗。有肺动脉高压时，右心室亦增大，主动脉弓增大；②心电图，导管细的心电图正常。导管粗的有左心室肥大和左心房肥大，肺动脉高压时右心室也肥大；③超声心动图，显示左心房和左心室内径增宽，主动脉内径增宽，左心房内径/主动脉内径＞1.2。可见到肺动脉与降主动脉之间有导管存在；④右心导管检查：行右心导管检查，肺动脉血氧含量高于右心室，肺动脉和右心室的压力可升高。心导管可由肺动脉通过动脉导管进入降主动脉。

5）治疗要点：经手术结扎或切断缝扎导管即可治愈，宜于学龄前施行，必要时任何年龄均可实施。介入治疗动脉导管未闭已成为治疗的首选。早产儿于生后第一周内应用吲哚美辛（消炎痛），可促使导管平滑肌收缩而关闭导管。

（4）法洛四联症：

1）概述：法洛四联症是最常见的青紫型先天性心脏病，其发病率占各类先天性心脏的10％～15％。由以下四种畸形组成：①肺动脉狭窄；②室间隔缺损；③主动脉骑跨；④右心室肥厚。其中以肺动脉狭窄最重要，对患儿的病理生理和临床表现有重要影响。

2）临床特点：①临床症状与肺动脉狭窄程度呈正比，主要表现为青紫。多在生后3～6个月青紫明显，青紫常于唇、球结合膜、口腔黏膜、耳垂、指（趾）等毛细血管丰富的部位明显；②患儿多有蹲踞症状；③长期缺氧，致使出现杵状指（趾）；④婴儿有时在吃奶、哭闹后出现阵发性呼吸困难，严重者可引起缺氧发作。体检可见患儿发育落后，重者智能亦落后。心前区可隆起，胸骨左缘第2～4肋间可闻及Ⅱ～Ⅲ级喷射性收缩期杂音，一般以第3肋间最响，肺动脉第二音减弱或消失。

3）常见并发症：由于长期缺氧，红细胞增加，血液黏稠度高，血流变慢可引起脑血栓，若为细菌性血栓，则易形成脑脓肿。常见并发症还有亚急性细菌性心内膜炎。

4）主要辅助检查：①血常规，周围血红细胞计数增多，血红蛋白和红细胞比容增高；②胸部X线检查，心影呈靴形，肺门血管影缩小。肺纹理减少，透亮度增加；③心电图，心电轴右偏，右心室肥大，可有右心房肥大；④超声心动图，可显示主动脉径宽并向右移位。右心室增大，流出道狭窄。左心室内径缩小。多普勒显影可见右心室直接将血液注入骑跨的主动脉；⑤心导管检查，导管易从右心室进入主动脉，有时可从右心室进入左心室。导管从肺动脉向右心室退出时，可记录到肺动脉和右心室之间的压力差；⑥心血管造影，主动脉和肺动脉几乎同时显影。主动脉影增粗，且位置偏前偏右。可显示肺动脉狭窄的部位、程度和肺血管的情况。

5）治疗要点：手术年龄一般在2～3岁以上，以根治手术治疗为主。如肺血管发育较差，则可先做姑息分流手术，以增加肺循环血流量。缺氧发作时的紧急处理：①置患儿于膝胸位；②氧气吸入，保持患儿安静；③皮下注射吗啡0.1～0.2mg/kg；④静脉滴注碳酸氢钠，纠正酸中毒；⑤给予普萘洛尔（心得安）治疗，预防其发作。

（5）肺动脉狭窄：

1）概述：肺动脉狭窄发病率占先天性心脏病总数的10％～20％。按狭窄部位的不同，可分为肺动脉瓣狭窄、漏斗部狭窄和肺动脉分支狭窄，其中以肺动脉瓣狭窄最常见。

2）临床特点：早期或轻者可无症状。狭窄程度越重，症状越明显，主要为劳累后有乏力、心悸和气急，可发生浮肿、昏厥，甚至心力衰竭。在发生心力衰竭前，生长发育尚可。

体检时可见心前区隆起，胸骨左缘搏动较强。肺动脉瓣区可触及收缩期震颤，可闻及响亮的喷射性全收缩期杂音，向颈部传导。轻、中度狭窄时听诊杂音为Ⅱ～Ⅳ级，重度狭窄时可达Ⅴ级，极重度狭窄时杂音反而减轻。杂音部位与狭窄的类型相关：瓣膜型在第2肋间最响，漏斗部狭窄在第3、4肋间最响。如右心室因代偿失调而扩大，则在三尖瓣区可闻及收缩期吹风样杂音，同时伴有颈静脉怒张、肝脏肿大、下肢浮肿等右心衰竭的表现。

3）主要辅助检查：①胸部X线检查，可见肺野清晰，肺纹理减少。右心室扩大，肺动脉段明显凸出；②心电图，轻度狭窄者正常。中度以上狭窄者，可显示不同程度的电轴右偏，右心室肥大；③超声心动图，右心室、房内径增宽，右心室前壁和室间隔增厚。可见肺动脉瓣增厚和活动受限。漏斗部狭窄时可见右心室流出道狭小；④右心导管检查，右心室收缩压增高，肺动脉收缩压降低。将导管从肺动脉拉到右心室的同时可进行连续测压，记录肺动脉和右心室之间的压力阶差。

4）治疗要点：目前在临床广泛应用经皮囊导管成形术，轻度狭窄者不需治疗，中、重度肺动脉瓣膜狭窄者效果良好。如肺动脉瓣膜显著增厚、漏斗部狭窄、合并其他心脏结构异常时，应及早行外科手术治疗。

4. 先天性心脏病患儿的护理

(1) 休息与活动：建立合理的生活制度，保证睡眠与休息，根据病情安排适当活动量，以减少心脏负担。集中进行护理操作，避免引起情绪激动。病情严重的患儿应绝对卧床休息。

(2) 心理护理：关心爱护患儿、态度和蔼，以建立良好的护患关系，消除患儿的紧张心理。对家长和患儿解释有关病情、检查、治疗经过等知识，取得他们理解和配合。

(3) 饮食护理：营养供给充足，注意搭配，保证需要，以增强体质，提高手术的耐受能力。喂养困难的儿童要耐心喂养，做到少量多餐，避免呛咳和呼吸困难；心功能不全伴有水钠潴留者，根据病情，采用无盐饮食或低盐饮食。

(4) 病情观察，防止并发症发生：①注意观察，避免法洛四联症患儿因活动、哭闹、便秘而引起缺氧发作。一旦发生立即将儿童置于膝胸卧位，给予吸氧，并与医生合作给予治疗；②法洛四联症患儿的血液黏稠度高，由于在发热、出汗、吐泻时，导致体液量减少，从而加重血液浓缩易形成血栓。需注意供给充足液体，必要时可静脉输液；③观察有无心力衰竭的表现，如：心率增快、呼吸困难、端坐呼吸、吐泡沫样痰、浮肿、肝大等，如出现上述表现，立即置患儿于半卧位，予氧气吸入，及时与医生取得联系，按心力衰竭护理；④注意体温变化，及时加减衣服，避免因受凉引起呼吸系统感染。给予保护性隔离措施，以免交叉感染。

(5) 用药护理：静脉用药时应控制输液速度及输入量，以免加重心脏负荷。

(6) 健康指导：指导家长掌握疾病的日常护理，并建立合理的生活制度，合理用药，预防感染及并发症。定期复查，将心功能调整到最好状态，使患儿安全到达手术年龄，安度手术关。

5. 心导管检查和心血管造影患儿的护理

(1) 术前护理：①术前一天清洁手术区皮肤；②做青霉素皮试，如青霉素过敏，必要时做先锋霉素皮试；③行心血管造影术者，术前做泛影葡胺碘过敏试验，如试验阳性应报告医生，改用低渗透压非离子碘造影剂；④术前禁食 6h，对青紫型先天性心脏病患儿，可静脉补液以防止出现血液浓缩；⑤术中如进行附加药物试验时，应先准备好药品；⑥必要时应查血型，备血，以备术中使用。

(2) 术后护理：①术后应平卧于床上，检查伤口有无渗血，可在敷料外放置砂袋以压迫止血。行股静脉穿刺者应卧床 12h，行股动脉穿刺者需卧床 24h 以上，避免局部形成血肿；②定时监测心率、心律、血压，观察足背动脉搏动情况及肢体温度的变化；③按医嘱输液给药，尤其对青紫型先天性心脏病患儿，应补足液体量，防止血液浓缩；④用氯胺酮麻醉者，需完全清醒后才能进食，以免引起呕吐。

三、病毒性心肌炎

1. 概述

病毒性心肌炎是指病毒侵犯心脏所致的炎性过程。任何病毒感染均可能累及心脏，但以柯萨奇病毒 $B_{1\sim6}$ 型最常见。

发病机制尚不完全清楚，一般认为与病毒及其毒素早期经血液循环直接侵犯心肌细胞有关，另外病毒感染后的变态反应和自身免疫也与发病有关。

2. 临床特点

(1) 主要症状：临床表现轻重不一，轻者预后大多良好，症状较少，常不被重视，体检可发现心动过速、期前收缩等。重者可发生心力衰竭、心源性休克、甚至猝死。典型病例在起病前数日或 1～3 周常有发热、周身不适、咽痛、肌痛、腹泻和皮疹等前驱症状，心肌受累时出现疲乏、气促、心悸和心前区不适或腹痛等症状。

(2) 主要体征：心脏扩大、心搏异常，安静时心动过速，第一心音低钝，出现奔马律，伴心包炎者可听到心包摩擦音。严重时血压下降，发展为充血性心力衰竭或心源性休克。

(3) 主要辅助检查：

1) 实验室检查：①病毒学诊断：可通过分离病毒和从恢复期血清中检测相应抗体；②血清心肌酶谱测定：病程早期血清肌酸激酶及其同工酶、乳酸脱氢酶及其同工酶、血清谷草转氨酶均增高。心肌肌钙蛋白 T 升高，具有高度特异性。病程中多有抗心肌抗体增高；③一般化验：急性期白细胞总数多增高，以中性粒细胞为主；部分病例血沉轻度增快。

2) X 线检查：心影正常或增大，合并大量心包积液时心影显著增大、心搏动减弱。心功能不全时两肺呈淤血表现。

3）心电图检查：呈持续性心动过速，多导联 ST 段偏移和 T 波低平、双向或倒置、QT 间期延长、QRS 波群低电压。

3. 治疗要点

主要是减轻心脏负担，改善心肌代谢和心功能，促进心肌修复。

（1）休息：减轻心脏负担。

（2）保护心肌和清除自由基的药物治疗：①给予大剂量维生素 C 和能量合剂：大剂量维生素 C 可改善心肌代谢及促进心肌恢复，对心肌炎有一定疗效；②辅酶 Q_{10}：有保护心肌和清除自由基的作用；③1，6－二磷酸果糖（FDP）：可改善心肌细胞代谢；④中药：在常规治疗基础上加用丹参或黄芪等中药。

（3）应用肾上腺皮质激素：激素有改善心肌功能、减轻心肌炎性反应和抗休克作用，一般病程早期和轻症者不用，多用于急重病例。

（4）应用丙种球蛋白：用于重症病例，2g/kg，24h 静脉缓慢滴注。

（5）控制心力衰竭：常用强心药是地高辛或毛花苷丙，但因心肌炎时对洋地黄制剂比较敏感，易中毒，故剂量应偏小，一般使用有效剂量的 2/3 即可。重症者加用利尿剂时，应注意电解质平衡，以免引起心律失常。

（6）救治心源性休克。

4. 主要护理措施

（1）休息与活动：急性期卧床休息，至热退后 3～4 周基本恢复正常时逐渐增加活动量。恢复期继续限制活动量，一般总休息时间不少于 3～6 个月。重症患儿心脏扩大者、有心力衰竭者，应延长卧床时间，待心衰控制、心脏情况好转后再逐渐开始活动。

（2）心理护理：对患儿及家长介绍本病的治疗过程和预后，减少其焦虑和恐惧心理。

（3）饮食护理：易于消化、营养丰富的低盐饮食，避免刺激性食物。

（4）病情观察：①密切观察并记录患儿精神状态、面色、心率、心律、呼吸、体温和血压变化。有明显心律失常者应进行连续心电监护，发现异常应立即报告医生，立即采取紧急处理措施；②胸闷、气促、心悸时应休息，必要时可给予吸氧；③烦躁不安者可根据医嘱给予镇静剂；④有心力衰竭时置患儿于半卧位，尽量保持其安静，静脉给药应注意点滴的速度不要过快，以免加重心脏负担。

（5）用药护理：①因心肌炎时对洋地黄制剂比较敏感，易中毒，使用洋地黄时剂量应偏小，并观察有无洋地黄中毒症状，如有上述症状暂停用药并与医生联系处理；②心源性休克使用血管活性药物和扩张血管药时，使用输液泵准确控制滴速，以避免血压过大的波动；③使用利尿剂时，应注意电解质平衡，以免引起心律失常。

（6）健康指导：对患儿及家长强调休息对心肌炎恢复的重要性，自觉配合治疗。告知预防呼吸道感染和消化道感染的常识，在疾病流行期间尽量避免去公共场所。带抗心律失常药物出院的患儿，应让患儿和家长掌握药物的名称、剂量、用药方法及其副作用，出院后定期到门诊复查。

【测试题】

一、填空题

1. 胚胎在第________周开始形成原始的心脏，第________周开始有循环作用，第________周成为具有四腔的心脏。
2. 胎儿期主要供应心脏、脑和上肢的血液来自于________，供应腹腔器官和下肢的血液主要来源于________。
3. 卵圆孔瓣膜在解剖上关闭一般为生后________。
4. 胎儿体内有 3 条特殊的通路，分别为：________、________、________。
5. 动脉导管约 80％婴儿于生后________，95％婴儿于生后________形成解剖闭合。
6. 新生儿的心脏多呈________，心尖搏动位于左侧第________肋间、锁骨中线，心尖部主要为________。
7. 儿童心率较快，平均每分钟新生儿________次，1 岁以内为________次，2～3 岁为________次，4～7 岁为________次，8～14 岁为________次。儿童心率易受各种因素的影响，应在________时测量脉搏。
8. 新生儿收缩压平均为________ mmHg，2 岁以后收缩压的计算公式：收缩压 mmHg=________，收缩压的________为舒张压。
9. 儿童的收缩压高于标准的________ mmHg 为高血压，低于标准的________ mmHg 为低血压，下肢血压比上肢血压约高________ mmHg。
10. 根据左右心腔或大血管间有无直接分流和临床有无青紫，可将先天性心脏病分为________、________、________。
11. 左向右分流型先天性心脏病常见有________、________和________等。
12. 右向左分流型先天性心脏病常见有________和________等。
13. 无分流型先天性心脏病常见有________和________等。
14. 室间隔缺损是最常见的先天性心脏病，根据缺损的位置分为：________、________、________、________。
15. 室间隔缺损根据缺损的大小，可分为小型缺损，缺损________ cm；中型缺损，缺损________ cm；大型缺损，缺损________ cm。
16. 中、大型室间隔缺损体检时，在胸骨________肋间可闻及________级粗糙的全收缩期杂音。
17. 室间隔缺损常见并发症：________、________、________、________、________。
18. 房间隔缺损据解剖病变的不同分为________、________和________不同类型。
19. 房间隔缺损大者，体检时在胸骨________肋间可闻及________级收缩期喷射性杂音，肺动脉瓣区第二音________或________呈固定分裂。

20. 可见“肺门舞蹈征”的先天性心脏病多见于____________。
21. 房间隔缺损者至青中年期可合并有___________、___________、___________等并发症。
22. 动脉导管未闭根据未闭动脉导管的大小、长短和形态不一，分为三型：___________、___________、___________。
23. 动脉导管未闭者体检时在胸骨___________肋间可闻有___________杂音，可触及震颤。
24. 动脉导管未闭时，其周围血管体征包括___________、___________及___________。
25. 法洛四联症是以下四种畸形组成：（1）___________；（2）___________；（3）___________；（4）___________。
26. 法洛四联症者体检时在胸骨___________肋间可闻及___________级喷射性收缩期杂音，一般以___________肋间最响，肺动脉第二音减弱或消失。
27. 法洛四联症常见并发症：___________、___________、___________等。
28. 肺动脉狭窄按狭窄部位的不同，分为___________狭窄、___________狭窄和___________狭窄，其中以___________最常见。
29. 心导管检查和心血管造影的患儿，若行股静脉穿刺者，术后应卧床___________，若行股动脉穿刺者，术后需卧床___________以上，避免局部形成血肿。
30. 引起病毒性心肌炎主要的病原体是___________和___________病毒，尤其是___________最常见。
31. 病毒性心肌炎典型病例在起病前___________常有上呼吸道或肠道等前驱病毒感染史。
32. 病毒性心肌炎血清心肌酶谱测定：___________升高，具有高度的特异性。
33. 病毒性心肌炎心电图的改变呈现多导联___________、___________、___________、___________、___________。
34. 病毒性心肌炎患儿，在急性期需卧床休息至___________基本恢复正常时逐渐增加活动量，恢复期继续限制活动量，一般总休息时间不少于___________。
35. 每次使用地高辛前，必须测量___________达 1min。

二、单选题

1. 原始心脏开始形成于胚胎期的时间（　）。

A. 第 2 周　　B. 第 4 周
C. 第 6 周　　D. 第 8 周
E. 第 10 周

2. 胚胎期心脏发育的关键时期是（　）。

A. 第 2～8 周　　B. 第 8～12 周
C. 第 12～16 周　　D. 第 16～20 周
E. 第 18～22 周

3. 胎儿的血液循环中，血氧含量最高的部位是（　　）。

A. 脐动脉　　B. 脐静脉
C. 主动脉　　D. 右心房
E. 右心室

4. 胎儿期血氧含量最高的是（　　）。

A. 心　　B. 脑
C. 肺　　D. 肝
E. 肾

5. 胎儿时期流经升主动脉的血液，不供应的器官为（　　）。

A. 心脏　　B. 脑
C. 上肢　　D. 下半身
E. 肺

6. 胎儿时期流经降主动脉的血液，供应的器官为（　　）。

A. 心脏　　B. 脑
C. 上肢　　D. 下半身
E. 肺

7. 正常情况下，儿童卵圆孔解剖闭合的时间多在生后（　　）。

A. 1～3 个月　　B. 2～4 个月
C. 5～7 个月　　D. 8～10 个月
E. 12～18 个月

8. 80%儿童的动脉导管解剖闭合的年龄是（　　）。

A. 4 个月内　　B. 6 个月内
C. 8 个月内　　D. 12 个月内
E. 18 个月内

9. 95%儿童的动脉导管解剖闭合的年龄是（　　）。

A. 6 个月　　B. 8 个月
C. 12 个月　　D. 18 个月
E. 24 个月

10. 出生以后，随着儿童的成长，心室增长速度（　　）。

A. 左心室大于右心室
B. 右心室大于左心室
C. 左心室等于右心室
D. 前期左心室大于右心室，后期右心室大于左心室
E. 以上都不是

11. 胎儿血液循环出生后的改变，下列哪项是不正确的？（　　）。

A. 肺小动脉肌层退化　　B. 肺循环压力增高
C. 卵圆孔未闭　　D. 体循环压力增高

E. 动脉导管闭塞

12. 儿童动脉收缩压应用下列哪项公式计算（　　）。

A. （年龄×2）＋85mmHg

B. （年龄×2）＋80mmHg

C. （年龄×5）＋85mmHg

D. （年龄×2）＋75mmHg

E. 以上都不是

13. 下列有关血压的测定哪一项是错误的?（　　）。

A. 正常情况下，下肢血压高于上肢血压

B. 收缩压高于公式测算值 20mmHg 为高血压

C. 儿童年龄愈小，血压愈低

D. 袖带的宽度应为上臂长度的 1/4

E. 一般收缩压低于按公式测算值 20mmHg 为低血压

14. 新生儿进行体检心脏体检，正常的是（　　）。

A. 心尖部已经位于肋骨左缘第 4 肋间，锁骨中线外侧

B. 心尖部已经位于肋骨左缘第 4 肋间，锁骨中线内侧

C. 心尖部已经位于肋骨左缘第 5 肋间，锁骨中线处侧

D. 心尖部已经位于肋骨左缘第 5 肋间，锁骨中线内侧

E. 心尖部已经位于肋骨左缘第 3 肋间，锁骨中线内侧

15. 9 岁儿童进行体检心脏体检，正常的是（　　）。

A. 心尖部已经位于肋骨左缘第 4 肋间，锁骨中线外侧

B. 心尖部已经位于肋骨左缘第 4 肋间，锁骨中线内侧

C. 心尖部已经位于肋骨左缘第 5 肋间，锁骨中线处侧

D. 心尖部已经位于肋骨左缘第 5 肋间，锁骨中线内侧

E. 心尖部已经位于肋骨左缘第 3 肋间，锁骨中线内侧

16. 5 岁儿童的心率为（　　）。

A. 120～140 次/min　　B. 110～l30 次/ min

C. 100～120 次/ min　　D. 80～100 次/ min

E. 60～80 次/ min

17. 正常新生儿的心率和 8～14 岁儿童的心率分别为（　　）。

A. 120～140 次/min，70～90 次/min

B. 110～l30 次/min，60～70 次/min

C. 100～120 次/min，90～100 次/min

D. 80～100 次/min，70～90 次/min

E. 60～100 次/min，50～70 次/min

18. 新生儿收缩压平均是（　　）。

A. 50～60 mmHg　　B. 60～70 mmHg

C. 70～80 mmHg　　D．80～90 mmHg

E. 90～100 mmHg

19. 3 岁儿童平均血压值是（　　）。

A. 60/40 mmHg　　B. 86/58 mmHg

C. 96/60 mmHg　　D. 110/80 mmHg

E. 110/80 mmHg

20. 12 岁儿童窦性频率超过多少为窦性心动过速（　　）。

A. 120 次/min　　B. 100 次/min

C. 80 次/min　　D. 160 次/min

E. 180 次/min

21. 儿童高血压是指（　　）。

A. 收缩压高于此标准 5 mmHg 为高血压

B. 收缩压高于此标准 10 mmHg 为高血压

C. 收缩压高于此标准 15 mmHg 为高血压

D. 收缩压高于此标准 20 mmHg 为高血压

E. 收缩压高于此标准 25 mmHg 为高血压

22. 先天性心脏病最常见的是（　　）。

A. 房间隔缺损　　B. 室间隔缺损

C. 动脉导管未闭　　D. 法洛四联症

E. 肺动脉狭窄

23. 不属于左向右分流型（潜伏青紫型）先天性心脏病的是（　　）。

A. 室间隔缺损　　B. 房间隔缺损

C. 动脉导管未闭　　D. 法洛四联症

E. 肺动脉狭窄

24. 属于右向左分流型（青紫型）先天性心脏病的是（　　）。

A. 室间隔缺损　　B. 房间隔缺损

C. 动脉导管未闭　　D. 法洛四联症

E. 肺动脉狭窄

25. 左向右分流型先天性心脏病最常见的并发症是（　　）。

A. 支气管肺炎　　B. 感染性心内膜炎

C. 脑栓塞　　D. 脑脓肿

E. 以上都不是

26. 影响左向右分流型先天性心脏病儿童的生长发育的原因是（　　）。

A. 肺循环血量增加　　B. 肺循环血量减少

C. 体循环血量增加　　D. 体循环血量减少

E. 以上都不是

27. 诊断先天性心脏病最重要的确诊方法为（　　）。

A. 胸部X线　　B. 心电图
C. 心脏CT　　D. 心导管检查和血管造影
E. B超

28. 目前认为先天性心脏病的病因中最主要的是（　　）。
A. 宫内感染　　B. 孕母早期服药史
C. 接触大量放射线　　D. 孕母患有代谢紊乱性疾病
E. 孕早期饮酒

29. 法洛四联症的四种畸形中，对患儿病理生理和临床表现最有影响的是（　　）。
A. 室间隔缺损　　B. 肺动脉狭窄
C. 主动脉骑跨　　D. 右心室肥厚
E. 左心室肥厚

30. 法洛四联症患儿出现蹲踞现象，是因为这样可以（　　）。
A. 增加心脑供血量
B. 增加腔静脉回心血量
C. 增加体循环阻力，减少右向左分流血量
D. 休息，缓解疲劳
E. 以上都不是

31. 法洛四联症患儿吃奶时突然出现阵发性呼吸困难、晕厥等情况，是因为（　　）。
A. 机体长期缺氧　　B. 合并脑血栓
C. 合并脑脓肿　　D. 肺动脉漏斗部肌肉痉挛
E. 并发惊厥

32. 患儿于行走或活动时因气急而主动下蹲片刻再起立行走。此蹲踞症状多见于（　　）。
A. 房间隔缺损　　B. 室间隔缺损
C. 动脉导管未闭　　D. 法洛四联症
E. 肺动脉狭窄

33. 护理青紫型先天性心脏病患儿时，要注意供给充足的液体，其目的是（　　）。
A. 防止心力衰竭　　B. 防止便秘
C. 防止血栓栓塞　　D. 防止休克
E. 防止脱水

34. 若患儿脉压大于40mmHg，并出现了周围血管征阳性，应考虑（　　）。
A. 房间隔缺损　　B. 室间隔缺损
C. 动脉导管未闭　　D. 法洛四联症
E. 肺动脉狭窄

35. 易出现血液黏稠度增加的先天性心脏病是（　　）。
A. 房间隔缺损　　B. 室间隔缺损
C. 动脉导管未闭　　D. 法洛四联症

E. 肺动脉狭窄

36. 出现差异性紫绀时，多见于（　　）。

A. 房间隔缺损　　B. 室间隔缺损

C. 动脉导管未闭　　D. 法洛四联症

E. 肺动脉狭窄

37. 患儿体检时，如发现心界扩大，胸骨左缘第 3、4 肋间隙可闻及Ⅲ级粗糙的全收缩期杂音，并可触及收缩期震颤。应考虑哪种先天性心脏病（　　）。

A. 房间隔缺损　　B. 室间隔缺损

C. 动脉导管未闭　　D. 法洛四联症

E. 肺动脉狭窄

38. 患儿体检时，如发现心界扩大，胸骨左缘 2～3 肋间可闻及Ⅱ～Ⅲ级收缩期喷射性杂音，肺动脉瓣区第二音增强或亢进并呈固定分裂。应考虑哪种先天性心脏病（　　）。

A. 房间隔缺损　　B. 室间隔缺损

C. 动脉导管未闭　　D. 法洛四联症

E. 肺动脉狭窄

39. 患儿体检时，如胸廓畸形，胸骨左缘第 2 肋间可闻有粗糙响亮的连续性机器样杂音，可触及震颤，肺动脉瓣区第二音增强或亢进。应考虑哪种先天性心脏病（　　）。

A. 房间隔缺损　　B. 室间隔缺损

C. 动脉导管未闭　　D. 法洛四联症

E. 肺动脉狭窄

40. 患儿体检时，如发现发育落后，心前区可隆起，胸骨左缘第 2～4 肋间闻及Ⅱ～Ⅲ级喷射性收缩期杂音，肺动脉第二音减弱或消失。应考虑哪种先天性心脏病（　　）。

A. 房间隔缺损　　B. 室间隔缺损

C. 动脉导管未闭　　D. 法洛四联症

E. 肺动脉狭窄

41. 心影呈靴形，多见于（　　）。

A. 房间隔缺损　　B. 室间隔缺损

C. 动脉导管未闭　　D. 法洛四联症

E. 肺动脉狭窄

42. 法洛四联症常见的并发症为（　　）。

A. 心力衰竭　　B. 肺炎

C. 脑血栓　　D. 肺水肿

E. 心律失常

43. 肺动脉瓣听诊区第二心音减弱或消失的先天性心脏病为（　　）。

A. 房间隔缺损
B. 室间隔缺损
C. 动脉导管未闭
D. 法洛四联症
E. 肺动脉狭窄

44. 动脉导管未闭时，临床上出现声音嘶哑，最常见的原因为（　　）。
A. 左心室增大，压迫喉返神经
B. 左心房增大，压迫喉返神经
C. 右心室增大，压迫喉返神经
D. 肺动脉扩张，压迫喉返神经
E. 肺动脉狭窄，压迫喉返神经

45. 以下哪项是先心病最多见的并发症（　　）。
A. 肺炎
B. 脑栓塞
C. 咯血
D. 亚急性细菌性心内膜炎
E. 喉返神经麻痹

46. 房间隔缺损的血流动力学改变常引起（　　）。
A. 右心房，右心室，左心室扩大
B. 左心房，左心室，右心室扩大
C. 左心房，左心室扩大
D. 右心房，右心室扩大
E. 左心房，右心房，右心室扩大

47. 室间隔缺损形成肺动脉高压后，以下哪项增大为主？（　　）。
A. 左心房
B. 右心房
C. 左心室
D. 右心室
E. 肺动脉

48. 左向右分流型先天性心脏病，下列哪项是绝对手术指征？（　　）。
A. 确诊先心即手术
B. 发生动力性肺高压前
C. 出现心力衰竭症状时
D. 发生梗阻性肺高压时
E. 出现亚急性细菌性心内膜炎时

49. 左向右分流型先天性心脏病出现下列何种情况是手术禁忌（　　）。
A. 发生动力性肺高压前
B. 发生动力性肺高压时
C. 出现心力衰竭症状时
D. 发生梗阻性肺高压时
E. 发生亚急性细胞性心内膜炎时

50. 常见的左向右分流型和无分流型先天性心脏病大都能施行手术根治，一般最适合手术的年龄是（　　）。
A. 新生儿期
B. 婴幼儿期
C. 学龄前期
D. 学龄前

E. 青春期

51. 肺动脉瓣区第二音亢进和固定分裂多见于（　　）。

A. 房间隔缺损　　B. 室间隔缺损
C. 动脉导管未闭　　D. 法洛四联症
E. 肺动脉瓣狭窄

52. 动脉导管未闭 X 线检查可见（　　）。

A. 右房、右室大　　B. 左、右室大，左房右房也大
C. 左房、左室大　　D. 左、右室大、左房也大
E. 右室大

53. 肺动脉狭窄 X 线检查可见（　　）。

A. 右房、右室大　　B. 左、右室大，左房右房也大
C. 左房、左室大　　D. 左、右室大、左房也大
E. 右室大

54. 导致右心室舒张期负荷过重的先心病是（　　）。

A. 室间隔缺损　　B. 房间隔缺损
C. 动脉导管未闭　　D. 法洛四联症
E. 肺动脉瓣狭窄

55. 肺循环血流量增多，而左心室、主动脉及体循环血流量减少的先心病是（　　）。

A. 动脉导管未闭　　B. 室间隔缺损
C. 房间隔缺损　　D. 法洛四联症
E. 肺动脉狭窄

56. 心导管检查，平均血氧含量右房高于上下腔静脉的先心病是（　　）。

A. 房间隔缺损　　B. 室间隔缺损
C. 动脉导管未闭　　D. 肺动脉狭窄
E. 法洛四联症

57. 心导管检查右心室血氧含量高于右心房的先心病是（　　）。

A. 房间隔缺损　　B. 室间隔缺损
C. 动脉导管未闭　　D. 法洛四联症
E. 肺动脉狭窄

58. 差异性发紫可发生于下述哪种情况下？（　　）。

A. 肺动脉狭窄　　B. 法洛四联症
C. 房缺合并肺动脉高压　　D. 室缺合并肺动脉高压
E. 动脉导管未闭合并肺动脉高压

59. 法洛四联症患儿蹲踞是因为（　　）。

A. 缓解漏斗部痉挛
B. 使腔静脉回心血量增加
C. 增加体循环阻力，减少右向左分流量

D. 使心脑供血增加

E. 使劳累、气急缓解

60. 引起病毒性心肌炎最常见的病原体是（　　）。

A. 流感病毒　　B. 腺病毒

C. 埃可病毒　　D. 柯萨奇病毒 $B_{1\sim6}$ 型

E. 支原体

61. 病毒性心肌炎进行血清心肌酶谱测定，具有高度特异性是（　　）。

A. 血清肌酸激酶（CK）及其同工酶（CK－MB）增高

B. 乳酸脱氢酶（LDH）及其同工酶（LDH1）增高

C. 心肌肌钙蛋白 T 升高

D. 抗心肌抗体增高

E. 血沉增快

62. 病毒性心肌炎患儿在控制心力衰竭时，强心药常选用地高辛或毛花苷丙，一般用有效剂量的（　　）即可。

A. 1/2　　B. 1/3

C. 2/3　　D. 1/4

E. 3/4

63. 关于病毒性心肌炎急性期患儿卧床休息至体温正常后（　　）。

A. 1～2 周　　B. 2～3 周

C. 3～4 周　　D. 4～5 周

E. 5～6 周

64. 关于病毒性心肌炎恢复期休息时间应不少于（　　）。

A. 1 个月　　B. 3 个月

C. 6 个月　　D. 9 个月

E. 12 个月

65. 儿童血管特点是（　　）。

A. 儿童的动脉比成人细

B. 随着年龄增长，动脉口径相对变宽

C. 10 岁前，肺动脉直径较主动脉窄

D. 青春期肺动脉直径超过主动脉

E. 婴儿期，毛细血管管腔内径相对较成人宽大

66. 不属于循环系统疾病常见症状的表现是（　　）。

A. 呼吸困难　　B. 发热

C. 心悸　　D. 下肢水肿

E. 心前区疼痛

67. 诊断病毒性心肌炎最有意义的实验室检查是（　　）。

A. 白细胞增高　　B. 红细胞沉降率增快

C. 乳酸脱氢酶的增高　　D. 心电图 ST－T 改变

E. 血清中和抗体效价增高 4 倍以上

68. 急性病毒性心肌炎患者的最重要的护理措施是（　　）。

A. 保证患者绝对卧床休息　　B. 给予易消化的饮食

C. 保证蛋白质的供给　　D. 给予多种维生素

E. 记出入液量

69. 不支持病毒性心肌炎诊断的是（　　）。

A. 血清酶可增高

B. 病毒中和抗体滴度增高

C. 可见与发热程度不平衡的心动过速

D. 严重者可出现 Adams－Stokes 综合征

E. 感冒的同时出现心悸、胸痛、呼吸困难

70. 心肌炎常见的心电图改变是（　　）。

A. P－R 间期延长　　B. QRS 波群增宽

C. ST－T 改变　　D. T 波改变

E. Q－T 间期延长

71. 病毒性心肌炎发生心律失常最常见的类型是（　　）。

A. 窦性心动过速　　B. 室上性心动过速

C. 房室传导阻滞　　D. 心房纤颤

E. 心室纤颤

72. 下述哪项体征不可能由心肌炎引起？（　　）。

A. 心动过速　　B. 第一心音增强

C. 心动过缓　　D. 心尖区收缩期杂音

E. 心脏扩大

73. 下列哪项不是心肌炎的主要征象？（　　）。

A. 第一心音减弱　　B. 颈静脉怒张

C. 舒张期奔马律　　D. 室性早搏

E. 不同程度的房室传导阻滞

74. 儿童病毒性心肌炎最常见的后遗症是（　　）。

A. 心电图显示 ST－T 段改变　　B. Ⅰ°－Ⅱ°房室传导阻滞

C. 束支传导阻滞　　D. 过早搏动

E. 心脏扩大

75. 以下哪项不支持轻型病毒性心肌炎临床表现？（　　）。

A. 胸闷，心悸　　B. 心脏轻度扩大

C. 心动过速　　D. 心音低钝及奔马律

E. 严重心律失常

三、多选题

1. 引起先天性心脏病的因素，包括（　　）。
   A. 遗传因素　　B. 孕母早期被病毒感染
   C. 孕母接受大量放射线　　D. 孕母接触或使用抗癌药物
   E. 孕母经常行B超检查
2. 常见的潜在青紫型心脏病有（　　）。
   A. 房间隔缺损　　B. 室间隔缺损
   C. 动脉导管未闭　　D. 肺动脉狭窄
   E. 法洛四联症
3. 常见的青紫型心脏病有（　　）。
   A. 房间隔缺损　　B. 室间隔缺损
   C. 动脉导管未闭　　D. 大动脉错位
   E. 法洛四联症
4. 常见的无青紫型心脏病有（　　）。
   A. 房间隔缺损　　B. 室间隔缺损
   C. 主动脉缩窄　　D. 肺动脉狭窄
   E. 大动脉错位
5. 左向右分流先天性心脏病的共同临床表现有（　　）。
   A. 生长发育落后
   B. 活动耐力差，易疲乏
   C. 可有血红蛋白增高和喜欢蹲踞
   D. 易反复发生肺部感染
   E. 出生后持续青紫
6. 下列哪些是胎儿血液循环中所特有的？（　　）。
   A. 胎盘　　B. 静脉导管
   C. 卵圆孔　　D. 动脉导管
   E. 肺循环
7. 胎儿娩出后，血液循环有如下的改变（　　）。
   A. 生后卵圆孔功能上关闭
   B. 生后动脉导管功能上闭合
   C. 脐血管闭锁
   D. 卵圆孔于生后5～7个月形成解剖上的闭合
   E. 动脉导管于生后3～12个月形成解剖上的闭合
8. 儿童的心率随年龄增加而逐渐减慢，以下正确的是（　　）。
   A. 新生儿为120～140次/min　　B. 1岁以内100～110次/min
   C. 2岁100～120次/min　　D. 5岁80～100次/min
   E. 12岁50～70次/min

9. 容易发生呼吸道感染的先天性心脏病有（　　）。
   A. 房间隔缺损　　B. 室间隔缺损
   C. 动脉导管未闭　　D. 肺动脉狭窄
   E. 法洛四联症
10. 大型房间隔缺损的临床表现有（　　）。
   A. 体格常瘦小
   B. 右心房、右心室扩大
   C. 胸骨左缘第 2～3 肋间有收缩期杂音
   D. 典型心电图表现为电轴右偏和不完全性右束支传导阻滞
   E. X 线胸片示肺动脉段明显突出，有肺门“舞蹈”，主动脉影缩小
11. 中、大型室间隔缺损的临床表现有（　　）。
   A. 生长发育落后，活动耐力差、气促
   B. 易反复发生肺部感染
   C. 胸骨左缘 2～3 肋间有Ⅱ级柔和收缩期杂音
   D. 心电图可正常或左心室肥大，严重者可出现右心室肥大
   E. X 线胸片示肺血管增粗，左、右心室增大，左房也可增大
12. 先天性心脏病儿童进行胸部 X 线检查时，具有肺门“舞蹈”征的有（　　）。
   A. 房间隔缺损　　B. 室间隔缺损
   C. 动脉导管未闭　　D. 肺动脉狭窄
   E. 法洛四联症
13. 动脉导管未闭出现收缩期杂音的原因是由于（　　）。
   A. 婴幼儿期肺动脉压力较高　　B. 并发心力衰竭
   C. 合并肺炎　　D. 出现肺动脉高压
   E. 二尖瓣相对狭窄
14. 法洛四联症是由几种畸形组成，包括（　　）。
   A. 房间隔缺损　　B. 室间隔缺损
   C. 肺动脉狭窄　　D. 主动脉骑跨
   E. 右心室肥厚
15. 周围血管征包括（　　）。
   A. 青紫　　B. 水冲脉
   C. 股动脉枪击音　　D. 声音嘶哑
   E. 毛细血管搏动征
16. 造成法洛四联症青紫的原因包括（　　）。
   A. 右心室肥厚
   B. 室间隔缺损造成的左向右分流
   C. 主动脉接受来自右心室的静脉血
   D. 静脉回心血量的减少

E. 由于肺动脉狭窄，造成肺循环进行气体交换的血流减少

17. 法洛四联症的杂音有以下特点（ ）。

A. 收缩期喷射性杂音

B. 可伴有震颤

C. 向整个心前区传导

D. 杂音的强度主要取决于肺动脉狭窄的程度

E. 当发生漏斗部痉挛时其杂音最响

18. 护理使用洋地黄的患儿时，以下正确的护理措施有（ ）。

A. 每次给药前应数脉搏或听心率

B. 患儿应单独服用洋地黄，不要与其他药物混合

C. 如出现心率减慢、肝脏缩小、呼吸改善、尿量增加说明洋地黄有效

D. 服用洋地黄时应避免使用排钾利尿药，以免发生低钾

E. 如发现心率过缓、心律失常、恶心呕吐、视力模糊、色视、嗜睡、头晕，提示有洋地黄中毒的可能，应先停药，报告医生处理

19. 进行心导管检查和心血管造影术后，需注意观察（ ）。

A. 伤口出血　　B. 穿刺部位血肿

C. 心律失常　　D. 感染

E. 支气管痉挛

20. 先天性心脏病的护理措施包括（ ）。

A. 预防感染　　B. 提供充足的休息

C. 维持营养　　D. 防止并发症

E. 做好心理护理

21. 先天性心脏病的常见护理诊断（或问题）包括（ ）。

A. 活动无耐力　　B. 生长发育改变

C. 有感染的危险　　D. 潜在并发症

E. 焦虑

22. 病毒性心肌炎应用肾上腺皮质激素治疗的作用（ ）。

A. 改善心肌功能　　B. 减轻心肌炎性反应

C. 保护心肌　　D. 抗休克

E. 清除自由基

23. 病毒性心肌炎患儿卧床休息时间，正确的是（ ）。

A. 急性期卧床休息，至热退后 1～3 周基本恢复正常时逐渐增加活动量

B. 急性期卧床休息，至热退后 3～4 周基本恢复正常时逐渐增加活动量

C. 恢复期继续限制活动量，一般总休息时间不少于 1～3 个月

D. 恢复期继续限制活动量，一般总休息时间不少于 3～6 个月

E. 有心力衰竭者，应延长卧床时间，待心衰控制后再逐渐开始活动

24. 婴幼儿出现以下症状可考虑先天性心脏病（ ）。

A. 喂养困难　　B. 持续性青紫
C. 嗜睡　　D. 哭声嘶哑
E. 易患肺炎

25. 病毒性心肌炎的临床表现包括（　　）。
A. 患者病情相差较大，轻者可无症状，重者可因严重心律失常而猝死
B. 症状出现前 1～4 周有病毒感染史
C. 患者常有心悸、气短，但活动后反而好转
D. 体检发现有与体温不相称的心动过速
E. 可出现各种类型心律失常

26. 循环系统疾病常见症状有（　　）。
A. 呼吸困难　　B. 心悸、胸痛
C. 发绀　　D. 水肿
E. 晕厥

27. 循环系统具有的功能，包括（　　）。
A. 保证身体各组织器官的血液供应
B. 通过血液给组织输送氧气、营养物质、激素
C. 具有内分泌功能
D. 运走组织代谢产物
E. 具有免疫功能

28. 一般心脏病患者共同的饮食原则有（　　）。
A. 宜进流食　　B. 高维生素
C. 控制食盐　　D. 少量多餐
E. 避免过饱

29. 病毒性心肌炎的临床表现是（　　）。
A. 与发热程度不平衡的心动过速　　B. 心律失常
C. 剧烈胸痛　　D. 呼吸困难
E. ST 段抬高呈弓背向上

30. 急性心肌炎可有下述哪项（　　）。
A. 可听到新出现的明显的心脏杂音
B. PR 间期延长
C. 心脏增大
D. 心肌酶增高
E. 心电图 Q 波

31. 病毒性心肌炎健康指导内容包括（　　）。
A. 合理安排休息与活动　　B. 做好饮食调整
C. 避免诱发因素　　D. 坚持药物治疗
E. 不需要药物治疗

32. 易导致洋地黄中毒的因素包括（　　）。

A. 大面积心肌损害　　B. 高血钾

C. 严重缺氧　　D. 肾衰竭

E. 病毒性心肌炎

33. 下列哪些情况易发生洋地黄中毒？（　　）。

A. 低钾或低镁血症　　B. 低钙血症

C. 低氧血症　　D. 心肌缺血

E. 尿量减少

34. 需减缓静脉推注速度的药物有（　　）。

A. 氨茶碱　　B. 毛花苷丙（西地兰）

C. 呋塞米（速尿）　　D. 地塞米松

E. 葡萄糖酸钙

35. 下列哪些病例需减量慎用洋地黄类药物？（　　）。

A. 急性心肌梗死心力衰竭　　B. 尿毒症心力衰竭

C. 慢性肺心病心力衰竭　　D. 风心病心力衰竭

E. 肥厚型心肌病

36. 治疗洋地黄中毒频发性室性早搏时选用的药物有（　　）。

A. 多巴胺　　B. 钾盐

C. 苯妥英钠　　D. 利多卡因

E. 氯化钙

四、判断改错题

1. 胎儿体内绝大部分血液为混合血，左、右心均向全身供血。（　　）
2. 静脉导管、动脉导管、室间隔卵圆孔是胎儿血液循环的特殊通路。（　　）
3. 胎儿血液循环的特殊通路包括静脉导管、动脉导管、室间隔卵圆孔。（　　）
4. 生后 5～7 个月，卵圆孔在解剖上关闭。（　　）
5. 新生儿和小于 2 岁儿童的心脏呈横位，心尖搏动位于左侧第 5 肋间，锁骨中线外侧，心尖部主要为右心室。（　　）
6. 儿童下肢血压比上肢血压约高 20mmHg。（　　）
7. 无青紫型先天性心脏病的血液黏稠度较高，因此要给足够水分，防止血液黏稠致脑血栓形成。（　　）
8. 室间隔缺损是存活婴儿中最常见的先天性心脏病。（　　）
9. 室间隔缺损大时，X 线胸片检查可见肺门“舞蹈”征。（　　）
10. 法洛四联症患儿在游戏或行走时，可有蹲踞现象。（　　）
11. 右向左分流型心脏病常见的有法洛四联症和大动脉错位。（　　）
12. 儿童由于动脉壁的弹性较好，血管口径大，故血压偏低。（　　）
13. 法洛四联症如出现缺氧发作时，立即置于胸膝位，并给氧气吸入。（　　）
14. 法洛四联症的儿童，由于舒张压降低时，可有周围血管征、末梢毛细血管搏

动、水冲脉及股动脉枪击音。（　　）

15. 中度以上肺动脉狭窄的心电图显示不同程度的电轴右偏，右心室肥大。（　　）

16. 心导管检查和心血管造影术后需定时测量心率、心律、血压，观察足背动脉搏动情况。（　　）

17. 引起病毒性心肌炎的病原体以流感和副流感病毒最常见。（　　）

18. 病毒性心肌炎儿童如发生心力衰竭时，常用地高辛控制心力衰竭，但由于心肌炎时对洋地黄制剂比较敏感，容易中毒，故剂量应偏小。（　　）

19. 病毒性心肌炎儿童在急性期需卧床休息，至体温稳定后1～2周基本恢复正常时逐渐增加活动量。（　　）

20. 病毒性心肌炎儿童心电图呈持续性心动过速，多导联ST段偏移和T波低平、双向或倒置、QT间期延长、QRS波群低电压。（　　）

五、名词解释

1. 先天性心脏病
2. 艾森曼格综合征
3. 差异性发绀
4. 缺氧发作
5. 蹲踞症状
6. 杵状指（趾）
7. 病毒性心肌炎

六、简答题

1. 简述先天性心脏病有哪几种类型。
2. 何谓艾森曼格综合征？
3. 何谓杵状指（趾）？
4. 何谓缺氧发作？
5. 何谓差异性发绀？
6. 为何蹲踞现象是种自体保护性动作？
7. 简述室间隔缺损的并发症。
8. 简述法洛四联症缺氧发作时的紧急处理。
9. 护理右向左分流型心脏病患儿应注意些什么？
10. 简述病毒性心肌炎的患者如何制定作息时间。
11. 简述左向右分流型先天性心脏病听诊时心脏杂音的特点。
12. 简述病毒性心肌炎血清心肌酶谱测定的意义。

七、案例分析题

1. 患儿，女，5岁，因受凉后发热3日，咳嗽2日入院。体检：发育正常，神志清楚，自动体位，面色较苍白，多汗，咽部充血，双侧扁桃体Ⅱ°肿大，两肺呼吸音粗糙，胸骨左缘3～4肋间响亮粗糙的全收缩期杂音，肺动脉第二音稍增强，胸部X线检查无明显改变。

(1) 案例提示患儿存在哪些情况?(　　)。

A. 上呼吸道感染　　B. 肺炎

C. 房间隔缺损　　D. 室间隔缺损

E. 动脉导管未闭　　F. 肺动脉狭窄

G. 法洛四联症

(2) 引起先天性心脏病的病因有(　　)。

A. 遗传　　B. 妊娠早期服用抗癫痫药物

C. 孕母接触大剂量放射线　　D. 孕母患糖尿病

E. 孕母在孕早期患过风疹　　F. 孕母在孕早期有饮酒史

(3) 室间隔缺损的临床表现为(　　)。

A. 生长发育落后，活动耐力差、气促

B. 易反复发生肺部感染

C. 胸骨左缘 2～3 肋间有Ⅱ级柔和收缩期杂音

D. 心电图可正常或左室肥大，严重者可出现右室肥大

E. X线胸片示肺血管增粗，左、右心室增大，左房也可增大

(4) 对患儿及其家长应进行下列哪些健康教育(　　)。

A. 手术适龄前期的保护　　B. 一般护理知识

C. 喂养　　D. 患儿活动情况

E. 先天性心脏病的一般预防保健知识

F. 按时接种疫苗，以加强体质

2. 患儿，女，8 个月，体检时体格检查时偶然发现心脏杂音，在胸骨左缘第 2 肋间闻有粗糙响亮的连续性机器样杂音，杂音向左上、腋下传导，可扪及震颤，肺动脉瓣区第二音增强。

(1) 案例提示患儿存在哪些情况?(　　)。

A. 上呼吸道感染　　B. 肺炎

C. 房间隔缺损　　D. 室间隔缺损

E. 动脉导管未闭　　F. 肺动脉狭窄

G. 法洛四联症

(2) 如患儿脉压大于 40mmHg 时，可出现(　　)等周围血管征。

A. 杵状指(趾)　　B. 水冲脉

C. 股动脉枪击音　　D. 声音嘶哑

E. 毛细血管搏动征　　F. 青紫

(3) 患儿体检时，胸骨左缘第 2 肋间闻有整个收缩期与舒张期的粗糙响亮的连续性机器样杂音，造成杂音的原因(　　)。

A. 婴幼儿期肺动脉压力较高　　B. 并发心力衰竭

C. 合并肺炎　　D. 出现肺动脉高压

E. 二尖瓣相对狭窄

(4) 如患儿出现声音嘶哑，最常见的原因为（　　）。

A. 左心室增大，压迫喉返神经

B. 左心房增大，压迫喉返神经

C. 右心室增大，压迫喉返神经

D. 肺动脉扩张，压迫喉返神经

(5) 如为早产儿可试用何种药物促使动脉导管关闭（　　）。

A. 普萘洛尔　　B. 阿司匹林

C. 吲哚美辛　　D. 酚妥拉明

E. 毛花苷丙

3. 患儿，男，3 岁，发现心脏杂音、唇周发绀 2 年余。活动后突然昏厥、抽搐、神志不清入院。体检：发育落后，口唇、指（趾）青紫，心前区可隆起，胸骨左缘第 2～4 肋间可闻及Ⅱ～Ⅲ级喷射性收缩期杂音，P_2 明显减弱。

(1) 案例提示患儿存在哪些情况？（　　）。

A. 房间隔缺损　　B. 室间隔缺损

C. 动脉导管未闭　　D. 肺动脉狭窄

E. 法洛四联症　　F. 缺氧发作

G. 惊厥

(2) 应尽快做哪些处理？（　　）。

A. 立即吸氧　　B. 取膝胸卧位

C. 取平卧位　　D. 保持患儿安静

E. 静脉注射普萘洛尔

(3) 预防缺氧发作时，应备哪些药物急救？（　　）。

A. 毛花苷丙　　B. 普萘洛尔

C. 地西泮　　D. 10%葡萄糖酸钙

E. 20%甘露醇　　F. 吗啡

G. 5%碳酸氢钠

(4) 患儿经上述处理后，神志清楚，口唇仍发绀，可做哪些检查，以明确诊断？（　　）。

A. 血常规　　B. 胸片

C. 心电图　　D. 心导管

E. 超声心动图　　F. 心血管造影

G. 红细胞压积

(5) 如需行心导管检查，术前需做哪些准备？（　　）。

A. 备皮　　B. 做青霉素皮试

C. 做碘过敏试验　　D. 禁食 6h

E. 备齐抢救药品　　F. 查血型备血

G. 心理护理

(6) 进行心导管检查和心血管造影术后，需注意观察（　　）。

A. 伤口出血　　B. 穿刺部位血肿

C. 心律失常　　D. 咳嗽

E. 支气管痉挛　　F. 感染

(7) 患儿目前诊断考虑为法洛四联症，心脏由几种畸形组成？（　　）。

A. 房间隔缺损　　B. 室间隔缺损

C. 肺动脉狭窄　　D. 主动脉缩窄

E. 主动脉骑跨　　F. 右心室肥厚

(8) 法洛四联症青紫的原因是什么？（　　）。

A. 动脉导管的并存　　B. 肺动脉狭窄使肺血减少，气体交换减少

C. 室缺左向右分流　　D. 动脉同时接受了右室的静脉血

E. 肺动脉狭窄　　F. 右心室压力增高

G. 右心室肥厚

(9) 造成患儿缺氧发作的诱因（　　）。

A. 酸中毒　　B. 碱中毒

C. 情绪激动　　D. 贫血

E. 感染

(10) 法洛四联症的患儿因缺氧可引起代偿性红细胞增多，血液循环量增多，侧支循环增多，故微血管有扩张现象，血管破裂可致（　　）。

A. 鼻出血　　B. 牙龈出血

C. 呕血　　D. 咯血

E. 便血　　F. 血尿

4. 患儿，男，10 岁。因上呼吸道感染后 2 周出现心前区不适、胸闷、心悸、明显乏力就诊。体检：神志清楚，精神差，心率 130 次/min，伴早搏，3～5 次/min，第一心音低钝，出现奔马律，心电图提示房性早搏，各导联 ST 段压低，T 波低平，QT 间期延长、QRS 波群低电压。

(1) 案例提示患儿存在哪些情况？（　　）。

A. 房性早搏　　B. 充血性心力衰竭

C. Ⅱ度房室传导阻滞　　D. 心源性休克

E. 病毒性心肌炎　　F. 先天性心脏病

(2) 经进一步检查，确诊为病毒性心肌炎。在治疗措施中，包括（　　）。

A. 患者急性期至少休息到体温稳定后 3～4 周，一般总的休息时不少于 3～6 个月

B. 纠正心律失常

C. 急性早期可加用肾上腺皮质激素

D. 急性期每日可用 3～5g 维生素 C 改善心肌代谢

E. 如合并心力衰竭，立即用洋地黄类药物，迅速控制心衰症状

F. 胸闷时给予氧气吸入

G. 忌使用血管扩张剂如硝普钠

(3) 病例中的病毒学诊断最有价值的确诊依据是（　　）。

A. 从患儿鼻咽冲洗液分离到病毒

B. 从患儿粪便中分离出病毒

C. 免疫荧光技术及免疫电子显微镜证实心肌有病毒存在

D. 恢复期血清抗体效价比急性期增高 4 倍以上

E. 从患者的血液中分离到病毒

(4) 引起病毒性心肌炎的最常见病毒是（　　）。

A. 柯萨奇病毒 $B_{1\sim6}$ 型　　B. 柯萨奇病毒甲组

C. 埃可病毒　　D. 腺病毒

E. 流感和副流感病毒

(5) 现患儿突然发生烦躁不安，面色苍白，四肢湿冷及末端发绀，最可能的并发症为（　　）。

A. 充血性心力衰竭　　B. Ⅱ度房室传导阻滞

C. 频发室性早搏　　D. 阵发性室性心动过速伴心肌劳损

E. 心源性休克

(6) 应采取的治疗措施有（　　）。

A. 使用血管扩张剂如硝普钠

B. 静脉滴注大剂量维生素 C

C. 加速静脉滴注大剂量肾上腺皮质激素

D. 及时应用调节血管紧张度的药物如多巴胺、异丙肾上腺及重酒石酸间羟胺（阿拉明）

E. 纠正心律失常

5. 患儿，4 岁，患室间隔缺损，病情较重，平时用地高辛维持心功能。现患儿因上感后诱发急性心力衰竭，按医嘱给予毛花苷丙后，患儿出现恶心，呕吐，视力模糊。

(1) 上述临床表现的原因是（　　）。

A. 上感加重　　B. 胃肠感染

C. 急性心力衰竭加重　　D. 强心甙中毒的反应

E. 室间隔缺损的表现

(2) 此时应采取的措施是（　　）。

A. 调慢输液速度

B. 给患儿吸入乙醇湿化的氧气

C. 禁食以减轻胃肠道负担

D. 密切观察患儿心率变化

E. 暂停使用强心甙类药物并通知医生

F. 口服氯化钾

(3) 给患者使用洋地黄类药物前，护士应先测量（ ）。

A. 体温 B. 脉搏

C. 呼吸 D. 血压

E. 体重

(4) 护士在发给患儿地高辛之前，监测心率，若心率少于多少次则不能给药（ ）。

A. 100 次/min B. 90 次/min

C. 80 次/min D. 70 次/min

E. 60 次/min

(5) 洋地黄中毒的主要表现有（ ）。

A. 胃肠道症状 B. 神经症状

C. 视觉症状 D. 心脏征象

E. 高血压

(6) 下列心衰的治疗措施属于减轻心脏负担的是（ ）。

A. 休息 B. 保证足够的钠盐摄入

C. 使用利尿剂 D. 使用洋地黄类药物

E. 使用硝酸甘油

(7) 急性心力衰竭时的护理要点包括（ ）。

A. 去枕平卧位

B. 给予高流量吸氧

C. 使用快速利尿剂时注意监测电解质

D. 使用血管扩张剂时应监测血压

E. 静脉滴注硝普钠时，应提前配制

【参考答案】

一、填空题

1. 2 4 8
2. 升主动脉 降主动脉
3. 5～7 个月
4. 静脉导管 动脉导管 卵圆孔
5. 3～4 个月 12 个月
6. 横位 4 外侧 右心室
7. 120～140 110～130 100～120 80～100 70～90 安静
8. 60～70 年龄×2＋80 2/3
9. 20 20 20
10. 潜伏青紫型 青紫型 无青紫型
11. 房间隔缺损 室间隔缺损 动脉导管未闭

12. 法洛四联症　大动脉错位
13. 主动脉缩窄　肺动脉狭窄
14. 膜部　漏斗部　三尖瓣后方　室间隔肌部缺损
15. ＜0.5　0.5～1.5　＞1.5
16. 左缘第3～4　Ⅲ～Ⅳ
17. 支气管炎　支气管肺炎　充血性心力衰竭　肺水肿　亚急性细菌性心内膜炎
18. 卵圆孔未闭　第1孔未闭型缺损　第2孔未闭型缺损
19. 左缘2～3　Ⅱ～Ⅲ　增强　亢进
20. 房间隔缺损
21. 心律失常　肺动脉高压　心力衰竭
22. 管型　漏斗型　窗型
23. 左缘第2～3　粗糙响亮的连续性机器样
24. 水冲脉　毛细血管搏动　股动脉枪击音
25. 肺动脉狭窄　室间隔缺损　主动脉骑跨　右心室肥厚
26. 左缘第2～4　Ⅱ～Ⅲ　第3
27. 脑血栓　脑脓肿　亚急性细菌性心内膜炎
28. 肺动脉瓣狭窄　漏斗部狭窄　肺动脉分支狭窄　肺动脉瓣狭窄
29. 12h　24h
30. 肠道　呼吸道　柯萨奇病毒$B_{1\sim6}$型
31. 1～3周
32. 心肌肌钙蛋白T
33. ST段偏移　T波低平　双向或倒置　QT间期延长　QRS波群低电压
34. 体温稳定后3～4周　6个月
35. 心率

二、单选题

1. A　2. A　3. B　4. D　5. D　6. D　7. C　8. A　9. C　10. A
11. B　12. B　13. D　14. A　15. D　16. D　17. A　18. B　19. B　20. B
21. D　22. B　23. D　24. D　25. A　26. A　27. D　28. A　29. B　30. C
31. D　32. D　33. C　34. C　35. D　36. C　37. B　38. A　39. C　40. D
41. D　42. C　43. D　44. D　45. A　46. E　47. D　48. B　49. D　50. C
51. A　52. C　53. E　54. B　55. C　56. A　57. B　58. E　59. C　60. D
61. C　62. C　63. C　64. C　65. E　66. B　67. E　68. A　69. E　70. C
71. C　72. B　73. B　74. D　75. E

三、多选题

1. ABCD　2. ABC　3. DE　4. CD　5. ABD　6. ABCD　7. ABCDE　8. ACD
9. ABC　10. ABCDE　11. ABDE　12. ABC　13. ABCD　14. BCDE　15. BCE

16. CE　17. ABCD　18. AE　19. ABCD　20. ABCDE　21. ABCDE　22. ABD
23. BDE　24. ABDE　25. ABDE　26. ABCDE　27. ABCD　28. BCDE　29. ABD
30. ABCD　31. ABCD　32. ACE　33. ACDE　34. ABE　35. ABCE　36. BCD

四、判断题

1. √
2. ×　室间隔卵圆孔→房间隔卵圆孔
3. ×　室间隔卵圆孔→房间隔卵圆孔
4. √
5. ×　第 5 肋间→第 4 肋间
6. √
7. ×　无青紫型先天性心脏病→青紫型先天性心脏病
8. √
9. ×　室间隔缺损→房间隔缺损
10. √
11. √
12. √
13. √
14. ×　法洛四联症→动脉导管未闭
15. √
16. √
17. ×　流感和副流感病毒→柯萨奇病毒 $B_{1\sim6}$ 型
18. √
19. ×　1～2→3～4
20. √

五、名词解释

1. 先天性心脏病：简称先心病，是胎儿时期心脏血管发育异常导致的心血管畸形，是儿童最常见的心脏病，发病率为活产婴儿的 5‰～8‰左右，而在早产儿中的发生率为成熟儿的 2～3 倍，在死胎中的发生率为活产儿的 10 倍。

2. 艾森曼格综合征：室间隔或房间隔缺损所引起的分流是自左向右，一般无青紫。随着病情的发展或分流量大时，分流致肺循环血量增加，使左心室和左心房的负荷加重，可产生肺动脉高压，此时自左向右分流量减少，当肺动脉高压显著，产生自右向左分流时，临床出现持久性青紫，称为艾森曼格综合征。

3. 差异性发绀：动脉导管未闭先心病儿童，由于主动脉压力高于肺动脉压力，故无论收缩期或舒张期血液均自主动脉向肺动脉分流，肺循环血量增加，分流量大时，长期大量血液向肺循环冲击造成肺动脉管壁增厚，肺动脉压力增高，当肺动脉压力超过主动脉时，即产生右向左分流，患儿呈现下半身青紫，左上肢轻度青紫，右上肢正常，称为差异性发绀。

4. 缺氧发作：2岁以下的法洛四联症患儿常在晨起吃奶、大便、哭闹时出现阵发性呼吸困难、烦躁和青紫加重，严重时可引起突然晕厥、抽搐或脑血管意外，这是由于在肺动脉漏斗部狭窄的基础上，突然发生该处肌肉痉挛，引起一时性肺动脉梗阻，使脑缺氧加重所致。每次发作可持续数分钟至数小时，常能自行缓解。

5. 蹲踞症状：蹲踞时下肢受压，体循环阻力增加，使右向左分流减少，肺循环增加，同时下肢屈曲，使静脉回心血量减少，减轻了右心室负荷，使右向左分流减少，从而缺氧症状暂时得以缓解。因而法洛四联症的年长儿每于行走、活动或站立过久时，因气急而主动下蹲片刻再行走，这是一种无意识的自我缓解缺氧和疲劳的体位。

6. 杵状指（趾）：法洛四联症的患儿，由于长期缺氧，指、趾端毛细血管扩张增生，局部软组织和骨组织也发生肥大，随后指（趾）末端膨大如鼓槌状，称为杵状指（趾）。

7. 病毒性心肌炎：是指病毒侵犯心脏使心肌发生局灶性或弥漫性炎性病变。临床主要以心脏扩大、心律失常，甚至心力衰竭、心源性休克为特征的一种感染性心肌疾病。其中以柯萨奇B组病毒最常见。

六、简答题

1. 答：主要根据血流动力学变化将先天性心脏病分为三组。①左向右分流型（潜伏青紫型），此型有心脏左右两侧血流循环途径之间异常的通道。早期由于心脏左侧体循环的压力大于右侧肺循环压力，所以平时血流从左向右分流而不出现青紫。当啼哭、屏气或任何病理情况，致使肺动脉或右心室压力增高，并超过左心压力时，则可使血液自右向左分流而出现暂时性青紫。如房间隔缺损、室间隔缺损、动脉导管未闭等；②右向左分流型（青紫型），该组所包括的畸形也构成了左右两侧心血管腔内的异常交通。右侧心血管腔内的静脉血，通过异常交通分流入左侧心血管腔，大量静脉血注入体循环，故可出现持续性青紫。如法洛四联症、大动脉错位等；③无分流型（无青紫型），即心脏左右两侧或动静脉之间无异常通路和分流，无青紫现象。包括主动脉缩窄、肺动脉狭窄等。

2. 答：左向右分流型（潜伏青紫型）先天性心脏病患儿早期无明显青紫，当肺动脉高压显著时，产生右向左分流，临床上出现持久性青紫，即称为艾森曼格综合征。

3. 答：先天性心脏病患儿由于长期缺氧，致使指、趾端毛细血管扩张增生、局部软组织和骨组织也增生肥大，随后指（趾）端膨大如鼓槌状，称为杵状指（趾）。

4. 答：法洛四联症患儿由于脑缺氧可有头晕、头痛。婴儿有时在吃奶和哭闹以后出现阵发性呼吸困难，严重者可引起突然昏厥、抽搐，称为缺氧发作。

5. 答：动脉导管未闭时，由于主动脉血流经常流入肺动脉，肺小动脉因长期接受大量主动脉血液的分流，造成管壁增厚，肺动脉压力增高，可导致右心室肥大和衰竭，当肺动脉压力超过主动脉时，即产生右向左分流，造成下半身青紫，称差异性发绀。

6. 答：是机体耐受力降低的表现。法洛四联症患儿在游戏或走路时，缺氧加重，常出现蹲踞现象，是患儿所采取的一种被动体位。蹲踞时，下肢屈曲，使静脉回心血量减少，减轻了心脏负荷，同时下肢动脉受压，体循环阻力增加，使右向左分流量减少，而缺氧症状得以暂时缓解，由此可见，蹲踞现象是一种自我保护性动作。

7. 答：室间隔缺损易并发支气管炎、支气管肺炎、充血性心力衰竭、肺水肿、亚急性细菌性心内膜炎。

8. 答：缺氧发作时的紧急处理：①置患儿于膝胸位；②吸氧，保持患儿安静；③皮下注射吗啡 0.1～0.2mg/kg；④静脉滴注碳酸氢钠，纠正酸中毒；⑤给予普萘洛尔（心得安）治疗，预防其发作。

9. 答：

（1）休息与活动：建立合理的生活制度，保证睡眠与休息，根据病情安排适当活动量，以减少心脏负担。集中进行护理操作，避免引起情绪激动。病情严重的患儿应绝对卧床休息。

（2）心理护理：关心爱护患儿、态度和蔼，以建立良好的护患关系，消除患儿的紧张心理。对家长和患儿解释有关病情、检查、治疗经过等知识，取得他们理解和配合。

（3）饮食护理：营养供给充足，注意搭配，保证需要，以增强体质，提高手术的耐受能力。喂养困难的儿童要耐心喂养，做到少量多餐，避免呛咳和呼吸困难；心功能不全伴有水钠潴留者，根据病情，采用无盐饮食或低盐饮食。

（4）病情观察，防止并发症发生。①注意观察，避免法洛四联症患儿因活动、哭闹、便秘而引起缺氧发作。一旦发生立即将儿童置于膝胸卧位，给予吸氧，并与医生合作给予治疗；②法洛四联症患儿的血液黏稠度高，由于在发热、出汗、吐泻时，导致体液量减少，从而加重血液浓缩易形成血栓。需注意供给充足液体，必要时可静脉输液；③观察有无心力衰竭的表现，如：心率增快、呼吸困难、端坐呼吸、吐泡沫样痰、浮肿、肝大等，如出现上述表现，立即置患儿于半卧位，予氧气吸入，及时与医生取得联系，按心力衰竭护理；④注意体温变化，及时加减衣服，避免因受凉引起呼吸系统感染。给予保护性隔离措施，以免交叉感染。

（5）用药护理：静脉用药时应控制输液速度及输入量，以免加重心脏负荷。

（6）健康指导：指导家长掌握疾病的日常护理，并建立合理的生活制度，合理用药，预防感染及并发症。定期复查，将心功能调整到最好状态，使患儿安全到达手术年龄，安度手术关。

10. 答：急性期卧床休息，至体温稳定后 3～4 周基本恢复正常时逐渐增加活动量。恢复期继续限制活动量，一般总休息时间不少于 3～6 个月。重症患儿心脏扩大者、有心力衰竭者，应延长卧床时间，待心力衰竭控制、心脏情况好转后再逐渐开始活动。

11. 答：体检心前区隆起，心界扩大，心尖搏动弥散，室间隔缺损的患儿体检于胸骨左缘第 3、4 肋间听到响亮粗糙的全收缩期杂音，肺动脉第二音稍增强。房间隔缺损的患儿胸骨左缘第 2、3 肋间可闻及Ⅱ～Ⅲ级收缩期喷射性杂音，肺动脉瓣区第二间亢进且伴固定分裂。动脉导管未闭的患儿胸骨左缘第 2 肋间可闻及粗糙响亮的连续性机器样杂音，收缩期和舒张期均可闻及，并向左上和腋下传导，可伴有震颤。肺动脉瓣区第二心音增强或亢进。

12. 答：血清肌酸激酶在早期多升高，以心肌同工酶为主。乳酸脱氢酶及其同工酶、血清谷草转氨酶均增高，在心肌炎的早期诊断有提示意义。心肌肌钙蛋白 T 升高，具有高度特异性，检测值的变化对心肌炎有特异性诊断意义。病程中多有抗心肌抗体增高。

七、案例分析题

1. (1) AD　(2) ABCDEF　(3) ABDE　(4) ABCDE

2. (1) AE　(2) BCE　(3) AD　(4) D　(5) C

3. (1) EF　(2) ABDE　(3) BCFG　(4) ABCDEFG　(5) ABCDEFG
   (6) ABCF　(7) BCEF　(8) BDEFG　(9) ACDE　(10) AD

4. (1) AE　(2) ABCDF　(3) C　(4) A　(5) E　(6) ABCDE

5. (1) DE　(2) DEF　(3) B　(4) C　(5) ABCD　(6) AC　(7) CD

（吴双敏）

第十一章 泌尿系统疾病患儿的护理

【知识精要】

一、儿童泌尿系统解剖生理特点

1. 解剖特点

（1）肾脏：儿童年龄愈小，肾脏相对愈大。

（2）输尿管：婴幼儿输尿管长而弯曲，管壁肌肉及弹力纤维发育不全，易扩张受压及扭曲而导致梗阻，易造成尿潴留而诱发泌尿道感染。

（3）膀胱：婴儿膀胱位置相对较高，尿液充盈时易在腹腔触及。

膀胱容量约为〔年龄（岁）+2〕×30

（4）尿道：新生女婴尿道仅长 1cm（性成熟期 3～5cm），外口暴露且接近肛门，易受细菌感染，故上行性感染比男婴多。男婴尿道较长，但常有包茎，积垢时也可引起细菌上行性感染。

2. 生理特点

（1）新生儿出生时肾单位数量已接近成人，但功能不完善。

（2）肾小管的功能不成熟，对水和钠的负荷调节差，易发生钠潴留和水肿。

（3）对药物的排泄功能差，应慎重选择药物种类和剂量。

（4）肾功能 1 岁～1 岁半达成人水平。

3. 儿童排尿及尿液特点

（1）排尿次数：93%新生儿在出生后 24h 内开始排尿，99%在 48h 内排尿。出生后最初几天因摄入少，每日排尿仅 4～5 次；1 周后因入量增加，代谢旺盛，而膀胱容量小，排尿次数增至 20～25 次/日；1 岁时排尿 15～16 次/日；学龄前和学龄期减至 6～7 次/日。

（2）尿量：正常尿量新生儿为每小时 1～3ml/kg；婴儿为 400～500ml/d；幼儿 500～600ml/d；学龄前儿童 600～800ml/d；学龄儿 800～1400ml/d。新生儿每小时＜1ml/kg，学龄儿＜400ml/d；学龄前儿童＜300ml/d；婴幼儿＜200 ml/d 为少尿。新生儿每小时＜0.5ml/kg，其他年龄小儿＜30～50 ml/d 均为无尿。

（3）排尿控制：一般儿童 3 岁左右已能控制排尿。在 1.5～3 岁期间，小儿主要通过控制尿道外括约肌和会阴肌控制排尿。若 3 岁后仍保留这种排尿机制，不能控制膀胱逼尿肌收缩，则常表现为白天尿频、尿急或尿失禁和夜间遗尿，被称为不稳定膀胱。

4. 儿童尿液特点

（1）尿色及酸碱度：正常儿童尿色淡黄，pH 在 5～7。出生后最初几天尿色较深，稍混浊，因含尿酸盐较多，放置后有褐色沉淀。寒冷季节尿排出后变为白色混浊，是由于尿中盐类结晶所致。

（2）尿渗透压和尿比重：新生儿尿渗透压平均为240mmol/L，比重为1.006～1.008，1岁以后接近成人水平，儿童尿渗透压为500～800mmol/L，比重为1.011～1.025。尿渗透压大致相当于（尿比重－1.000）×40 000。

（3）尿蛋白：正常儿童尿蛋白定性试验阴性，定量不超过每天100mg，超过150～200mg为异常，一次尿蛋白（mg/dl）≤0.2。

（4）尿沉渣和Addis计数：正常儿童新鲜离心尿沉渣红细胞＜3个/HPF，白细胞＜5个/HPF，管型（－）；12h Addis计数蛋白质＜50mg，红细胞＜50万个，白细胞＜100万个，管型＜5 000个。

二、急性肾小球肾炎

1. 概述

急性肾小球肾炎简称急性肾炎，是一组不同病因所致的感染后免疫反应引起的急性弥漫性肾小球病变。其主要临床表现为急性起病，多有前驱感染，水肿、血尿、蛋白尿和高血压。本病多见于感染之后，其中多数发生于溶血性链球菌感染之后，被称为急性链球菌感染后肾炎；而由其他感染后引起的急性肾炎，称为急性非链球菌感染后肾炎。发病与循环免疫复合物沉积于肾小球基底膜，并激活补体，释放出多种生物活性产物，引起一系列免疫损伤和炎症有关。发病率一般为10%～20%，多见于5～14岁儿童，大多预后良好。

2. 临床特点

（1）前驱感染：每年秋冬季节是发病高峰，发病前多有呼吸道或皮肤链球菌前驱感染史，以扁桃体炎常见，也可见于猩红热；夏秋则为皮肤感染。呼吸道感染至发病约6～12d，皮肤感染约14～28d。

（2）典型表现：

1）水肿：为最常见和最早出现的症状，70%有水肿，轻重不等，多呈非凹陷性。水肿主要是由于肾小球滤过率减低，导致尿少和水钠潴留引起。

2）少尿：尿量减少，严重者出现少尿或无尿。

3）血尿：起病均有血尿，约30%～50%有肉眼血尿，可呈浓茶色或洗肉水色。

4）高血压：约30%～80%病例存在，多为容量依赖型高血压。

（3）急性期严重并发症：

1）严重循环充血：轻者仅有轻度呼吸增快，肝大；严重者表现明显气急、端坐呼吸、咳嗽、咯粉红色泡沫痰，两肺布满湿啰音，心脏扩大，心率增快，可出现奔马律。

2）高血压脑病：头痛、烦躁不安、恶心呕吐、一过性失明，严重者惊厥和昏迷。

3）急性肾衰竭：暂时性氮质血症，严重少尿或无尿者出现电解质紊乱和代谢性酸中毒及尿毒症症状。

（4）非典型表现：

1）无症状性急性肾炎：有尿改变无临床症状，抗“O”增高，C_3 降低。

2）肾外症状性肾炎：以水肿和高血压起病，尿改变轻微或无改变。

3）以肾病综合征表现的急性肾炎：以急性肾炎起病，但水肿和蛋白尿突出，呈肾病综合征表现，预后较差。

（4）主要辅助检查：

1）尿液：尿蛋白＋～＋＋＋，镜下可见红细胞及各种管型。

2）血液：轻度贫血；血沉增快；血清抗链球菌抗体（如抗链球菌溶血素O，ASO）升高，是诊断链球菌感染后肾炎的依据；血清总补体（CH_{50}）及 C_3 下降；少尿期尿素氮、肌酐暂时升高。

3. 治疗要点

本病为自限性疾病，无特异疗法。

（1）急性期应卧床休息至水肿消退、血压降至正常、肉眼血尿消失。

（2）饮食：水肿、高血压者限制钠盐的摄入，有氮质血症者限制蛋白的入量，有尿少、循环充血者限水。

（3）控制链球菌感染和清除病灶：应用青霉素肌注7～10d；青霉素过敏者改用红霉素，避免使用肾毒性药物。

（4）对症治疗：

1）利尿：一般用氢氯噻嗪每天1～2mg/kg，分2～3次口服，口服效果差及重症者用呋塞米肌注或静脉注射，每次1～2mg/kg，每日1～2次。

2）降压：首选硝苯地平0.25～0.5mg/（kg·d），口服或舌下含服，1次/8～12h，最大剂量不超过1mg/（kg·d）。卡托普利初始剂量0.3～0.5mg/（kg·d），最大剂量5～6mg/（kg·d），分3次口服，与硝苯地平交替使用效果好。

3）高血压脑病：首选硝普钠，5～20mg加入5%葡萄糖100ml中，以1μg/（kg·min）速度静脉滴注。应严密监测血压，随时调节滴速，最快不超过8μg/（kg·min）。同时给予地西泮止痉及呋塞米利尿脱水等。

4）严重循环充血：应严格限制水、钠入量和应用呋塞米促进液体排出；如已发生肺水肿可用硝普钠扩张血管降压；适当使用强心剂，但剂量宜小，不必维持治疗。

5）急性肾功能衰竭：具体措施有维持水电解质平衡，及时处理水过多、高钾血症和低钠血症等危及生命的水、电解质紊乱，必要时采用透析治疗。

4. 主要护理措施

（1）休息、利尿、控制水盐摄入：

1）休息：可减轻心脏负担，改善心功能，增加心排血量，使肾血流量增加，提高了肾小球滤过率，减少水钠潴留，减少潜在并发症发生；同时又由于静脉压下降，降低了毛细血管血压，而使水肿减轻。疾病早期应卧床休息，一般卧床休息2周，待水肿消退、血压降至正常、肉眼血尿消失，可下床轻微活动；1～2月内限制活动量；3个月内避免剧烈活动；尿红细胞少、血沉正常可上学，仍需避免体育活动；Addis计数正常后恢复正常生活。

2）饮食管理：尿少水肿时期，限制盐摄入，1～2g/d，严重者钠盐限制于 60～120mg/kg；有氮质血症时，限制蛋白质入量，每日 0.5g/kg；供给高糖饮食以满足儿童能量的需要；除非严重少尿或循环充血，一般不必严格限水。尿量增加、水肿消退、血压正常后，可恢复正常饮食，以保证儿童生长发育的需要。

3）利尿、降压：应用利尿剂前后注意观察体重、尿量、水肿变化并做好记录；应用硝普钠应新鲜配制，放置 4h 后不能再用，整个输液系统须用黑纸包裹遮光。快速降压时必须严密监测血压、心率和药物副作用。

(2) 观察病情变化：

1）观察尿量、尿色，准确记录 24h 出入液量，定期送检尿常规。持续少尿提示可能有急性肾不全；尿量增加，肉眼血尿消失则提示病情好转。

2）观察血压，每日定时测量血压，若突然出现血压升高、剧烈头痛、一过性失明、惊厥等，应立即配合医生救治。

3）密切观察呼吸、心率、脉搏等变化，警惕严重循环充血的发生。若发生循环充血将患儿安置于半卧位、吸氧、遵医嘱给予强心剂。

(3) 健康教育：向患儿及父母宣教本病是一种自限性疾病，强调限制患儿活动是控制病情进展的重要措施，同时说明本病预后良好，锻炼身体，增强体质，避免或减少上呼吸道感染是预防的关键。

三、肾病综合征

1. 概述

肾病综合征简称肾病，是多种病因引起肾小球基底膜通透性增高，导致大量蛋白尿的一种临床症候群。临床特点：大量蛋白尿、低蛋白血症、高胆固醇血症、不同程度的水肿。按病因分为原发性、继发性、先天性肾病。原发性肾病按临床表现又分单纯性肾病和肾炎性肾病。继发性肾病是指在诊断明确的原发病基础上出现肾病表现，多见于过敏性紫癜，系统性红斑狼疮和乙型肝炎病毒相关性肾炎等疾病。先天性肾病我国少见。

2. 临床特点

(1) 主要症状：

1）单纯性肾病：2～7 岁多发，男性高于女性。起病缓慢，水肿最常见，开始于眼睑、面部，渐及四肢全身，重者可出现腹水或胸水，水肿呈可凹陷性。可出现面色苍白、疲倦、厌食，水肿严重可有少尿，一般无血尿及高血压。

2）肾炎性肾病：学龄期多发。水肿轻，除肾病的表现外，尚有血尿、高血压、血清补体下降，不同程度氮质血症。

(2) 并发症：

1）感染：是本病最常见的并发症，常见的有呼吸道感染、皮肤感染、泌尿道感染、原发性腹膜炎等。

2）电解质紊乱：常见的电解质紊乱有低钠、低钾、低钙血症。

3）高凝状态和血栓形成：栓塞多数无临床症状，仅在大血管栓塞时才出现症状，如肾静脉栓塞时可发生腰痛或腹痛，肉眼血尿或急性肾衰。

4）急性肾衰竭：多数为起病或复发时低血容量所致的肾前性肾衰竭。

5）生长延迟：主要见于频繁复发和长期接受大剂量皮质激素治疗的患儿。

（3）主要阳性辅助检查结果：

1）尿液检查：蛋白定性多为＋＋＋～＋＋＋＋，24h尿蛋白定量＞0.05～0.1g/kg，可见透明管型和颗粒管型，肾炎性肾病患儿尿内红细胞可增多。

2）血液检查：血浆总蛋白及白蛋白明显减少，白、球比例（A/G）倒置；胆固醇明显增多；血沉明显增快；肾炎性肾病者可有血清补体（CH_{50}、C_3）下降；有不同程度的氮质血症。

3. 治疗要点

（1）一般治疗：

1）休息：一般无需严格限制活动，严重水肿、高血压、低血容量的患儿需严格卧床休息。

2）饮食：水肿患儿要限制盐的摄入（＜2g/d），严重水肿、高血压时要无盐饮食，适量优质蛋白2g/（kg·d）。

3）防治感染：避免到公共场所；抗生素不作为预防用药，一旦发生感染应及时治疗。预防接种需在病情完全缓解且停用糖皮质激素3个月后才进行。

4）补充维生素及矿物质：蛋白尿未控制或激素治疗中的患儿每日口服维生素D 500～1 000IU，同时加服钙剂。

（2）利尿：激素敏感者用药7～10d可利尿，一般无需给予利尿剂，当水肿较重，尤其有胸、腹水时可给予利尿剂。

（3）激素治疗：肾上腺皮质激素为治疗肾病综合征的首选药物。

1）泼尼松中长程疗法：泼尼松2mg/（kg·d），最大剂量不超过60mg/d，分次口服，尿蛋白转阴后巩固2周（一般足量不少于4周，最长不超过8周），以后改为泼尼松2mg/kg，隔日早餐后顿服，继续4周；如尿蛋白持续转阴，以后每2～4周减2.5～5mg，直至停药，6个月为中程疗法，9个月为长程疗法。

2）短程疗法：泼尼松2mg/（kg·d），最大剂量不超过60mg/d，分次口服，共4周，以后改为泼尼松1.5mg/kg，隔日早餐后顿服，共4周。全疗程共8周，然后骤然停药。短程疗法易复发，现已少用。

3）疗效判断：泼尼松2mg/（kg·d）治疗8周进行判断。①激素敏感：8周内尿蛋白转阴，水肿消退；②激素部分敏感：治疗8周内水肿消退，但尿蛋白仍＋～＋＋；③激素耐药：治疗满8周，尿蛋白仍在＋＋以上；④激素依赖：对激素敏感，但停药或减量2周内复发，再次用药或恢复用量后尿蛋白又转阴，并重复2次以上者（除外感染及其他因素）；⑤复发或反复：尿蛋白已转阴，停用激素4周以上，尿蛋白又≥＋＋为复发，如在激素用药过程中出现上述变化为反复；⑥频频复发或反复指半年内复发或反复≥2次，1年内≥3次。

（4）免疫抑制剂治疗：适用于激素部分敏感、耐药、依赖及复发的病例，常用药物为环磷酰胺，方案有：

1）口服法：每日 2～2.5mg/kg，分三次口服，8～12 周为 1 个疗程；总量应＜200mg/kg。

2）冲击法：环磷酰胺 8～12mg/（kg·d），加入 5%葡萄糖盐水 100～200ml 内静脉滴注 1～2h，连续 2d，每 2 周重复 1 次，累积量不超过 150～200mg/kg。副作用主要是胃肠道反应、出血性膀胱炎、脱发、骨髓抑制及远期性腺损害等。

（5）抗凝治疗：应用肝素、尿激酶、双嘧达莫等可防治血栓，减轻尿蛋白。

4. 主要护理措施

（1）适当休息：一般不需要严格地限制活动，严重水肿和高血压时需卧床休息，即使卧床也应在床上经常变换体位，以防血管栓塞等并发症。

（2）调整饮食、减轻水肿：

1）一般患儿不需要特别限制饮食，但因消化道黏膜水肿应给易消化的饮食，如优质的蛋白（乳类、蛋、鱼、家禽等）、少量脂肪、足量碳水化合物及高维生素饮食。患儿长期用肾上腺皮质激素易引起骨质疏松，每日应给予维生素 D 及适量钙剂。

2）大量蛋白尿期间蛋白摄入量不宜过多，以控制在每日 2g/kg。因摄入过量蛋白质可造成肾小球高滤过，使肾小管硬化。

3）尿蛋白消失后长期用糖皮质激素治疗期间应多补充蛋白，为减轻高脂血症应少食动物性脂肪，以植物性脂肪为宜，同时增加富含可溶性纤维的饮食如燕麦、米糠及豆类等。

4）重度水肿、高血压、尿少时限制钠、水入量，给予无盐或低盐饮食（氯化钠 1～2g/d），病情缓解后不必长期限盐，过分限制易造成低钠血症及食欲下降。

（3）预防感染：

1）首先向患儿及父母解释预防感染的重要性，避免到人多的公共场所去。

2）做好保护性隔离，病房每日进行空气消毒，减少探视人数。

3）加强皮肤护理，注意保持皮肤清洁干燥，及时更换内衣；保持床铺清洁、整齐，被褥松软，经常翻身；水肿严重时，受压部位垫软垫；水肿的阴囊可用棉垫或吊带托起，皮肤破损可涂碘伏预防感染。

4）做好会阴部清洁，每日用 3%硼酸坐浴 1～2 次，以预防尿路感染。

5）严重水肿者应尽量避免肌肉注射，以防药液外渗，导致局部潮湿、糜烂或感染。

6）注意监测体温、血象等，及时发现感染灶，发现感染给予抗生素治疗。

（4）观察药物疗效及副作用：

1）激素治疗期间注意每日尿量、尿蛋白变化及血浆蛋白恢复情况，注意观察激素的副作用，如库欣综合征、高血压、消化道溃疡、骨质疏松症等。

2）应用利尿剂时注意观察尿量，定期查血钾、血钠。

3）使用免疫抑制剂治疗时，注意白细胞数下降、脱发、胃肠道反应及出血性膀胱炎等。

4）抗凝和溶栓疗法中应注意监测凝血时间及凝血酶原时间。

（5）心理支持与健康教育：

1）关心、爱护患儿，多与患儿及其父母交谈，使其保持良好情绪。

2）讲解激素治疗对本病的重要性，使患儿及父母主动配合与坚持按计划用药。

3）使患儿及父母了解感染是本病最常见的合并症及复发的诱因。

4）教会患儿父母或较大儿童学会用试纸监测尿蛋白的变化。

四、泌尿道感染

1. 概述

泌尿道感染是指病原体直接侵入尿路而引起的炎症。感染可累及尿道、膀胱、肾盂及肾实质。临床以脓尿和/或菌尿为特征，可有尿路刺激征、发热及腰痛等症状。新生儿、婴幼儿泌尿道感染的局部症状往往不明显，全身症状较重。泌尿道感染是儿童泌尿系统常见疾病之一，发病率一般女孩3%～5%，男孩1%，儿童的解剖生理特点为本病的易感因素，致病菌以革兰氏阴性杆菌为主，最常见的为大肠杆菌，占首次感染的80%，上行感染是儿童泌尿道感染的主要途径。

2. 临床特点

（1）主要症状：

1）急性尿路感染：病程6个月以内，不同年龄组症状不同。①新生儿：多由血行感染引起，一般局部泌尿系症状不明显；②婴幼儿：仍以全身症状为主，局部症状轻微或缺如；③年长儿：下尿路感染以膀胱刺激症状如尿频、尿急、尿痛为主，全身症状轻微。

2）慢性尿路感染：病程多在6个月以上。

（2）主要辅助检查：

1）尿常规：清洁中段尿离心沉渣镜检白细胞≥5个/高倍镜视野。

2）尿涂片找细菌：取一滴混匀新鲜尿置玻片上烘干，革兰氏染色，每油镜视野≥1个，有诊断意义。

3）尿细菌培养：清洁中段尿细菌培养：菌落计数超过10万/ml便可诊断，菌落计数在1万～10万/ml，男性有诊断意义，女性为可疑，菌落计数少于1万/ml或多种杂菌生长时，则尿液污染的可能性大。

4）影像学检查：反复感染或迁延不愈者应进行影像学检查，以观察有无泌尿系畸形和膀胱输尿管反流。

3. 治疗要点

（1）一般治疗：急性期应卧床休息，鼓励饮水，勤排尿；女童应注意清洁外阴。口服碳酸氢钠，以碱化尿液，减轻膀胱刺激症状和增强氨基甙类抗生素、青霉素、红霉素和磺胺类的疗效，但勿与呋喃妥因同用以免降低药效。有严重膀胱刺激症状者可适当使用苯巴比妥、地西泮等镇静剂，解痉药可用抗胆碱类药如654-2。

（2）抗菌治疗：宜及早开始抗菌药物治疗，在留尿细菌培养后即可。

1）轻型和下尿路感染：首选复方磺胺甲噁唑（SMZ CO），按 SMZ 每日 50mg/kg，TMP 每日 10mg/kg 计算，分 2 次口服，连服 7～10d，待有培养结果后按药敏试验选用抗菌药物。

2）上尿路感染：在做细菌培养后，即予以 2 种抗菌药物，常用的为氨苄西林、头孢曲松钠等，疗程共 10～14d，开始治疗后连续 3d 进行细菌培养，若 24h 后尿培养阴性，表示所用药物有效，否则应按尿培养药敏试验的结果调整用药。停药一周后再做尿培养一次。

3）复发治疗：进行尿细菌培养后，选用 2 种抗菌药物，治疗 10～14d 后以小剂量维持。

4. 主要护理措施

（1）维持正常体温：

1）休息：急性期需卧床休息，鼓励患儿大量饮水。

2）饮食：发热患儿宜给予流质或半流质饮食。

3）降温：监测体温变化，高热者给予物理降温或药物降温。

（2）减轻排尿异常：

1）保持会阴部清洁，便后冲洗外阴，小婴儿勤换尿布。

2）婴幼儿哭闹、尿道刺激症状明显者，可应用 654—2 等抗胆碱药。

3）按医嘱应用抗菌药物，注意药物副作用，口服抗菌药物饭后服用可减轻胃肠道症状，服用磺胺药时应多喝水。

4）定期复查尿常规和进行尿培养，以了解病情的变化和治疗效果。

（3）健康教育：

1）向患儿及父母解释本病的护理要点及预防知识。

2）指导按时服药，定期复查，防止复发与再感染。

五、儿童泌尿系统常见异常

1. 尿道下裂

（1）概述：尿道下裂是男孩常见的下尿路及外生殖器先天性畸形，指尿道开口于阴茎腹侧正常尿道口近端至会阴部的途径上，而不是开口于阴茎头顶端。发病率约为 1‰～3‰，几乎只见于男性，有家族史的男婴患本病的风险至少上升 10%。

（2）临床特点：

1）病理分型：①阴茎头型：尿道口位于包皮系带部；②阴茎型：尿道口位于阴茎体部；③阴囊型：尿道口位于阴茎根部与阴囊交界处；④会阴型：尿道口位于会阴部。

2）临床表现：典型外观随分型而异。4 种分型均有不同程度的阴茎下弯，腹侧无包皮，阴茎背侧如头巾样的包皮覆盖。阴囊型、会阴型常有阴囊对裂，形似阴唇，若合并隐睾则酷似女性外阴易被误认。因异位尿道口前方有障碍，站立位排尿易湿裤，患儿多用蹲位排尿。

（3）治疗要点：手术治疗是唯一的方法，手术的目的是矫正阴茎下弯，使尿道口尽量接近正常位置，儿童可站立位排尿，成人后有生殖能力。手术应在学龄前完成，多主张一期完成阴茎下弯矫正术及尿道成形术，也有分两期或三期完成。

2. 隐睾症

（1）概述：隐睾又称睾丸未降。是指睾丸未能按照正常的发育过程从腰部腹膜后经腹股沟管降至阴囊底部。发病率早产儿为30%，足月儿为4%，1岁儿童为0.66%，成人3‰。1岁以内睾丸仍可继续下降，而1岁后自降的机会明显减少。单侧隐睾比双侧多见。

（2）临床特点：

1）临床表现：患儿一般无自觉症状。主要表现为患侧的阴囊明显的发育不良。单侧隐睾者左右侧不对称，双侧者阴囊小而扁平，缺乏皮肤皱褶，色素浅。病变侧阴囊内空虚，检查时不能扪及睾丸。

2）主要辅助检查：①B超、CT；②放射性同位素免疫学检查；③腹腔镜、睾丸血管造影。

（3）治疗要点：

1）治疗目的：尽早促使睾丸降入并固定于阴囊内，促进睾丸正常发育，最佳治疗年龄在2岁以内。

2）激素疗法：绒毛膜促性腺激素用于治疗位于腹股沟外环的单侧隐睾，可刺激睾丸下降，约1/3有效。

3）手术治疗：对激素治疗失败的患儿睾丸固定术是唯一的选择，术中充分松解精索血管和输精管，在无张力的情况下将睾丸放入阴囊内。目前认为在1岁后2岁前进行手术为宜。

3. 包茎及嵌顿包茎

（1）概述：包茎是指包皮口狭小，紧包着阴茎头，不能向上翻开使阴茎头外露。包皮过长是指包皮冗长，完全遮盖阴茎头，但可随意上牵及翻转露出阴茎头。嵌顿包茎是指包皮被向上翻至阴茎头上后方，未及时复位，狭小的包皮环口嵌顿于冠状沟，循环受阻而引起水肿甚至坏死。

（2）临床特点：

1）先天性包茎：出生时，包皮与阴茎头粘连是正常生理现象。表现为尿线细、排尿困难，亦称为假包茎。

2）后天性包茎：继发于阴茎头及包皮炎症或损伤，包皮粘连、有包皮垢，亦可称为真包茎。

3）嵌顿包茎：包皮被向上翻后未能及时复位，形成嵌顿，阴茎头及包皮血液回流受阻，水肿的包皮翻在阴茎头的冠状沟上，发生充血、肿大、疼痛。如果不及时处理，嵌顿包皮的狭窄环越来越紧，形成恶性循环，症状更为严重。狭窄的远端可发生糜烂、溃疡。嵌顿日久可发生坏死、脱落。

（3）治疗要点：

1）婴儿时期的大多数先天性包茎、包皮过长无须治疗，可教父母将包皮重复上翻，以便扩大包皮口，阴茎头露出后，清洁积聚的包皮垢，并涂液状石蜡润滑，然后将包皮复原。

2）先天性包茎粘连不能剥离及后天性包茎应做包皮环切术。

3）嵌顿包茎应先手法复位，复位失败者即行包皮背侧切开术。

（4）护理：

1）术前护理：①做好术前准备：术前2d开始阴茎、阴囊及会阴部的皮肤准备，对包皮长者要翻转清洗；术前1日备皮，进流质饮食；术前8h禁食；术前晚、术晨给予清洁灌肠；②心理护理：尊重患儿，增强患儿的自信心，向父母说明手术的目的、方法及安全性，解除父母及患儿对手术的焦虑、不安和恐惧。维护期隐私权，为其保守秘密。

2）术后护理：①患儿麻醉未醒前，应平卧，头偏向一侧，以防呕吐物误吸。麻醉清醒后可取半卧位；②保持尿管通畅，防止受压、扭曲、滑脱及堵塞，观察并记录尿液的颜色、性状及量；③保持伤口敷料的干燥、清洁，随时清除排泄物，一旦被污染立即更换敷料；④减轻疼痛。通常术后1～3日最明显，可适当给予镇静止痛剂，年长儿可服用己烯雌酚防止阴茎勃起引起疼痛、出血。在应用药物治疗的同时加强心理支持疗法，避免患儿紧张、躁动使疼痛加剧；⑤保持大便通畅，避免过度用力而使腹内压增高，导致伤口裂开或复发，必要时给予开塞露，鼓励患儿食用含纤维素高的食物；⑥病情观察。观察阴茎的颜色有无异常变化如变紫、变黑，伤口有无出血，尿道下裂术后有无尿瘘、尿道狭窄，睾丸松解术后有无回缩、萎缩等；⑦健康教育。帮助父母及年长儿消除因畸形和矫治术引起的心理障碍；教会父母观察患儿术后排尿、阴囊的触诊等检查技术；术后1个月内避免剧烈活动。培养良好的卫生习惯，预防泌尿系感染。若患儿出现尿道梗阻、尿道憩室、尿瘘及尿频、尿痛等应及时就诊。

【测试题】

一、填空题

1. 儿童肾功能一般要__________岁时才达到成人水平。
2. 新生儿尿比重低，为__________～__________。
3. 儿童尿渗透压通常为__________，尿比重通常是__________。
4. 正常婴儿每日排尿量为__________。
5. 正常幼儿每日排尿量为__________。
6. 正常学龄前儿童每日排尿量为__________。
7. 正常学龄儿童每日排尿量为__________。
8. 急性肾小球肾炎的严重病例可出现__________、__________、__________等并发症。
9. 肾病综合征的四大临床特点是__________、__________、__________和__________。
10. 急性肾炎的典型临床症状主要有__________、__________、__________和__________。

11. 原发性肾病综合征分为________、________。
12. 儿童急性泌尿系统感染中________是最常见和主要的感染途径。
13. 肾病综合征的并发症有________、________、________、________、________。
14. 急性肾衰在临床上一般分为三个时期________、________和________。
15. 取清洁中段尿行细菌培养，菌落计数超过________可确诊为泌尿道感染。
16. 包茎是指________狭小，不能向上翻转使阴茎头外露。
17. 后天性包茎多继发于阴茎头及包皮的________或________。
18. 尿道下裂是男孩常见的________及________先天性畸形。

二、单选题

1. 儿童24h尿蛋白定量超过（　）为异常。
   A. 75mg　B. 100mg　C. 150mg　D. 50mg　E. 30mg
2. 肾病综合征最根本的病理生理改变是（　）。
   A. 水肿　B. 大量蛋白尿　C. 血尿　D. 低蛋白血症　E. 高胆固醇血症
3. 儿童肾病综合征绝大多数为（　）。
   A. 原发性肾病　B. 先天性肾病　C. 过敏性紫癜　D. 局灶性节段性肾小球肾炎　E. 新月体性肾小球肾炎
4. 肾病综合征患儿即使卧床也应在床上经常变换体位，以防（　）等并发症。
   A. 血管栓塞　B. 甲状旁腺功能失调　C. 消化不良　D. 颅内压增高　E. 骨质疏松
5. 儿童时期同时存在蛋白尿和血尿的常见疾病是（　）。
   A. 肾肿瘤　B. 急性肾小球肾炎　C. 肾盂积水　D. 肾病综合征　E. 肾结石
6. 儿童尿路感染最常见的感染途径是（　）。
   A. 血源性感染　B. 上行性感染　C. 淋巴感染　D. 邻近组织漫延　E. 外伤
7. 急性肾炎患儿，若尿液呈酸性，则肉眼血尿为（　）。
   A. 茶褐色　B. 鲜红色　C. 脓尿　D. 黄色

E. 洗肉水样

8. 急性肾炎严重病例患儿在尿少水肿时期饮食中的钠盐应限制于（　　）。

A. 6～10mg/kg　　B. 40～55mg/kg

C. 35～45mg/kg　　D. 120～130mg/kg

E. 60～120mg/kg

9. 急性肾炎多见于（　　）。

A. 2 岁以下儿童　　B. 1～5 岁儿童

C. 5～14 岁儿童　　D. 14 岁以上儿童

E. 任何年龄的儿童

10. 链球菌感染后，通常经（　　）发生急性肾炎。

A. 2～3d　　B. 3～6d

C. 1～4 周　　D. 4～6 周

E. 6～8 周

11. 引起急性泌尿道感染的最常见的致病菌是（　　）。

A. 葡萄球菌　　B. 变形球菌

C. 大肠杆菌　　D. 绿脓杆菌

E. 溶血性链球菌

12. 目前治疗肾病综合征的首选药物（　　）。

A. 免疫抑制剂　　B. 中药

C. 肾上腺皮质激素　　D. 辅助药物

E. 抗生素

13. 肾病综合征儿童常见的并发症是（　　）。

A. 原发性腹膜炎　　B. 低钠血症

C. 低钙血症　　D. 肾静脉血栓

E. 以上均是

14. 儿童泌尿系统解剖特点中，错误的是（　　）。

A. 年龄越小，肾脏相对重

B. 2 岁以下肾脏表面呈分叶状

C. 婴儿期肾脏位置较高

D. 婴幼儿输尿管长而弯曲，易受压扭曲致尿潴留

E. 女婴尿道短，外口暴露，易受细菌感染

15. 肾病综合征患儿出现低钙血症，与下列哪项因素有关（　　）。

A. 肠道钙吸收不良

B. 活性维生素 D 水平下降

C. 蛋白尿时钙常与蛋白质结合

D. 以上均不是

E. 以上均是

16. 6岁患儿，患肾病综合征，应用泼尼松第7d开始尿量增加，每2 000～3 000ml，浮肿很快完全消退，近日患儿自觉全身软弱无力，精神不振，腹胀，膝腱反射减弱，考虑为（　　）。

A. 低血钠　　B. 低血钙

C. 低血磷　　D. 低血钾

E. 低血糖

17. 患儿男7岁，春季发病，发病前一周有上呼吸道感染，逐渐出现眼睑及颜面浮肿，血尿，尿量减少，血压130/90mmHg，尿检查红细胞明显增多，尿蛋白++，血ASO>500，该患儿最可能诊断为（　　）。

A. 肾病综合征　　B. 急进性肾炎

C. 慢性肾炎急性发作　　D. A1port综合征

E. 急性肾小球肾炎

18. 儿童12h Addis计数的正常值是（　　）。

A. 红细胞<100万，白细胞<50万，管型<10 000个

B. 红细胞<50万，白细胞<100万，管型<5 000个

C. 红细胞<50万，白细胞<100万，管型<10 000个

D. 红细胞<100万，白细胞<50万，管型<5 000个

E. 红细胞<100万，白细胞<200万，管型<10 000个

19. 急性链球菌感染后肾炎典型的临床表现是（　　）。

A. 高血压、血尿、无尿

B. 蛋白尿、高血压、少尿

C. 水肿、少尿、高血压、血尿

D. 少尿、水肿、高血压

E. 蛋白尿、血尿、少尿

20. 急性肾炎患儿恢复上学的指标是（　　）。

A. 尿蛋白消失　　B. 尿内红细胞减少、血沉正常

C. 镜下血尿消失　　D. Addis计数正常

E. 血压正常

21. 儿童肾病综合征最常见的合并症是（　　）。

A. 感染　　B. 电解质紊乱

C. 血栓形成　　D. 急性肾衰竭

E. 生长延迟

22. 镜下血尿是指每高倍视野下红细胞数大于（　　）个。

A. 3　　B. 5

C. 7　　D. 9

E. 11

23. 急性肾小球肾炎最常发生于（　　）感染之后。

A. 链球菌　　B. 葡萄球菌
C. 支原体　　D. 病毒
E. 大肠杆菌

24. 急性泌尿道感染累及的部位是（　　）。
A. 尿道　　B. 膀胱
C. 肾实质　　D. 肾盂
E. 以上都是

25. 新生儿期急性泌尿道感染的主要表现是（　　）。
A. 膀胱刺激征　　B. 严重的败血症表现
C. 胃肠道症状　　D. 神经系统症状
E. 呕吐

26. 急性肾小球肾炎合并循环充血，首选药物是（　　）。
A. 扩血管药　硝普钠　　B. 降压药　硝苯地平
C. 强心药　毛花苷丙　　D. 利尿剂　呋塞米
E. 镇静药　安定

27. 中段尿培养菌落计数为多少则为真性菌尿？（　　）。
A. 大于、等于 10 万/ml　　B. 大于、等于 20 万/ml
C. 大于、等于 100 万/ml　　D. 大于、等于 1 万/ml
E. 大于、等于 200 万/ml

28. 正常儿童尿蛋白定性试验为（　　）。
A. ＋＋～＋＋＋　　B. ＋
C. ＋～＋＋　　D. 阴性
E. 阴性或弱阳性

29. 急性肾小球肾炎合并严重循环充血的临床表现，不包括（　　）。
A. 心脏扩大　心率增快　　B. 心搏出量下降
C. 肝增大　　D. 静脉压增高
E. 以上都是

30. 急性肾小球肾炎的正确治疗是（　　）。
A. 卧床休息 2 周，血沉正常后可恢复正常活动
B. 无盐饮食至尿蛋白消失
C. 低蛋白饮食 4 周以上
D. 应用抗生素 7～10d，以控制链球菌感染和清除病灶
E. 每天留尿标本送尿常规检查 2 次

31. 急性肾小球肾炎患儿在病程早期突然发生惊厥，可能性最大的原因是（　　）。
A. 高血压脑病　　B. 高热惊厥
C. 低钙惊厥　　D. 低钠综合征
E. 以上都是

32. 儿童无尿的标准为每日尿量少于（　　）ml/m²。

A. 100～200　　B. 100

C. 50　　D. 30

E. 200～250

33. 儿童泌尿系统最常见的疾病是（　　）。

A. 急性肾小球肾炎　　B. 泌尿系统感染

C. 原发性肾病综合征　　D. 急性肾衰

E. 尿道下裂

34. 儿童肾功能达到成人水平一般到（　　）岁。

A. 1～1.5　　B. 2

C. 3　　D. 3.5～4

E. 200～250

35. 急性肾小球肾炎应用青霉素是为了（　　）。

A. 控制肾脏炎症　　B. 预防肾脏炎症进一步发展

C. 清除体内感染病灶的细菌　　D. 预防急性肾功能不全

E. 防治尿毒症

36. 急性肾小球肾炎合并急性肾衰竭的临床表现为（　　）。

A. 严重少尿或无尿　　B. 氮质血症

C. 电解质紊乱　　D. 以上都是

E. 血尿

37. 急性肾小球肾炎合并高血压脑病，首选降压药为（　　）。

A. 利舍平　　B. 硝苯地平

C. 硫甲丙脯酸　　D. 硝普钠

E. 卡托普利

38. 在静脉滴注硝普钠过程中应随时监测（　　）。

A. 体温　　B. 脉搏

C. 呼吸　　D. 血压

E. 尿量

39. 儿童尿渗透压通常为（　　）。

A. 400～500mmol/L　　B. 100～200mmol/L

C. 200～300mmol/L　　D. 150～250mmol/L

E. 500～800mmol/L

40. 应用硝普钠应新鲜配制，放置（　　）后即不能再用。

A. 1h　　B. 半小时

C. 2h　　D. 4h

E. 3h

41. 急性肾衰竭在少尿期造成死亡的主要原因是（　　）。

A. 高血钾　　B. 高血磷
C. 高血镁　　D. 低血钙
E. 感染

42. 关于急性泌尿道感染的预防，下列哪项是正确的（　　）。
A. 幼儿不穿开裆裤
B. 婴儿应勤换尿布，便后洗净臀部
C. 根治蛲虫，去除尿道异物
D. 避免不必要的导尿，留置尿管时间不可太长
E. 以上都正确

43. 急性泌尿道感染的患儿予以碳酸氢钠口服是为了（　　）。
A. 碱化尿液　　B. 增加呋喃妥因的药效
C. 纠正代谢性酸中毒　　D. 纠正呼吸性酸中毒
E. 以上都正确

44. 急性肾小球肾炎患儿的水肿多为非凹陷性的，原因是（　　）。
A. 一般浮肿不重　　B. 起病急，皮肤张力强
C. 皮下脂肪多　　D. 间质液中含较高蛋白质
E. 以上均不是

三、多选题

1. 关于急性肾小球肾炎的健康指导下列正确的是（　　）。
A. 起病 2～3 周内均应卧床休息
B. 当肉眼血尿消失，水肿消退，血压正常，方可下床活动或到户外散步
C. 血沉正常恢复上学，应避免剧烈运动
D. 尿液 Addis 计数正常后恢复正常生活
E. 血沉未正常恢复上学

2. 急性肾小球肾炎何时恢复蛋白质供应（　　）。
A. 尿量增加　　B. 肉眼血尿消失
C. 氮质血症消除后　　D. 水肿消退
E. 镜下血尿消失

3. 急性肾小球肾炎应用利尿剂下列哪些是正确的（　　）。
A. 水肿、少尿、循环充血者，可口服氢氯噻嗪
B. 少尿或和明显循环充血者可用呋塞米静脉注射
C. 忌用螺内酯
D. 可用渗透性利尿剂
E. 以上均正确

4. 急性肾炎水肿的原因是（　　）。
A. 肾小球滤过率下降，水钠潴留　　B. 肾小球基膜受损
C. 继发性醛固酮增多　　D. 低蛋白血症

E. 以上均包括

5. 急性肾小球肾炎患儿急性期的严重并发症包括（　　）。

A. 严重循环充血　　B. 高血压脑病

C. 急性肾功能衰竭　　D. 急性进行性肾炎

E. 以上均有

6. 急性肾炎的护理评估有下列哪些（　　）。

A. 病前1～4周有前驱感染史

B. 有水肿、高血压、少尿、血尿

C. 血清补体下降

D. 尿常规检查可无蛋白、红细胞及管型

E. 红细胞计数及血红蛋白有轻度降低

7. 关于肾病综合征饮食护理下列正确的是（　　）。

A. 无尿、少尿、水肿严重时给无盐或低盐饮食

B. 一般患儿不需要特别限制饮食

C. 给易消化的饮食

D. 给优质蛋白饮食

E. 以上均不正确

8. 急性肾炎患儿治疗后，最先消失的是哪些？（　　）。

A. 水肿　　B. 肉眼血尿

C. 高血压　　D. 蛋白尿

E. 镜下血尿

9. 急性泌尿道感染累及的部位包括（　　）。

A. 尿道　　B. 膀胱

C. 肾实质　　D. 肾盂

E. 以上都不是

10. 肾病综合征应用肾上腺皮质激素治疗的不良反应有（　　）。

A. 库欣综合征　　B. 骨质疏松

C. 高血压　　D. 消化道溃疡

E. 低钙血症

11. 肾病综合征的治疗措施下列正确的是（　　）。

A. 长期忌盐　　B. 用泼尼松

C. 用免疫抑制剂　　D. 用利尿剂

E. 抗凝治疗

12. 急性肾炎合并心衰的表现正确的有（　　）。

A. 浮肿加重

B. 呼吸困难

C. 心率快，心脏扩大可闻奔马律

D. X线检查心影增大，肺野清晰

E. 不能平卧

13. 急性肾炎的一般治疗中，下列哪些是正确的？(　　)。

A. 卧床休息至水肿消退

B. 少尿时应控制盐和蛋白的摄入

C. 鼓励饮水，以利毒素排出

D. 应用抗生素消除残存链球菌

E. 血沉正常才能上学

14. 肾病综合征电解质紊乱时，会出现下列哪几项？(　　)。

A. 低血钾　　B. 低血钙

C. 低血钠　　D. 低血氧

E. 高血钾

15. 下列哪些与急性肾炎的高血压产生有关（　　）。

A. 全身小动脉痉挛　　B. 醛固酮分泌增多

C. 血容量减少　　D. 肾上腺皮质激素分泌增多

E. 抗利尿激素分泌增多

16. 哪些符合单纯性肾病（　　）的临床特点。

A. 发病年龄多为2～7岁　　B. 起病缓慢，常无明显诱因

C. 水肿最常见　　D. 多为非选择性蛋白尿

E. 男孩常有阴囊显著水肿

17. 哪些是急性肾炎严重病例的表现（　　）。

A. 心力衰竭　　B. 代谢性酸中毒

C. 高血钾　　D. 继发感染

E. 高血压脑病

18. 常用环磷酰胺的不良反应有以下哪些？(　　)。

A. 骨髓抑制　　B. 脱发

C. 胃肠道反应　　D. 远期性腺损害

E. 出血性膀胱炎

19. 新生儿肾小球滤过率甚低，其原因是（　　）。

A. 新生儿肾滤过作用主要由髓的肾小球负担，而皮质表面的肾小球血流供应量少

B. 新生儿入球动脉阻力较高，影响肾小球的血流量

C. 新生儿血压低，故肾小球滤过作用也较低

D. 肾小管重吸收不全

E. 以上均包括

20. 关于急性肾小球肾炎的休息措施，下列哪些是正确的？(　　)。

A. 水肿明显患儿绝对卧床休息

B. 较高血压者绝对卧床休息

C. 水肿消退后室内少量活动

D. 肉眼血尿消失和血压正常后室内少量活动

E. 镜下血尿消失后室内少量活动

21. 泌尿系统感染常见的致病菌有（　　）。

A. 大肠杆菌　　B. 克雷伯杆菌

C. 变形杆菌　　D. 表皮葡萄球菌

E. 金黄色葡萄球菌

22. 新生儿期急性泌尿道感染的临床表现常为（　　）。

A. 膀胱刺激征　　B. 败血症

C. 发热　　D. 惊厥

E. 血尿

四、判断改错题

1. 急性肾小球肾炎是儿童常见病之一，多见于5～14岁儿童。（　　）
2. 急性肾炎水肿多从眼睑及面部开始，晨起明显，1～2d后逐渐延及全身，指压凹陷明显。（　　）
3. 急性肾炎患儿尿少水肿期应限制水、钠盐的摄入，严重病例钠盐限制于每日2～3g。（　　）
4. 急性肾炎有氮质血症时，每日蛋白摄入量应少于0.5g/kg。（　　）
5. 急性肾炎待水肿消退，血压恢复正常后，应由低盐饮食过渡到普通饮食。（　　）
6. 因儿童生长发育快，需要盐、蛋白质较多，因此不宜过久的限制盐。（　　）
7. 肾炎性肾病是儿童肾病综合征中最常见的类型。（　　）
8. 肾病综合征由于长期禁盐、应用利尿剂，钠、钾从尿中排出而发生低钠、低钾血症。（　　）
9. 抗凝治疗为治疗肾病综合征较有效方法。（　　）
10. 取尿培养标本时，若常规阴部消毒30min未留到尿液，需再次消毒。（　　）
11. 儿童肾功能一般要到1～1.5岁才达到成人水平。（　　）
12. 儿童生后头几天，尿液色较深、稍混浊，因尿路感染，放置后有红褐色沉淀。（　　）
13. 急性肾炎患儿早期尿量减少，一般在1～2周内尿量增多，水肿消退。（　　）
14. 急性肾炎患儿起病大多数有血尿，约30%～50%患儿有肉眼血尿。（　　）
15. 约70%急性肾炎起病时就有高血压，一般为120～160/80～110mmHg之间。（　　）
16. 急性肾炎若有循环充血、头痛、血压增高，超过158/105mmHg时则应绝对卧床休息，以防出现心衰或高血压脑病。（　　）
17. 急性肾炎患儿起病2～3个月后，若尿内红细胞减少，肉眼血尿消失可以上学。（　　）

18. 肾上腺皮质激素为治疗肾病综合征较有效的首选药物。（　）
19. 大量蛋白尿是肾病综合征最根本的病理生理改变。（　）
20. 单纯性肾病用激素治疗效果较好，可达到基本痊愈。（　）
21. 对于需要卧床休息的肾病综合征患儿，可经常变换体位，以预防血管栓塞等并发症。（　）
22. 血源性感染是儿童泌尿道感染的主要途径。（　）
23. 肾病综合征患儿长期应用肾上腺皮质激素易引起骨质疏松，每日应补充适量钙剂。（　）
24. 激素治疗有不良反应，如库欣综合征等，肾病综合征多选用短程疗法。（　）
25. 轻型和下泌尿道感染的患儿应首选复方磺胺甲噁唑口服治疗，服用磺胺后应少喝水。（　）

五、名词解释

1. 不稳定膀胱
2. 肾病综合征
3. 尿道下裂
4. 包茎
5. 包皮过长
6. 泌尿道感染

六、简答题

1. 简述肾病综合征患儿的饮食护理。
2. 简述肾病综合征患儿的常见护理问题。
3. 急性肾炎严重病例有哪些表现？
4. 试述急性肾小球肾炎患儿休息的重要性及宣教休息的内容。
5. 对急性肾小球肾炎患儿如何进行饮食管理？
6. 简述泌尿道感染的病因和发病机制。
7. 简述泌尿道感染选用抗生素治疗的原则。
8. 简述急性肾小球肾炎的病因。
9. 简述急性肾小球肾炎一般病例的临床表现。
10. 简述肾病综合征的临床特点。
11. 试述对泌尿系统常见异常患儿健康教育的要点。
12. 试述肾病综合征患儿皮肤护理的要点。

七、案例分析题

1. 男孩，6 岁，1 周来颜面及全身浮肿，无肉眼血尿，BP 13.3/9.33kPa（100/70mmHg），尿蛋白 2.5g/24h，红细胞 1～2 个/HP，血浆白蛋白 20g/L，胆固醇 10.72mmol/L。

（1）该患儿的医疗诊断是（　）。

A. 肾病综合征　　　　　　　　　　　B. 肾小球肾炎

C. 过敏性紫癜　　　　　　　　　　　D. 肾盂肾炎

E. 泌尿道感染

(2) 诊断依据是（　　）。

A. 年龄 2～7 岁　　　　　　　　　B. 高度浮肿

C. 无血尿　　　　　　　　　　　　D. 无高血压

E. 有大量蛋白尿、低蛋白血症、高胆固醇血症

(3) 对该患儿防止皮肤感染和损伤的护理措施包括（　　）。

A. 保持皮肤清洁干燥

B. 衣服应宽松以免损伤皮肤

C. 卧床时每 2h 翻身 1 次，防止局部受压过久

D. 静脉注射时要选好血管，争取 1 次成功

E. 为防止损伤阴囊皮肤，可用丁字带将阴囊托起，局部保持干燥

2. 患儿，女，6 岁，浮肿 5d，尿色如浓茶，伴头昏眼花，并有一过性失明，血压 21.4/16kPa (160/120mmHg)，尿常规：蛋白（十），RBC25～30/HP，颗粒管型 1/HP。

(1) 该患儿的医疗诊断是（　　）。

A. 肾病综合征合并高血压脑病

B. 急性肾小球肾炎合并高血压脑病

C. 泌尿道感染

D. 过敏性紫癜

E. 急性肾盂肾炎

(2) 常见的护理问题有（　　）。

A. 体液过多　与肾小球损伤导致水、钠潴留有关

B. 有皮肤完整性受损的危险　与水肿有关

C. 舒适的改变　头痛、恶心与高血压有关

D. 严重循环充血　与水、钠潴留，血浆容量增加有关

E. 有大量蛋白尿、低蛋白血症、高胆固醇血症

(3) 对该患儿的护理措施中描述正确的包括（　　）。

A. 严格卧床休息

B. 限制钠盐的摄入，食盐每日 1～2g

C. 准确记录出入液量

D. 严密监测血压

E. 向家长宣教有关疾病护理的知识，如休息的原则、饮食管理等

3. 7 岁男孩，眼睑水肿 4d、伴头痛、眼花，尿呈深茶色 2d 就诊，2 周前曾患扁桃体炎，经用青霉素治疗好转。

(1) 该患儿的体检重点应该是（　　）。

A. 扁桃体　　　　　　　　　　　　B. 腹部血管杂音

C. 肾区叩击痛　　D. 尿道口有无红肿
E. 血压

（2）该患儿首选的辅助检查是（　　）。
A. 尿常规　　B. 心电图
C. 乙肝两对半测定　　D. 胸部 X 线
E. B 型超声检查

（3）如果此患儿出现呼吸困难，颈静脉怒张，吐粉红色泡沫样痰，两肺满布湿啰音，错误的治疗是（　　）。
A. 严格限制水钠入量　　B. 强力利尿剂
C. 静脉滴注硝普钠　　D. 腹膜透析
E. 快速使用洋地黄

（4）如果此患儿血压急剧增高，出现惊厥，首选的处理是（　　）。
A. 强力利尿剂　　B. 硝苯地平口服
C. 快速洋地黄化　　D. 硝普钠静脉滴注
E. 口服复方降压片

4. 10 岁儿童，因水肿、尿少 3d 入院。半月前曾有双下肢脓疱疮。入院后，尿量每天 400ml，伴头昏、头痛、眼花、恶心、呕吐，无心慌胸闷气促。辅助检查：尿常规示红细胞＋＋＋＋，白细胞＋＋，蛋白＋＋＋。实验室检查示：血红蛋白 100g/L，血肌酐 80μmol/L，血尿素氮 7.8mmol/L，ASO 1 200U，C_3 0.27g/L，诊断为急性肾炎。

（1）该患儿发生水肿的原因有（　　）。
A. 血容量增多　　B. 全身血管通透性增加
C. 醛固酮分泌增多　　D. 水钠潴留
E. 肾小球滤过率降低

（2）患儿有一过性失明，血压 180/120mmHg，该患儿发生高血压的原因有（　　）。
A. 全身小动脉痉挛　　B. 醛固酮分泌增多
C. 肾滤过率降低，水钠潴留　　D. 肾上腺皮质激素分泌增多
E. 抗利尿激素分泌增多

（3）急性肾炎伴高血压脑病时，应选择下列哪些降压药？（　　）。
A. 四氯嗪　　B. 卡托普利
C. 硝普钠　　D. 硝苯地平
E. 利舍平

（4）护士向患儿宣教要注意休息，下列哪些措施是正确的？（　　）。
A. 起病 2～3 周内均应卧床休息
B. 当肉眼血尿消失，水肿消退，血压正常，方可下床活动或到户外散步
C. 血沉正常时可恢复上学，应避免剧烈运动
D. 尿液 Addis 计数正常才能正常活动
E. 一般病例不须卧床休息

【参考答案】

一、填空题

1. 1～1.5
2. 1.006　1.008
3. 500～800mmol/L　1.011～1.025
4. 400～500ml
5. 500～600ml
6. 600～800ml
7. 800～1 400ml
8. 严重循环充血　高血压脑病　急性肾衰竭
9. 大量蛋白尿　低蛋白血症　高胆固醇血症　不同程度的水肿
10. 水肿　少尿　血尿　高血压
11. 单纯性肾病　肾炎性肾病
12. 上行感染
13. 感染、电解质紊乱、高凝状态和血栓形成、急性肾衰竭、生长延迟
14. 少尿期　多尿期　恢复期
15. 10 万/ml
16. 包皮口
17. 炎症　损伤
18. 下尿路　外生殖器

二、单选题

1. C　2. B　3. A　4. A　5. B　6. B　7. A　8. E　9. C　10. C
11. C　12. C　13. E　14. C　15. E　16. D　17. E　18. B　19. C　20. B
21. A　22. A　23. A　24. E　25. B　26. D　27. A　28. D　29. B　30. D
31. A　32. C　33. A　34. A　35. C　36. D　37. D　38. D　39. E　40. D
41. A　42. E　43. A　44. D

三、多选题

1. ABCD　2. ACE　3. ABC　4. AC　5. ABC　6. ABCE　7. ABCD
8. ABC　9. ABCD　10. ABCDE　11. BCDE　12. ABCE　13. ABDE　14. ABC
15. ABDE　16. ABCE　17. ABCE　18. ABCDE　19. ABC　20. ABCD　21. ABC
22. BCD

四、判断改错题

1. √
2. ×　指压凹陷明显→ 呈非凹陷性
3. ×　2～3g→60～120mg/kg

4.√

5.√

6.√

7.×　肾炎性肾病→原发性肾病

8.√

9.×　抗凝治疗 → 肾上腺皮质激素

10.√

11.√

12.×　因尿路感染 → 因含尿酸盐较多

13.√

14.√

15.√

16.√

17.×　肉眼血尿消失→血沉恢复正常

18.√

19.√

20.√

21.√

22.×　血源性感染→上行感染

23.√

24.×　短程疗法→长程疗法

25.×　少喝水→多喝水

五、名词解释

1. 不稳定膀胱：在 1.5～3 岁间，儿童主要通过控制尿道外括约肌和会阴肌控制排尿，若 3 岁后仍保留这种排尿机制，不能控制膀胱逼尿肌收缩，则常表现为白天尿频、尿急或尿失禁和夜间遗尿，被称为不稳定膀胱。

2. 肾病综合征：简称肾病，是一组多种原因引起肾小球基底膜通透性增高，导致大量血浆蛋白自尿丢失的一种临床症候群。

3. 尿道下裂：是男孩常见的下尿路及外生殖器先天性畸形，指尿道开口于阴茎腹侧正常尿道口近端至会阴部的途径上，而不是开口于阴茎头顶端。

4. 包茎：是指包皮口狭小，紧包着阴茎头，不能向上翻开使阴茎头外露。

5. 包皮过长：是指包皮冗长，完全遮盖阴茎头，但可随意上牵及翻转露出阴茎头。

6. 泌尿道感染：是指病原体直接侵入尿路在尿液中生长繁殖，并侵犯尿路黏膜或组织而引起的损伤。

六、简答题

1. 答：①有水肿及高血压的患儿应限制钠盐的摄入，食盐每日 1～2g；②有氮质血症时应限制蛋白质摄入量，每日 0.5g/kg；在尿量增加、氮质血症消除后应尽早恢复蛋白质供应，以保证儿童生长发育的需要；③除非严重少尿或循环充血，一般不必严格限水；④供给高糖、高维生素饮食以满足儿童生理需要。

2. 答：①营养失调：低于机体需要量与大量自尿中丢失有关；②体液过多与低蛋白血症导致的水钠潴溜有关；③有感染的危险与机体免疫力下降有关；④潜在并发症电解质紊乱、血栓形成、药物副作用；⑤焦虑与病情反复及病程长有关。

3. 答：少数急性肾炎患儿在疾病早期（2 周之内），可出现下列严重症状：①严重循环充血。由于水、钠潴留，血浆容量增加而出现循环充血。当肾炎患儿出现呼吸急促和肺部湿啰音应警惕循环充血。严重者可出现呼吸困难、端坐呼吸、颈静脉怒张、频咳、吐粉红色泡沫痰、两肺满布湿啰音、心脏扩大、甚至奔马律、肝大而硬、水肿加剧；②高血压脑病。由于脑血管痉挛，导致缺血、缺氧、血管渗透性增高而发生脑水肿。年长儿诉剧烈头痛、呕吐、复视或一过性失明，严重者出现惊厥、昏迷；③急性肾功能不全。常发生于疾病初期，出现少尿、尿闭等症状，引起暂时性氮质血症、电解质紊乱和代谢性酸中毒，一般持续 3～5 日，不超过 10d。

4. 答：休息可减轻心脏负担，改善心功能，增加心排血量，使肾血流量增加，提高了肾小球滤过率，减少水钠潴留，减少潜在并发症发生；同时又由于静脉压下降，降低了毛细血管血压，而使水肿减轻。疾病早期应卧床休息，一般卧床休息 2 周，待水肿消退、血压降至正常、肉眼血尿消失，可下床轻微活动；1～2 月内活动量宜加限制；3 个月内避免剧烈活动；尿内红细胞减少、血沉正常可上学，仍需避免体育活动；Addis 计数正常后恢复正常生活。

5. 答：尿少水肿时期，限制盐摄入，严重者钠盐限制于 60～120mg/kg；有氮质血症时，限制蛋白质的入量，每日 0.5g/kg；供给高糖饮食以满足儿童能量的需要；除非严重少尿或循环充血，一般不必严格限水。尿量增加、水肿消退、血压正常后，可恢复正常饮食，以保证儿童生长发育的需要。

6. 答：

（1）病因：多数细菌可引起泌尿道感染，以革兰氏阴性杆菌为主，最常见的是大肠埃希菌，占首次感染的 60%～80%，其次为变形杆菌，克雷伯杆菌，副大肠埃希菌。

（2）发病机制：①感染途径有上行感染，血源性感染，淋巴感染和直接蔓延；②易感因素：与儿童解剖生理特点有关，儿童泌尿系统畸形以及膀胱输尿管反流等也是易感因素；③细菌毒力。

7. 答：①感染部位：肾盂肾炎选择血浓度高的药物，膀胱炎选择尿浓度高的药物；②选择对肾功能损害小的药物；③根据尿培养及药敏试验结果选药；④药物在肾组织、尿液、血液中都应有较高的浓度；⑤用的药物抗菌能力强，抗菌谱广；⑥若没有药敏试验结果，对上尿路感染使用二代以上头孢。

8. 答：本病主要为 A 组 β 溶血性链球菌引起的上呼吸道感染或皮肤感染后的一种免疫反应。链球菌菌株的某些抗原与机体产生的相应抗体形成免疫复合物，沉着于肾小球，并激活补体，引起一系列免疫损伤和炎症。

9. 答：①水肿：常为最常见和最早出现的症状，先眼睑浮肿而后渐及全身，为非凹陷性；②少尿：尿量减少，甚至无尿；③血尿：起病时几乎都有血尿，多为镜下血尿，30%～70%患儿有肉眼血尿，尿色一般为茶色或洗肉水色。肉眼血尿常在1～2周内消失，镜下血尿可持续3～6个月；④蛋白尿；⑤高血压：30%～80%患者有高血压，常在16.0～20.0/10.7～14.4kPa，第二周随着利尿即降至正常，个别可持续3～4周。

10. 答：①大量蛋白尿；②低蛋白血症；③高胆固醇血症；④不同程度的水肿。

11. 答：帮助父母及年长儿消除因畸形和矫治术引起的心理障碍；教会父母观察患儿术后排尿、阴囊的触诊等检查技术；术后1个月内避免剧烈活动。培养良好的卫生习惯，预防泌尿系感染。若患儿出现尿道梗阻、尿道憩室、尿瘘及尿频、尿痛等应及时就诊。

12. 答：注意保持皮肤清洁干燥，及时更换内衣；保持床铺清洁、整齐，被褥松软，经常翻身；水肿严重时，受压部位衬棉圈或用气垫床；水肿的阴囊可用棉垫或吊带托起，皮肤破损可涂碘伏预防感染。

七、案例分析

1. 答：(1) A　(2) ABCDE　(3) ABCDE

2. 答：(1) B　(2) ABCD　(3) ABCDE

3. 答：(1) E　(2) A　(3) E　(4) D

4. 答：(1) ABCDE　(2) ABCDE　(3) CD　(4) ABCDE

（秦秀丽）

第十二章　造血系统疾病患儿的护理

【知识精要】

一、儿童造血和血液特点

1. 造血特点

儿童造血分胚胎期造血及生后造血。

（1）胚胎期造血：胚胎期造血可分为三个阶段。

1）中胚叶造血期约自胚胎第3周开始于卵黄囊，至第12～15周消失。

2）肝造血期胎儿中期以肝脏造血为主。6个月后逐渐减退，肝造血主要造红细胞，也可产生少量的粒细胞和巨核细胞。

约于胚胎第8周左右脾参与造血，主要产生红细胞、粒细胞、淋巴细胞和单核细胞，至第5个月后脾脏造红细胞和粒细胞功能逐渐减退至消失，仅保留造淋巴细胞功能。

3）骨髓造血期骨髓从胚胎第4个月开始造血，为胎儿后期主要的造血器官，出生2～5周后骨髓成为唯一的造血场所。

（2）生后造血：生后造血为胚胎造血的延续。

1）骨髓造血：出生后主要是骨髓造血。婴幼儿期所有骨髓均为红髓，全部参与造血，以满足生长发育的需要。

2）髓外造血：在正常情况下，骨髓外造血极少。当严重感染或溶血性贫血等需要增加造血时，肝、脾、淋巴结恢复到胎儿时期的造血状态，而表现为肝、脾、淋巴结肿大，外周血中可见幼红细胞或（和）幼稚粒细胞。

2. 血液特点

（1）红细胞数与血红蛋白量：由于胎儿期处于相对缺氧状态，红细胞数及血红蛋白量较高，出生时红细胞数约为$5.0\times10^{12}\sim7.0\times10^{12}$/L，血红蛋白量约为150～220g/L。出生后自主呼吸的建立，血氧含量增加，红细胞生成素减少，骨髓造血功能暂时下降；红细胞破坏增加（生理性溶血）；生长发育迅速，循环血量增加等因素，红细胞数和血红蛋白量逐渐降低，至2～3个月时，红细胞数降至3.0×10^{12}/L，血红蛋白量降至110g/L左右，出现轻度贫血，称为“生理性贫血”。

（2）白细胞数与分类：出生时白细胞总数为$15\times10^9\sim20\times10^9$/L，生后10d左右降至$12\times10^9$/L，婴幼儿期维持在$10\times10^9$/L左右，8岁后接近成人水平。出生时中性粒细胞约占65%，淋巴细胞占30%。生后4～6d两者比例相等；随后淋巴细胞比例上升，婴幼儿期淋巴细胞占60%，中性粒细胞占35%，至4～6岁两者又相等。

(3) 血小板数：约为 $150\times10^9\sim250\times10^9$/L。

(4) 血红蛋白种类：出生时，血红蛋白以胎儿血红蛋白（HbF）为主，约占70%。出生后迅速被成人血红蛋白（HbA）代替。2岁后达成人水平，HbF<2%。

(5) 血容量：血容量占体重的比例，新生儿约10%，儿童约8%～10%，成人约6%～8%。

二、儿童贫血

1. 概述

贫血是指单位容积末梢血中红细胞数或血红蛋白量低于正常。儿童贫血的国内诊断标准是：血红蛋白新生儿期<145g/L，1～4个月时<90g/L，4～6个月时<100g/L；6个月以上则按世界卫生组织标准：6月～6岁者Hb<110g/L，6～14岁Hb<120g/L为贫血。海拔每升高1000米，血红蛋白上升4%。

(1) 贫血的分度：根据外周血血红蛋白含量将贫血分为轻、中、重、极重4度（表12－1）。

表12－1　贫血的分度

		轻度	中度	重度	极重度
血红蛋白量（g/L）	儿童	120～90	90～60	60～30	<30
血红蛋白量（g/L）	新生儿	144～120	120～90	120～90	<60

(2) 贫血的分类：

1) 病因学分类：①红细胞及血红蛋白生成不足如造血物质缺乏：如缺铁性贫血（铁缺乏），营养性巨幼红细胞贫血（维生素 B_{12}、叶酸缺乏），维生素 B_6 缺乏性贫血、维生素C缺乏等；骨髓造血功能障碍：再生障碍性贫血，单纯红细胞再生障碍性贫血，感染性、炎症性及癌症性贫血，慢性肾病所致贫血等；②溶血性贫血：可由红细胞内在异常或外在因素引起红细胞破坏过多，包括内在因素如G－6－PD缺陷症、海洋性贫血、遗传性球形细胞增多症等和外在因素如新生儿溶血病，自身免疫性溶血性贫血，物理、化学、药物、中毒或感染等引起的贫血；③失血性贫血：包括急性和慢性失血性贫血。

2) 形态学分类：根据红细胞平均容积（MCV）、红细胞平均血红蛋白量（MCH）、红细胞平均血红蛋白浓度（MCHC）的值将贫血分为4类（表12－2）：

表12－2　贫血的细胞形态分类

	MCV（fl）	MCH（pg）	MCHC（%）
正常值	80～94	28～32	32～38
大细胞性	>94	>32	32～38
正细胞性	80～94	28～32	32～38
单纯小细胞性	<80	<28	32～38
小细胞低色素性	<80	<28	32～38

2. 营养性缺铁性贫血

（1）概述：缺铁性贫血是由于体内铁缺乏致血红蛋白合成减少而引起的一种贫血。临床上具有小细胞低色素性、血清铁和铁蛋白减少、铁剂治疗有效等特点。此种贫血遍及全球，为儿童贫血中最常见者，以6个月～2岁发病率最高，是我国重点防治的儿童疾病之一。

（2）临床特点：

1）一般表现：皮肤黏膜逐渐苍白，以唇、口腔黏膜和甲床最明显。易疲乏、无力，不爱活动，常有烦躁不安或精神不振。体重不增或增长缓慢。年长儿可诉头晕、眼前发黑、耳鸣等。

2）髓外造血表现：肝、脾可轻度肿大，年龄愈小、病程愈长、贫血愈重，肝脾肿大愈明显。淋巴结肿大较轻。

3）非造血系统表现：①消化系统：有食欲减退，呕吐、腹泻，少数有异食癖，还可出现口腔炎、舌炎或舌乳头萎缩，重者可出现萎缩性胃炎或吸收不良综合征；②神经系统：烦躁不安、萎靡不振，易激惹，注意力不集中，记忆力减退，理解力下降，学习成绩下降，智能多较同龄儿低；③心血管系统：明显贫血时心率加快，心脏扩大，严重时发生心力衰竭；④其他：如皮肤干燥、毛发枯黄易脱落、反甲、常合并感染等。

4）主要辅助检查：①血常规：血红蛋白降低较红细胞减少明显，呈小细胞低色素性贫血。红细胞大小不等，以小细胞为多，中央淡染区扩大。网织红细胞正常或轻度减少。白细胞、血小板一般无变化；②骨髓象：增生活跃，以中、晚幼红细胞增生为主。各期红细胞均较小，细胞质少，染色偏蓝。粒细胞和巨核细胞系一般无改变；③有关铁代谢的检查：血清铁蛋白＜12μg/L，血清铁＜10.7μmol/L，总铁结合力＞62.7μmol/L，红细胞内游离原卟啉＞0.9μmol/L，运铁蛋白饱和度＜15％。

（3）治疗要点：

1）去除病因：合理喂养，及时添加辅食，纠正不良的饮食习惯，增加含铁丰富的食物；积极治疗原发病如驱虫、手术治疗消化道畸形、控制慢性失血等。

2）铁剂治疗：多采用口服，剂量以元素铁计算，一般为每日2～6mg/kg，分3次口服。疗程至血红蛋白达正常后2～3个月左右停药。常用制剂有硫酸亚铁（含元素铁20％），富马酸亚铁（含元素铁30％）、葡萄糖酸亚铁（含元素铁12％）等。口服不能耐受或吸收不良者可采用注射铁剂如右旋糖酐铁。

3）输血治疗：一般不需输血。重度贫血者可输注浓缩红细胞或压积红细胞，以尽快纠正贫血症状。但应注意输血的量和速度。

（4）主要护理措施：

1）休息与活动：一般不需卧床休息，但应避免剧烈运动。生活要有规律，保证足够的睡眠。贫血严重者，应根据其活动耐力下降情况制定活动强度、持续时间及休息方式。

2）饮食护理：①协助纠正不良的饮食习惯；②指导合理搭配患儿的饮食：含铁丰富且易吸收的食物有动物血、精肉、内脏、鱼类及大豆及其制品等；维生素C、稀盐酸、氨基酸、果糖等有利于铁的吸收，可与铁剂或含铁食品同时进食；茶、咖啡、牛奶、蛋类、麦麸、植物纤维、抗酸药物可抑制铁的吸收；③婴儿提倡母乳喂养：人乳含铁虽少，但吸收率高达50%，而牛奶中铁的吸收率仅为10%～25%。婴儿6个月后应逐渐减少每日的奶类摄入量，以便增加含铁丰富的固体食物。按时添加含铁丰富的辅食或补充铁强化食品如铁强化奶、铁强化食盐；④指导父母对早产儿和低体重儿自2个月左右给予铁剂（元素铁不超过每日2mg/kg，最大不能超过15mg/d）预防。

3）正确应用铁剂，观察疗效与副作用：①让父母掌握服用铁剂的正确剂量和疗程；②口服铁剂易致胃肠道反应如恶心、呕吐、腹泻或便秘、厌食、胃部不适及疼痛等。可从小剂量开始，逐渐加至足量。在两餐之间服用，可减少对胃肠道的刺激，同时又有利于吸收。液体铁剂可使牙齿染黑，可用吸管或滴管服之。服用铁剂后，大便变黑或呈柏油样，停药后恢复，应向父母说明原因，消除紧张心理；③铁剂可与维生素C、果汁等同服，以利于吸收；忌与抑制铁吸收的食物同服；④注射铁剂应深部肌内注射，每次更换注射部位，减少局部刺激；⑤观察疗效：服用铁剂后12～24h临床症状好转，网织红细胞2～3d后升高，5～7d达高峰，2～3周后降至正常。血红蛋白1～2周后逐渐上升，一般3～4周达正常。无效者应积极查找原因。

4）健康教育：向父母及患儿讲解疾病的有关知识和护理要点。指导合理喂养，坚持正确用药。强调贫血纠正后，仍要坚持合理安排儿童饮食，这是防止复发及保证正常生长发育的关键。因缺铁性贫血致智力减低、成绩下降者，应加强教育与训练，减轻自卑心理。

3. 营养性巨幼红细胞性贫血

（1）概述：营养性巨幼红细胞性贫血是由于缺乏维生素B_{12}或（和）叶酸所引起的一种大细胞性贫血，主要临床特点为贫血、神经精神症状、红细胞数较血红蛋白量减少更明显，红细胞胞体变大，骨髓中出现巨幼红细胞，用维生素B_{12}或（和）叶酸治疗有效。

（2）临床特点：

1）临床表现：以6个月～2岁多见，起病缓慢。轻～中度贫血，皮肤常呈蜡黄色，睑结膜、口唇、指甲等处苍白，乏力。毛发稀黄，轻度浮肿或虚胖。有厌食、恶心、呕吐、腹泻、舌炎、口腔及舌下溃疡等消化道症状，常伴有肝、脾肿大，重症者心脏扩大或心力衰竭。患儿烦躁、易怒。维生素B_{12}缺乏者表情呆滞、目光发直、少哭不笑、反应迟钝、嗜睡，智力及动作发育落后，常有倒退现象。重者可见肢体、躯干、头部或全身震颤，甚至抽搐、共济失调、踝阵挛及感觉异常。易发生感染和出血。

2）主要辅助检查：①血常规：呈大细胞性贫血，红细胞胞体变大，中心淡染区不明显。还可见巨大幼稚粒细胞和中性粒细胞分叶过多现象。红细胞数减少较血红蛋白量降低更明显。血小板一般均减低；②骨髓象：增生明显活跃，以红细胞系统增生为主，各期幼红细胞巨幼变，核浆发育不一，巨核细胞核分叶过多；③血清维生素B_{12}和叶酸测定：血清维生素B_{12}<100ng/L（正常值200～800ng/L），叶酸<3μg/L（正常值5～6μg/L）。

(3) 治疗要点：

1) 去除诱因，加强营养，防治感染。维生素 B_{12} 肌肉注射，每次 100μg，每周 2～3 次和（或）叶酸口服，每次 5mg，每日 3 次。连用数周，至临床症状明显好转，血象恢复正常为止。单纯维生素 B_{12} 缺乏者，不宜加用叶酸，以免加重精神神经症状。因使用抗叶酸制剂致病者给亚叶酸钙治疗。

2) 输血治疗：重度贫血者可输注红细胞制剂。

3) 肌肉震颤者可给镇静剂。

(4) 护理措施：

1) 休息与活动：一般不需卧床休息。严重贫血者适当限制活动，满足其日常生活需要。烦躁、震颤、抽搐者遵医嘱用镇静剂，防止外伤。

2) 指导喂养，加强营养：改善哺乳母亲营养，及时添加辅食，年长儿防止偏食、挑食，养成良好的饮食习惯，以保证能量和营养素的摄入。

3) 监测生长发育：评估患儿的体格、智力、运动发育情况，对发育落后者加强训练和教育。

4) 健康教育：向家长及患儿介绍本病的表现和预防措施，强调预防的重要性，提供营养指导。积极治疗原发病，合理用药。

三、出血性疾病

出血性疾病是指由于正常的止血机制异常，引起的以自发性出血或轻微损伤后出血不止为主要表现的一类疾病。血液内的血小板、血浆中的凝血与抗凝血因子以及毛细血管壁的完整性，三者中任何一项发生异常，均可造成临床上的出血倾向。故出血性疾病根据发病机制又分为 3 类：

(1) 血管结构和功能异常：如过敏性紫癜、维生素 C 缺乏症、遗传性毛细血管扩张症等。

(2) 血小板异常性疾病：①血小板数量的异常如血小板减少性紫癜；②血小板功能异常如血小板病，血小板无力症等。

(3) 血液凝固功能障碍性疾病：①凝血因子缺乏：如血友病甲、乙和丙，新生儿出血症，低纤维蛋白血症等；②抗凝物质增多症：儿童中少见。

1. 特发性血小板减少性紫癜

(1) 概述：特发性血小板减少性紫癜又称自身免疫性血小板减少性紫癜，是儿童最常见的出血性疾病。临床主要特点为皮肤、黏膜自发性出血，血小板减少，出血时间延长，血块收缩不良，束臂试验阳性，骨髓巨核细胞数正常或减少。

(2) 临床特点：

1) 急性型：急性型约占 70%～90%。多见于婴幼儿，7 岁以后较少发病。发病前 1～3 周常有急性病毒感染史，主要为上呼吸道感染，还有麻疹、风疹、流行性腮腺炎、水痘、传染性单核细胞增多症等。起病急，常有发热。以自发性皮肤、黏膜出血为突出表现，多为针尖大小出血点，或淤斑、紫癜，遍布全身，以四肢较多；常有鼻出血、齿龈出血；可见便血、呕血、球结膜下出血，偶见肉眼血尿和颅内出血，颅内出血是ITP死亡的主要原因。出血严重者可伴贫血。肝脾偶见轻度肿大。本病呈自限性过程，85%～90%患儿在1～6个月内痊愈，约10%～20%转变为慢性型。

2）慢性型：病程超过6个月，多见于学龄期儿童，男女发病数约1∶3。起病缓慢，出血症状相对较轻，主要为皮肤、黏膜出血，可持续性或反复发作出血，出血持续期和间歇期长短不一。约1/3患儿发病数年后自然缓解。反复发作者脾脏常轻度肿大。

3）主要辅助检查：①血常规：血小板数常<50×10^9/L；出血较多时可有贫血；白细胞数正常；出血时间延长，血块收缩不良；血清凝血酶原消耗不良；凝血时间正常；②骨髓象：骨髓巨核细胞数正常或增多，胞体大小不一，以小型巨核细胞为主；幼稚巨核细胞增多，核分叶减少，常有空泡形成，颗粒减少或胞浆少等现象；③PAIgG测定：含量明显增高。

（3）治疗要点：

1）预防创伤出血：急性期出血明显者应卧床休息，忌用抑制血小板功能的药物如阿司匹林等。

2）肾上腺皮质激素：常用泼尼松1.5～2mg/（kg·d），分3次口服。严重出血者可用冲击疗法：地塞米松0.5～2mg/（kg·d）或甲泼尼松20～40mg/（kg·d）静脉滴注，连用3d，症状缓解后改泼尼松口服。一般不超过4周。停药后如复发，可再用肾上腺皮质激素治疗。

3）大剂量丙种球蛋白：0.4g/（kg·d），静脉滴注，连用5d；或每次1g/kg，静脉滴注，必要时次日再用1次，以后每3～4周一次。可与肾上腺皮质激素合用。

4）输注血小板和红细胞：严重出血时可输注血小板。但尽量少输，因为ITP患儿血液中含有大量PAIgG，可使输入的血小板很快被破坏，反复输注还可产生抗血小板抗体。

5）其他：对于激素和丙种球蛋白治疗无效及慢性难治性病例可给免疫抑制剂治疗或行脾切除术。

（4）护理措施：

1）密切观察病情变化：①观察皮肤淤点、淤斑变化，监测血小板数量变化；②监测生命体征，观察神志、面色，记录出血量。如面色苍白加重，呼吸、脉搏增快，出汗，血压下降提示可能有失血性休克；若患儿烦躁、嗜睡、头痛、呕吐，甚至惊厥、昏迷、颈阻等提示可能有颅内出血；若呼吸变慢或不规则，双侧瞳孔不等大，光反射迟钝或消失提示可能合并脑疝。如有消化道出血常伴腹痛、便血；肾出血伴血尿、腰痛等。

2）控制出血：口、鼻黏膜出血可用浸有1%麻黄素或0.1%肾上腺素的棉球、纱条或吸收性明胶海绵局部压迫止血。无效者，可请耳鼻喉科医生会诊，以油纱条填塞，2～3d后更换。遵医嘱给止血药、输同型血小板。

3）避免损伤：①急性期应减少活动，避免创伤，明显出血时应卧床休息；②提供安全的环境：床头、床栏及家具的尖角用软垫子包扎，忌玩锐利玩具，限制剧烈运动如篮球、足球、爬树等，以免碰伤、刺伤或摔伤出血；③减少肌肉注射或深静脉穿刺抽血，必要时应延长压迫时间，以免形成深部血肿；④禁食坚硬、多刺的食物，防止损伤口腔黏膜及牙龈出血；⑤保持大便通畅，防止用力大便时腹压增高而诱发颅内出血。

4）预防感染：应与感染患儿分室居住。保持出血部位清洁。注意个人卫生。

5）消除恐惧心理：出血及止血技术操作均可使患儿产生恐惧心理，表现为不合作、烦躁、哭闹等，而使出血加重。故应关心、安慰患儿，向其讲明道理，以取得合作。

6）健康教育：①指导预防损伤：不玩尖利的玩具和使用锐利工具，不做剧烈的、有对抗性的运动，常剪指甲，选用软毛牙刷等；②指导进行自我保护，忌服阿司匹林类或含阿司匹林的药物；服药期间不与感染患儿接触，去公共场所时戴口罩，衣着适度，尽量避免感冒，以防加重病情或复发；③教会家长识别出血征象和学会压迫止血的方法，一旦发现出血，立即到医院复查或治疗；④脾切除的患儿易患呼吸道和皮肤化脓性感染，且易发展为败血症。在术后 2 年内患儿应定期随诊，并遵医嘱应用长效青霉素每月 1 次或丙种球蛋白，以增强抗感染能力。

2. 血友病

（1）概述：血友病是一组遗传性凝血功能障碍的出血性疾病，包括：①血友病甲，即因子Ⅷ（抗血友病球蛋白，AHG）缺乏症；②血友病乙，即因子Ⅸ（血浆凝血活酶成分，PTC）缺乏症，或称 Christmas 病；③血友病丙，即因子Ⅺ（血浆凝血活酶前质，PTA）缺乏症。发病率约为 5/10 万～10/10 万，以血友病甲最为常见（约占 75%）。其共同特点为终身在轻微损伤后发生长时间的出血。

（2）临床特点：

1）临床表现：主要表现为出血症状，终生有轻微损伤或小手术后长时间出血的倾向。

血友病甲和乙大多在 2 岁时发病，发病后即终生易出血，出血程度重，且与血浆因子Ⅷ、Ⅸ的活性水平相关。常有皮肤淤斑，黏膜出血，皮下及肌肉血肿，关节腔出血、积血。也可见消化道、泌尿道等内脏出血。颅内出血少见，但常危及生命。

关节出血以膝、踝关节最常受累，且在同一部位反复发生。急性期关节肿胀、疼痛、活动受限。初发者血肿可于数日或数周内完全吸收，疼痛消失，功能恢复。反复关节出血，血肿吸收不全，可致慢性关节炎，滑膜增厚、骨质破坏、关节纤维化，而致关节强直畸形、功能丧失。

血友病发病年龄越早，程度越重，预后越差，重症患儿多于 5 岁内死亡。

2）主要辅助检查：凝血时间延长，部分凝血活酶时间延长，凝血酶原消耗不良，凝血活酶生成试验异常。出血时间、凝血酶原时间和血小板计数正常。用免疫学方法测定因子Ⅷ、Ⅸ的活性，对血友病甲、乙有诊断意义。

（3）治疗要点：目前尚无根治疗法。关键是预防出血，止血和替代疗法。

1）止血：①尽快输注凝血因子：血友病甲应用Ⅷ因子浓缩制剂。无该制剂时可酌用冷沉淀物、新鲜血浆或新鲜冰冻血浆。血友病乙应用因子Ⅸ制剂、凝血酶原复合物，或酌用新鲜冰冻血浆。一般按 1ml 正常人血浆中含 1U 凝血因子计算，每输入 1U/kg 的因子Ⅷ、Ⅸ可分别提高其活性 2%和 1%。血友病甲、乙分别每 12h 和 24h 输注一次，次数、剂量依出血程度而定；②止血药物应用：1－脱氧－8－精氨酸加压素缓慢静注，可提高血浆Ⅷ因子活性，并有抗利尿作用；因能激活纤溶系统，需与6－氨基己酸或氨甲环酸联用；达拉唑和复方炔诺酮，有减少血友病甲患儿的出血作用；③局部止血：压迫止血、加压包扎。

2）基因治疗：血友病乙基因治疗已获成功。

3）预防出血：养成安静的生活习惯，以减少或避免损伤出血；尽量避免肌内注射和手术，必须手术时应在术前、术中和术后补充所缺乏的凝血因子。

（4）护理措施：

1）防治出血：①预防出血：尽量避免外伤；尽量避免肌内注射、深部组织穿刺；尽量避免手术，必须手术时，应在术前、术中、术后补充所缺乏的凝血因子；②遵医嘱尽快输注凝血因子：按要求输注；输注时严密观察有无不良反应；③局部止血：口、鼻黏膜出血或表面创伤可局部压迫止血。口鼻出血还可用浸有0.1%肾上腺素或新鲜血浆的棉球、吸收性明胶海绵压迫，必要时用油纱条填塞，保持口鼻黏膜湿润，48～72h后拔出油纱条。肌肉、关节出血早期可用弹力绷带加压包扎，冷敷，抬高患肢并制动。

2）病情观察：观察生命体征、神志、皮肤黏膜淤点、淤斑增减及血肿消退情况，记录出血量，及时发现内脏及颅内出血，并组织抢救。

3）减轻疼痛：疼痛主要发生在出血的关节和肌肉部位。可用冰袋冷敷出血部位，抬高患肢、制动并保持其功能位。

4）预防致残：关节出血停止，肿痛消失后，应逐渐增加活动，以防畸形。反复关节出血致慢性关节损害者，应进行康复指导与训练。严重关节畸形可行手术矫正。

5）心理护理：鼓励年长儿参与自身的护理，如日常生活自理，有利于增强自信心和自我控制感。鼓励年长儿表达想法，减轻焦虑和挫折感。提供适龄的游戏活动，可减轻孤独感。

6）健康教育：①指导家长采取必要的防护措施，减少或避免损伤出血：为患儿提供安全的家庭环境；告知患儿的老师和学校卫生员其病情及应限制的活动；②教会家长及年长儿必要的应急处理措施如局部止血方法，以便出血时能得到尽快处理；③鼓励患儿规律、适度地进行体格锻炼和运动，以增强关节周围肌肉的力量和强度，延缓出血或使出血局限化；④对家长进行遗传咨询，使其了解本病的遗传规律和筛查基因携带者的重要性。

【测试题】

一、填空题

1. 胚胎期造血阶段从胎儿4个月开始即以＿＿＿＿＿＿造血为主。

2. ＿＿＿＿＿＿一直是生成淋巴细胞的重要器官。

3. 儿童出生以后的造血在正常情况下主要是＿＿＿＿＿＿。

4. 婴儿在出生＿＿＿＿＿＿时出现轻度贫血，称为“生理性贫血”。

5. 根据导致贫血的原因不同将其分成三类＿＿＿＿＿、＿＿＿＿＿、＿＿＿＿＿。

6. 根据＿＿＿＿＿＿将贫血分为轻、中、重、极重四度。

7. 缺铁性贫血是一种__________贫血。
8. 营养性巨幼红细胞性贫血主要由于缺乏__________和（或）__________所致。
9. 出血性疾病的特征是__________或__________。
10. 原发性血小板减少性紫癜急性型__________极低。
11. 维生素 B_{12} 和叶酸缺乏可导致__________性贫血。
12. 根据发病机制不同，出血性疾病分为三类：__________、__________、__________。
13. 血友病甲是因凝血因子__________缺陷导致的终身性出血性疾病。
14. 血友病乙是因凝血因子__________缺陷导致的终身性出血性疾病。
15. 血友病丙是因凝血因子__________缺陷导致的终身性出血性疾病。
16. __________为血友病的主要临床表现。
17. 儿童出生后中性粒细胞逐步下降在__________时与淋巴细胞比例相等，之后以淋巴细胞为主，在__________时两者的比例再次相等，之后以中性粒细胞为主。
18. 胚胎和胎儿早期主要由__________、__________造血。
19. 从胚胎 6～8 周开始肝脏即能生成__________细胞和__________细胞。
20. 对于激素和丙种球蛋白治疗无效及慢性难治性儿童特发性血小板减少性紫癜病例可给__________治疗或行__________术。
21. 血友病患儿关节出血停止，肿痛消失后，应逐渐增加活动，以防__________。
22. 口服铁剂治疗贫血时，铁剂可与__________、__________等同服，以利于吸收。
23. 注射铁剂应__________，每次更换注射部位，减少局部刺激。
24. 血小板异常性疾病包括__________和__________。

二、单选题

1. 生理性贫血时，红细胞和血红蛋白分别降至（　　）。

A. 4×10^{12}/L，120g/L　　B. 3.6×10^{12}/L，110g/L

C. 2.7×10^{12}/L，90g/L　　D. 3×10^{12}/L，110g/L

E. 3×10^{12}/L，100g/L

2. 营养性巨幼红细胞性贫血的发病机制是（　　）。

A. 影响 RNA 合成，血红蛋白合成受影响

B. 影响 DNA 合成，血红蛋白合成受影响

C. 影响 RNA 合成，红细胞核合成受影响

D. 影响 DNA 合成，红细胞核合成受影响

E. 影响 DNA 合成，红细胞核和血红蛋白合成皆受影响

3. 血友病甲是因凝血因子（　　）缺陷导致的终身性出血性疾病。

A. Ⅹ　　B. Ⅷ　　C. Ⅴ　　D. Ⅺ　　E. Ⅸ

4. 儿童白细胞总数接近成人水平的年龄为（　　）。

A. 2 岁　　B. 4 岁　　C. 6 岁　　D. 8 岁　　E. 10 岁

5. 2岁儿童的胎儿血红蛋白（HbF）为（　　）。

A. 10％　　B. 30％

C. 70％　　D. 小于5％

E. 小于2％

6. 营养性缺铁性贫血的周围血涂片可见（　　）。

A. 红细胞大小不等，以大者为多，中央淡染区不明显

B. 红细胞大小不等，易见多染及有核红细胞

C. 红细胞大小不等，以小者为多，中央淡染区扩大

D. 红细胞大小不等，大者中央淡染区扩大

E. 红细胞大小不等，易见深染

7. 营养性缺铁性贫血给予铁剂治疗后如有效，则网织红细胞应于给药后（　　）。

A. 2～3d后升高　　B. 1周左右升高

C. 2周左右升高　　D. 3周左右升高

E. 4周左右升高

8. 营养性缺铁性贫血铁剂治疗需应用至（　　）。

A. 症状消失

B. 血红蛋白量恢复正常

C. 血红蛋白量恢复正常后再用2个月

D. 血红蛋白及红细胞数均正常

E. 血红蛋白量恢复正常后再用6个月

9. 儿童生理性贫血最常出现的时间为（　　）。

A. 12d～1个月　　B. 1～2个月

C. 2～3个月　　D. 3～4个月

E. 4～6个月

10. 缺铁性贫血，铁剂治疗1周左右，实验室检查首先升高的是（　　）。

A. 血红蛋白　　B. 血清铁

C. 血清铁饱和度　　D. 红细胞平均容积

E. 网织红细胞

11. 各种营养性贫血的共同临床表现有（　　）。

A. 多见于婴幼儿时期

B. 食欲不振、呕吐、腹泻、异食癖

C. 神经精神发育倒退

D. 肝、脾、淋巴结肿大

E. 舌炎、喉部痰鸣音

12. 关于骨髓外造血，哪项是正确的？（　　）。

A. 骨髓外造血是正常儿童主要造血场所

B. 末梢血中可出现异常淋巴细胞

C. 表现为肝脏肿大，脾及淋巴结不肿大

D. 造血需要增加时恢复到胎儿期造血状态

E. 贫血矫正后仍不能恢复正常状态

13. 维生素 B_{12} 吸收的部位为（　　）。

A. 胃　　B. 末端回肠

C. 结肠　　D. 直肠

E. 乙状结肠

14. 10 岁女孩，感冒 1 周后全身出现散布淤斑，无发热。查体心肺正常，肝脾不大。门诊查血红蛋白 120g/L，白细胞 8.0×10^9/L，淋巴细胞 30%，中性粒细胞 65%，血小板 50×10^9/L，该病最可能诊断（　　）。

A. 过敏性紫癜　　B. 再生障碍性贫血

C. 血友病　　D. 特发性血小板减少性紫癜

E. 以上都不是

15. 关于生理性贫血的描述，下列正确的是（　　）。

A. 生后 6 个月发生　　B. 为小细胞低色素性贫血

C. 营养不良是主要原因　　D. 与红细胞生成素不足有关

E. 主要是红细胞寿命短

16. 胚胎 5 个月，其主要造血器官是（　　）。

A. 淋巴结　　B. 胸腺

C. 肝脏　　D. 脾脏

E. 骨髓

17. 有关缺铁性贫血铁剂治疗下列哪项不正确？（　　）。

A. 以口服铁剂为主

B. 剂量以铁元素计算每日为 2～6mg/kg，每日 3 次

C. 二价铁更易于吸收

D. 治疗有效者 3～4d 即可见网织红细胞升高

E. 铁剂服至血红蛋白正常时即可停药

18. 不符合营养性巨幼红细胞贫血的是（　　）。

A. 肝脾轻度肿大

B. 智力及动作发育倒退

C. 可出现血小板降低

D. 骨髓各期幼红细胞均出现巨幼变

E. 血涂片中红细胞大小不等，中心淡染区明显

19. 儿童白细胞分类中，粒细胞与淋巴细胞的交叉发生于（　　）。

A. 4～6d，4～6 岁　　B. 7d，1 岁

C. 4～6 周，4～6 岁　　D. 4～6d，4～6 周

E. 1 岁，6 岁

20. 人类造血系统中，骨髓出现造血活动的时间为（　　）。

A. 胎儿 4 个月　　B. 胚胎第 8 周
C. 胎儿 3 个月　　D. 胎儿 5 个月
E. 生后

21. 铁缺乏时，可导致（　　）。

A. 大细胞性贫血　　B. 小细胞性贫血
C. 溶血性贫血　　D. 再生障碍性贫血
E. 海洋性贫血

22. 缺铁性贫血铁剂治疗后最先改善（　　）。

A. 食欲好转　　B. 网织红细胞升高
C. 血红蛋白升高　　D. 红细胞压积
E. 血清铁

23. 血友病患儿的关节出血以（　　）最常受累。

A. 膝、踝关节　　B. 腰、颈关节
C. 肩关节　　D. 腕关节
E. 肘关节

24. 3 岁儿童化验为 Hb 为 70g/L，其贫血分度是（　　）。

A. 不贫血　　B. 轻度贫血
C. 中度贫血　　D. 重度贫血
E. 极重度贫血

25. 营养性缺铁性贫血和营养性巨幼红细胞性贫血易发病的年龄是（　　）。

A. 出生后 3～4 个月　　B. 出生后 6～9 个月
C. 出生后 1～2 岁　　D. 出生后 6 个月～2 岁
E. 出生后 3～4d

26. 6 个月～6 岁儿童血红蛋白正常值底限是（　　）。

A. 90 g/L　　B. 100g/L
C. 110g/L　　D. 120g/L
E. 70g/L

27. 为了预防缺铁性贫血，早产儿、低体重儿开始添加铁剂的时间为（　　）。

A. 出生后　　B. 1 个月左右
C. 2 个月左右　　D. 3～4 个月
E. 6 个月左右

28. 6～14 岁儿童贫血是指血红蛋白低于（　　）。

A. 80g/L　　B. 100g/L
C. 110g/L　　D. 120g/L
E. 60g/L

29. 维生素 B_{12} 和叶酸缺乏引起的贫血是（　　）。

A. 巨幼红细胞性　　B. 小细胞低色素性
C. 正常红细胞性　　D. 单纯小细胞性
E. 大细胞低色素性

30. 重度营养性贫血患儿输血治疗时应注意（　　）。
A. 贫血越重、一次输血量愈大
B. 贫血越重、一次输血速度愈快
C. 贫血越重、一次输血量越大，速度愈慢
D. 贫血越重、一次输血量越小，速度愈慢
E. 以快速输入为原则

31. 口服铁剂的最好方法是（　　）。
A. 餐前服用
B. 与维生素 C 同服，餐前服用
C. 与维生素 C 同服，两餐之间服用
D. 与牛奶及钙剂同服，两餐之间服用
E. 空腹服用

32. 儿童最常见的出血性疾病是（　　）。
A. 血小板减少性紫癜　　B. 血友病
C. 血管性血友病　　D. 重度贫血
E. 自身免疫性溶血

33. ITP 最主要的死亡原因是（　　）。
A. 皮肤黏膜出血　　B. 鼻出血
C. 内脏出血　　D. 溶血
E. 颅内出血

34. ITP 急性期应减少肌肉注射或深静脉穿刺，必要时应延长压迫时间，以免（　　）。
A. 形成深部血肿　　B. 感染
C. 皮下淤血　　D. 误入动脉
E. 产生剧烈疼痛

35. 各型血友病中，以（　　）为最常见。
A. 血友病甲　　B. 血友病乙
C. 血友病丙　　D. 血友病丁
E. 血友病戊

36. 血友病患儿应尽量避免服用下列哪种药物？（　　）。
A. 维生素 C　　B. 多酶片
C. 阿司匹林　　D. 青霉素类口服药
E. 头孢类口服药

37. 血友病的共同特点为终身在轻微损伤后发生（　　）。
A. 长时间的出血　　B. 骨折

C. 一过性昏迷　　D. 剧烈疼痛
E. 内脏出血

三、多选题

1. 关于生理性贫血错误的是（　　）。
A. 生后 6 个月发生　　B. 为小细胞低色素性贫血
C. 营养不良是主要原因　　D. 与红细胞生成素不足有关
E. 主要是红细胞寿命短
2. 关于肝（脾）造血期正确的是（　　）。
A. 肝脏造血约自胚胎第 8 周开始
B. 肝脏造血，胚胎第 5 个月达高峰
C. 肝脏造血至生后 4～5 日停止
D. 脾脏开始造血比肝脏晚 1 个多月
E. 脾脏至胚胎第 5 个月时完全停止造血
3. 骨髓外造血具有的特点是（　　）。
A. 常见于造血需要增加时
B. 病因去除后造血可恢复正常
C. 肝、脾、淋巴结肿大
D. 末梢血中可出现幼红细胞及幼稚中性粒细胞
E. 以上均包括
4. 营养性巨幼红细胞性贫血骨髓象表现哪些正确？（　　）。
A. 原始红细胞及早幼红细胞增多相对明显
B. 各期幼红细胞巨幼变
C. 胞浆发育早于胞核
D. 胞浆发育落后于胞核
E. 中、晚幼及杆状核粒细胞巨幼变
5. 关于营养性巨幼红细胞性贫血正确的是（　　）。
A. 缺乏维生素 B_{12} 可引起
B. 缺乏叶酸可引起
C. 血红蛋白降低比红细胞数减少明显
D. 红细胞胞体变大
E. 骨髓中出现巨幼红细胞
6. 营养性缺性贫血的预防包括下列哪几项？（　　）。
A. 做好卫生宣教工作　　B. 加强孕妇及乳母的营养保健
C. 合理喂养　　D. 预防性投药
E. 给含铁食品
7. 对营养缺铁性贫血供给铁剂，常用的口服制剂有（　　）。
A. 硫酸亚铁　　B. 葡萄糖酸亚铁

C. 富马酸亚铁　　D. 右旋糖酐铁

E. 山梨醇枸橼酸铁

8. 关于缺铁性贫血的主要护理诊断有（　　）。

A. 营养不足　　B. 知识缺乏

C. 活动无耐力　　D. 口腔黏膜受损

E. 皮肤完整性受损

9. 血小板减少性紫癜的主要临床特点有（　　）。

A. 皮肤黏膜自发性出血　　B. 血小板减少

C. 出血时间延长　　D. 血块收缩不良

E. 束臂试验阳性

10. 血友病患儿预防出血的措施主要包括（　　）。

A. 尽量避免外伤

B. 尽量避免肌内注射、深部组织穿刺

C. 肌肉注射时选用小针头

D. 尽量避免手术

E. 手术前、中、后补充所缺乏的凝血因子

11. 血友病患儿常见的护理问题有（　　）。

A. 潜在并发症：出血　　B. 组织完整性受损

C. 疼痛　　D. 躯体活动障碍

E. 自尊紊乱

12. 出血性疾病根据发病机制可分为（　　）。

A. 血管结构和功能异常　　B. 血小板异常性疾病

C. 血液凝固功能障碍性疾病　　D. 溶血性疾病

E. 感染性疾病

四、判断改错题

1. 儿童正常情况下，也需要骨髓外造血来补充血细胞。（　　）

2. 儿童血容量相对较成人多，新生儿血容量约占体重的20%。（　　）

3. 儿童红骨髓潜在造血能力很差，而黄骨髓却有很大的潜在造血功能。（　　）

4. 儿童贫血中最常见的类型是营养性小细胞性贫血，多发于6个月～2岁儿童。（　　）

5. 服用铁剂的疗效观察主要是观察网织红细胞变化情况。（　　）

6. 营养性巨幼红细胞性贫血多见于2岁以上幼儿。（　　）

7. 血清维生素 B_{12} 含量测定其正常值为200～800ng/ml，如低于100ng/ml则提示维生素 B_{12} 缺乏。（　　）

8. 如为单纯性维生素 B_{12} 缺乏，不要加用叶酸，以免加重神经症状。（　　）

9. 血友病关节出血以膝、踝关节最常受累，且在同一部位反复发生。（　　）

10. ITP患儿严重出血，危及生命时可输注血小板，应尽量多输。（　　）

11. 血小板数量减少是导致血小板减少性紫癜患儿出血的主要原因。（　　）

12. 血友病患儿关节出血停止，肿痛消失后，应对受累关节制动，以防畸形。（　　）

13. 血友病患儿最常见的出血部位是关节。（　　）

五、名词解释

1. 髓外造血
2. 贫血
3. 生理性贫血
4. 出血性疾病

六、简答题

1. 何谓髓外造血?
2. 简述儿童生后造血的特点。
3. 试述缺铁性贫血的常见病因。
4. 简述营养性缺铁性贫血的临床表现。
5. 简述营养性巨幼红细胞性贫血的发病机制。
6. 试述特发性血小板减少性紫癜的治疗要点。
7. 简述贫血患儿的常见护理问题。
8. 简述缺铁性贫血患儿口服铁剂治疗的护理。
9. 简述血友病的临床表现。
10. 简述 ITP 患儿避免损伤、减少出血的护理措施。
11. 简述血友病患儿疼痛发生的部位及减轻疼痛的措施。
12. 简述血友病患儿局部止血的措施。

七、案例分析题

1. 1 岁患儿，母乳喂养未加辅食。体检：皮肤、黏膜苍白，肝肋下 2cm，脾肋下 1cm，辅助检查：Hb 78g/L，RBC 3.6×10^{12}/L，血小板 121×10^{9}/L。

（1）最可能的诊断是（　　）。

A. 生理性贫血　　B. 营养性缺铁性贫血

C. 营养性巨幼红细胞性贫血　　D. 营养性混合性贫血

E. ABO 溶血病

（2）贫血程度为（　　）。

A. 轻度贫血　　B. 中度贫血

C. 重度贫血　　D. 极重度贫血

E. 以上都不是

（3）此患儿最可能出现的化验结果是（　　）。

	MCV（fl）	MCH（pg）	MCHC（%）。
A.	80～90	28～32	32～38
B.	＞94	＞32	32～38

C. 80～94　　＞32　　32～38

D. ＜80　　＜28　　32～38

E. ＜80　　＜28　　＜32

2. 患儿10个月，因间断腹泻2月，面色苍白1个月就诊，大便2～3次/日，呈糊状，母乳喂养，4个月添加辅食。患儿3个月时因患坏死性小肠结肠炎，而行小肠大部切除术，术后一般情况渐好转。查体：皮肤黏膜苍白，舌细微震颤，心脏（－），肝肋下2.5cm，脾肋下1cm，血红蛋白70g/L，红细胞2×10^{12}/L，白细胞5.2×10^{9}/L，部分中性粒细胞有核右移。

（1）初步诊断为哪种贫血？（　　）。

A. 生理性贫血　　B. 营养性缺铁性贫血

C. 营养性巨幼红细胞性贫血　　D. 营养性混合性贫血

E. 再生障碍性贫血

（2）此患儿主要的发病原因为（　　）。

A. 喂养不当　　B. 丢失过多

C. 生长发育快，需要增多　　D. 营养物质吸收障碍

E. 慢性感染

（3）为做出初步诊断，最简便的方法为（　　）。

A. 血清叶酸含量测定　　B. 血清维生素B_{12}含量测定

C. 血清铁测定　　D. 红细胞寿命测定

E. 血涂片检查

（4）选择下列哪项治疗方法最佳？（　　）。

A. 口服铁剂治疗

B. 肌注维生素B_{12}治疗

C. 肌注维生素B_{12}＋口服叶酸治疗

D. 口服叶酸治疗

E. 输血治疗

（5）下述哪项治疗方法欠妥？（　　）。

A. 肌注维生素B_{12} 100μg/次，每周2～3次，连用数周

B. 添加富含铁、维生素B_{12}及叶酸的辅食

C. 口服叶酸5mg/次＋维生素C 0.1～0.3g/次，每日3次

D. 少量多次输血以刺激骨髓造血

E. 以上都不是

3. 生后2d的男婴，一般情况好，体检无明显异常。查血常规：红细胞5.0×10^{12}/L，血红蛋白170g/L，网织红细胞1.5%，外周血涂片见少量有核红细胞和幼稚中性粒细胞。

（1）该男婴可能的医疗诊断为（　　）。

A. 新生儿贫血　　B. 先天性白血病

C. 新生儿败血症　　D. 正常现象

E. 新生儿红细胞增多症

(2) 应该进行的检查或治疗是（　）。

A. 骨穿检查　　B. 抗感染治疗

C. 不予处理　　D. 输血治疗

E. 放血治疗

(3) 下列关于儿童血象特点的描述正确的有哪些？（　）。

A. 出生时红细胞数约 5×10^{12}/L～7×10^{12}/L

B. 出生时血红蛋白量约 150～220g/L

C. 生后 3～7d 可见少量有核红细胞

D. 生后 3d 内网织红细胞约 4%～6%

E. 婴儿期白细胞总数约为 10×10^{9}/L

4. 患儿，男，5 岁，于 2003 年 10 月 12 日 10am 步行入院。入院时患儿神志清楚，体温 38.1℃，脉搏 96 次/min，呼吸 22 次/min，血压 90/60mmHg，全身皮肤可见散在出血点、紫癜，双下肢可见大片淤斑，咽充血。辅助检查：红细胞 3.1×10^{12}/L，白细胞 12.0×10^{9}/L，血红蛋白 100g/L，血小板 11×10^{9}/L，体检配合。

(1) 为明确诊断，患儿还需要进行下列哪些项目的检查？（　）。

A. 白细胞分类　　B. 出凝血时间

C. 骨髓穿刺　　D. PAIgG 测定

E. 束臂试验

(2) 2003 年 10 月 12 日 3pm 患儿出现牙龈出血，护士可以做哪些处理（　）？

A. 心理安慰，稳定患儿及家长情绪

B. 冷水漱口

C. 干棉球局部压迫

D. 通知医师

E. 告之患儿使用软毛牙刷

(3) 该患儿入院后的辅助检查结果显示 PT、KPTT 正常，骨髓结果为巨核细胞成熟障碍，粒系统和红系统未见明显异常，可能的医疗诊断为（　）。

A. 急性上呼吸道感染　　B. 原发性血小板减少性紫癜

C. 失血性贫血　　D. 过敏性紫癜

E. 再生障碍性贫血

(4) 该患儿牙龈出血局部血痂已脱落，口腔黏膜完整，医疗诊断已明确，决定采用静脉输注“琥珀酸氢化可的松”进行治疗，琥珀酸氢化可的松治疗本病的作用机制是什么？（　）。

A. 抑制血小板抗体的产生

B. 干扰单核细胞吞噬血小板

C. 抑制巨噬细胞破坏有抗体吸附的血小板

D. 降低毛细血管的通透性

E. 能迅速提高血小板数量

(5) 根据以上资料，该患儿的护理问题包括（　　）。

A. 体温过高　　B. 出血

C. 预感性悲哀　　D. 皮肤黏膜受损

E. 活动无耐力

(6) 对该患儿应该采取的护理措施包括（　　）。

A. 卧床休息

B. 监测生命体征

C. 减少肌肉注射

D. 保持皮肤清洁，经常温水擦洗，水温 45～50℃

E. 保持大便通畅

【参考答案】

一、填空题

1. 骨髓
2. 胸腺
3. 骨髓造血
4. 2～3 个月
5. 失血性贫血　溶血性贫血　红细胞及血红蛋白生成不足性贫血
6. 外周血红蛋白含量
7. 小细胞低色素性
8. B_{12}　叶酸
9. 自发性出血　轻微损伤后出血不止
10. 血小板
11. 营养性巨幼红细胞性贫血
12. 血管结构和功能异常　血小板异常性疾病　血液凝血凝固功能障碍性疾病
13. Ⅷ
14. Ⅸ
15. Ⅺ
16. 出血症状
17. 4～6d；4～6 岁
18. 肝　脾
19. 红　粒
20. 免疫抑制剂　脾切除
21. 关节畸形
22. 维生素 C、果汁
23. 深部肌内注射

24. 血小板数量的异常　血小板功能的异常

二、单选题

1. D　2. D　3. B　4. D　5. E　6. C　7. A　8. C　9. C　10. E

11. A　12. D　13. B　14. D　15. D　16. C　17. E　18. E　19. A　20. A

21. B　22. A　23. A　24. C　25. D　26. C　27. C　28. D　29. A　30. D

31. C　32. A　33. E　34. A　35. A　36. C　37. A

三、多选题

1. ABCE　2. ABCD　3. ABCDE　4. ABDE　5. ABDE　6. ABCDE　7. ABC

8. ABC　9. ABCDE　10. ABCDE　11. ABCDE　12. ABC

四、判断改错题

1. ×　也需要→不需要

2. ×　20%→10%

3. √

4. √

5. √

6. ×　2 岁以上→ 6 个月至 2 岁

7. √

8. √

9. √

10. ×　应尽量多输→ 应尽量少输

11. √

12. ×　对受累关节制动→ 逐渐增加活动

13. √

五、名词解释

1. 髓外造血：当严重感染或溶血性贫血等需要增加造血时，肝、脾、淋巴结恢复到胎儿时期的造血状态，而表现为肝、脾、淋巴结肿大，外周血中可见有核红细胞或（和）幼稚粒细胞。

2. 贫血：指单位容积末梢血中红细胞数或血红蛋白量低于正常。

3. 生理性贫血：婴儿生后由于生长发育迅速，循环血量增加等因素，红细胞数和血红蛋白量逐渐降低，至 2～3 个月时，红细胞数降至 $3.0\times10^{12}/L$，血红蛋白量降至 100g/L 左右，出现轻度贫血，称为“生理性贫血”。

4. 出血性疾病：是指由于正常的止血机制异常，引起的以自发性出血或轻微损伤后出血不止为主要表现的一类疾病。

六、简答题

1. 答：在婴儿时期，当出现贫血和感染而需要增加造血功能时，肝、脾和淋巴结均可恢复至胎儿时期的造血状态，表现为肝、脾和淋巴结肿大，末梢血液中可出现有核红细胞和幼稚的中性粒细胞。

2. 答：生后造血为胚胎造血的延续，分为骨髓造血和髓外造血。①骨髓造血：出生后主要是骨髓造血。婴幼儿期所有骨髓均为红髓，全部参与造血，以满足生长发育的需要；②髓外造血：在正常情况下，骨髓外造血极少。当严重感染或溶血性贫血等需要增加造血时，肝、脾、淋巴结恢复到胎儿时期的造血状态，而表现为肝、脾、淋巴结肿大，外周血中可见幼红细胞或（和）幼稚粒细胞。

3. 答：①先天储铁不足：如早产、双胎、孕母贫血；②铁摄入不足：是主要原因，人乳牛乳中含量低；③生长发育快：应及时添加含铁丰富的辅食；④铁的吸收障碍：食物搭配不合理，慢性腹泻；⑤铁的丢失过多：牛奶蛋白过敏，肠息肉，钩虫病等。

4. 答：①一般表现：起病缓慢，逐渐出现皮肤、黏膜和甲床苍白，疲乏无力，不爱活动，年长儿可诉头晕、耳鸣；②髓外造血表现：常见肝、脾和淋巴结轻度肿大。③其他系统症状：食欲减退，易有呕吐、腹泻、消化功能不良，可有嗜癖，如喜食泥土、墙皮等。易发生口腔炎。常有烦躁不安或萎靡不振，精神不集中，智力多低于同龄儿。明显贫血时呼吸、心率加快，严重者可发生心力衰竭。

5. 答：营养性巨幼红细胞性贫血主要由于缺乏维生素 B_{12} 和叶酸所致。维生素 B_{12} 和叶酸是DNA合成过程中的重要辅酶物质，缺乏时使DNA减少，细胞分裂和增生时间延长而使有核红细胞发育落后，胞浆和血红蛋白的合成则不受影响，结果形成细胞大、核染色质疏松呈巨幼样变。由于红细胞生成速度减慢，成熟红细胞寿命较短，因而导致贫血。此外，维生素 B_{12} 缺乏尚可引起神经系统改变，因维生素 B_{12} 与神经髓鞘中脂蛋白形成有关。

6. 答：①预防创伤出血：急性期出血明显者应卧床休息，忌用抑制血小板功能的药物如阿司匹林等；②肾上腺皮质激素：常用泼尼松，1.5～2mg/（kg・d），分3次口服。严重出血者可用冲击疗法：地塞米松0.1～2mg/（kg・d）或甲泼尼松20～40mg/（kg・d）静脉滴注，连用3d，症状缓解后改泼尼松口服。2～3周后逐渐减量停药，一般不超过4周。停药后如复发，可再用肾上腺皮质激素治疗；③大剂量丙种球蛋白：0.4g/（kg・d），静脉滴注，连用5d；或每次2g/（kg・d），静脉滴注1次；④输注血小板和红细胞：严重出血，危及生命时可输注血小板。但尽量少输，因为ITP患儿血液中含有大量PAIgG，可使输入的血小板很快被破坏；反复输注还可产生抗血小板抗体。贫血者可输浓缩红细胞。激素和丙种球蛋白治疗无效及慢性难治性病例可给免疫抑制剂治疗或行脾切除术。

7. 答：①活动无耐力：与贫血致组织缺氧有关；②营养失调：低于机体需要量：与铁或维生素 B_{12}、叶酸摄入不足，吸收不良等有关；③知识缺乏：父母及年长患儿缺乏营养知识与本病的防护知识；④有躯体运动障碍的危险：与巨幼红细胞贫血肌张力增高、肌肉震颤有关。

8. 答：①让家长掌握服用铁剂的正确剂量和疗程；②口服铁剂易致胃肠道反应如恶心、呕吐、腹泻或便秘、厌食、胃部不适及疼痛等。可从小剂量开始，逐渐加至足量。在两餐之间服用，可减少对胃肠道的刺激，同时又有利于吸收。液体铁剂可使牙齿染黑，可用吸管或滴管服之。服用铁剂后，大便变黑或呈柏油样，停药后恢复，应向家长说明原因，消除紧张心理；③铁剂可与维生素C、果汁等同服，以利于吸收；忌与抑制铁吸收的食物同服；④观察疗效：服用铁剂后12～24h临床症状好转，网织红细胞2～3d后升高，5～7d达高峰，2～3周后降至正常。血红蛋白1～2周后逐渐上升，一般3～4周达正常。无效者应积极查找原因。

9. 答：主要表现为出血症状，终生于轻微损伤或小手术后长时间出血，出血部位有：①皮肤、黏膜、肌肉和内脏：表现为皮肤淤斑和皮下血肿，鼻出血和口腔黏膜出血，深部血肿时可有该部位的热、痛及附近器官的功能障碍和压迫症状。内脏出血包括消化道、呼吸道、泌尿道和颅内出血等；②关节出血：多见于易受损伤的关节，如膝、肘等关节。急性期多表现为局部红、肿、热、痛。若反复出血，血肿吸收不全则呈慢性过程，关节滑膜和骨质破坏，关节纤维化和强直畸形而丧失功能。

10. 答：①急性期应减少活动，避免创伤，明显出血时应卧床休息；②减少肌肉注射或深静脉穿刺抽血，必要时应延长压迫时间，以免形成深部血肿；③禁食坚硬、多刺的食物，防止损伤口腔黏膜及牙龈出血；④保持大便通畅，防止用力大便时腹压增高而诱发颅内出血；⑤提供安全的环境：床头、床栏及家具的尖角用软垫子包扎，忌玩锐利玩具，限制剧烈运动如篮球、足球、爬树等，以免碰伤、刺伤或摔伤出血。

11. 答：疼痛主要发生在出血的关节和肌肉部位。可用冰袋冷敷出血部位，抬高患肢、制动等措施来减轻疼痛。

12. 答：血友病患儿局部止血的措施包括：①皮肤、口、鼻黏膜出血：可局部压迫止血。口鼻出血还可用浸有0.1%肾上腺素或新鲜血浆的棉球、吸收性明胶海绵压迫，必要时用油纱条填塞，保持口鼻黏膜湿润，48～72h后拔出油纱条；②肌肉、关节出血早期可用弹力绷带加压包扎，冷敷，抬高患肢、制动并保持其功能位置。

七、案例分析题

1. 答：(1) B　(2) B　(3) E

2. 答：(1) C　(2) D　(3) E　(4) C　(5) D

3. 答：(1) D　(2) C　(3) ABCDE

4. 答：(1) ABCDE　(2) ABCDE　(3) ABC　(4) ABCDE　(5) ABDE　(6) ABCE

（秦秀丽）

第十三章　神经系统疾病患儿的护理

【知识精要】

一、儿童神经系统特征及检查

1. 一般检查

（1）意识与精神状态 根据儿童对外界刺激的反应判断是否存在意识障碍及其程度，将意识障碍分为嗜睡、意识模糊、昏睡、昏迷。

（2）头颅和脊柱 测量头围检查头颅大小是否正常，检查囟门大小及张力情况。检查脊柱有无脊柱裂、异常弯曲及叩击痛等。

2. 颅神经检查

包括视力、视野和眼底在内的视神经检查；对各种气味有无反应的嗅神经检查；观察表情发生变化时面部两侧是否对称的面神经检查；舌伸出的方向有无偏斜等。

3. 运动检查

观察儿童的粗大与精细运动的发展是否达到该年龄的正常标准，了解各部位肌力情况；观察婴儿能否以准确动作握持玩具，儿童能否完成指鼻检查等，以判断其运动是否协调；通过对姿势与步态的观察，了解小脑、前庭功能情况。

4. 反射检查

（1）出生时已存在、终身不消失的反射：角膜反射、瞳孔反射、结膜反射、吞咽反射等。

（2）出生时存在、以后逐渐消失的反射：觅食反射、拥抱反射、握持反射、吸吮反射、颈肢反射等。

（3）出生时不存在、以后出现并终身不消失的反射：腹壁反射、提睾反射。

（4）病理反射 检查、判断方法与成人相同。

二、化脓性脑膜炎

1. 概述

化脓性脑膜炎常见致病菌与患儿年龄关系密切。新生儿及 2 月以下的小婴儿，致病菌多为革兰氏阴性杆菌和金黄色葡萄球菌，由革兰氏阴性杆菌所致脑膜炎中最常见的是大肠杆菌，其次为变形杆菌、绿脓杆菌等。3 月～3 岁儿童所患化脓性脑膜炎多由流感嗜血杆菌引起。年长儿由脑膜炎双球菌、肺炎链球菌引起的化脓性脑膜炎最为多见。

2. 临床特点

（1）临床表现：

1）多为急性起病，部分患儿于病前有上呼吸道或消化道感染症状等前驱症状。

2）全身中毒症状：体温升高，意识逐渐改变，烦躁或精神萎靡、嗜睡直至惊厥、昏迷。

3）神经系统表现有颅内压增高征、脑膜刺激征等。

4）3月以下患儿常缺乏典型的症状和体征，表现为体温可升高或降低，甚至出现体温不升，面色青灰，吸吮力差、拒乳、呕吐，哭声高尖，两眼凝视，前囟饱满、张力增高，头围增大或颅骨缝裂开，不典型性惊厥发作。由于颅缝及囟门的缓冲作用，使颅内压增高与脑膜刺激征不明显。

（2）常见并发症：硬脑膜下积液、脑性低钠血症、脑室管膜炎、脑积水、癫痫等。

（3）主要辅助检查：①血常规：白细胞数明显增高，分类以中性粒细胞增高为主，病程早期做血培养可帮助确定病原菌；②化脓性脑膜炎典型的脑脊液改变为压力增高，外观混浊，白细胞数明显增多达 1 000×10^6/L 以上，分类以中性粒细胞为主，蛋白明显升高，糖和氯化物含量显著下降；③头颅 CT 可显示不同层面脑组织、脑室、颅骨等的结构和形态。

3. 治疗要点

抗生素治疗采用敏感的、可通过血脑屏障的、毒性低的抗生素，联合用药，注意配伍禁忌，力争及早、足量、足疗程静脉给药；肾上腺皮质激素治疗；并发症治疗；对症及支持治疗。

4. 主要护理措施

（1）休息与活动：高热患儿要卧床休息，每 4h 测量体温 1 次。当体温超过 38.5℃时，应及时给予物理降温或药物降温处理，以减少大脑氧的消耗，防止发生惊厥。

（2）心理护理：评估患儿父母对疾病的反应，有无焦虑、悲观失望甚至恐惧心理，或对疾病抱消极的态度，不配合治疗及护理。指导患者及父母正确认识疾病，树立战胜疾病的信心。

（3）饮食护理：保证足够营养供应，满足患儿机体对能量的需求，维持水、电解质平衡；神志清楚者给予易消化、富有营养的流质或半流质饮食；意识障碍者给予静脉高营养或鼻饲；对呕吐频繁者，可根据个体情况，采取静脉补液的方式维持液体量与能量的摄入。

（4）病情观察：观察患儿的生命体征及面色、神志、瞳孔、囟门等变化，及早采取应对措施。如患儿出现意识障碍、囟门及瞳孔改变、躁动不安、频繁呕吐、四肢肌张力增高为惊厥发作先兆；呼吸节律深而慢或不规则，瞳孔忽大忽小或两侧不等大，对光反应迟钝，血压升高，警惕脑疝及呼吸衰竭的发生；若在治疗中高热不退，反复惊厥发作，前囟门饱满，呕吐不止，提示出现硬膜下积液等，须随时做好各种急救的准备工作。防止外伤和意外，惊厥发作时将患儿头偏向一侧，给予牙垫以免舌咬伤，拉好床挡，避免躁动及惊厥时受伤或坠床，及时清理患儿呕吐物，保持呼吸道通畅，防止造成误吸。

（5）健康指导：主动向患儿父母介绍病情、用药原则及护理方法，使其主动配合。

为恢复期患儿制定相应的功能训练计划，指导患儿父母具体的护理措施，减少后遗症发生。

三、病毒性脑炎和脑膜炎

1. 概述

病毒性脑炎和病毒性脑膜炎均为中枢神经系统急性炎症，根据累及部位不同，临床表现为脑炎或脑膜炎。本病的病程多具有自限性。病毒主要为柯萨奇病毒、埃可病毒等肠道病毒，其次为疱疹病毒、腮腺炎病毒以及虫媒病毒，如乙脑病毒等。

2. 临床特点

多呈急性起病，病情的轻重与病变部位有关。如病变在脑实质，临床表现较脑膜炎重。

（1）病毒性脑膜炎：病前多有呼吸道或消化道感染史，继而发热、恶心、呕吐，婴儿常有烦躁不安，易被激惹；年长儿主诉头痛、颈背疼痛，检查脑膜刺激征为阳性。

（2）病毒性脑炎：主要表现为发热、惊厥、意识障碍以及颅内压增高症状。前驱症状：为一般急性全身感染症状，如发热、头痛、呕吐、腹泻等；中枢神经系统症状：①惊厥：多数表现为全身性发作，严重者可呈惊厥持续状态；②意识障碍：轻者反应淡漠、迟钝、嗜睡或烦躁，重者谵妄、昏迷，甚至呈深度昏迷；③颅内压增高：头痛、呕吐，婴儿前囟饱满，严重者发生脑疝；④运动功能障碍：根据受损部位不同，可出现偏瘫、不自主运动、面瘫、吞咽障碍等；⑤精神障碍：病变累及额叶底部、颞叶边缘系统，可发生幻觉、失语、定向力障碍等精神情绪异常，病程一般2～3周，多数病例可完全恢复，少数患儿遗留后遗症。

（3）主要辅助检查：脑脊液检查：压力正常或增高，外观清亮，白细胞总数轻度增多，病程早期分类以多核细胞为主，后期以淋巴细胞为主，蛋白轻度升高，糖及氯化物在正常范围；脑脊液行病毒分离及特异性抗体测试检查；脑电图检查提示脑功能异常。

3. 治疗要点

支持治疗、对症治疗及抗病毒治疗。

4. 主要护理措施

（1）休息与饮食：保持病室安静，空气新鲜，维持适宜的温、湿度，定时通风。监测患儿的体温、热型及伴随症状，如体温在38.5℃以上，可应用物理降温或药物降温方法，降低大脑耗氧量。评估患儿有无脱水症状，保证摄入足够的液体量。

（2）病情观察：观察瞳孔及呼吸变化：保持呼吸道通畅，必要时吸氧，如发现呼吸节律不规则、两侧瞳孔不等大、对光反应迟钝，多提示有脑疝及呼吸衰竭发生；观察意识变化：如患儿出现烦躁不安、意识障碍，应警惕是否存在脑水肿。

（3）用药指导：抗病毒药物护理：需要充分溶解，输注时间不小于1h，需匀速滴入，否则易引起肾损害；静脉滴注后2h尿液药物浓度最高，应给患者饮用充足的水，防止药物的代谢物沉积于肾小管内。

（4）积极促进功能恢复：恢复脑功能：去除影响患儿情绪的不良因素，创造良好的环境。当患儿存在幻觉、定向力错误的现象时采取适当措施，提供保护性照顾。保持昏迷患儿侧卧位，定时翻身及按摩皮肤，以促进血液循环，防止出现压疮。轻拍患儿背部，促使其排出痰液，减少坠积性肺炎的发生；恢复肢体功能：保持肢体呈功能位置，及早帮助患儿进行肢体的被动或主动功能锻炼，注意循序渐进。在改变锻炼方式时加强指导，耐心帮助，给予鼓励。

(5) 健康指导：向患儿父母提供日常生活护理及保护患儿的一般知识，指导并鼓励患儿父母坚持智力训练和瘫痪肢体的功能锻炼。

四、痫性发作和癫痫

1. 概述

痫性发作是发作性皮层功能异常而造成的一组临床症状，即由大脑神经元异常放电所引起的发作性脑功能异常现象，发作时间多较短暂且呈自限性。两次及以上、甚至长期反复地出现痫性发作的疾病过程称之为癫痫。根据病因可分为特发性、症状性及隐源性等 3 种。

2. 临床特点

(1) 痫性发作：简单分为局灶性发作与全部性发作两大类型。局灶性发作多表现为面部或四肢某部分的抽动，头、眼持续向相同方向偏斜，无意识丧失，发作时间在 10～20s，发作后无不适情况。全部性发作中强直－阵挛发作是临床最常见的类型，又称为大发作，表现为突然意识丧失，全身骨骼肌出现剧烈的强直性收缩，呼吸肌的强直收缩将肺内空气压出，发出尖叫声，呼吸暂停，紫绀，常有舌咬伤、尿失禁发生。强直症状持续数秒至数十秒后出现较长时间反复的阵挛，即全身肌肉节律性抽搐，口吐白沫，持续约 1～5min 逐渐停止。发作后常有深睡，醒后出现头痛、嗜睡、乏力等现象。

(2) 癫痫综合征：分为良性癫痫、失神癫痫和婴儿痉挛。良性癫痫多数患儿于入睡后或觉醒前呈局灶性发作，从口面部开始，如喉头发声、唾液增多、面部抽搐等，很快发展至全身强直阵挛发作，意识丧失。失神癫痫表现为每日数次甚至数十次频繁失神发作，每次发作数秒钟，意识障碍突然发生、突然恢复，故体位改变不明显，发作后患儿对此无记忆、无头痛等症状。婴儿痉挛以 1 岁前的婴儿多见，表现为屈曲性、伸展性及混合性三种。其中以屈曲性及混合性发作为多。屈曲性发作时婴儿呈点头、屈腿状；伸展性发作呈角弓反张样，肢体频繁颤动，在入睡不久和刚醒时加重。

(3) 癫痫（或惊厥）持续状态：癫痫（或惊厥）一次发作持续 30min 以上，或两次发作间歇期意识不能完全恢复者。

(4) 辅助检查：脑电图是确诊痫性发作与癫痫最重要的检查手段，典型脑电图可显示棘波、尖波、棘－慢复合波等癫痫样波；对脑电图提示为局灶性发作或局灶－继发全部性发作的患儿，行颅脑影像学检查。

3. 治疗要点

早期合理的药物治疗，能够完全或大部分控制多数患儿的癫痫发作，常用药物有丙戊酸钠、氯硝西泮；对经抗癫痫药物治疗无效的难治性癫痫患儿，可在充分进行术前评估的前提下实施手术治疗。

4. 主要护理措施

(1) 休息与活动：根据患儿年龄安排好患儿日常生活，适当活动与休息，避免情绪紧张、受凉、中暑或感染等。注意安全，避免各种危险活动。

(2) 心理护理：结合不同年龄患儿的心理状态，有针对性地进行心理疏导，给予关怀、爱护，鼓励他们与同伴交流，帮助他们建立信心，克服自卑、孤独、退缩等心理行为障碍。

(3) 病情观察：①观察发作类型：发作时的伴随症状、持续时间，患儿的生命体征，瞳孔大小、对光反射及神志等；②观察呼吸变化：有无呼吸急促、发绀，监测动脉血气分析及结果，及时发现酸中毒表现并予以纠正；③观察循环衰竭的征象：监测患儿生命体征，备好抢救物品、药品。

(4) 用药指导：丙戊酸钠糖浆剂不可与碳酸类饮料混合后服用，也不可加水稀释后服用，否则可致药物由载体中析出，游离药物刺激口腔及咽喉黏膜引起疼痛。为减轻胃肠道刺激症状，可与食物同用或餐后即服。服药期间如有视力障碍、皮疹、呕吐、腹泻、黑便等症状时应及时报告医师处理，不可擅自停药，以免诱发癫痫。定期复查血常规和肝肾功能。

(5) 健康指导：

1) 指导加强围生期保健：去除导致痫性发作及癫痫发生的各种因素，如胎儿宫内窘迫等。积极治疗、预防颅内感染等与痫性发作及癫痫有关的原发疾病。

2) 指导患儿父母合理安排患儿的生活与学习：保证患儿充足的睡眠时间，避免情绪激动、受寒、感染，禁止游泳或登高等运动。

3) 教会患儿父母癫痫发作时的紧急护理措施：癫痫发作时要注意患儿的安全，移开患儿周围可能导致受伤的物品。保护患儿肢体，防止抽搐时碰撞造成皮肤破损、骨折或脱臼，拉牢床挡，专人守护，意识恢复后仍要加强保护措施，以防因身体虚弱或精神恍惚发生意外事故。发作时应立即使患儿平卧，头偏向一侧，松解衣领，有舌后坠者可用舌钳将舌拉出，以防舌后坠导致窒息，在患儿上、下臼齿之间放置牙垫或厚纱布包裹的压舌板，以防舌咬伤。保持呼吸道通畅，必要时用吸引器吸出分泌物和痰液，准备好开口容器和气管插管等物品。给予氧气低流量持续吸入，注意患儿安全，防止坠床和意外事故发生。

五、脑性瘫痪

1. 概述

脑性瘫痪是一种非进行性脑损伤，在早期发育阶段即生前到出生后 1 个月期间由多种原因引起，临床以中枢性运动障碍和姿势异常为主要特征。为儿童常见的致残疾病之一。

2. 临床特点

(1) 主要症状：运动障碍，基本表现包括运动发育落后，肌张力、姿势及神经反射异常。

（2）伴随症状：脑性瘫痪患儿约半数以上同时伴有智力低下，听力、语言、视力障碍，认知和行为异常以及癫痫等一系列发育异常的症状。

（3）辅助检查：通过影像学及脑电图检查帮助明确病变部位、范围，有无先天畸形，是否合并癫痫。

3. 治疗要点

促进各系统功能的恢复以及正常发育，纠正异常姿势，减轻其伤残程度，尽早进行功能训练，促进正常运动发育，抑制异常运动和姿势。

4. 主要护理措施

（1）饮食护理：根据患儿年龄及进食困难程度选择食物种类，进食高热量、高蛋白及富有维生素、容易消化的食物。耐心喂养，鼓励患儿自行进食，餐具要有把手，勺面尽量浅平，勺柄要长，饭后清洁口腔。

（2）心理护理：鼓励患儿参加集体活动，调动其积极性，克服自卑、孤独心理。

（3）培养自理能力：根据患儿年龄训练适当的日常生活动作

（4）坚持功能训练：训练的重点是教会患儿身体活动的方法，满足其基本日常生活需要。

（5）健康指导：针对脑性瘫痪患儿治疗与护理任务长期性的特点，健康教育主要以家庭为主。

六、急性感染性多发性神经根神经炎

1. 概述

急性感染性多发性神经根神经炎又称格林一巴利综合征，是儿童时期常见的急性周围神经系统病变的一种疾病。其主要临床特点为急性、对称性、弛缓性肢体瘫痪，伴有周围感觉障碍，病情严重者可引起呼吸肌麻痹而危及生命。本病以夏秋季为高发季节，好发于学龄前及学龄期儿童。

2. 临床特点

（1）主要症状：发病前多有呼吸道、胃肠或其他部位感染史。运动障碍是主要的临床表现，多数患儿自肢体远端开始呈上行性麻痹进展，首先表现为行走无力，易跌倒。2～3d内发展到上肢、腰背、躯干，不能坐起和翻身，手足下垂、肢体瘫痪等。从不完全逐渐发展为完全性麻痹，麻痹呈对称性、迟缓性，一般远端重于近端，腱反射减弱或消失；部分表现对称或不对称性颅神经麻痹，常见由面神经受累引起的面瘫，吞咽困难，进食呛咳。

（2）主要辅助检查：脑脊液检查出现明显的蛋白一细胞分离现象。电生理显示神经传导速度明显减慢。

3. 治疗要点

支持治疗、保持呼吸功能和大剂量免疫球蛋白的应用。

4. 主要护理措施

（1）促进肢体功能恢复：保持肢体于功能位置，防止发生足下垂、爪形手等；帮助患儿做肢体被动运动。恢复期鼓励、指导、督促患儿自主活动，加强对自理生活能力的训练。

(2) 改善呼吸功能：保持室内空气新鲜，温湿度适宜，保持呼吸道通畅。

(3) 饮食护理：保证足够营养：提供高蛋白、高能量、高维生素易消化饮食，少量多餐。根据患儿吞咽和咀嚼能力，选择流质或半流质饮食，防止误吸，不能经口进食者给予鼻饲。

(4) 病情观察：观察患儿面色、呼吸、心率、血压及胸廓活动幅度，鼓励患儿咳嗽，及时清理呼吸道的分泌物，呼吸困难者遵医嘱给予低流量氧气吸入；当出现呼吸费力、呼吸浅慢、咳嗽无力时应做好气管插管、机械通气准备。对已采取机械通气的患儿，定时拍背、雾化、吸痰，做好呼吸道管理。

(5) 用药护理：丙种球蛋白配制时应轻轻旋摇（避免出现大量泡沫）使完全溶解，使用带有滤网的输液器进行静脉滴注，开始时要慢，以 1ml/min 为宜，15min 后可增加到 2ml/min，30min 后可增加到 3～5ml/min；用此药期间监测患者的生命体征，如出现寒战、发热等，注意观察有无过敏反应的发生。

(6) 健康指导：向患儿父母解释疾病的特点、主要治疗及护理措施，指导对卧床患儿定时翻身、更换体位，按摩受压部位，必要时使用保护器具，防止造成压疮。教会患儿父母进行训练的方法。鼓励恢复期患儿坚持瘫痪肢体的主动锻炼，定期进行门诊复查。

【测试题】

一、填空题

1. 格林－巴利综合征的主要临床特点为________、________、________，伴有________，病情严重者可引起呼吸肌麻痹而危及生命。

2. 格林－巴利综合征以________为高发季节，好发于________及________儿童。

3. 癫痫（或惊厥）持续状态指癫痫（或惊厥）一次发作持续________以上，或________。

4. 儿童脊髓出生时脊髓末端位于________腰椎水平，4 岁时脊髓末端位于________腰椎水平，婴幼儿腰椎穿刺以第________腰椎为宜。

5. 化脓性脑膜炎的常见并发症有________、________和________。

6. 脑性瘫痪按照运动障碍的性质分为________、________、________、________、________，________，________和________型。

7. 局灶性痫性发作可分为________、________。

8. 全部性痫性发作可分为________、________、________、________及________。

9. 癫痫的病因及分类为________、________和________。

10. 癫痫临床发作类型分为________、________和________。

11. 癫痫患儿常见的护理问题有____________、____________。
12. 格林－巴利综合征脑脊液检查的特征是____________。
13. 出生时存在，以后不消失的反射有____________、____________、____________、____________、____________等。这些反射减弱或消失提示神经系统有____________。
14. 出生时存在，以后逐渐消失的反射有：____________、____________、____________、____________、____________。
15. 出生时不存在，以后逐渐出现并不消失的反射有____________、____________及各种____________。
16. 儿童病理反射有____________，____________岁以内可阳性，少数可至____________岁。
17. 年长儿由____________、____________球菌引起的化脓性脑膜炎最为多见。
18. 化脓性脑膜炎的脑脊液压力升高，外观混浊，甚至脓性，白细胞数明显增加，多在____________以上，分类中以____________占多数，____________显著减低，____________明显增加，涂片检查可找到病菌。
19. 化脓性脑膜炎的护理诊断有____________、____________、____________、____________。

二、单选题

1. 年长儿化脓性脑膜炎最常见的病原菌是（　　）。
   A. 大肠杆菌　　B. 金黄色葡萄球菌
   C. 脑膜炎双球菌和肺炎双球菌　　D. 肺炎双球菌
   E. 流感嗜血杆菌
2. 新生儿化脓性脑膜炎最常见的病原菌是（　　）。
   A. 大肠杆菌　　B. 脑膜炎双球菌
   C. 肺炎链球菌　　D. 金黄色葡萄球菌
   E. 流感嗜血杆菌
3. 化脓性脑膜炎其病原传播的主要途径是（　　）。
   A. 呼吸道分泌物或飞沫传播　　B. 接触性传播
   C. 昆虫传播　　D. 血液传播
   E. 以上都不是
4. 抗癫痫药物服用至癫痫病末次发作后的（　　）。
   A. 1～3 年　　B. 2～4 年
   C. 3～5 年　　D. 4～6 年
   E. 以上都不是
5. 急性感染性多发性神经根炎脑脊液检查可见（　　）。
   A. 细胞数增多　　B. 蛋白质含量下降
   C. 糖含量下降　　D. 蛋白细胞分离
   E. 以上都不是
6. 全部性痫性发作中不包括（　　）。

A. 强直一阵挛发作　　B. 失神发作
C. 复杂部分性发作　　D. 肌阵挛发作
E. 以上都不是

7. 癫痫持续状态的治疗不包括（　　）。
A. 病因治疗　　B. 保护脑功能
C. 止痉药的治疗　　D. 抗生素治疗
E. 以上都不是

8. 儿童化脓性脑膜炎最常见的病原菌是（　　）。
A. 金黄色葡萄球菌　　B. 肺炎链球菌
C. 脑膜炎双球菌　　D. 流感嗜血杆菌
E. 绿脓杆菌

9. 急性颅内压增高已出现脑疝症状时首选药物是（　　）。
A. 50%葡萄糖　　B. 地塞米松
C. 20%甘露醇　　D. 乙酰唑胺
E. 地西泮

10. 化脓性脑膜炎患儿神经系统表现有（　　）。
A. 脑膜刺激征　　B. 部分或全身性惊厥发作
C. 局限性神经系统体征　　D. 颅内压增高征
E. 以上都是

11. 以下哪点不是肺炎链球菌脑膜炎的特点？（　　）。
A. 多见于1岁以下婴儿　　B. 易并发硬膜下积液
C. 易迁延不愈，反复发作　　D. 易有颅神经损伤
E. 前囟隆起

12. 化脓性脑膜炎细菌入侵的部位主要是（　　）。
A. 呼吸道　　B. 皮肤
C. 黏膜　　D. 消化道
E. 新生儿脐部

13. 复杂局灶性发作的表现有（　　）。
A. 意识障碍　　B. 吞咽、咀嚼
C. 自言自语　　D. 摸索
E. 以上都是

14. 脑疝的临床表现为（　　）。
A. 面色苍白　　B. 肢冷
C. 视神经乳头水肿　　D. 瞳孔不等大，对光反射迟钝
E. 自语

15. 确诊化脓性脑膜炎的主要依据是（　　）。
A. 病史　　B. 临床表现

C. 脑脊液检查　　D. 头部 CT
E. 血培养

16. 在新生儿中，中枢神经系统感染最常见的为（　　）。
A. 病毒性脑炎　　B. 脑膜炎双球菌脑膜炎
C. 大肠杆菌脑膜炎　　D. 中毒性脑病
E. 脑脓肿

17. 下列药物哪项不是抗癫痫药？（　　）。
A. 苯巴比妥　　B. 维拉帕米
C. 苯妥英钠　　D. 卡马西平
E. 地西泮

18. 3 个月以内儿童化脓性脑膜炎的典型表现为（　　）。
A. 吐奶、拒食　　B. 嗜睡、惊厥
C. 凝视、尖叫　　D. 体温不升、面色青灰
E. 以上都不是

19. 以下哪项不属脑膜刺激征（　　）。
A. 膝腱反射阳性　　B. 颈强直
C. 克匿格征　　D. 布鲁津斯基征
E. 以上都不是

20. 急性多发性神经根炎感觉障碍不包括（　　）。
A. 手足发热　　B. 手足疼痛
C. 手足麻木　　D. 手套状感觉减退
E. 袜套状分布感觉减退

21. 6 个月以下小婴儿化脓性脑膜炎最常见的病原体是（　　）。
A. 水痘病毒　　B. 肺炎双球菌
C. 金黄色葡萄球菌　　D. 溶血性链球菌
E. 轮状病毒

22. 患儿，2 岁，化脓性脑膜炎。入院后出现意识不清，呼吸不规则，两侧瞳孔不等大，对光发射迟钝。该患儿可能出现的并发症是（　　）。
A. 脑疝　　B. 脑脓肿
C. 脑积水　　D. 脑室管膜炎
E. 脑神经损伤

23. 典型的化脓性脑膜炎脑脊液改变是（　　）。
A. 细胞数增高、蛋白增高、糖增高
B. 细胞数增高、蛋白增高、糖正常
C. 细胞数增高、蛋白正常、糖增高
D. 细胞数正常、蛋白增高、糖下降
E. 细胞数增高、蛋白增高、糖下降

24. 化脓性脑膜炎患儿静脉输入青霉素应在多长时间内输完，以免影响药效（　　）。

A. 1h 内　B. 2h 内
C. 3h 内　D. 4h 内
E. 5h 内

25. 处理硬脑膜下积液下述最有效的方法是（　　）。

A. 加大抗生素剂量　B. 使用脱水剂
C. 腰穿　D. 硬膜下穿刺
E. 及时更换抗生素

26. 年长儿化脓性脑膜炎最常见的细菌是（　　）。

A. 肺炎链球菌　B. 大肠杆菌
C. 葡萄球菌　D. 溶血性链球菌
E. 绿脓杆菌

27. 化脓性脑膜炎的脑脊液与结核性脑膜炎的脑脊液最主要的不同点是（　　）。

A. 细胞数增高　B. 蛋白增高
C. 糖含量降低　D. 外观混浊甚至呈脓样
E. 可以检出细菌

28. 患儿男，10 岁，因头痛、呕吐，发热，颈强直入院，现发现全身抽搐，意识丧失，初步诊断为化脓性脑膜炎。该患儿首要的护理诊断问题是（　　）。

A. 体温升高　B. 疼痛
C. 有体液不足的危险　D. 急性意识障碍
E. 潜在并发症　脑疝

29. 1 岁 4 个月儿童正常生理情况下，出现的神经反射阳性反应是（　　）。

A. Hoffman 征　B. Babinski 征
C. Gordon 征　D. Chaddock 征
E. Kernig 征

30. 一般不会出现在化脓性脑膜炎的脑脊液检查结果中的是（　　）。

A. 外观混浊　B. 压力增高
C. 细胞数增多　D. 蛋白质增多
E. 糖和氯化物正常

31. 引起病毒性脑膜炎最多见的病毒是（　　）。

A. 流感病毒　B. 腮腺炎病毒
C. 肠道病毒　D. 虫媒病毒
E. 单纯疱疹病毒

32. 1 岁婴儿因发热、呕吐、惊厥来诊，确诊为化脓性脑膜炎，本病最易出现的并发症是（　　）。

A. 脑疝　B. 硬脑膜下积液
C. 脑积水　D. 智力低下

E. 水、电解质紊乱

33. 患儿，2 岁，化脓性脑膜炎，入院后出现意识不清，呼吸不规则，两侧瞳孔不等大，对光反射迟钝。该患儿可能出现的并发症是（　　）。
A. 脑疝　B. 脑脓肿
C. 脑积水　D. 脑室管膜炎
E. 脑神经损伤

34. 不属于化脓性脑膜炎颅内压增高的表现是（　　）。
A. 喷射性呕吐　B. 剧烈头痛
C. 血压增高　D. 前囟饱满
E. 脑性尖叫

35. 与年长儿相比，化脓性脑膜炎婴幼儿患者特有的临床表现为（　　）。
A. 脑疝　B. 前囟饱满，颅缝增宽
C. 头痛、呕吐　D. 脑膜刺激征
E. 惊厥

36. 患儿，男，11 个月，出现喷射性呕吐，前囟饱满，诊为化脓性脑膜炎，其不正确的护理措施为（　　）。
A. 严密观察患儿生命体征及瞳孔的变化
B. 保持室内安静，避免一切刺激
C. 将患儿头肩抬高 15°～30°，侧卧位
D. 给予甘露醇
E. 增加补液量

37. 化脓性脑膜炎患儿，观察病情变化时，发现瞳孔忽大忽小，或两侧不等大，对光反射迟钝，血压升高。提示（　　）。
A. 复发　B. 中枢性呼吸衰竭
C. 脑疝　D. 为正常反应
E. 抗生素剂量不够

38. 1 岁儿童发热伴惊厥，最常见的疾病为（　　）。
A. 重症肺炎　B. 中枢神经系统感染
C. 中毒型菌痢　D. 高热惊厥
E. 破伤风

39. 双侧瞳孔不等大多提示（　　）。
A. 急性颅内压　B. 慢性颅内压
C. 小脑幕切迹疝　D. 枕骨大孔疝
E. 脑积水

三、多选题

1. 出生时存在，以后永不消失的神经反射有（　　）。
A. 拥抱反射　B. 角膜反射

C. 吞咽反射　　D. 握持反射

E. 吸吮反射

2. 出生时并不存在，以后逐渐出现并永不消失的反射有（　　）。

A. 腹壁反射　　B. 提睾反射

C. 四肢肌腱反射　　D. 咽反射

E. 觅食反射

3. 化脓性脑膜炎病原的侵入途径有（　　）。

A. 上呼吸道感染　　B. 胃肠道感染

C. 皮肤黏膜感染　　D. 新生儿脐部感染

E. 邻近组织感染

4. 化脓性脑膜炎可出现的并发症有（　　）。

A. 硬脑膜下积液　　B. 脑积水

C. 脑室管膜炎　　D. 智力低下

E. 癫痫

5. 化脓性脑膜炎的治疗原则是（　　）。

A. 早期用药　　B. 联合用药

C. 坚持用药　　D. 对症处理

E. 注意配伍禁忌

6. 化脓性脑膜炎的常见护理诊断有（　　）。

A. 体温过高　　B. 营养失调

C. 潜在并发症颅内压增高　　D. 有受伤的危险

E. 坚持长期治疗

7. 以下几项属脑膜刺激征的有？（　　）。

A. 膝腱反射阳性　　B. 颈抵抗

C. 克匿格征　　D. 布鲁金斯基征

E. 以上都不是

8. 儿童神经系统解剖生理特点下列叙述正确的是（　　）。

A. 儿童脑的发育 3 岁时与成人无区别

B. 儿童脊髓发育具有倒退现象

C. 儿童脑脊液量随年龄增长而增多

D. 儿童脑脊液蛋白质不超过 400mg/L

E. 儿童神经系统很不稳定，易出现惊厥或昏迷

9. 抗癫痫药物的使用原则是（　　）。

A. 尽早给予抗癫痫药物　　B. 针对癫痫发作类型选药

C. 长期规则用药　　D. 多种药物联合应用

E. 开始即给足量药物

10. 出生时存在，以后逐渐消失的反射是（　　）。

A. 拥抱反射
B. 颈肢反射
C. 提睾反射
D. 腱反射
E. 结膜反射

11. 下列哪些是急性颅内压增高的临床表现（　　）。

A. 头痛
B. 呕吐
C. 反应迟钝
D. 惊厥
E. 前囟膨隆

12. 儿童化脓性脑膜炎的临床特点是（　　）。

A. 发热
B. 头痛
C. 呕吐
D. 惊厥
E. 脑膜刺激征阳性

13. 关于化脓性脑膜炎患儿发热的护理，下列正确的是（　　）。

A. 每日测体温 4 次
B. 体温超过 38.5℃以上给物理或药物降温
C. 休息
D. 松解患儿衣服
E. 氧气吸入

14. 关于化脓性脑膜炎患儿惊厥的护理下列正确的是（　　）。

A. 立即松解衣服，侧卧位
B. 针刺人中
C. 清除口鼻分泌物，保持呼吸通畅
D. 氧气吸入
E. 遵医嘱给予苯巴比妥钠肌注

15. 关于儿童脑的发育下述正确的是（　　）。

A. 出生后大脑皮层厚度接近成人
B. 生长发育快
C. 出生后脑细胞数不再增多
D. 3 岁时脑细胞分化基本完成
E. 出生时脑重约 390g

16. 化脓性脑膜炎患儿护理措施下述正确的是（　　）。

A. 惊厥、昏迷时可取仰卧位
B. 定期翻身
C. 病室宜安静
D. 密切观察病情变化
E. 保证热量和水分供给，必要时管饲或静脉补液

17. 关于化脓性脑膜炎治疗下述正确的是（　　）。

A. 选择易通过血脑屏障的药物
B. 选用对病原菌敏感的抗生素
C. 早期足量用药

D. 以静脉给药为好

E. 用至脑脊液正常后即可停药

18. 化脓性脑膜炎的预防措施下述正确的是（　　）。

A. 居室空气新鲜、阳光充足、清洁卫生

B. 注意营养、加强锻炼

C. 经常性预防性用药

D. 可接种肺炎链球菌及流感嗜血杆菌疫苗

E. 彻底治疗各种感染

19. 预防脑疝的发生下列正确的是（　　）。

A. 保持头部稳定，避免不必要的搬动

B. 一般不要做腰穿

C. 每 15～30min 观察 1 次瞳孔变化

D. 观察头痛呕吐情况

E. 以上均正确

20. 降低颅内压的治疗护理措施有（　　）。

A. 卧床休息　　B. 给予脱水剂

C. 给予呋塞米　　D. 给予肾上腺皮质激素

E. 抗生素控制感染

21. 化脓性脑膜炎的典型表现是（　　）。

A. 发热　　B. 头痛

C. 呕吐　　D. 脑膜刺激征阳性

E. 脑水肿严重者两侧瞳孔等大等圆

22. 化脓性脑膜炎的不典型表现有（　　）。

A. 拒乳　　B. 嗜睡

C. 尖叫　　D. 前囟膨隆

E. 脑膜刺激征阳性

23. 化脓性脑膜炎的实验室检查下列正确的是（　　）。

A. 脑脊液外观混浊

B. 脑脊液白细胞数在 1000×10^6/L 以上

C. 血常规白细胞可达（20～40）$\times10^9$/L

D. 应早期做血培养可帮助确定病原菌

E. 脑脊液压力增高

24. 关于脑性瘫痪，下列叙述哪项不正确？（　　）。

A. 痉挛型病变主要在锥体外系

B. 手足徐动型病变主要在锥体束

C. 共济失调型病变主要在小脑

D. 混合型多以手足徐动型与痉挛型并存

E. 肌张力低下型锥体系和锥体外系可能同时受累

25. 在脑脊液检查中，鉴别结核性脑膜炎与病毒性脑炎最有意义的项目是（　　）。

A. 脑脊液的透明度　　B. 脑脊液的压力

C. 糖和氯化物是否降低　　D. 脑脊液细胞数

E. 蛋白质增高的程度

26. 颅内压增高的表现包括（　　）。

A. 晨起明显头痛　　B. 喷射状呕吐

C. 颈抵抗　　D. 脑膜刺激征

E. 惊厥

27. 关于病毒性脑炎哪项正确？（　　）。

A. 是指病毒直接侵犯脑实质而引起的炎症

B. 脑脊液细胞数成千上万

C. 严重者可遗留瘫痪、智力低下、癫痫等后遗症

D. 脑脊液糖和氯化物降低

E. 脑脊液蛋白质轻度增高

28. 3 个月以下婴儿化脓性脑膜炎，常见的临床表现为（　　）。

A. 拒食、嗜睡　　B. 前囟隆起

C. 凝视、尖叫　　D. 巴氏征阳性

E. 呕吐抽搐

29. 化脓性脑膜炎即刻进行腰穿的禁忌证为（　　）。

A. 颅内压增高征明显　　B. 严重心肺功能受累

C. 休克　　D. 腰穿部位皮肤感染

E. 正在发热的患者

四、判断改错题

1. 觅食反射是出生时存在，以后永远不会消失的反射。（　　）

2. 新生儿和 6 个月以内婴儿，化脓性脑膜炎的临床表现可很不典型。（　　）

3. 结膜反射是出生时存在，以后永不消失的反射。（　　）

4. 病毒性脑炎主要表现为发热、惊厥、意识障碍以及颅内压增高症状。（　　）

5. 颅内压增高患儿一般不做腰穿，防止发生脑疝。（　　）

6. 化脓性脑膜炎的脑脊液改变为压力增高，外观混浊，蛋白正常，糖和氯化物含量显著下降。（　　）

7. 颅内压增高儿应给其脱水剂，20%甘露醇静脉滴注，每日 3g/kg，在 40min 内滴完。（　　）

8. 化脓性脑膜炎大多数是血源性，故应早期培养。（　　）

9. 化脓性脑膜炎的病原菌与患儿的年龄有关，幼儿期以大肠埃希菌为多见，年长儿以肺炎链球菌为多见。（　　）

五、名词解释

1. 化脓性脑膜炎
2. 癫痫
3. 原发性癫痫
4. 继发性癫痫
5. 癫痫持续状态
6. 急性感染性多发性神经根神经炎
7. 脑性瘫痪
8. 注意力缺陷多动症
9. 格林－巴利综合征

六、简答题

1. 列出化脓性脑膜炎的主要护理问题。
2. 简述癫痫患者的健康教育。
3. 癫痫发作时如何护理？
4. 简述病毒性脑膜炎和脑炎的常见护理问题。
5. 简述化脓性脑膜炎的病因、临床表现。
6. 如何诊断急性感染性多发性神经根神经炎？
7. 试述急性感染性多发性神经根炎的护理问题及护理措施。

七、案例分析题

1. 小莉，女，10岁。因头痛、呕吐、发热、颈强直入院。入院后发现患儿全身抽搐，意识丧失，考虑为化脓性脑膜炎。

(1) 为确诊该患儿是否化脓性脑膜炎，正确的做法是（　　）。

A. 立即取血做细菌培养　　B. 立即做头颅CT扫描
C. 立即取呕吐物送检　　D. 立即取尿样、粪样送检
E. 抽搐停止后做腰椎穿刺取液送检

(2) 如进行腰穿，该患儿的穿刺部位为（　　）。

A. 第1～2腰椎　　B. 第2～3腰椎
C. 第3～4腰椎　　D. 第4～5腰椎
E. 第5腰椎以下

(3) 下列护理中不妥的是（　　）。

A. 立即进行物理降温　　B. 按医嘱使用抗生素
C. 保持安静，避免刺激　　D. 按医嘱使用止惊药物
E. 禁食以防窒息

2. 小春，男，8个月。因发热呕吐3d，惊厥2次入院，脑脊液检查结果支持化脓性脑膜炎的诊断。

(1) 以下哪些描述可能与小春的脑脊液检查不符合？（　　）。

A. 外观清亮　　B. 细胞数增多
C. 压力增高　　D. 蛋白增多
E. 糖和氯化物降低

(2) 化脓性脑膜炎的常见并发症应除（　　）外。
A. 脑积水　　B. 硬脑膜下积液
C. 肺部感染　　D. 脑疝
E. 脑室管膜炎

(3) 入院后患儿突然全身抽搐持续 10min，继而出现一侧瞳孔扩大，四肢肌张力增高，可能发生了下列哪一种情况？（　　）。
A. 蛛网膜下隙出血　　B. 脑积水
C. 脑疝　　D. 硬膜下积液
E. 脑脓肿

3. 患儿，1 岁，发热咳嗽 5d，近 2d 出现呕吐，今抽搐 2 次入院。查体：体温 40℃，嗜睡，呼吸急促，双肺可闻细湿啰音，颈无抵抗，前囟已闭，双侧巴氏征（+）。

(1) 诊断考虑哪些疾病？（　　）。
A. 高热惊厥　　B. 肺炎
C. 婴儿手足搐搦征　　D. 中枢神经系统感染
E. 败血症

(2) 为明确诊断，立即行腰穿，进行腰穿的禁忌证有哪些？（　　）。
A. 颅内压增高征明显　　B. 严重心肺功能受损
C. 休克　　D. 昏迷
E. 腰穿部位皮肤感染

(3) 若脑脊液检查提示：外观混浊，白细胞 800×10^6/L，N80%，L20%，蛋白 2g/L，糖 1.2mmol/L，氯化物 100mmol/L，涂片找菌阴性，PPD（－），化脓性脑膜炎可出现的并发症是（　　）。
A. 硬脑膜下积液　　B. 脑积水
C. 脑室管膜炎　　D. 智力低下
E. 癫痫

(4) 下列关于化脓性脑膜炎的治疗描述正确的有哪些？（　　）。
A. 选择对病原菌敏感药物　　B. 选择能透过血一脑脊液屏障的药物
C. 早期用药　　D. 联合用药
E. 坚持用药

(5) 若患儿进一步治疗后好转，但热退 3d 后又出现发热、呕吐，惊厥，此时应做哪些检查？（　　）。
A. 脑脊液检查　　B. 头颅 CT 检查
C. 硬脑膜下穿刺　　D. B 超
E. 血培养

(6) 下列关于急性化脓性脑膜炎并发硬脑膜下积液的描述正确的有哪些?(　　)。

A. 是婴儿常见的并发症

B. 积液可以是无菌性渗出液

C. 常发生于经特效治疗后脑脊液好转但体温持续不退或退后又回升

D. 以肺炎链球菌及流感嗜血杆菌脑膜炎为多见

E. 可能合并结核杆菌感染所致

【参考答案】

一、填空题

1. 急性　对称性　迟缓性肢体瘫痪　周围感觉障碍
2. 夏秋季　学龄前　学龄期
3. 30min　两次发作间歇期意识不能完全恢复者
4. 3～4　1～2　4～5
5. 硬脑膜下积液　脑室管膜炎　脑积水
6. 痉挛型　手足徐动型　肌张力低下型　强直型　共济失调型　震颤型　混合型
7. 单纯局灶性发作　复杂局灶性发作
8. 强直一阵挛发作　失神发作　肌阵挛发作　失张力发作　痉挛
9. 特发性癫痫　症状性癫痫　隐源性癫痫
10. 痫性发作　癫痫综合征　癫痫(或惊厥)持续状态
11. 有窒息的危险　有受伤的危险
12. 蛋白细胞分离
13. 角膜反射　瞳孔反射　结膜反射　咽反射　吞咽反射　病理改变
14. 觅食反射　拥抱反射　握持反射　吸吮反射　颈肢反射
15. 腹壁反射　提睾反射　腱反射
16. 巴氏征　1　2
17. 脑膜炎双球菌　肺炎链球菌
18. 1 000×10^6　中性粒细胞　糖和氯化物含量　蛋白质
19. 体温过高　潜在并发症　颅内压增高　有受伤的危险　营养失调:低于机体需要量

二、单选题

1.C　2.A　3.A　4.B　5.D　6.C　7.D　8.C　9.C　10.E
11.D　12.A　13.E　14.D　15.C　16.C　17.B　18.E　19.A　20.A
21.C　22.A　23.E　24.A　25.D　26.A　27.D　28.E　29.B　30.E
31.C　32.B　33.A　34.C　35.B　36.E　37.C　38.D　39.C

三、多选题

1.BC　2.ABC　3.ABCDE　4.ABCDE　5.ABCD　6.ABCD　7.BCD　8.BCDE

9. ABC　10. AB　11. ABCDE　12. ABCDE　13. ABC　14. ABCDE　15. BCDE
16. BCDE　17. ABCD　18. ABDE　19. ABCDE　20. ABCDE　21. ABCD
22. ABCD　23. ABCDE　24. AB　25. ACE　26. ABE　27. ACE　28. ABC
29. ABCD　30. ABC

四、判断改错题

1. ×　不会→会

2. √

3. √

4. √

5. √

6. ×　蛋白正常→蛋白明显升高

7. ×　40min→30min

8. √

9. ×　幼儿期→新生儿及2月以下的小婴儿

五、名词解释

1. 化脓性脑膜炎：是由各种化脓性细菌感染引起的脑膜炎症，是儿童常见感染性疾病之一。

2. 癫痫：是一种慢性的反复发作疾病和多种原因引起的脑功能障碍的症候群，是脑神经元反复的异常放电导致的结果。

3. 原发性癫痫：指原因不明的癫痫，部分可能与家庭遗传有关。

4. 继发性癫痫：可继发于脑部疾病或全身性疾病，婴幼儿多与围产期损伤、缺氧、高热有关。

5. 癫痫持续状态：癫痫发作持续30min以上，或反复发作30min以上，发作间歇期意识不恢复者，为癫痫持续状态。

6. 急性感染性多发性神经根炎：是病毒感染引起的免疫功能紊乱诱发的周围神经系统脱髓鞘病变，表现为急性、对称性、弛缓性肢体瘫痪，伴周围感觉障碍的综合征，病情严重者可引起呼吸麻痹而危及生命。

7. 脑性瘫痪：是多种原因引起的脑损伤所致非进行性中枢性运动障碍，除肢体痉挛性瘫痪外，还有智力低下，不随意运动及视觉、听觉、语言功能异常，抽搐发作及感觉障碍等。

8. 注意力缺陷多动症：是以多动、注意力不集中、有攻击行为，参与事件能力差，但智力基本正常为其特点的一组症候群。

9. 格林－巴利综合征：急性感染性多发性神经根炎又称格林－巴利综合征，是一种急性免疫性周围神经系统的脱髓鞘疾病。

六、简答题

1. 答：化脓性脑膜炎的护理问题有：①体温过高：与细菌感染有关；②潜在并发

症：颅内压增高；③有受伤的危险：与惊厥发作有关；④营养失调：低于机体需要量：与摄入不足、机体消耗增多有关；

2. 答：癫痫患者的健康教育：①指导加强围生期保健，去除导致痫性发作及癫痫发生的各种因素，如胎儿宫内窘迫等。积极治疗、预防颅内感染等与痫性发作及癫痫有关的原发疾病；②指导家长合理安排患儿的生活与学习，保证患儿充足的睡眠时间，避免情绪激动、受寒、感染，禁止游泳或登高等运动；③指导用药，教会家长癫痫发作时的紧急护理措施；④解除患儿的精神负担，结合不同年龄患儿的心理状态，有针对性地进行心理疏导，给予关怀、爱护，鼓励他们与同伴交流，帮助他们建立信心，克服自卑、孤独、退缩等心理行为障碍。

3. 答：癫痫发作时的护理：①患者发作时，护士应立即给患儿解开衣领，去枕平卧，头偏向一侧，清除口腔分泌物，防止误吸或窒息，有舌后坠者可用舌钳将舌拉出，在上下牙之间放置牙垫，防止咬伤舌头，牙关紧闭时，切不要强行撬开，以免损伤牙齿；②保持呼吸道通畅，必要时用吸引器吸出痰液，准备好气管插管物品；③给予低流量持续吸氧，注意患儿安全，防止坠床和意外发生；④配合医生迅速而准确地用药，癫痫持续状态时立即建立静脉通路，以保证及时有效的药物治疗，遵医嘱给予止惊药。⑤密切观察患儿发作过程，间隔时间，患儿的神态、瞳孔、呼吸、脉搏及面色变化并记录。连续抽搐者，不可强行按压肢体以免引起骨折；⑥患儿发作时要注意患儿的安全，移开患儿周围可能导致受伤的物品。保护患儿肢体，防止抽搐时碰撞造成皮肤破损、骨折或脱臼。拉牢床挡，专人守护，防止发生意外伤害。

4. 答：病毒性脑膜炎和脑炎的常见护理问题：①体温过高：与病毒血症有关；②急性意识障碍：与脑实质炎症有关；③躯体移动障碍：与昏迷、瘫痪有关；④潜在并发症：颅内压增高。

5. 答：化脓性脑膜炎的病因：病原菌种类与患儿的发病年龄有关。新生儿及出生<2个月的患儿以革兰阴性杆菌、金黄色葡萄球菌为主；3月～3岁儿童以流感嗜血杆菌多见；年长儿由脑膜炎双球菌、肺炎链球菌引起的化脓性脑膜炎最为多见。临床表现：多为急性起病，部分患儿病前有上呼吸道或消化道感染症状，典型表现为：①全身中毒症状：体温升高，意识逐渐改变，烦躁或精神萎靡、嗜睡甚至惊厥、昏迷；②颅内压增高征：剧烈头痛、喷射性呕吐。严重者合并脑疝，出现双侧瞳孔不等大，对光反应迟钝等；③脑膜刺激征：颈强直，布氏征及克氏征阳性。

6. 答：确诊急性感染性多发性神经根神经炎应以下列几个方面来考虑：①临床表现：全身感染后出现肢体进行性、对称性迟缓性瘫痪，患儿意识清楚，无脑膜刺激征，有神经根刺激征以及呼吸、植物神经、感觉障碍；②脑脊液检查：压力正常，细胞数正常，蛋白质含量逐渐增多且2～3周内达高峰，此种蛋白细胞分离现象为本病特征。③电生理检查：运动及感觉神经传导速度显著减慢。肌电图显示混合性肌肉动作电位幅度减低。

7. 答：急性感染性多发性神经根炎的常见护理问题：①躯体移动障碍：与瘫痪、感觉障碍有关；②低效型呼吸形态：与呼吸肌瘫痪、咳嗽反射消失有关；③营养失调：

低于机体需要量：与吞咽困难影响进食有关。护理措施：①促进肢体功能恢复：保持肢体于功能位置，防止发生足下垂、爪形手等；帮助患儿做肢体被动运动，轻柔缓慢地进行按摩，幅度由小到大，由大关节到小关节，注意安全。恢复期鼓励、指导、督促患儿自主活动，加强对自理生活能力的训练，注意强度适中、循序渐进；②改善呼吸功能：保持室内合适的温湿度，保持呼吸道通畅，观察患儿面色、呼吸、心率、血压及胸廓活动幅度，鼓励患儿咳嗽，及时清理呼吸道分泌物。呼吸困难者应给予低流量氧气吸入。对已采取机械通气的患儿，定时拍背、雾化、吸痰，做好呼吸道管理；③维持足够营养：提供高蛋白、高能量、高维生素易消化饮食，少量多餐。根据患儿吞咽和咀嚼能力，选择流质或半流质饮食，不能经口进食者给予鼻饲；④健康教育 向家长解释疾病的特点、患儿目前病情、注意治疗及护理措施，指导其对卧床患儿定时翻身、更换体位，按摩受压部位，必要时使用保护器具，防止造成压疮。教会家长帮助患儿进行训练的方法，鼓励坚持，定期进行门诊复查。

七、案例分析题

1.（1）E　（2）C　（3）E

2.（1）A　（2）C　（3）C

3.（1）BDE　（2）ABCE　（3）ABCDE　（4）ABCDE
（5）BCD　（6）ABCD

（叶天惠　汪红玲）

第十四章　内分泌系统疾病患儿的护理

【知识精要】

一、先天性甲状腺功能减退症

1. 概述

先天性甲状腺功能减退症简称甲低，是因先天性或者遗传因素引起甲状腺发育障碍、激素合成障碍、分泌减少，导致患儿生长障碍、智能落后，此病又称为呆小病或克汀病，是儿童最常见的内分泌疾病。根据病因可分为散发性和地方性两种，前者主要因为先天性甲状腺发育不良、异位或甲状腺激素合成过程中酶缺陷所致，多为散发病例；后者是由于该地区水、土和饮食中缺碘所致，多见于甲状腺肿流行的山区。

2. 临床特点

（1）主要症状：生长发育落后、智能低下、基础代谢率降低。

1）新生儿甲低：表现为生理性黄疸消退延迟伴有反应差、喂养困难、胎便排出延迟、腹胀、便秘、脐疝、体温低、四肢冰凉。

2）婴幼儿甲低：包括①特殊面容；②生长发育迟缓；③心血管功能低下；④消化功能紊乱；⑤神经系统功能障碍。

3）地方性甲低：常分为两大症候群：即①“神经型”综合征：以共济失调、痉挛性瘫痪、聋哑和智力低下为特征，但身材正常；②“黏液水肿型”综合征：以显著的生长发育和性发育落后、黏液水肿、智力低下为特征。

（2）辅助检查：

1）新生儿筛查：即采用出生后 2～3d 的新生儿干血滴纸片检查 TSH 浓度作为初筛，结果＞15～20mU/L 时，再采集血标本检测血清 T_4 和 TSH 以确诊。该方法为患儿早期确诊、避免神经精神发育严重缺陷的极佳防治措施。

2）血清 T_3、T_4、TSH 测定：T_4 降低，TSH 明显增高即可确诊。

3）骨龄测定：骨龄落后

4）TRH 刺激试验：用于鉴别下丘脑或垂体性甲低。刺激试验后若血 TSH 峰值升高或出现时间延长，表明病变在下丘脑；若刺激试验后若血 TSH 不升高，表明病变在垂体。

5）甲状腺扫描：可检查甲状腺先天缺如或异位。

6）基础代谢率测定：基础代谢率低下

3. 治疗要点

目前临床上治疗先天性甲低患儿的最有效药物是左甲状腺素钠，开始剂量根据病情轻重及年龄大小而不同，并随时根据临床表现和甲状腺功能调整剂量，使：①TSH 浓度正常；②每日一次正常大便、食欲好转、腹胀消失、心率儿童在 110 次/min 左右、婴儿在 140 次/min 左右。

4. 主要护理措施

（1）保暖、防止感染：注意室内温度、环境卫生，适时增减衣物，避免受凉，勤洗澡，保持口腔、皮肤清洁，防止感染。

（2）耐心喂养，保障营养供给：指导患儿家长正确的喂养方法，供给高蛋白、高维生素、富含钙剂及铁剂的易消化食物。对吸吮困难，吞咽缓慢者要耐心喂养，不急躁，对不能吸吮者可用滴管喂养或鼻饲。

（3）保持大便通畅，预防便秘：便秘为先天性甲状腺功能减退症患儿的常见症状，甚至是首发症状，故应向患儿家长讲解预防和处理便秘的措施。

（4）加强训练，提高自理能力：通过各种方法加强智力、体力、行为训练。

（5）用药护理：坚持终生服药，注意观察药物的反应。

（6）健康教育：宣传新生儿筛查的重要性，一经确诊，在出生后 1～2 个月即开始治疗者，可避免严重神经系统功能损害。

（7）心理护理：患儿一经确诊，就意味着需要终生服药，家长可能会产生悲观、消极、焦躁的情绪，需要我们医护人员及时沟通、及时疏导，使家长保持乐观积极的心态。

二、生长激素缺乏症

1. 概述

生长激素缺乏症又称垂体性侏儒症，是由于腺垂体合成和分泌的生长激素部分或完全缺乏，或由于结构异常、受体缺陷等所致的生长发育障碍，使儿童身高低于同年龄、同性别、同地区正常儿童平均身高 2 个标准差或在儿童生长曲线第 3 百分位数以下。男：女为 3：1，导致生长激素缺乏的原因有原发性、获得性和暂时性三种。

2. 临床特点

（1）主要症状：

1）原发性生长激素缺乏症：①生长障碍；②骨成熟延迟；③青春发育期推迟。④智力正常。

2）继发性生长激素缺乏症：伴有原发疾病的相应症状。

（2）辅助检查：

1）生长激素刺激试验：一般认为在试验过程中，GH 峰值$<10\mu g/L$ 即分泌功能不正常。

2）胰岛素样生长因子和胰岛素样生长因子结合蛋白测定：一般作为 5 岁到青春发育前儿童 GHD 的筛查检查。

3. 治疗要点

激素替代治疗。

（1）GH 替代治疗：基因重组人生长激素已在临床广泛使用。

（2）生长激素释放激素治疗。

（3）性激素治疗。

4. 主要护理措施

（1）指导用药，促进生长发育：生长激素替代疗法在骨骺愈合前均有效，用药期间应严密随访骨龄发育情况。

（2）提供患儿及其家庭支持：运用沟通交流技巧，给予患儿及家庭心理支持，帮助其正确看待自我形象的改变，树立正向的自我概念。

三、尿崩症

1. 概述

尿崩症是一种由于患儿完全或部分丧失尿浓缩功能，临床以多饮、多尿、排出低比重尿为特征的综合征。根据病因分为中枢性尿崩症、肾性尿崩症和精神性烦渴症 3 类。中枢性尿崩症是由于垂体抗利尿激素，即精氨加压素分泌或释放不足引起。

2. 临床特点

（1）主要症状：为多饮、多尿和烦渴。可发于任何年龄，男孩多见；每日尿量在 4L 以上，尿比重低且固定；饮水量与尿量相称；夜尿多，遗尿可为首发症状；可引起营养不良，生长发育障碍。

（2）辅助检查：

1）血浆和尿液检查：尿渗透压＜200mmol/L；血渗透压正常或偏高。

2）禁水试验：目的是观察患儿细胞外液渗透压增高时的尿缩能力，用于鉴定精神性烦渴和尿崩症。如儿童每小时尿量无明显减少，持续排出低渗尿，而血清钠和血浆渗透压分别上升超过 145mmol/L 和 295mmol/L，体重下降 3%～5%，则应考虑尿崩症。

3）加压试验：用于区分中枢性或肾性尿崩症。如尿渗透压上升峰值超过给药前的 50%，则为完全性中枢性尿崩症；在 9%～50%之间者为部分性中枢性尿崩症；肾性尿崩症患儿上升不超过 9%。

3. 治疗要点

（1）病因治疗：获得性尿崩症患儿必须针对病因治疗。

（2）药物治疗：特发性、遗传性尿崩症患儿，给予垂体加压素制剂以替代 ADH 的功能，常用药物：鞣酸加压素、1－脱氨－8－D－精氨酸加压素等。

4. 主要护理措施

（1）加强生活护理，保证患儿休息：提供充足的水分。夜间定时唤醒患儿排尿。保持皮肤清洁干燥。

（2）心理护理：患儿一经确诊，就意味着需要终生服药，家长可能会产生悲观、消极、焦躁的情绪，需要我们医护人员及时沟通、及时疏导，使家长保持乐观积极的心态。

（3）药物指导：用药期间应注意患儿水分的摄入，以防发生水中毒。应用鞣酸加压素，用前需稍加温并摇匀作深部肌肉注射。

（4）病情观察：准确记录 24h 出入液量，监测尿比重、血清钠、血清钾的水平，注意患儿有无高渗性脱水表现。

(5) 健康指导：告知家长本病需要长期药物替代治疗，教会家长掌握药物的名称、用法、副作用、药物作用过量或不足的症状观察，并学会如何处理，定期复查；要求患儿随身携带疾病诊断卡和现用的治疗药物，以备急用。

四、性早熟

1. 概述

性发育启动年龄显著提前（较正常儿童平均年龄提前两个标准差以上）即为性早熟。一般认为女孩在 8 岁、男孩在 9 岁以前出现性发育征象临床可判断为性早熟。女孩多见，男女之比为 1∶4。按下丘脑－垂体－性腺轴功能是否提前发动，将性早熟分为中枢性和外周性 2 类。

2. 临床特点

(1) 主要症状：

1) 中枢性性早熟的临床特征是提前出现的性征发育与正常青春期发育程序相似。

2) 外周性性早熟的性发育过程与上述规律迥异。男性性早熟注意睾丸的大小。

(2) 辅助检查：

1) GnRH 刺激试验：亦称黄体生成素释放激素（LHRH）刺激试验。静脉注射 LHRH，2.5μg/kg（最大剂量≤100μg/kg），于注射前（基础值）和注射后 0、30、60、120min 分别采血测定血清 LH 和 FSH。当 LH 峰值＞5.0U/L，LH/FSH 峰值＞0.6，可以认为其性腺轴功能已经启动。

2) 骨龄测定：骨龄超过实际年龄 1 岁以上可视为提前。

3. 治疗要点

(1) 病因治疗：肿瘤引起的手术摘除或放化疗；甲状腺功能低下者给予甲状腺素治疗；先天性肾上腺皮质增生者采用皮质激素治疗。

(2) 药物治疗：促性腺激素释放激素类似物（GnRHa）；性腺激素。

4. 主要护理措施

(1) 心理支持：鼓励患儿表达自己的情感，帮助其正确的看待自我形象，树立正向的自我概念。

(2) 药物指导：促性腺激素释放激素类似物治疗可延缓骨骺愈合，应尽早使用。

五、儿童糖尿病

1. 概述

糖尿病（DM）是由于胰岛素绝对或相对缺乏引起的糖、脂肪、蛋白质代谢紊乱，致使血糖增高、尿糖增加的一种病症。糖尿病分为：①1 型糖尿病，又称胰岛素依赖型（IDDM）；98％的儿童期糖尿病属此类型，必需使用胰岛素治疗；②2 型糖尿病，又称非胰岛素依赖型；③其他类型：包括青年成熟期发病型糖尿病（MODY），继发性糖尿病，还包括某些遗传综合征、胰岛素受体异常等。儿童糖尿病易并发酮症酸中毒而成为急症之一，其后期伴发的血管病变，常累及眼和肾脏。

2. 临床特点

（1）一般表现：多数患儿常因感染、饮食不当或情绪激惹而诱发，典型症状为多饮、多尿、多食和体重下降（三多一少）。儿童因为夜尿增多可发生遗尿。

（2）特殊的自然病程：①急性代谢紊乱期；②暂时缓解期；③强化期；④永久糖尿病期。

（3）辅助检查：

1）尿液检查：尿糖阳性；尿酮体阳性提示酮症酸中毒；尿蛋白阳性提示可能继发肾脏损害。

2）血糖：血糖增高，空腹全血或血浆血糖浓度分别≥6.7mmol/L（120mg/dl）、7.8mmol/L（140mg/dl）；或随机检查血糖≥11.1mmol/L（200mg/dl）者即可诊断为糖尿病。

3）口服葡萄糖耐量试验：对无明显临床症状，尿糖偶呈阳性，但空腹血糖正常或稍高，尚不能确诊为糖尿病时，可做此项检查。

4）糖化血红蛋白：反应过去 3 个月的血糖平均水平，正常人 HbA1c＜7%，治疗良好的糖尿病患儿应 HbA1c＜9%，如＞12%表明血糖控制不理想。

5）血气分析：酮症酸中毒时 pH＜7.30，$HCO3^-$＜15mmol/L。

3. 治疗要点

采用胰岛素替代、饮食控制和运动和精神心理相结合的综合方案。

（1）胰岛素治疗：胰岛素是治疗 1 型糖尿病的最主要药物，根据血糖调整胰岛素用量。

（2）饮食控制：根据患儿年龄和饮食习惯制定每日的总能量和食物成分。

（3）运动治疗：通过运动增加葡萄糖的利用，利于血糖的控制。

（4）糖尿病酮症酸中毒的处理：①液体疗法；②胰岛素应用：采用胰岛素持续静脉输入。

4. 主要护理措施

（1）饮食控制：①饮食控制以能保持正常体重，减少血糖波动，维持血脂正常为原则。食物的能量要适合患儿的年龄、生长发育和日常活动的需要，每日所需的能量（卡）1 000＋年龄×（80～100）kcal/d；②饮食成分的分配为：碳水化合物占总热量的50%，蛋白质占 20%，脂肪占 30%；③全天热量分为三餐，早、中、晚分别占 1/5、2/5、2/5，每餐中留少量食物作为餐间点心；④当患儿游戏增多时可少量加餐或适当减少胰岛素的用量。食物应富含蛋白质和纤维素，限制纯糖和饱和脂肪酸；⑤每日进食应定时、定量，勿吃额外食物。

（2）指导胰岛素的使用：胰岛素按其作用的快慢和持续时间的长短分为：短效、中效和长效型。

1）胰岛素的注射：注射方式已有了很大改进，如注射针、注射笔、胰岛素泵等，如采用胰岛素注射，每次注射时尽量用同一型号的 1ml 注射器以保证剂量的绝对准确。

2）注射部位：一般常用皮下注射，选择臀部、股前部、上臂外侧、腹壁；每次注射必须更换部位，一个月内不要在同一部位注射 2 次。

3）监测：根据血糖、尿糖监测结果，每 2～3d 调整胰岛素剂量 1 次，直至尿糖不超过“＋＋”。

4）注意观察注射胰岛素后的反应：①低－高血糖反应（Somogyi 现象）：即在午夜至凌晨发生低血糖，随即反调节激素分泌增加，使血糖陡升，以致清晨血糖、尿糖异常增高，此时需减少胰岛素用量；②清晨现象：胰岛素用量不足时可发生清晨现象，患儿不发生低血糖，却在清晨 5～9 时发生血糖和尿糖升高，需要加大晚间胰岛素的剂量或将注射时间稍向后移。

5）根据病情发展调整胰岛素剂量：①急性代谢紊乱期：一般不超过一个月，需要积极治疗；②暂时缓解期：患儿对外源性胰岛素的需要量减少，此期一般持续数周，最长可达半年以上；③强化期：患儿出现血糖增高、尿糖不易控制现象，须随时调整胰岛素用量；④永久糖尿病期：病情渐趋稳定，胰岛素用量亦较固定。

（3）运动锻炼：运动要定时定量，一般餐后 1h、2～3h 以内为宜，不宜在空腹时运动，运动要循序渐进，长期坚持。运动中，应做好准备运动，运动后有低血糖症状时可加餐。

（4）防治糖尿病酮症酸中毒：①密切观察病情变化；②纠正水、电解质、酸碱平衡的紊乱，保证出入量的平衡；③协助胰岛素治疗，严密监测血糖波动。

（5）预防感染：保持良好的卫生习惯，避免皮肤的破损，坚持定期进行身体检查，特别是口腔、牙齿的检查。

（6）预防并发症：按时做血糖、尿糖测定。

（7）健康教育：

1）心理指导：做好患儿及家长的思想工作，帮助患儿及家长树立战胜疾病的信心，坚持有规律的生活和治疗，协同保证患儿能坚持治疗计划，帮助家长和患儿掌握糖尿病的管理方法，患儿出院后能定期复查及随访。

2）向患儿及家长详细介绍儿童糖尿病的有关知识，帮助患儿树立信心，使其能坚持有规律的生活和治疗。

3）做好家庭记录，包括：①详细告知并教会家长正确抽吸和注射胰岛素的部位、方法、时间、用药后的反应及用药的注意事项，指导定期随访以便调整胰岛素用量；②每日进食应定时、定量，饮食应适当变换花样，以增加患儿的食欲；③鼓励和指导患儿及家长独立进行血糖和尿糖的监测，教育患儿随身携带糖块及卡片，写上姓名、住址、病名、膳食治疗量、胰岛素注射量、医院名称及负责医师，以便任何时候发生并发症可立即得到救治。

4）合理安排患儿活动量，强调每日活动锻炼对降低血糖水平、增加胰岛素分泌、降低血脂的重要性，让患儿保持精神愉快，树立战胜疾病的信心。

【测试题】

一、填空题

1. 人体内的内分泌腺体有________、________、________、________和________等。
2. 内分泌的主要功能是促进和调节________、________、________、________等多种生理活动和生命过程。
3. 原发性糖尿病可分为________、________、________三种类型。
4. 先天性甲状腺功能减退症分为________和________。
5. 散发性甲状腺功能减低症的最主要原因是________。
6. 先天性甲状腺功能减退症患儿常见护理诊断有________、________、________、________、________。
7. 先天性甲状腺功能减退症患儿的护理措施有________、________和________、________、________、________。
8. 儿童糖尿病多属于________型糖尿病。
9. 糖尿病昏迷的诱发因素常为________。
10. 胰岛素过量引起的低血糖反应常静脉滴注________进行抢救。
11. 尿崩症的特征是患儿部分或完全丧失________功能。
12. 糖尿病的治疗包括三个方面________、________、和________。
13. 尿崩症的治疗主要是长期给予________制剂以发挥抗利尿激素的生理功能。
14. 儿童糖尿病的并发症主要有________、________、________和________。
15. 先天性甲状腺功能减退症新生儿早期表现是________。
16. 先天性甲状腺功能减退症的治疗是________。
17. 地方性先天性甲状腺功能减退症是母亲在孕期饮食中________所致，见于________流行地区，系由该地区水、土和食物中缺碘所致。
18. 甲状腺功能减低症又称为________或________。

二、单选题

1. 儿童最常见的内分泌疾病是（　　）。

   A. 生长激素缺乏症　　B. 尿崩症

   C. 儿童糖尿病 1 型　　D. 先天性甲状腺功能减退症

   E. 儿童糖尿病 2 型

2. 服用左甲状腺素钠治疗甲状腺功能减低症，正确的方法是（　　）。

   A. 终生服药　　B. 服至青春期开始停药

   C. 服至青春期后停药　　D. 临床症状消失后停药

   E. 临床症状消失后继续服 1 个月

3. 不符合先天性甲状腺功能减退症特殊面容的是（　　）。

A. 头大　　B. 面容幼稚

C. 皮肤粗糙　　D. 眼睑水肿

E. 鼻梁宽平

4. 左甲状腺素钠用药期间定期监测项目不包括（　　）。

A. 体温　　B. 脉搏

C. 体重　　D. 身高

E. 血压

5. 散发性甲状腺功能减低症最常见的病因是（　　）。

A. 甲状腺不发育或发育不良

B. 甲状腺激素合成障碍

C. 促甲状腺激素缺乏

D. 母亲孕期饮食中缺碘

E. 母亲孕期用抗甲状腺药物

6. 男婴，11 个月，生后常便秘、腹胀、少哭。体检：体温 36℃，心率 70 次/min，腹部膨隆，脐疝。四肢短粗，唇厚，舌大。最可能的诊断是（　　）。

A. 先天性甲状腺功能减退症　　B. 21－三体综合征

C. 苯丙酮尿症　　D. 黏多糖病

E. 软骨发育不全

7. 先天性甲状腺功能减退症新生儿期早期表现是（　　）。

A. 低体温　　B. 腹胀、便秘

C. 生理性黄疸延长　　D. 心率慢

E. 少哭多睡，声音嘶哑

8. 地方性甲状腺功能减低症是由于（　　）。

A. 甲状腺发育异常　　B. 合成甲状腺素酶的缺乏

C. 孕母食物中缺碘　　D. 孕母服用抗甲状腺药物

E. 垂体分泌促甲状腺素减少

9. 治疗甲状腺功能减低症，服用甲状腺素制剂时，为满足机体代谢需要，应同时加用（　　）。

A. 钠盐　　B. 钾盐

C. 高蛋白，高维生素食物　　D. 利尿剂

E. 碘盐

10. 先天性甲状腺功能减退症的临床表现以下叙述应除外的是（　　）。

A. 头小颈短　　B. 特殊面容

C. 智力低下　　D. 上部量短、下部量长

E. 怕冷

11. 下列与先天性甲状腺功能减退症之体温过低有关的因素是（　　）。

A. 新陈代谢减低　　B. 食量小
C. 肠蠕动减慢　　D. 摄入维生素不足
E. 保暖不良

12. 儿童糖尿病最多见的类型是（　　）。
A. 肾性糖尿病　　B. 继发性糖尿病
C. 1 型糖尿病　　D. 2 型糖尿病
E. 婴儿暂时性糖尿病

13. 关于糖尿病的饮食安排，下列正确的是（　　）。
A. 少量多餐　　B. 土豆为主
C. 面食为主　　D. 高蛋白高纤维素食物为主
E. 高脂饮食　　F. 成年后停止用药

14. 关于糖尿病酮症酸中毒的治疗，下列措施错误的是（　　）。
A. 用碳酸氢钠纠正酸中毒至恢复正常
B. 立即静脉给予胰岛素
C. 静脉给予胰岛素至酸中毒和血酮基本消失
D. 迅速纠正脱水，第 1h 补生理盐水 20ml/kg
E. 其余累积损失量用 0.45％氯化钠在 8～10h 内输入

15. 儿童糖尿病全日热量分为 3 餐，早、中、晚分别占（　　）。
A. 2/5、2/5、1/5　　B. 1/5、2/5、2/5
C. 2/5、1/5、2/5　　D. 1/3、1/3、1/3
E. 1/4、2/4、1/4

16. 儿童糖尿病的临床特征是（　　）。
A. 多尿、多饮、多食、遗尿
B. 遗尿、多饮、多食、消瘦
C. 起病急，多尿、多饮、多食、遗尿，易并发感染
D. 起病急，多尿、多饮、多食、体重减轻
E. 缓慢起病，多饮、多尿、体重不增

17. 先天性甲状腺功能减退症用甲状腺素治疗，至症状消失后应用维持量，需多长时间调整一次剂量（　　）。
A. 1～2 周　　B. 1～2 个月
C. 6 个月　　D. 9 个月
E. 1～2 年

18. 尿崩症的病因是（　　）。
A. 肾小管尿浓缩功能低下
B. 垂体抗利尿激素分泌释放不足
C. 肾上腺皮质激素生物合成障碍
D. 肾小管的重吸收降低

E. 以上都不对

19. 呆小病的治疗是（　　）。

A. 运用甲状腺素　　B. 同化激素
C. 糖皮质激素　　D. 类固醇激素
E. 以上都对

20. 尿崩症的尿比重常低于（　　）。

A. 1.018　　B. 1.013
C. 1.100　　D. 1.005
E. 1.000

21. 尿崩症的尿渗透压常小于（　　）。

A. 200mmol/L　　B. 300mmol/L
C. 400mmol/L　　D. 500mmol/L
E. 250mmol/L

22. 下列符合糖尿病诊断的是（　　）。

A. 有糖尿病症状，空腹血糖≥7.8mmol/L
B. 有糖尿病症状，空腹血糖≥6.8mmol/L
C. 有糖尿病症状，空腹血糖≥8.8mmol/L
D. 有糖尿病症状，空腹血糖≥9.8mmol/L
E. 有糖尿病症状，空腹血糖≥11.2mmol/L

23. 呆小病的实验检查有（　　）增高。

A. T_4　　B. TSH
C. TRH　　D. T_3
E. FSH

24. 胰岛素的主要作用是调节（　　）。

A. 水、盐代谢　　B. 维生素代谢
C. 糖代谢　　D. 蛋白质代谢
E. 脂肪代谢

25. 尿崩症的特点是（　　）。

A. 突然起病，遗尿可为首发病状
B. 烦渴、多饮和多尿
C. 尿比重 1.005
D. 女孩多见
E. 以上都对

26、尿崩症尿液检查的特点是（　　）。

A. 尿比重高　　B. 尿比重低
C. 碱性尿　　D. 酸性尿
E. 血尿

27. 中枢性性早熟临床表现下列（　　）除外。

A. 骨骼生长加速

B. 骨龄提前

C. 睾丸容积＞3ml

D. 提前出现的性征发育与正常的发育相似

E. 青春期成熟后，身高高于一般群体

28. 抗利尿激素主要作用于（　　）。

A. 肾小球血管　　B. 肾远曲小管和集合管

C. 肾近曲小管　　D. 肾小球滤过膜

E. 肾小管

29. 下述关于原发性尿崩症的叙述，不正确的是（　　）。

A. 禁水试验尿量明显减少　　B. 烦渴，多饮和多尿

C. 遗尿可为首发症状　　D. 尿比重为 1.005

E. 男孩多见

30. 原发性生长激素缺乏症使用 GH 替代治疗应持续至（　　）为止。

A. 身高开始增长　　B. 骨骺愈合

C. 1～2 年　　D. 身高达到同龄人的正常身高标准

E. 2 年

31. 下列关于患尿崩症时的血尿检查，正确的是（　　）。

A. 血渗透压正常或增加，尿渗透压＞200mmol/L，比重＜1.010

B. 血渗透压正常或增加，尿渗透压＜200mmol/L，比重＞1.010

C. 血渗透压正常或增加，尿渗透压＜200mmol/L，比重＜1.010

D. 血渗透压正常或增加，尿渗透压＞200mmol/L，比重＞1.010

E. 血渗透压正常或减少，尿渗透压＞200mmol/L，比重＞1.010

32. 酮症酸中毒时，临床症状除多尿、多饮和体重减轻外，还有（　　）。

A. 恶心、呕吐、腹痛、神志模糊、嗜睡，甚至昏迷

B. 恶心、呕吐、腹痛、腹泻、尿少

C. 发热、疲乏、恶心、呕吐、腹痛、腹泻

D. 发热、恶心、呕吐、腹痛、腹泻、脱水

E. 发热、疲乏、呕吐、腹痛、腹泻、嗜睡

33. 酮症酸中毒时应进行紧急处理，包括（　　）。

A. 禁食、静脉输液、给予碳酸氢钠和控制感染

B. 纠正高血糖、脱水、酸中毒、电解质紊乱和控制感染

C. 禁食、静脉输液、给予胰岛素、碳酸氢钠和补钾

D. 给予静脉输葡萄糖、胰岛素和碳酸氢钠

E. 给予胰岛素静脉泵入

34. 糖尿病在治疗过程中，由于胰岛素过量，常在何时发生低血糖（　　）。

A. 在每次注射胰岛素后半小时

B. 在注射胰岛素后 3h

C. 在注射胰岛素后 2h

D. 午夜至次日晨 4h 之间

E. 胰岛素注射后 1h

35. 某地山村，不少儿童生后表现智力低下，对声音无反应，运动障碍，有的皮肤粗糙，身材矮小，四肢粗短。为预防此病，下列措施哪项不正确？(　　)。

A. 给育龄妇女服碘油

B. 孕妇多食含碘食物

C. 给村民发放碘化食盐

D. 改善水源，饮水消毒

E. 给孕妇多食含氟食物

36. 患儿，4 岁。诊断为先天性甲状腺功能减退症，给左甲状腺素钠治疗，医生嘱咐，出现下列情况考虑为左甲状腺素钠过量，但哪项除外？(　　)。

A. 食欲好转　　B. 心悸

C. 发热　　D. 多汗

E. 腹泻

37. 患儿，6 岁。黏液水肿面容，智力低下，口服左甲状腺素钠治疗 3 个月，病儿近日出现心悸，多汗，性情烦躁，食欲亢进，血压：150/90mmHg，心率：130 次/min，心尖区Ⅱ收缩期杂音，该患儿诊断是 (　　)。

A. 心肌炎　　B. 儿童神经症

C. 原发性高血压　　D. 糖尿病

E. 甲亢

38. 患儿，1 岁。不会走，不会叫爸爸，妈妈，查体：眼距宽，鼻梁宽平，唇厚，舌大反应差，皮肤粗糙，脐疝，下部量短，为确诊，应做以下哪项检查？(　　)。

A. X 线腕骨片　　B. 染色体检查

C. 三氯化铁试验　　D. GH 测定

E. T_3，T_4，TSH

39. 患儿，20d，过期产儿。出生体重 4.2kg，哭声低哑，反应迟钝，食量少，黄疸未退，便秘，体重低，腹胀，该患儿最可能的诊断是 (　　)。

A. 先天性甲状腺功能减退症　　B. 苯丙酮尿症

C. 先天愚型　　D. 先天性巨结肠

E. 粘多糖病

40. 女孩，7 个月。因逗笑少，对玩具不感兴趣，矮小，而去医院要求检查，医生疑为智能低下。对其病因如先天性甲状腺功能低下未能肯定，如需确诊，进一步应做的实验室检查是 (　　)。

A. 干血滴纸片检测 TSH 浓度

B. 测血清 T_4 和 TSH 浓度
C. TRH 刺激试验
D. X 线腕骨片判定骨龄
E. 核素检查（甲状腺 SPECT）

41. 有黏液性水肿的是（　　）。
A. 先天愚型　　B. 软骨发育不全
C. 糖尿病　　D. 垂体性侏儒症
E. 先天性甲状腺功能减退症

42. 匀称性矮小的是（　　）。
A. 先天愚型　　B. 软骨发育不全
C. 糖尿病　　D. 垂体性侏儒症
E. 先天性甲状腺功能减退症

43. 无甲状腺组织的先天性甲状腺功能减退症出现症状的时间是（　　）。
A. 出生时　　B. 婴儿早期
C. 3～6 个月　　D. 6～9 个月
E. 9～10 个月

44. 新生儿甲状腺功能减低症常见于（　　）。
A. 早产儿　　B. 足月儿
C. 小于胎龄儿　　D. 过期产儿
E. 低出生体重儿

45. 多数先天性甲状腺功能减退症患儿出现典型症状的时间是（　　）。
A. ＞1 个月　　B. ＞3 个月
C. ＞6 个月　　D. ＞9 个月
E. ＞12 个月

46. 先天性甲状腺功能减退症服用甲状腺制剂治疗时间是（　　）。
A. 1～2 年　　B. 2～4 年
C. 4～6 个　　D. 6～8 年
E. 终生

三、多选题

1. 甲状腺制剂用药期间要密切观察（　　）。
A. 尿量　　B. 患儿食欲
C. 神志　　D. 活动量
E. 排便情况

2. 服用左甲状腺素钠治疗先天性甲状腺功能减退症，下列正确的是（　　）。
A. 从小剂量开始
B. 随年龄增长逐渐减少剂量
C. 终生服药

D. 出现腹泻、多汗、心率快时宜减量

E. 临床症状消失后停药

3. 与散发性先天性甲状腺功能减退症的病因有关的因素是（　　）。

A. 甲状腺无或少　　B. 甲状腺激素合成障碍

C. 促甲状腺激素缺乏　　D. 母亲孕期饮食中缺碘

E. 母亲孕期用抗甲状腺药物

4. 甲状腺功能减低症的护理诊断（　　）。

A. 体温过低　　B. 营养失调

C. 便秘　　D. 生长发育改变

E. 疼痛

5. 与先天性甲状腺功能减退症之体温过低无关的因素是（　　）。

A. 新陈代谢减低　　B. 发育落后

C. 肠蠕动减慢　　D. 维生素摄入不足

E. 保暖不良

6. 先天性甲状腺功能减退症患儿用药注意事项（　　）。

A. 长期服药

B. 密切观察患儿病情变化

C. 随年龄增长而逐渐增加剂量

D. 服药期间定期测 T_3、T_4、TSH

E. 症状减轻可减量或停药

7. 先天性甲状腺功能减退症的临床表现包括（　　）。

A. 头大颈短　　B. 特殊面容

C. 智力低下　　D. 上部量短，下部量长

E. 怕冷

8. 原发性生长激素缺乏症的临床表现有（　　）。

A. 上下部量比例正常　　B. 智力落后

C. 骨龄小于实际年龄 2 岁以上　　D. 青春发育期推迟

E. 面容幼稚，体型匀称

9. 原发性尿崩症的特点是（　　）。

A. 缓慢起病　　B. 烦渴、多饮和多尿

C. 遗尿可为首发症状　　D. 禁水试验尿量明显减少

E. 尿比重 1.005

10. 抗利尿激素主要作用于（　　）。

A. 肾小球血管　　B. 肾小球滤过膜

C. 肾近曲小管　　D. 肾远曲小管

E. 肾集合管

11. 下列糖尿病酮症酸中毒时的治疗措施正确的是（　　）。

A. 用碳酸氢钠纠正酸中毒至恢复正常
B. 立即静脉给予点滴胰岛素
C. 静脉给予胰岛素至酸中毒和血酮基本消失
D. 迅速纠正脱水，第 1h 补生理盐水 20ml/kg
E. 其余累积损失量用 0.45％氯化钠在 8～10h 内输完

12. 儿童糖尿病的治疗包括（　　）。
A. 药物的应用　　B. 饮食管理
C. 适当运动　　D. 定期监测血糖
E. 加强宣教

13. 下列哪些实验室检查结果支持中枢性尿崩症（　　）。
A. 尿液渗透压＜ 200mmol/L
B. 尿比重≤1.005
C. 血渗透压＜ 290mmol/L
D. 血钠＞145mmol/L
E. 禁水试验中，持续排出低渗尿

14. 甲状腺激素的主要生理作用，下列叙述正确的是（　　）。
A. 促进新陈代谢　　B. 促进生长
C. 增加酶活力　　D. 促进中枢神经系统发育
E. 抑制脂肪分解和利用

15. 新生儿先天性甲状腺功能减退症下列叙述正确的是（　　）。
A. 精神及动作反应迟钝　　B. 食量少，吞咽缓慢，常腹泻
C. 很少哭吵，声音嘶哑　　D. 生理性黄疸时间延长
E. 不爱活动，多睡

16. 先天性甲状腺功能减退症的新生儿筛查下列叙述正确的是（　　）。
A. 生后 2～3d 的新生儿　　B. 应用干血滴纸片
C. 测 TSH 的浓度　　D. TSH＞20mU/L 时即可确诊
E. 该方法简便实用

17. 先天性甲状腺功能减退症用左甲状腺素钠治疗，下列正确的是（　　）。
A. 治疗开始时间愈早愈好　　B. 终生治疗
C. 初始剂量为 5～10mg/d　　D. 维持剂量为 5～10mg/（kg·d）
E. 维持量个体差异较大

18. 胰岛素的生理作用包括（　　）。
A. 促进葡萄糖、氨基酸和钾离子的膜转运
B. 促进糖的利用和蛋白质的合成
C. 促进肝、肌肉和脂肪组织储存多余的脂肪
D. 抑制肝糖原和脂肪的分解
E. 降低血糖

四、判断改错题

1. 先天性甲状腺功能减退症的患儿在治疗开始时每 2 周随访 1 次，血清 TSH 和 T_4 正常后每 6 个月随访 1 次。（　）
2. 尿崩症患儿每日尿量常在 4L 以上，严重者可达 10L。（　）
3. 一般认为女孩在 11 岁以前，男孩在 13 岁以前出现性发育征象可判断为性早熟。（　）
4. 若睾丸容积 > 3ml，提示外周性性早熟。（　）
5. 儿童糖尿病患儿中 98% 为 1 型糖尿病患儿。（　）
6. 使用胰岛素时会发生 Somogyi 现象，只需减少胰岛素用量即可消除。（　）
7. 注射胰岛素时，每次注射时只要选用 1ml 注射器即可。（　）
8. 糖尿病患儿进食应定时、定量，两餐之间可以进食少量额外食物。（　）
9. 当患儿游戏增多时，不用减少胰岛素的用量。（　）
10. 生长激素缺乏症的患儿智力发育也落后于同龄同性别同地区的正常儿童。（　）

五、名词解释

1. 激素
2. 先天性甲状腺功能减退症
3. 生长激素缺乏症
4. 尿崩症
5. 性早熟
6. Somogyi 现象

六、简答题

1. 简述应用甲状腺素的注意事项。
2. 如何帮助糖尿病患儿正确使用胰岛素？
3. 糖尿病酮症酸中毒的对症护理措施有哪些？
4. 糖尿病患儿如何预防感染？
5. 如何对糖尿病患儿的饮食进行管理？
6. 简述尿崩症的临床表现。
7. 简述糖尿病的临床表现。
8. 简述先天性甲状腺功能减退症的治疗原则及其药物治疗的护理。

七、案例分析题

1. 女孩，6 岁。因“乳房增大，身高增长加速 1 年余，阴道出血 5d”就诊。体检：身高 119cm，乳房 B_4 期，阴毛 P_2 期。手腕骨 X 线片示骨龄 9 岁。

（1）女孩最可能的诊断的是（　）。

A. 体质性性早熟

B. 单纯性乳房早发育

C. McCune－Albright 综合征

D. 先天性肾上腺皮质增生症

E. 原发性甲状腺功能减低症伴性早熟

（2）最具诊断价值的检查项目是（　　）。

A. 盆腔B超检查

B. 血 T_3、T_4、TSH 测定

C. 血雌二醇和睾酮浓度测定

D. 黄体生成素释放激素（LHRH）兴奋试验

E. 血清17－羟孕酮和尿液17－酮类固醇水平测定

（3）该患儿治疗应首选（　　）。

A. 甲羟孕酮

B. 环丙氯地孕酮

C. 促性腺激素释放激素拟似剂

D. 中药，如大补阴丸、知柏地黄丸

E. 暂不用药物治疗，临床观察，同时加强教育与保护

2. 女孩，12岁。多食、多饮、多尿、人渐消瘦1月余。经查空腹血糖明显升高，尿糖阳性，确诊为糖尿病。

（1）为降低患儿血糖水平，应首选（　　）。

A. 胰岛素　　B. 中效胰岛素

C. 甲苯磺丁脲　　D. 二甲双胍

E. 阿卡波糖

（2）昨天下午，患儿出现发热、咳嗽，精神萎软，同时伴腹痛、恶心、呕吐。患儿自服退热片。今晨起患儿出现昏迷。昏迷的最可能原因是（　　）。

A. 低血糖昏迷　　B. 感染性休克

C. 糖尿病乳酸酸中毒　　D. 糖尿病酮症酸中毒

E. 高渗性非酮症糖尿病昏迷

（3）根据患儿目前情况，宜选哪项治疗方案？（　　）。

A. 5%碳酸氢钠静脉滴注

B. 大剂量胰岛素静脉注射及皮下注射

C. 小剂量胰岛素，5%葡萄糖静脉滴注

D. 小剂量胰岛素，等渗生理盐水静脉滴注

E. 小剂量胰岛素，低渗生理盐水静脉滴注

3. 男婴，40d。过期产，出生后第3d出现黄疸，至今尚未完全消退。生后少哭，少动。吃奶尚可，大便2d 1次，色黄。腹软较胀，有脐疝，肝肋下2cm，血清总胆红素170μmol/L，结合胆红素21μmol/L，血红蛋白110g/L，RBC 3.8×10^9/L。

（1）该儿最可能的诊断是（　　）。

A. 新生儿肝炎　　B. 先天性胆道闭锁

C. 先天性甲状腺功能减退症　　D. 败血症

E. 先天性巨结肠

(2) 为确诊，应选择哪项检查（　　）。

A. 血清病毒特异抗体检测　　B. 肝胆 B 超

C. 血清 T_3、T_4、TSH 检查　　D. 血培养

E. 钡剂灌肠

(3) 应及时给予何种治疗（　　）。

A. 护肝利胆类药物　　B. 外科手术

C. 左甲状腺素钠口服　　D. 应用有效抗生素

E. 应用抗病毒药

4. 病儿，6 个月。因便秘，食欲差，嗜睡，反应迟钝来诊。查体：体温：35.5℃，脉搏：100 次/min，呼吸：30 次/min，皮肤粗糙，干燥，头大，颈短，眼距宽，鼻梁宽平，腹胀，脐疝。

(1) 该患儿可能的诊断是（　　）。

A. 苯丙酮尿症　　B. 先天愚型

C. 甲状腺功能减低症　　D. 粘多糖病

E. 佝偻病

(2) 为明确诊断应做哪项检查（　　）。

A. 三氯化铁试验　　B. T_3、T_4、TSH

C. 染色体检查　　D. 血离子

E. 代谢病筛查

【参考答案】

一、填空题

1. 脑垂体　甲状腺　甲状旁腺　胰岛　肾上腺

2. 人体生长　发育　性成熟　生殖

3. 1 型糖尿病　2 型糖尿病　其他类型

4. 散发性　地方性

5. 甲状腺不发育或发育不良

6. 体温过低　营养失调：低于机体需要量　便秘　生长发育迟缓　知识缺乏

7. 保暖　保障营养供给　保持大便通畅　加强行为训练，提高自理能力　指导用药　宣传新生儿筛查的重要性

8. 1

9. 感染

10. 葡萄糖

11. 尿浓缩

12. 胰岛素替代　饮食控制　运动和精神心理相结合

13. 垂体加压素

14. 低血糖　酮症酸中毒　　糖尿病肾病　白内障和视网膜病变

15. 生理性黄疸延长

16. 终生甲状腺素替代治疗

17. 缺碘　甲状腺肿大

18. 呆小病　克汀病

二、单选题

1. D　2. A　3. B　4. E　5. A　6. A　7. C　8. C　9. C　10. D

11. A　12. C　13. D　14. A　15. B　16. D　17. E　18. A　19. A　20. C

21. A　22. A　23. B　24. C　25. B　26. B　27. E　28. B　29. A　30. B

31. C　32. A　33. B　34. D　35. E　36. A　37. E　38. E　39. A　40. B

41. E　42. D　43. B　44. D　45. C　46. E

三、多选题

1. BDE　2. ACD　3. ABC　4. ABCD　5. BCDE　6. ABCD　7. ABCE

8. ACDE　9. BCE　10. DE　11. BCDE　12. ABCDE　13. ABDE

14. ABCD　15. ACDE　16. ABCE　17. ABCE　18. ABCDE

四、判断改错题

1. ×　6 个月→3 个月

2. √

3. ×　11 岁→8 岁；13 岁→9 岁

4. ×　外周性→中枢性

5. √

6. √

7. ×　只要选用 1ml 注射器→尽量选用同一型号的注射器

8. ×　可以进食→勿进食

9. ×　不用减少→要减少

10. ×　落后于→不落后于

五、名词解释

1. 激素：激素是内分泌系统调节机体生理代谢活动的化学信使，由一系列高度分化的内分泌细胞所合成和分泌，参与细胞内外联系的内源性信号分子和调控分子，进入血液和细胞之间传递信息。

2. 先天性甲状腺功能减退症：简称甲低，是因先天性或者遗传因素引起甲状腺发育障碍、激素合成障碍、分泌减少，导致患儿生长障碍、智能落后，此病又称为呆小病或克汀病，是儿童最常见的内分泌疾病。

3. 生长激素缺乏症：又称垂体性侏儒症，是由于腺垂体合成和分泌的生长激素部分或完全缺乏，或由于结构异常、受体缺陷等所致的生长发育障碍，使儿童身高低于同年龄、同性别、同地区正常儿童平均身高 2 个标准差或在儿童生长曲线第 3 百分位数以下。

4. 尿崩症：是一种由于患儿完全或部分丧失尿浓缩功能，临床以多饮、多尿、排出低比重尿为特征的综合征。

5. 性早熟：性发育启动年龄显著提前（较正常儿童平均年龄提前两个标准差以上）即为性早熟。

6. Somogyi 现象：即在午夜至凌晨发生低血糖，随即反调节激素分泌增加，使血糖陡升，以致清晨血糖、尿糖异常增高，此时需减少胰岛素用量。

六、简答题

1. 答：应用甲状腺素应注意：①本病需终生服药，要让家长及患儿了解终生服药的必要性和重要性，使其坚持长期服药治疗；②甲状腺制剂作用缓慢，用药 1 周左右方达最佳效力，故服药后要密切观察患儿食欲、活动量及排便情况，定期测体温、脉搏、体重及身高；③用药剂量随儿童年龄增长而逐渐增加。如用量过小，疗效不佳，患儿身高及骨骼生长迟缓；药量过大时，会导致甲亢，症状较轻者可出现发热、多汗、体重减轻、神经兴奋性增高；症状较重者可出现呕吐、腹泻、脱水、高热、甚至痉挛及心力衰竭。

2. 答：指导糖尿病患儿正确使用胰岛素包括：①胰岛素的注射：每次注射时尽量用同一型号的 1ml 注射器以保证剂量的绝对准确。注射抽吸药液时，应先抽取短效胰岛素，再抽取中效或长效胰岛素，混匀后皮下注射，也有混合胰岛素制剂，可直接使用；②注射部位：一般常用皮下注射，选择臀部、股前部、上臂外侧、腹壁；每次注射必须更换部位，一个月内不要在同一部位注射 2 次；③鼓励和指导患儿及家长独立进行血糖和尿糖的监测，教会患儿或家长用纸片法监测末梢血糖值，用班氏试剂或试纸法作尿糖监测，教育患儿随身携带糖块及卡片，写上姓名、住址、病名、膳食治疗量、胰岛素注射量、医院名称及负责医师，以便任何时候发生并发症可立即得以救治。

3. 答：糖尿病酮症酸中毒的对症护理措施有：①患儿绝对卧床休息，注意保暖，以使体内消耗能量达最低水平，以减少脂肪、蛋白质分解。密切观察病情变化，监测血压、脉搏、呼吸、出入量、血糖、血电解质、血气分析、血渗透压、尿糖、尿酮体等；②立即建立两条静脉输液通道，一条为纠正脱水酸中毒的快速输液通道，常用生理盐水，静脉输液的速度要按计划完成，应根据儿童年龄及需要调整滴速，否则会导致心脏负担过大，引起心衰；另一条静脉通道输入小剂量胰岛素，以 0.1U/kg 静脉注入作为基础量，然后按每小时 0.1U/kg 的速度静脉滴注（用生理盐水稀释），使血清胰岛素浓度维持在比较恒定的水平，静滴的胰岛素需匀速进入，每分钟液量 1ml，所以最好用输液泵调整滴速，同时严密监测血糖波动，随时调整治疗方案；③血钾的补给：临床上在胰岛素治疗后 4～6h，可发生严重低钾血症，甚至引起心律失常，威胁生命，故在小剂量胰岛素静脉输入后，予以补钾，浓度＜0.3％；④积极控制感染：多数酮症酸中毒是由于感染引起，应积极寻找感染灶，及时应用抗生素控制感染至关重要。

4. 答：糖尿病患儿免疫功能降低，极易发生感染，特别是皮肤感染。所以，应注意勤洗澡、洗头，如发现细微伤口或毛囊炎应及时处理；因尿糖的刺激，患儿会出现阴部瘙痒，故便后应用温开水或淡盐水清洗肛门；卧床的患儿，每日做皮肤护理及口腔护理2次。在酮症酸中毒时应遵医嘱合理使用抗生素，预防及抗感染。

5. 答：饮食管理的内容：①饮食控制以能保持正常体重，减少血糖波动，维持血脂正常为原则。食物的能量要适合患儿的年龄、生长发育和日常活动的需要，每日所需的能量（卡）1000＋年龄×（80～100）kcal/d；②饮食成分的分配为：碳水化合物占总热量的50%，蛋白质占20%，脂肪占30%；③全天热量分为三餐，早、中、晚分别占1/5、2/5、2/5，每餐中留少量食物作为餐间点心；④当患儿游戏增多时可少量加餐或适当减少胰岛素的用量。食物应富含蛋白质和纤维素，限制纯糖和饱和脂肪酸；⑤每日进食应定时、定量，勿吃额外食物。

6. 答：尿崩症主要症状：为多饮、多尿和烦渴。①可发于任何年龄，男孩多见；②每日尿量在4L以上，尿比重低且固定；③饮水量与尿量相称；④夜尿多，遗尿可为首发症状；⑤可引起营养不良，生长发育障碍。

7. 答：儿童糖尿病的临床表现：①一般表现：多数患儿常因感染、饮食不当或情绪激惹而诱发，典型症状为多饮、多尿、多食和体重下降（三多一少）。儿童因为夜尿增多可发生遗尿；②特殊的自然病程：a. 急性代谢紊乱期；b. 暂时缓解期；c. 强化期；d. 永久糖尿病期。

8. 答：①目前临床上治疗先天性甲低患儿的最有效药物是左甲状腺素钠，开始剂量根据病情轻重及年龄大小而不同，并随时根据临床表现和甲状腺功能调整剂量，使TSH浓度正常；大便正常、食欲好转、腹胀消失、心率儿童在110次/min左右、婴儿在140次/min左右；②甲低药物治疗的护理：甲状腺功能低下药物治疗的护理需坚持终身服药和注意观察药物的反应，对家长和患儿进行指导，使其了解终身用药的必要性和重要性。甲状腺制剂作用较慢，用药1周左右方达最佳效力，故服药后要密切观察患儿食欲、活动量和排便情况，定期测体温、脉搏、体重和身高。用药剂量随儿童年龄加大而增加。用量小影响智力及体格发育，量过大引起烦躁、多汗、消瘦、腹痛和腹泻等症状。治疗过程中注意随访，治疗开始时，每2周随访1次；血清TSH和T_4正常后，每3个月随访1次；服药1～2年后，每6个月随访1次。

七、案例分析

1. （1）A　（2）D　（3）C
2. （1）A　（2）D　（3）D
3. （1）C　（2）C　（3）C
4. （1）C　（2）B

（叶天惠　韩玲芝）

第十五章　免疫性疾病患儿的护理

【知识精要】

一、儿童免疫系统发育特点

1. 非特异性免疫

（1）屏障防御机制：主要有皮肤－黏膜屏障、血－脑脊液屏障、血－胎盘屏障、淋巴结过滤作用等物理屏障和由溶菌酶、胃酸等构成的生化屏障。儿童皮肤薄嫩，屏障作用差，易受到损伤而感染。

（2）细胞吞噬系统：血液中具有吞噬功能的细胞主要是单核/巨噬细胞和中性粒细胞。新生儿的各种吞噬细胞功能低下。

（3）补体系统：新生儿血清补体含量低，一般在生后3～6个月，补体浓度或活性才接近成人水平。

2. 特异性免疫

（1）细胞免疫（T细胞免疫）：细胞免疫是由T淋巴细胞介导产生的免疫反应。足月新生儿外周血中T细胞绝对计数已达成人水平，但T淋巴细胞分类比例和功能与成人不同。

（2）体液免疫（B细胞免疫）：体液免疫是指B淋巴细胞在抗原刺激下转化成浆细胞并产生抗体（即免疫球蛋白），特异性地与相应抗原在体内结合而引起免疫反应。

1）B细胞。

2）免疫球蛋白（Ig）：具有抗体活性的球蛋白称为免疫球蛋白，分为IgG、IgA、IgM、IgD、IgE。①IgG：是血清中主要的、唯一能通过胎盘的Ig；②IgA：12岁时达成人水平，分为血清型和分泌型两种；新生儿和婴幼儿分泌型IgA水平低下是其易患呼吸道和胃肠道感染的重要原因；③IgM：是个体发育过程中最早合成和分泌的抗体。脐血IgM增高，提示宫内感染；④IgD：5岁时达成人水平的20%；⑤IgE：7岁左右达成人水平。

二、原发性免疫缺陷病

1. 概述

原发性免疫缺陷病（PID）是因免疫系统先天发育不全，免疫应答发生障碍，导致的一种或多种免疫功能缺陷的疾病。本病有遗传倾向，往往在婴幼儿和儿童期发病。

2. 临床特点

（1）主要症状：

1）共同表现：①反复和慢性感染：以呼吸道感染最多见；②自身免疫性疾病和肿

瘤；③其他伴随症状；④有遗传性，以 X－连锁遗传，常染色体隐性遗传多见。

2）特殊表现：①X－连锁无丙种球蛋白血症（XLA）：仅男性发病，生后 6 个月发病，突出症状是反复严重的细菌感染；②婴儿暂时性低丙种球蛋白血症：自限性疾病；③胸腺发育不全：难以控制的低钙抽搐、先天性心脏病、面部畸形；④联合免疫缺陷病：a. 严重联合免疫缺陷病；b. 共济失调毛细血管扩张症：睑结膜和皮肤毛细血管扩张、进行性小脑共济失调。

（2）辅助检查：

1）X 线片：缺乏胸影提示 T 细胞功能缺陷。

2）血清免疫球蛋白：判定抗体的缺陷。

3）皮肤迟发型超敏反应和淋巴细胞转化试验：测定细胞免疫功能。

4）基因测定：提高诊断准确率，提供遗传咨询和产前诊断。

3. 治疗要点

（1）使用抗生素。

（2）保护性隔离。

（3）丙种球蛋白替代治疗。

（4）骨髓移植等免疫重建与基因治疗以恢复免疫功能。

（5）有免疫缺陷的患儿禁种活疫苗或菌苗；患儿一般不作扁桃体和淋巴结切除术，脾切除术为禁忌，免疫抑制类药物应慎用，T 细胞免疫缺陷的患儿不宜输新鲜血制品。

4. 主要护理措施

（1）隔离患儿：保护性隔离，室内空气新鲜，经常通风，但避免着凉、感冒，防止发生呼吸道感染。做好患儿口腔及皮肤护理。

（2）合理喂养：选择易消化、富含营养、足够能量、蛋白质和维生素的饮食；小婴儿尽量母乳喂养。食具定期消毒。

（3）心理护理：年长儿因自幼多病、反复感染，易产生焦虑、孤独、沮丧、恐惧心理，应经常和患儿及家长交谈，倾听患儿及家长的心声，适时及时的给予心理支持。

（4）药物指导：免疫球蛋白偶可发生过敏反应，故在长期使用过程中要密切观察患儿的生命体征及病情变化，防止发生意外。

（5）病情观察：密切观察感染迹象，若合并感染，按医嘱给予抗生素。

（6）健康指导：向患儿及家长介绍预防感染的护理知识，并强调其重要性；指导合理喂养，提高机体抵抗力；教育患儿以一个相对正常的方式生活。

三、风湿热

1. 概述

风湿热是一种与 A 组乙型溶血性链球菌感染密切相关的免疫炎性疾病。发病年龄以 6～15 岁多见，冬春季节发病率高。整个病理过程分为急性渗出期、增生期和硬化期 3 期。风湿小体是诊断风湿热的病理依据。

2. 临床特点

（1）主要症状：发病前常有上呼吸道链球菌感染史。1～5 周后出现风湿热症状。

临床主要表现为心肌炎、关节炎、舞蹈病、皮下小结和环形红斑。

1）一般表现：发热，热型不规则，面色苍白，多汗，疲乏，腹痛等。

2）心肌炎：是本病最严重的表现，以心肌炎和心内膜炎多见。

3）关节炎：为多发性和游走性。以膝、踝、肘、腕等大关节为主，局部有红、肿、热、痛、活动受限，每个受累关节持续数日后自行消退，不留畸形。

4）舞蹈病：女童多发，表现为面部和四肢肌肉无目的、不自主的快速运动。

5）皮肤病变 包括环形红斑和皮下小结。

（2）辅助检查：

1）风湿热活动指标：血沉增快、C反应蛋白（CRP）阳性、粘蛋白增高，对诊断本病无特异性。

2）抗链球菌抗体测定：80％患儿抗链球菌溶血素“O”（ASO）升高。

3. 治疗要点

治疗原则是卧床休息、控制链球菌感染和抗风湿治疗。

（1）休息：卧床休息期限取决于心脏受累程度和心功能状态。

（2）清除链球菌感染：大剂量青霉素静脉滴注，持续2～3周。

（3）抗风湿热治疗：心肌炎患儿应首选肾上腺糖皮质激素治疗8～12周。无心肌炎患儿选用阿司匹林治疗4～8周。

（4）对症治疗：加用地高辛，但剂量宜小，并加用卡托普利、呋塞米和螺内酯。舞蹈病时可用镇静剂。关节肿痛时应予制动。

4. 主要护理措施

（1）防止发生严重的心功能损害：①限制活动：急性期无心肌炎患儿卧床休息2周；有心肌炎的患儿轻者绝对卧床休息4周，重者卧床休息6～12周，至急性症状完全消失，血沉接近正常时方可下床活动，伴心力衰竭者待心功能恢复后再卧床3～4周。活动量应根据心率、心音、呼吸、有无疲劳而作调节。②监测病情：注意观察患儿面色、呼吸、心率、心律和心音，如有烦躁不安、面色苍白、多汗、气急等心力衰竭表现，应及时处理；③饮食护理：给予易消化、高蛋白、高维生素食品，有心力衰竭者适当地限制盐和水，保持大便通畅。④按医嘱抗风湿治疗。

（2）降低体温，密切观察体温变化，注意热型

（3）缓解关节疼痛：关节疼痛时，保持舒适的体位，避免患肢受压，移动肢体时动作要轻柔，也可用热水袋热敷以止痛。

（4）用药护理：阿司匹林可引起胃肠道反应、肝功能损害和出血。饭后服用或同时服用氢氧化铝可减少对胃的刺激，加用维生素K可防止出血。阿司匹林引起多汗时应及时更换衣服以防受凉。泼尼松可引起满月脸、肥胖、消化道溃疡、肾上腺皮质功能不全、精神症状、血压增高、电解质紊乱、免疫抑制等。应密切观察，避免交叉感染和骨折。用洋地黄治疗时，剂量为一般用量的1/2～1/3，注意有无恶心、呕吐、心律不齐、心动过缓等中毒症状，并应注意补钾。

(5) 心理护理：关心患儿，耐心解释各项检查、治疗、护理措施的意义，以取得合作。及时解除患儿的不适感，增强患者战胜疾病的信心。

(6) 健康指导：①积极锻炼身体，增强体质，预防上呼吸道感染，避免寒冷潮湿；②合理安排患儿日常生活，避免剧烈的活动，以及防止受凉；③强调预防复发的重要性，预防药物首选长效青霉素120万U肌内注射，每月1次，至少持续5年，最好持续到25岁。

四、幼年特发性关节炎

1. 概述

幼年特发性关节炎（JRA），是一种以慢性关节滑膜炎为特征的自身免疫性疾病。表现为长期不规则发热及关节肿痛，伴皮疹、肝脾及淋巴结肿大，若反复发作可致关节畸形和功能丧失。年龄越小全身症状越重，年长儿常以关节症状为主。

2. 临床特点

(1) 主要症状：根据关节症状和全身症状可分为三型：

1) 全身型：多见于2～4岁儿童。以全身症状起病，发热和皮疹为典型症状。发热呈弛张热。高达40℃以上伴一过性红斑样皮疹，多见于躯干和四肢近端，随体温升降时隐时现。

2) 多关节型：女孩多见，受累关节在5个以上，多为对称性，先累及大关节，逐渐侵犯小关节，表现为肿痛和活动受限。晨僵是本型的特点。

3) 少关节型：约占40%～50%，女孩多见。受累关节不超过4个，多为非对称性，以大关节为主。多无严重的关节活动障碍。少数患儿伴虹膜睫状体炎。

(2) 辅助检查：

1) 血液检查：中性粒细胞增高；血沉加快；C反应蛋白阳性。

2) 免疫学检查：IgG、IgM、IgA均增高。

3) X线检查：早期可见关节附近软组织肿胀，关节周围骨质疏松；晚期关节面骨膜破坏，关节腔变窄，关节融合，关节半脱位。

3. 治疗要点

治疗原则：控制病变的活动度，减轻或消除关节疼痛或肿胀，预防感染和关节炎症的加重，预防关节功能不全和残疾，恢复关节功能和生活与劳动能力。

(1) 药物治疗：选用非甾体类抗炎药物（萘普生、布洛芬），病情缓解药（甲氨蝶呤、青霉胺），肾上腺糖皮质激素等进行抗JIA治疗。

(2) 理疗：对保持关节活动、肌力强度是极为重要的。

(3) 眼科治疗。

4. 主要护理措施

(1) 降低体温：密切监测体温变化，注意热型。观察有无皮疹、眼部受损及心功能不全的表现。高热时物理降温（有皮疹者忌用乙醇擦浴）。

(2) 减轻关节疼痛，维护关节的正常功能：①急性期应卧床休息，注意观察关节炎症状；②利用夹板、沙袋固定患肢于功能位减轻关节疼痛，保护患肢不受压，防止关节挛缩；③急性期过后尽早开始关节的康复治疗，设计出允许范围内的游戏方法以利患儿做适当活动，恢复关节功能和防止畸形。若运动后出现关节疼痛肿胀加重可暂停运动；④对关节畸形的患儿，注意防止外伤。

（3）饮食：保证患儿摄入充足水分及能量，给予高热量、高蛋白、高维生素、易消化饮食。

（4）疼痛的护理：教给患儿用放松、分散注意力的方法控制疼痛或局部热敷止痛。

（5）心理护理：给予患儿和家长精神安慰。使他们了解到本病虽病程长但预后较好，树立战胜疾病的信心并自觉坚持长期治疗。

（6）药物护理：非甾体类药物常见副作用是胃肠道反应，对凝血功能、肝、肾和中枢神经系统也有影响。指导长期用药的患儿每2～3个月检查血象、肝、肾功能。

（7）健康指导：介绍本病的治疗进展和有关康复信息；指导患儿及家长做好受损关节的功能锻炼；指导父母不要过度保护患儿，多让患儿接触社会；鼓励患儿参加正常的活动和学习。

五、过敏性紫癜

1. 概述

过敏性紫癜，又称亨－舒综合征，是以小血管炎为主要病变的血管炎综合征。主要见于学龄儿，男孩多于女孩，冬春季节多见。

2. 临床特点

（1）主要症状：多为急性起病，起病前1～3周常有上呼吸道感染史。可伴有低热、纳差、乏力等全身症状。

1）皮肤紫癜：为首发症状，反复出现皮肤紫癜为本病特征，多见于四肢及臀部，呈对称性，分批出现，伸侧较多，面部及躯干较少。

2）消化道症状：约2/3患儿可出现消化道症状，常出现脐周及下腹部疼痛，伴恶心、呕吐，甚至血便。

3）关节症状：约1/3患儿可出现关节肿痛，活动受限。

4）肾脏症状：30%～60%患儿有肾脏损害的临床表现，多发生于起病一月内，多数患儿出现血尿、蛋白尿及管型，伴血压增高和浮肿，称为紫癜性肾炎。

5）其他表现：偶可发生颅内出血、肺出血、鼻出血、牙龈出血、睾丸出血等。

（2）辅助检查：

1）血象：中性和嗜酸性粒细胞增高。

2）其他：肾脏受损可有血尿、蛋白尿、管型。

3. 治疗要点

本病尚无特殊疗法，急性发作期卧床休息，控制感染，对症处理，积极寻找并避免过敏源。

4. 主要护理措施

（1）皮肤护理：①观察皮疹的形态、颜色、数量、分布，和有无反复出现，每日详细记录皮疹变化情况；②保持皮肤清洁，防擦伤和儿童抓伤；③患儿衣着应宽松、柔软，保持清洁、干燥；④避免接触可能的各种过敏原。

（2）饮食护理：忌食辛辣刺激性食物。急性期禁食动物蛋白；腹痛较重或大便潜血阳性者进少渣半流食；消化道有明显出血者应禁食。

（3）疼痛护理：①观察患儿关节肿胀及疼痛情况，保持关节的功能位置，教会患儿利用放松、娱乐等方法减轻疼痛；②患儿腹痛时应卧床休息；③按医嘱使用肾上腺皮质激素，以缓解关节疼痛和解除痉挛性腹痛。

（4）观察病情：①观察有无腹痛、便血和呕吐，注意腹部体征，及时与医师联系，以便进行适当处理。有消化道出血时，应卧床休息，限制饮食。② 观察尿色、尿量，定期送检尿常规，若有血尿和蛋白尿，提示紫癜性肾炎，按肾炎常规处理。

（5）健康教育：过敏性紫癜可反复发作和并发肾损害，应尽量予以解释，树立战胜疾病的信心。并做好出院指导工作，教会家长学会继续观察病情、调配饮食。嘱出院后必须定期来院复查。

六、川崎病

1. 概述

川崎病又称皮肤黏膜淋巴结综合征，是一种以全身中、小动脉炎性病变为主要病变的急性发热出疹性疾病。以婴幼儿多见，男孩多于女孩。

2. 临床特点

（1）主要症状：为急性发热、皮肤黏膜病损和淋巴结肿大。

1）发热：38～40℃，呈稽留热或弛张热，可持续 1～2 周。抗生素治疗无效。

2）皮肤、黏膜的变化：①皮疹：发热或发热后出现，呈向心性、多形性，为斑丘疹、多形性红斑样和猩红热样皮疹；②肢端变化：急性期手足硬性水肿和掌跖红斑，恢复期指、趾端膜状脱皮，重者指、趾甲脱落；③黏膜表现：双眼球结膜充血，无分泌物；唇红肿、皲裂或出血，舌乳头突起、充血呈草莓舌，口腔咽部黏膜呈弥漫性充血。

3）淋巴结肿大：颈部淋巴结呈非化脓性肿大，热退后消散。

4）心脏表现：常于发病 1～6 周出现，也可在恢复期发生。

5）其他：可出现关节肿痛和肿胀，呕吐、腹痛、腹泻、肝大、黄疸等消化系统症状，以及出现间质性肺炎、无菌性脑膜炎等。

（2）辅助检查：

1）血液检查：血沉增快，C 反应蛋白增高，免疫球蛋白增高，为炎症活动的指标。

2）免疫学监测：IgG、IgM、IgA、IgE 和血免疫复合物均增高。

3）心血管系统检查：心电图主要为 ST 段和 T 波改变、P－R 间期和 Q－T 间期延长、低电压、心律失常。

3. 治疗要点

主要是对症疗法和支持疗法。尽早使用阿司匹林和丙种球蛋白，以控制炎症，预防或减轻冠状动脉病变发生。病情严重者加用皮质激素。有血小板聚集者可加用双嘧达莫。

4. **主要护理措施**

（1）发热的护理：急性期患儿应卧床休息。监测体温、对症处理，观察热型及伴随症状。警惕高热惊厥的发生。应为患儿安排好床上的娱乐方法，多给患儿精神安慰，以减少其精神刺激和不安。

（2）皮肤黏膜的护理：密切观察皮肤黏膜病变，保持皮肤清洁；便后清洗臀部；剪短指甲，以免抓伤和擦伤，保持手清洁；衣被质地柔软清洁，避免损伤皮肤；每日用生理盐水洗双眼 1～2 次，必要时用眼药膏；保持口腔清洁，每日口腔护理 2～3 次，鼓励多漱口，口唇干裂时可涂护唇油。

（3）饮食护理：勿进食过热、辛辣、过硬食物，给予营养丰富、清淡易消化的流质半流质饮食，多饮水。

（4）心理护理：及时向家长交代病情，理解家长对患儿的心血管病及可能猝死而产生的不安心理，并予以安慰。

（5）药物指导：按医嘱用药并注意观察应用阿司匹林有无出血倾向和静脉注射丙种球蛋白有无过敏反应，一旦发生及时处理。

（6）病情观察：密切观察患儿面色、精神状态、心率、心律，心音、心电图，必要时进行心电监护。

（7）健康指导：指导家长定期带患儿复查。无冠状动脉病变的患儿，于出院后 1 个月、3 个月、6 个月及 1 年全面检查 1 次。有冠状动脉损害者密切随访。

【测试题】

一、填空题

1. 风湿热心肌炎包括____________、____________和____________。
2. 幼年特发性关节炎分为三型：____________、____________和____________。
3. 风湿热的治疗原则是____________、____________和____________。
4. 皮肤黏膜淋巴结综合征又称__________，主要表现为__________、__________、__________。
5. 护理皮肤黏膜淋巴结综合征要注意预防对预后影响最重要的并发症__________。
6. 过敏性紫癜是以____________为主要病变的血管炎综合征，较常见的受累器官有____________、____________、____________和____________。
7. 风湿热关节炎的主要临床特点是____________、____________的大关节炎。
8. 幼年特发性关节炎是以____________为特点的自身免疫性疾病。
9. 幼年特发性关节炎的治疗原则主要是___________、___________、___________和____________。
10. 过敏性紫癜的临床表现为：__________、__________、__________和__________。
11. 川崎病的好发年龄为____________，____________多于____________。
12. 治疗川崎病的首选药物是____________和____________。

13. 免疫反应分两类：＿＿＿＿＿＿＿和＿＿＿＿＿＿＿。
14. ＿＿＿＿＿＿＿主要担负细胞免疫功能，＿＿＿＿＿＿＿主要担负体液免疫功能。
15. T淋巴细胞主要负责＿＿＿＿＿＿＿，B淋巴细胞主要负责＿＿＿＿＿＿＿。
16. 血清中主要的唯一能通过胎盘的Ig是＿＿＿＿＿＿＿，＿＿＿＿＿＿＿岁时接近成人水平。
17. 个体发育过程中最早合成和分泌的抗体是＿＿＿＿＿＿＿。
18. 脐血IgM增高，提示＿＿＿＿＿＿＿。
19. IgA分为＿＿＿＿＿＿＿和＿＿＿＿＿＿＿2种。
20. IgE在＿＿＿＿＿＿＿岁左右达成人水平。
21. ＿＿＿＿＿＿＿是原发性免疫缺陷病最常见的表现。以＿＿＿＿＿＿＿感染最多见。
22. 胸腺发育不全表现为＿＿＿＿＿＿＿、＿＿＿＿＿＿＿、＿＿＿＿＿＿＿。
23. 共济失调毛细血管扩张综合征以＿＿＿＿＿＿＿和＿＿＿＿＿＿＿为特征。
24. 风湿热是一种与＿＿＿＿＿＿＿感染密切相关的免疫炎性疾病。
25. 风湿热的病理过程分为＿＿＿＿＿＿＿、＿＿＿＿＿＿＿、和＿＿＿＿＿＿＿3期。
26. ＿＿＿＿＿＿＿是诊断风湿热的病理依据。
27. ＿＿＿＿＿＿＿是风湿热最严重的表现。
28. 风湿热心内膜炎主要侵犯＿＿＿＿＿＿＿，其次为＿＿＿＿＿＿＿。
29. 过敏性紫癜的首发症状是＿＿＿＿＿＿＿。
30. 风湿热的皮肤症状表现为＿＿＿＿＿＿＿、＿＿＿＿＿＿＿。
31. 幼年特发性关节炎的两个发病高峰为＿＿＿＿＿＿＿岁和＿＿＿＿＿＿＿岁。
32. 非特异性免疫主要包括＿＿＿＿＿＿＿、＿＿＿＿＿＿＿、＿＿＿＿＿＿＿、＿＿＿＿＿＿＿。
33. 幼年特发性关节炎全身型的典型症状为＿＿＿＿＿＿＿和＿＿＿＿＿＿＿。
34. 风湿热的临床表现为＿＿＿＿＿＿＿、＿＿＿＿＿＿＿、＿＿＿＿＿＿＿、＿＿＿＿＿＿＿、＿＿＿＿＿＿＿。

二、单选题

1. 儿童风湿热最易受累的心瓣膜是（　　）。
   A. 主动脉瓣　　B. 肺动脉瓣
   C. 三尖瓣　　D. 二尖瓣
   E. 各瓣膜同时受累
2. 用长效青霉素预防风湿热复发，一般要持续使用（　　）。
   A. 半年　　B. 1年
   C. 2年　　D. 用至症状控制
   E. 5年以上乃至到成年
3. 护理风湿热心脏炎患儿应让其卧床休息至（　　）。
   A. 急性症状消失，血沉正常　　B. 急性症状消失，C反应蛋白正常
   C. 急性症状消失，ASO正常　　D. 心电图和血沉正常
   E. 心电图和ASO正常

4. 儿童风湿热与幼年特发性关节炎的主要区别是（　　）。
A. 发热　　B. 心肌炎
C. 关节炎　　D. 血沉增快
E. X线关节面骨质破坏

5. 下列检查中与风湿热活动有关的是（　　）。
A. ASO　　B. 抗链激酶增高
C. C反应蛋白增高　　D. 咽拭子培养链球菌阳性
E. 胸透心脏呈二尖瓣型

6. 幼年特发性关节炎的基本特征是（　　）。
A. 慢性关节滑膜炎　　B. 血管炎
C. 慢性滑膜炎及血管炎　　D. 结缔组织炎症
E. 急性心内膜炎

7. 过敏性紫癜的特征性表现是（　　）。
A. 可出现腹痛，便血　　B. 可累及大关节
C. 反复出现皮肤紫癜　　D. 可出现血尿和蛋白尿
E. 起病前1～3周常有上呼吸道感染史

8. 皮肤黏膜淋巴结综合征患儿突然死亡的原因是（　　）。
A. 心肌炎　　B. 脑炎
C. 心包炎　　D. 肝炎
E. 心肌梗死

9. 幼年特发性关节炎全身症状严重时，应首先应用（　　）。
A. 阿司匹林　　B. 环磷酰胺
C. 肾上腺皮质激素　　D. 吲哚美辛（消炎痛）
E. 保泰松

10. 过敏性紫癜的血管炎损害的主要血管是（　　）。
A. 小动脉　　B. 中动脉
C. 小静脉　　D. 中静脉
E. 毛细血管

11. 过敏性紫癜下列临床表现中病情较重，易导致病程迁延和不良预后的是（　　）。
A. 皮肤紫癜　　B. 关节肿痛
C. 腹痛、便血　　D. 紫癜性肾炎
E. 血管神经性水肿

12. 过敏性紫癜的皮肤紫癜最常见于（　　）。
A. 双下肢小腿伸侧面　　B. 臀部
C. 双上肢伸侧面　　D. 躯干部
E. 头面部

13. 下列检查中对紫癜性肾炎治疗和预后最有指导意义的是（　　）。

A. 尿常规检查　　B. 尿蛋白定量
C. 血沉　　D. 肾组织活检
E. 血尿素氮和肌酐测定

14. 川崎病的血管炎中，后果最严重的是（　　）。
A. 肾弓形动脉　　B. 腹主动脉
C. 髂外动脉　　D. 冠状动脉
E. 颈内动脉

15. 川崎病直接导致心肌梗死的病变是（　　）。
A. 冠状动脉炎　　B. 冠状动脉瘤
C. 冠状动脉狭窄　　D. 冠状动脉扩张
E. 冠状动脉血栓形成

16. 川崎病最早出现的表现是（　　）。
A. 发热　　B. 皮疹
C. 手足皮肤广泛硬性水肿　　D. 双眼球结膜充血
E. 颈淋巴结肿大

17. 川崎病最具特征性的表现是（　　）。
A. 原因不明的持续高热 5d 以上
B. 向心性、多形性皮疹
C. 手足硬性水肿及指、趾端膜状脱屑
D. 淋巴结肿大
E. 口腔咽部黏膜性充血

18. 由川崎病冠状动脉病变导致心肌梗死，下列检查比较重要的是（　　）。
A. 血沉增快　　B. C 反应蛋白阳性
C. 补体下降　　D. 血小板升高
E. 白细胞升高

19. 川崎病急性期最好的治疗措施是（　　）。
A. 口服阿司匹林　　B. 静脉滴注大剂量丙种球蛋白
C. 静脉滴注能量合剂　　D. 口服糖皮质激素
E. 口服阿司匹林和静脉滴注大剂量丙种球蛋白

20. 幼年特发性关节炎全身型内脏受累时，应首选（　　）。
A. 布洛芬　　B. 甲氨蝶呤
C. 类固醇激素　　D. 环磷酰胺
E. 阿司匹林

21. 过敏性紫癜的临床表现特点错误的是（　　）。
A. 反复出现皮肤紫癜　　B. 突发性腹痛
C. 可累及大关节　　D. 可出现血尿和蛋白尿
E. 关节畸形

22. 使用类固醇激素治疗幼年特发性关节炎，错误的是（　　）。

A. 用于全身型内脏受累

B. 用于并发虹膜睫体炎者

C. 用于并发心肌炎，心包炎者

D. 疗程 3～6 个月

E. 用于并发胸膜炎者

23. 川崎病患儿突然死亡的原因是（　　）。

A. 心包炎　　B. 心肌梗死

C. 心肌炎　　D. 脑膜炎

E. 心内膜炎

24. 过敏性紫癜的主要症状，不正确的是（　　）。

A. 皮肤紫癜　　B. 恶心呕吐

C. 关节肿痛　　D. 杨梅舌

E. 肾脏损害

25. 皮肤黏膜淋巴结综合征的主要症状，不正确的是（　　）。

A. 急性期手足硬肿，手掌和指趾末端可见红斑

B. 双眼球结膜充血　　C. 杨梅舌

D. 肝炎　　E. 发热

26. 过敏性紫癜的护理措施，不正确的是（　　）。

A. 注意出血情况　　B. 加强功能锻炼

C. 注意尿色变化　　D. 注意皮肤护理

E. 观察有无腹痛

27. 关于皮肤黏膜淋巴结综合征的护理要点，以下（　　）不合适。

A. 急性期卧床休息

B. 给予高蛋白、高脂肪饮食

C. 保持皮肤黏膜清洁以预防感染

D. 密切观察心血管症状

E. 监测体温变化

28. 下列哪项与特异性细胞免疫无关？（　　）。

A. 胸腺　　B. T 细胞

C. 干扰素　　D. 巨噬细胞

E. 肿瘤坏死因子

29. 唯一能通过胎盘进入胎儿体内的免疫球蛋白是（　　）。

A. IgA　　B. IgG

C. IgM　　D. IgD

E. IgE

30. 儿童体液免疫特点中，下述哪项是错误的（　　）。

A. 免疫球蛋白包括 IgA，IgG，IgM，IgD 及 IgE 五类
B. IgG 有四个亚类
C. IgM 含量增高揭示有宫内感染可能性
D. 免疫球蛋白是巨噬细胞产物
E. 儿童体液免疫的发育随年龄增长逐步完善

31. 发病率最高的原发性免疫缺陷病是（　　）。
A. 抗体缺陷病　　B. 细胞免疫缺陷
C. 抗体和细胞免疫联合缺陷　　D. 吞噬功能缺陷
E. 补体缺陷

32. 原发性免疫缺陷病治疗错误的是（　　）。
A. 合并感染时，应选用杀菌强的抗菌药物治疗
B. 选择性 IgA 缺乏病禁忌输血或血制品
C. 丙种球蛋白制剂仅适用于治疗 IgG 缺乏病
D. 有严重细胞免疫缺陷的各种患者输血，只能输库血或经 X 线照射的血
E. 胸腺发育不全出现低钙抽搐除给钙剂，还应给 $VitD_3$

33. 确诊风湿热的主要表现哪项是错误的？（　　）。
A. 心肌炎　　B. 游走性多发性关节炎
C. 舞蹈病　　D. 发热
E. 环形红斑

34. 关于风湿热实验室检查结果的判定，下列哪项是错误的（　　）？
A. ASO 增高，只能说明近期有过链球菌感染
B. 20％患者 ASO 不增高
C. 舞蹈病患儿 ASO 一定增高
D. 血沉增快是风湿活动的重要标志
E. C 反应蛋白可提示风湿活动

35. 有关风湿热的预后下述哪项是错误的？（　　）。
A. 舞蹈病的预后一般良好
B. 首次发作累及心脏者，预后较差
C. 反复发作累及心脏者预后不良
D. 并发心功能不全者预后不良
E. 伴发心包炎者预后良好

36. 急性风湿热合并心衰的治疗，下列哪一项是错误的？（　　）。
A. 氧气吸入，低盐饮食　　B. 大剂量激素
C. 洋地黄制剂给予足量　　D. 利尿剂
E. 维持电解质平衡

37. 治疗风湿性心肌炎的首选药是（　　）。
A. 阿司匹林　　B. 维体舒

C. 吲哚美辛　　D. 布洛芬

E. 肾上腺皮质激素

38. 确诊风湿热的次要表现哪一项是错误的？（　　）。

A. 发热　　B. 关节酸痛

C. 皮下结节　　D. 血沉加快

E. 有风湿热既往史

39. 下列哪一项是链球菌感染证据？（　　）。

A. ASO＞500U　　B. 血沉增快

C. CRP 阳性　　D. 扁桃体化脓

E. 白细胞增高

40. 风湿热最常见的皮肤损害是（　　）。

A. 环形红斑　　B. 结节性红斑

C. 多形红斑　　D. 蝶形红斑

E. 圆形红斑

41. 关于皮下结节的描述以下哪项是错误的？（　　）。

A. 粟米或豌豆大小，圆形，质硬

B. 分布于肘、腕、踝、膝关节屈侧

C. 见于5％～10％的风湿热患者

D. 起病数周后出现

E. 2～4 周自然消失

42. 风湿热发热后形成二尖瓣关闭不全的时间是（　　）。

A. 2 个月左右　　B. 4 个月左右

C. 6 个月左右　　D. 8 个月左右

E. 10 个月左右

43. 风湿性二尖瓣狭窄的形成时间约需（　　）。

A. 1 年左右　　B. 2 年左右

C. 3 年左右　　D. 4 年左右

E. 5 年左右

44. 判定风湿热心瓣膜已发生不可逆性损害须观察（　　）。

A. 2～4 个月　　B. 4～8 个月

C. 半年～1 年　　D. 半年～1 年半

E. 半年～2 年

45. 急性风湿热青霉素治疗至少需要多长时间（　　）。

A. 1 周　　B. 2～3 周

C. 1 个月　　D. 2 个月

E. 10d

46. 治疗风湿热急性期伴有心肌炎的患儿时，下述治疗哪项是错误的？（　　）。

A. 宜绝对卧床休息至急性症状消失，血沉接近正常值

B. 如有心衰，待心衰控制后再卧床 3～4 周

C. 首选阿司匹林治疗

D. 总疗程为 8～12 周

E. 停药后的反跳现象在 2～3d 内自动消失

47. 风湿性心肌炎激素治疗的总疗程（　　）。

A. 2～4 周　　B. 4～8 周

C. 8～12 周　　D. 12～24 周

E. 半年

48. 急性风湿热不伴有心肌炎的患儿，阿司匹林治疗的总疗程为（　　）。

A. 1～3 周　　B. 4～8 周

C. 6～12 周　　D. 半年

E. 1 年

49. 患儿男，3 岁。自 5 个月起反复患上呼吸道感染和肺炎，曾住院 4 次，本次因类风湿关节炎入院并伴有中耳炎，医生考虑该患儿为原发性免疫缺陷病，主要因为有哪些诊断依据，除了（　　）。

A. 反复出现感染性疾病

B. 伴有自身免疫性疾病

C. 白细胞数值 12×10^9/L

D. 查体发现扁桃体发育不良

E. 查血清抗体总量低于正常

50. 患儿 4 岁，反复患呼吸道和胃肠道疾病，要求查找原因，医生疑其为原发性免疫缺陷病，拟行进一步检查，下列检查项目，哪项临床意义解释错误?（　　）。

A. T 淋巴细胞减少，提示细胞免疫缺陷

B. 皮肤迟发型超敏反应阴性，提示体液免疫缺陷

C. 白喉毒素试验阴性，提示体液免疫缺陷

D. 对植物血凝素的增殖反应缺如或降低提示细胞免疫缺陷病

E. 扁桃体发育不良或缺如，提示体液免疫缺陷

51. 患儿女，6 岁，近两周发热，伴肘膝大关节不规则肿痛，查体：发现心音低钝，心率 176 次/min，肝于右肋下可触及 3cm，实验室检查，ASO＞500U，血沉 65mm/h，诊断为风湿热，并伴有心功能不全，治疗需给洋地黄制剂，剂量应如何掌握?（　　）。

A. 给一般剂量　　B. 给足剂量

C. 给 1/3～1/2　　D. 给 1/4～1/3

E. 给 1/4～1/2

52. 患儿，8 岁。因发热，关节肿痛而入院，经检查确定为风湿性关节炎，查体时未发现心脏异常，医生嘱其服用阿司匹林，其总疗程一般为（　　）。

A. 2～4 周　　B. 3～6 周
C. 4～8 周　　D. 8～12 周
E. 10～12 周

53. 患儿女，5 岁。近半年反复患咽扁桃体炎，现发热二周，每日热退时，精神状态良好，但面色渐苍白，肘膝关节不固定痛，查体，发现心音低钝，心尖区可听到吹风样收缩期杂音。提示该患儿可能患有（　　）。
A. 风湿性心肌炎　　B. 二尖瓣狭窄
C. 伴有先天性心脏病　　D. 发热所致
E. 无临床意义

54. 患儿女，5 岁。因发热 10d 不退，皮肤出现环形红斑，并伴有肘膝关节游走性疼痛而入院，查抗“O”＞500U，考虑为风湿热，治疗中给予青霉素静滴，目的是（　　）。
A. 防止心脏病变　　B. 控制皮肤和关节症状
C. 制止风湿的活动　　D. 清除链球菌感染病灶
E. 防止感染加重

55. 患儿男，10 岁。发热 20 余天，伴游走性关节疼痛，实验室检查显示 ASO≥500U，临床诊断为风湿性关节炎，引起此病的病原体是什么？（　　）。
A. 肺炎双球菌　　B. 腺病毒
C. A 族乙型溶血性链球菌　　D. 葡萄球菌
E. 肺炎支原体

56. 患儿 4 岁，半月前确诊为风湿热，并出现心功能不全表现，经治疗，心功能刚刚恢复，该患儿应卧床休息多长时间？（　　）。
A. 心功能恢复再卧床 1～2 周
B. 心功能恢复再卧床 2～3 周
C. 心功能恢复再卧床 3～4 周
D. 心功能恢复再卧床 4～5 周
E. 心功能恢复再卧床 5～6 周

57. 患儿 3 岁，因发热，四肢关节游走性肿痛而入院。查体发现，心率快，176 次/min，心音低钝，颈静脉怒张，肝大。立即进行治疗，请找出下列措施中，不正确的一项（　　）。
A. 氧气吸入　　B. 洋地黄制剂
C. 利尿剂　　D. 维持电解质平衡
E. 阿司匹林

58. 患儿 4 岁，近一个月来发热，面色渐苍白，多汗，易疲倦，近几日四肢大关节游走性疼痛，为确定是否为风湿性关节炎，医生做了一些检查，下列哪一项对风湿性的可能有提示作用（　　）。
A. C 反应蛋白　　B. ASO

C. 血沉　　　　　　　　　　D. 心电图
E. 血常规

59. 患儿5岁，2个月前确诊为风湿热，近日又开始不规则发烧，为了确定是否为风湿活动，医生做了下列一些检查，请找出与风湿活动不相关的指标（　　）。
A. 血沉增快
B. C反应蛋白增高
C. ASO>500U
D. 血常规白细胞数增高，血红蛋白降低
E. 心电P－R间期延长

60. 患儿6岁，近半个月不规则发热，伴关节肿痛，查体，心率稍增快，心音低钝，心电可见T波平坦，医院确诊为风湿热，该患儿应首选什么药物治疗？（　　）。
A. 泼尼松　　　　　　　　　B. 阿司匹林
C. 抗生素　　　　　　　　　D. ATP、Co－A、VitC等
E. 强心药物

61. 属于急性风湿热的主要临床表现可有（　　）。
A. 瓣膜病　　　　　　　　　B. 皮下结节
C. ASO>500U　　　　　　　D. 血沉增快，CRP阳性
E. 心电图可见ST段下移及T波平坦或倒置

62. 属于急性风湿热风湿活动的证据（　　）。
A. 瓣膜病　　　　　　　　　B. 皮下结节
C. ASO>500U　　　　　　　D. 血沉增快，CRP阳性
E. 心电图可见ST段下移及T波平坦或倒置

三、多选题

1. 可确定风湿热活动的指标包括（　　）。
A. 心电图P－R间期延长　　　B. 控制心力衰竭后血沉增快
C. C反应蛋白阳性　　　　　D. 咽拭子培养链球菌阳性
E. 白细胞计数增多

2. 关于风湿热的舞蹈病下列叙述正确的是（　　）。
A. 面部、四肢的不协调、不自主运动
B. 脑脊液检查异常
C. 入睡后症状消失
D. 注意力集中时症状加剧
E. 女童多发

3. 儿童类风湿病的病变包括（　　）。
A. 慢性滑膜炎　　　　　　　B. 血管炎
C. 免疫复合物沉着产生心包炎　D. 受累关节腔融合、纤维化、骨化
E. 环形红斑和皮下结节

4. 幼年类风湿病多关节型临床特点是（　　）。
   A. 5 个或 5 个以上关节受累　　B. 女性多于男性
   C. 全部脊柱关节受累　　D. 常并发虹膜睫状体炎
   E. 可导致破坏性致残性关节炎
5. 风湿热的主要表现是（　　）。
   A. 心肌炎　　B. 舞蹈症
   C. 关节炎造成关节畸形　　D. 皮下结节
   E. 环形红斑
6. 川崎病的临床表现包括（　　）。
   A. 原因不明的高热 5d 以上　　B. 皮疹呈多形性
   C. 手足皮肤广泛硬性水肿　　D. 舌乳头凸起呈杨梅舌
   E. 颈淋巴结有化脓性炎症表现
7. 过敏性紫癜主要损害部位是（　　）。
   A. 皮肤　　B. 各大关节
   C. 胃肠道　　D. 肾脏
   E. 心脏
8. 患风湿热时应用激素的指征是（　　）。
   A. 多发性关节炎　　B. 舞蹈病
   C. 心肌炎　　D. 心力衰竭
   E. 环形红斑
9. 过敏性紫癜的护理措施是（　　）。
   A. 注意出血情况　　B. 肠道少量出血时应进无渣流食
   C. 肠道出血量多时应禁食　　D. 应注意有无血尿和蛋白尿
   E. 给予精神护理和精神安慰
10. 患风湿热长期应用长效青霉素的目的是（　　）。
   A. 控制感染病灶　　B. 预防复发
   C. 防止心脏继续损害　　D. 防止关节畸形
   E. 减轻舞蹈病症状
11. 过敏性紫癜的主要症状包括（　　）。
   A. 皮肤紫癜　　B. 关节肿痛
   C. 腹痛、便血　　D. 血尿和蛋白尿
   E. 舞蹈病
12. 下列措施可预防儿童风湿热复发的是（　　）。
   A. 去除病灶　　B. 早期治疗链球菌感染
   C. 避免寒冷和潮湿　　D. 定期使用长效青霉素 1 年
   E. 改善居住卫生
13. 护理幼年特发性关节炎应采取的措施包括（　　）。

A. 移动患儿肢体要轻柔

B. 避免受损关节受压

C. 长期服用止痛剂以减轻症状

D. 用枕头支撑肢体于舒适位置

E. 适当减少肢体活动

14. 多关节型幼年特发性关节炎的特点包括（　　）。

A. 受累关节在5个以上

B. 关节痛为对称性

C. 先累及大关节，逐渐侵犯小关节

D. X线检查关节面可有破坏

E. 炎症消退后功能可恢复

15. 全身型幼年特发性关节炎主要表现为（　　）。

A. 多见于幼儿

B. 发热多为弛张热

C. 皮疹反复出现

D. 多关节受累

E. 肝、脾和淋巴结肿大

16. 风湿热心脏炎包括（　　）。

A. 心肌炎

B. 心内膜炎

C. 心包炎

D. 心力衰竭

E. 心律不齐

17. 风湿热的主要表现是（　　）。

A. 心肌炎

B. 舞蹈症

C. 关节畸形

D. 皮下结节

E. 环形红斑

18. 对服用水杨酸制剂的患儿的护理措施包括（　　）。

A. 注意观察副作用

B. 应在饭前服用

C. 可同时服用氢氧化铝

D. 必要时加服维生素K

E. 出汗多时应及时更衣

19. 风湿性关节炎特点中下列正确的是（　　）。

A. 主要累及大关节

B. 呈游走性和多发性

C. 局部可呈红肿热痛和功能障碍

D. 经治疗后可治愈

E. 但常留有畸形

20. 揭示风湿活动的诊断依据是（　　）。

A. 具有发热乏力，苍白，脉搏增快等表现

B. 血沉增快

C. CRP粘蛋白增高

D. 抗链“O”增高

E. P－R间期延长

21. 风湿性心肌炎的临床表现是（　　）。

A. 出现早搏和心动过速　　B. 心率增快

C. 心前区第一心音减弱　　D. 严重时可出现奔马律

E. 心尖区可听到隆隆样收缩期杂音

22. 风湿性心包炎的X检查，以下正确的是（　　）。

A. 心脏搏动减弱或消失　　B. 心影向两侧扩大，呈烧瓶状

C. 卧位时心腰增宽　　D. 立位时阴影又复变窄

E. 初次发作的急性期变化是由于瓣膜病变所致

23. 心包炎心电图改变描述正确的是（　　）。

A. 高电压　　B. ST段抬高（早期）

C. 以后ST段下降　　D. T波平坦

E. T波亦可倒置

四、判断改错题

1. 原发性免疫缺陷病感染的病原类型取决于免疫缺陷的种类，一般抗体缺陷易发生病毒感染，T细胞缺陷易发生化脓性感染。（　　）
2. 风湿热舞蹈病表现为面部和四肢肌肉不自主、无目的慢速运动。（　　）
3. ESR增快、CRP阳性、粘蛋白增高为风湿活动的重要标志，且对诊断本病具有特异性。（　　）
4. 风湿热患儿服用阿司匹林应饭前服药。（　　）
5. 预防风湿热复发首选药物为红霉素。（　　）
6. 幼年特发性关节炎多关节型受累关节在5个以上，多为对称性。（　　）
7. 幼年特发性关节炎少关节型受累关节在5个以下，多为非对称性。（　　）
8. 幼年特发性关节炎患儿应卧床休息，以免引起关节疼痛。（　　）
9. 过敏性紫癜多见于学龄儿，川崎病好发于婴幼儿，且男孩发病率高于女孩。（　　）
10. 幼年特发性关节炎全身型发热的热型为稽留热。（　　）

五、名词解释

1. 免疫球蛋白
2. 风湿热
3. 幼年特发性关节炎
4. 过敏性紫癜
5. 川崎病

六、简答题

1. 如何观察和预防抗风湿药物的副作用?
2. 简述风湿热的临床表现。
3. 试述幼年特发性关节炎的护理措施。
4. 简述过敏性紫癜皮疹的特点。

5. 简述皮肤黏膜淋巴结综合征心血管病变的表现和护理。

6. 简述皮肤黏膜淋巴结综合征皮肤黏膜的病变表现。

7. 简述皮肤黏膜淋巴结综合征皮肤黏膜的护理。

七、案例分析题

1. 患儿，5 周岁。两周前曾患上感，目前不规则发热，易疲倦，脸色略苍白。查体发现，心率增快，心尖部第一心音减弱，并可闻及早搏，心电检查：P—R 间期延长，ST 段下移，实验室检查：C 反应蛋白增高。

(1) 该患儿的临床诊断最可能是什么（ ）。

A. 病毒性心肌炎　　B. 风湿性心肌炎
C. 风湿性心包炎　　D. 结核性心包炎
E. 类风湿性心包炎

(2) 下列哪项检查可以帮助确诊（ ）。

A. 抗透明质酸酶　　B. 谷草转氨酶
C. 血沉　　D. 心脏 X 线检查
E. 肌酸磷酸激酶

(3) 该患儿首选药物是什么（ ）。

A. 水杨酸制剂　　B. 洋地黄类药物
C. 地塞米松制剂　　D. 镇静剂
E. 抗生素

【参考答案】

一、填空题

1. 心内膜炎　心包炎　心肌炎
2. 全身型　多关节型　少关节型
3. 卧床休息 清除链球菌感染 抗风湿治疗
4. 川崎病 急性发热 皮肤黏膜病损 淋巴结肿大
5. 冠状动脉病变
6. 小血管炎　皮肤　消化道　关节　肾脏
7. 游走性　多发性
8. 慢性关节滑膜炎
9. 控制临床症状，维持关节功能，防止关节畸形；控制炎症
10. 皮肤紫癜　关节症状　消化道症状　肾脏症状
11. 婴幼儿　男　女
12. 阿司匹林　丙种球蛋白
13. 非特异性免疫反应　特异性免疫反应
14. T 淋巴细胞　B 淋巴细胞

15. 细胞免疫功能　体液免疫功能
16. IgG　6～7
17. IgM
18. 宫内感染
19. 血清型　分泌型
20. 7
21. 感染　呼吸道
22. 难以控制的低钙抽搐　先天性心脏病　面部畸形
23. 毛细血管扩张　进行性小脑共济失调
24. A组乙型溶血性链球菌
25. 渗出　增生　硬化
26. 风湿小体
27. 心肌炎
28. 二尖瓣　主动脉瓣
29. 皮肤紫癜
30. 皮下小节　环形红斑
31. 2～3　8～10
32. 屏障防御机制　细胞吞噬系统　补体系统　其他免疫分子作用
33. 发热　皮疹
34. 心肌炎　关节炎　舞蹈病　环形红斑　皮下结节

二、单选题

1. D　2. E　3. A　4. E　5. C　6. A　7. C　8. E　9. C　10. E
11. D　12. A　13. D　14. D　15. E　16. A　17. C　18. D　19. E　20. C
21. E　22. D　23. B　24. D　25. D　26. B　27. B　28. D　29. B　30. D
31. A　32. C　33. D　34. C　35. E　36. C　37. E　38. C　39. A　40. A
41. B　42. C　43. B　44. E　45. B　46. C　47. C　48. B　49. C　50. B
51. C　52. C　53. A　54. D　55. C　56. C　57. E　58. B　59. D　60. A
61. B　62. D

三、多选题

1. ABCE　2. ACDE　3. ABCD　4. ABE　5. ABDE　6. ABCD
7. ABCD　8. CD　9. ABCDE　10. ABC　11. ABCD　12. ABCE
13. ABDE　14. ABCD　15. ABCDE　16. ABC　17. ABDE　18. ACDE
19. ABD　20. ABCDE　21. ABCDE　22. ABCD　23. BCDE

四、判断改错题

1. ×　病毒感染→化脓性感染　化脓性感染→病毒感染
2. ×　慢速→快速

3.× 具有→无

4.× 饭前→饭后

5.× 红霉素→长效青霉素

6.√

7.× 5个→4个

8.× 应卧床休息→除急性发热外，不主张过多卧床休息

9.√

10.× 稽留热→弛张热

五、名词解释

1. 免疫球蛋白：具有抗体活性的球蛋白称为免疫球蛋白，分为IgG、IgA、IgM、IgD、IgE。

2. 风湿热是一种与A组乙型溶血性链球菌感染密切相关的免疫炎性疾病。整个病理过程分为渗出、增生和硬化3期。

3. 幼年特发性关节炎是一种以慢性关节滑膜炎为特征的、全身性自身免疫性疾病。

4. 过敏性紫癜又称舒－亨综合征，是以小血管炎为主要病变的血管炎综合征。

5. 川崎病，又称皮肤黏膜淋巴结综合征，是一种以全身中、小动脉炎为主要病变的急性发热出疹性疾病。

六、简答题

1. 答：服药期间应注意：阿司匹林可引起胃肠道反应、肝功能损害和出血。饭后服用或同时服用氢氧化铝可减少对胃的刺激，加用维生素K可防止出血。阿司匹林引起多汗时应及时更换衣服以防受凉。泼尼松可引起满月脸、肥胖、消化道溃疡、肾上腺皮质功能不全、精神症状、血压增高、电解质紊乱、免疫抑制等，应密切观察，避免交叉感染和骨折。

2. 答：风湿热的临床表现有链球菌感染的前驱病史，如急性咽炎或扁桃体炎，1～3周后出现风湿热症状，主要表现为：①发热：一般持续3～4周；②心脏炎：包括心肌炎、心内膜炎和心包炎。重症时常并发急性充血性心力衰竭；③关节炎：特点是多发性和游走性。以膝、踝、肘、腕等大关节为主，局部有红、肿、热、痛；④舞蹈病：多见于女孩，特征为程度不等、不协调和不自主运动，睡眠时消失；⑤皮肤病变：包括环形红斑和皮下结节。此两种皮肤病变常与心脏炎并存。

3. 答：

（1）降低体温：密切监测体温变化，注意热型。观察有无皮疹、眼部受损及心功能不全的表现。高热时物理降温（有皮疹者忌用乙醇擦浴）。

（2）减轻关节疼痛，维护关节的正常功能：①急性期应卧床休息，注意观察关节炎症状；②利用夹板、沙袋固定患肢于功能位减轻关节疼痛，保护患肢不受压，防止关节挛缩；③急性期过后尽早开始关节的康复治疗，设计出允许范围内的游戏方法以利患儿做适当活动，恢复关节功能和防止畸形。若运动后出现关节疼痛肿胀加重可暂停运动；

④对关节畸形的患儿，注意防止外伤。

(3) 饮食：保证患儿摄入充足水分及能量，给予高热量、高蛋白、高维生素、易消化饮食。

(4) 疼痛的护理：教给患儿用放松、分散注意力的方法控制疼痛或局部热敷止痛。

(5) 心理护理：给予患儿和家长精神安慰。使他们了解到本病虽病程长但预后较好，树立战胜疾病的信心并自觉坚持长期治疗。

(6) 药物护理：非甾体类药物常见副作用是胃肠道反应，对凝血功能、肝、肾和中枢神经系统也有影响。指导长期用药的患儿每 2～3 个月检查血象、肝、肾功能。

(7) 健康指导：介绍本病的治疗进展和有关康复信息；指导患儿及家长做好受损关节的功能锻炼；指导患儿父母不要过度保护患儿，多让患儿接触社会；鼓励患儿参加正常的活动和学习。

4. 答：过敏性紫癜皮疹的特点为：反复出现皮肤紫癜为本病特征，多见于四肢及臀部，呈对称性，分批出现，伸侧较多，面部及躯干较少。初起呈紫红色斑丘疹，高出皮面，压之不褪色，数日后转为暗紫色，最终呈棕褐色而消退。少数重症患儿紫癜可融合成大疱伴出血性坏死。

5. 答：皮肤黏膜淋巴结综合征心血管病变的表现：常于发病 1～6 周出现，也可在恢复期发生。发热期表现为心脏杂音、心律不齐、心脏扩大和心力衰竭等；在亚急性期和恢复期，心肌梗死和冠状动脉瘤破裂可致心源性休克甚至猝死。在心血管系统的护理上应密切观察患儿有无心血管损害的症状，如面色、精神状态、心率、心律、心音、心电图异常，一旦发现立即进行心电监护。根据心血管损害程度采取相应的护理措施。使用保护心血管药物，如阿司匹林、双嘧达莫（潘生丁）等。

6. 答：皮肤黏膜淋巴结综合征时皮肤黏膜可出现下列变化：①皮疹：在发热或发热后出现，斑丘疹、多形性红斑样和猩红热样皮疹，呈向心性，肛周皮肤发红、脱皮；②肢端变化：急性期手足硬性水肿和掌跖红斑，恢复期指、趾端甲下和皮肤交界处出现膜状脱皮，指、趾甲有横沟，重者指、趾甲亦可脱落。

③黏膜表现：于起病 3～4d 出现双眼球结膜充血，但无分泌物；唇充血红肿、皲裂或出血；舌乳头突起、充血呈杨梅舌；口腔咽部黏膜呈弥漫性充血。

7. 答：皮肤黏膜淋巴结综合征时皮肤黏膜的护理：密切观察皮肤黏膜病变，保持皮肤清洁；便后清洗臀部；剪短指甲，以免抓伤和擦伤，保持手清洁；衣被质地柔软清洁，避免损伤皮肤；每日用生理盐水洗双眼 1～2 次，必要时用眼药膏；保持口腔清洁，每日口腔护理 2～3 次，鼓励多漱口，口唇干裂时可涂护唇油。

七、案例分析题

1. (1) B　(2) A　(3) C

（叶天惠　韩玲芝）

第十六章　遗传代谢性疾病患儿的护理

【知识精要】

一、概述

遗传性疾病是人体由于遗传物质结构或功能改变所导致的疾病，简称遗传病。

1. 遗传的物质基础

遗传的物质基础是基因，基因是一个带有遗传信息的 DNA 分子片段，在染色体上有其特定位点。染色体是遗传信息的载体，每一种生物都具有一定数目和形态稳定的染色体。染色体主要由 DNA 和组蛋白组成。

2. 遗传病的分类

（1）染色体病：是由于染色体数目、形态或结构异常而引起的疾病，可分为常染色体病和性染色体病两大类。

（2）单基因遗传病：是指一对主基因突变所致的遗传性疾病。根据其遗传的方式，可分为常染色体显性遗传，常染色体隐性遗传，X 连锁显性、隐性遗传，Y 连锁遗传。

（3）线粒体病：是编码多种 tRNA、rRNA 及与细胞氧化磷酸化有关的线粒体基因突变所致的疾病。

（4）多基因遗传病：是多对微效基因的累积效应及环境因素的共同作用所致的遗传病。

（5）基因组印记。

3. 遗传病的基因诊断

（1）直接诊断：直接揭示导致疾病发生的各种遗传缺陷。其前提是被检测基因的正常序列和结构已被阐明。

（2）间接诊断：在先证者中确定具有遗传缺陷的染色体，然后在家系其他成员中判断被检者是否也存在此类染色体。

4. 遗传病的基因治疗

基因治疗是指运用 DNA 重组技术设法恢复或构建患者细胞中有缺陷的基因，使细胞恢复正常功能而达到治疗疾病或赋予机体新的抗病功能。

5. 遗传病的预防

（1）携带者的检出：遗传携带者是指具有隐性致病基因（杂合子）或平衡易位染色体，且能传递给后代的外表正常的个体。用多种试验方法及时检出携带者。

（2）医学遗传咨询：医学遗传工作者帮助遗传病患者及家属了解所患遗传病的发生、遗传方式、预后、再发风险、可选择的治疗及预防方法。

（3）产前诊断：在遗传咨询的基础上，对可能生育遗传疾病的患儿的妇女在孕期进行胚胎或胎儿生长和功能状况的检测。

（4）出生缺陷监测和预防：出生缺陷亦称先天异常，是指胚胎发育紊乱所致的形态、结构、功能、代谢、精神、行为等方面的异常。出生缺陷监测是指对出生时发现的人类胚胎在结构和功能方面异常的监测。

WHO 已提出预防出生缺陷的三级概念：①一级预防：防止出生缺陷的发生，普遍开展生殖健康教育、遗传咨询、婚前检查及其孕期保健；②二级预防：减少出生缺陷儿出生。对高危孕妇进行必要的产前诊断，一旦确诊则及时处理；③三级预防：出生缺陷的治疗，包括新生儿护理及疾病筛查、早期诊断和及时治疗等。

二、21－三体综合征

1. 概述

21－三体综合征又称 Down 综合征或先天愚型，属常染色体畸变，是人类最早发现且最常见的染色体病，在活产婴儿中的发生率约 1∶1000～1∶600，发病率随孕妇年龄增高而增加。女性年龄在 35 岁以上时妊娠，发生本病的频率明显增高。

（1）分型：

1）标准型：约占本病的 95%，患儿体细胞有 47 条染色体，其核型特征为 47，XX，+21 或 47，XY，+21。

2）易位型：约占 2.5%～5%，染色体总数为 46 条，其中一条是易位染色体，最常见为 D/G 组染色体易位，其次为 G/G 易位。

3）嵌合型：该型约占 2%～4%，体内具有两种以上细胞系的核型，即体内一部分为正常细胞，另一部分为 21－三体细胞。

2. 临床特点

（1）主要症状：

1）特殊面容：眼距宽，眼裂小，内眦赘皮，外眼角上斜，鼻梁低平，外耳小，舌大外伸。

2）智能低下：随年龄增长，其智能低下表现逐渐明显。

3）皮纹特点：通贯手、atd 角增大、第 4，5 指桡箕增多。

4）生长发育迟缓：身材矮小、四肢短、骨龄落后；出牙延迟；肌张力低。

5）伴发畸形：50%患儿伴有先天性心脏病，其次是消化道畸形。

（2）辅助检查：

1）染色体核型分析：外周血淋巴细胞或羊水细胞染色体核型检查可发现本病患者第 21 号染色体比正常人多一条，即第 21 号染色体比正常人多一条，细胞染色体总数为 47 条。

2）分子细胞遗传学检查：本病患者的细胞中呈现三个 21 号染色体的荧光信号。

（3）预防：

1）35 岁以上妇女，妊娠后作羊水细胞检查。

2）凡30岁以下的母亲，子代有先天愚型者，或姨母、姨表姐妹中有先天愚型者，应及早检查亲代染色体核型。

（4）遗传咨询：对高危孕妇可作羊水细胞或绒毛膜细胞染色体检查进行产前诊断。目前可在孕中期筛查相关血清标志物。常用的三联筛查：即甲胎蛋白（AFP）、游离雌三醇（FE_3）和绒毛膜促性腺激素（HCG）。

3. 治疗要点

目前尚无有效治疗方法，主要是进行教育和训练；如伴有其他畸形，可行手术矫正。

4. 主要护理措施

（1）加强生活护理，培养患儿自理能力：①细心照顾患儿，协助吃饭、穿衣、并防止意外事故；②保持皮肤清洁干燥，患儿长期流涎，应及时擦干下颌及颈部并涂以油剂以保持皮肤的润滑，防止皮肤糜烂；③加强教养，促进抓、握等动作的训练，使患儿经过训练能逐步生活自理。

（2）预防感染：保持空气新鲜，避免接触感染者，注意个人卫生，保持口腔、鼻腔清洁，勤洗手，呼吸道感染者接触患儿需戴口罩。

（3）家庭支持：提供有关孩子养育、家庭照顾的知识，协助制定长期教育、训练计划，使他们尽快适应疾病对家庭生活的影响，并逐步帮助患儿掌握生活自理方法，鼓励家长定期随访。

（4）健康教育：①保护环境，避免接触致畸、诱变物质，如避免接受X线照射，勿滥用药物，预防病毒感染等；②婚前检查、遗传咨询和生育指导，凡30岁以下的母亲，子代有先天性愚型者，或姨表姐妹中有此病患者，应及早检查母代染色体核型；③产前诊断，35岁以上妇女，妊娠后应做羊水细胞检查。

三、苯丙酮尿症

1. 概述

苯丙酮尿症（PKU）是一种常见的氨基酸代谢疾病，为常染色体隐性遗传。是由于苯丙氨酸代谢过程中酶缺陷，导致苯丙氨酸及其酮酸蓄积，并从尿中大量排出而得名。本病按酶缺陷不同可分为典型和非典型两种。典型PKU系由于患儿肝细胞中缺乏苯丙氨酸羟化酶；非典型PKU是由于四氢生物蝶呤缺乏。

2. 临床要点

（1）主要症状：

1）神经系统表现：智力低下是临床上最主要的症状，患儿在新生儿时期发育基本正常。

2）外观：出生数月后因黑色素合成不足，毛发、皮肤和虹膜色泽变浅，约1/3患儿皮肤干燥，常有湿疹，甚至持续数年。

3）其他：一般生后3～6个月可出现呕吐、喂养困难、尿和汗液有特殊的鼠尿臭味。

苯丙酮尿症患儿的上述症状大部分是可逆的，经过饮食控制后，行为异常可好转，癫痫可控制，脑电图转为正常，特殊气味消失，但智能发育落后很难转变。

（2）辅助检查：

1）新生儿筛查：采用 Guthrie 细菌生长抑制试验可以半定量测定新生儿血液苯丙氨酸浓度，当苯丙氨酸含量＞0.24mmol/L（4mg/dl），应复查或采静脉血进行苯丙氨酸和酪氨酸定量测定。

2）尿三氯化铁试验：一般用作对较大婴儿和儿童的筛查。

3）血游离氨基酸分析和尿液有机酸分析：血浆和尿液的氨基酸、有机酸分析为本病提供生物化学诊断依据。

4）脑电图：可有异常。

3. 治疗要点

早期诊断、及时治疗，给予低苯丙氨酸饮食治疗，防止智力低下的发生。

（1）低苯丙氨酸饮食：主要适用于典型的 PKU，以及血苯丙氨酸持续高于 1.22mmol/L 的患儿。

（2）BH4、5－羟色氨酸和 L－DOPA 治疗。

4. 主要护理措施

（1）饮食管理：给予低苯丙氨酸饮食，婴儿可喂给特制的低苯丙氨酸奶粉，幼儿添加辅食时应以粳米、小麦、小米、白薯、马铃薯、藕粉等低蛋白质食物为主。苯丙氨酸供给量以能维持血中苯丙氨酸浓度在 0.12～0.6mmol/L（2～10mg/dl）为宜。治疗应在 3 个月以前开始，饮食控制至少需持续到青春期以后，最好终身治疗。

（2）皮肤护理：勤换尿布，保持皮肤干燥，对皮肤皱褶处特别是腋下、腹股沟应涂油膏，并保持清洁，有湿疹应及时处理。

（3）病情观察：定期监测血清中苯丙氨酸的浓度，6 个月内每周测苯丙氨酸浓度 2 次，以后每月测 2 次。

（4）健康教育：向患儿家长讲述本病的有关知识，强调饮食治疗成功与否直接影响到患儿智力及体格发育，必须坚持；协助制定饮食治疗方寨，督促定期复查；宣传预防该疾病的知识，提供遗传咨询；避免近亲结婚；对有本病家族史的夫妇必须采用 DNA 分析或检测羊水中蝶呤等方法对其胎儿进行产前诊断，对其新生儿筛查，以便早发现 PKU 患儿，早治疗以防止发生智力低下。

四、糖原累积病

1. 概述

糖原累积病（GSD）是一类由于先天性酶缺陷所造成的糖原代谢障碍疾病，除 GSDIXb 型为 X－连锁隐性遗传外，其余都是常染色体隐性遗传。糖原合成和分解代谢中所必需的各种酶至少有 8 种，由于这些酶缺陷所造成的临床疾病由 12 型，其中Ⅰ型最多见。Ⅰ型糖原累积病是由于肝、肾组织中葡萄糖－6－磷酸酶系统活力缺陷所造成的，约占总数的 25％。

2. 临床特点

（1）主要症状：

1）重症：在新生儿即可出现严重低血糖、酸中毒、呼吸困难和肝肿大等。

2）轻症：仅表现为生长发育迟缓、腹部膨胀等。

（2）辅助检查：

1）清晨空腹血糖较低，甚至发生低血糖。

2）葡萄糖耐量试验上升极峰不一定很高，但降落缓慢。

3）血小板黏附和聚集功能低下。

4）血清丙酮酸、三酸甘油酯、磷脂、胆固醇和尿酸增高。

3. 治疗要点

采用日间多次少量进食和夜间使用鼻饲管持续点滴高碳水化合物液的治疗方案。

4. 主要护理措施

（1）注意安全：婴儿应置于安全环境中，避免坠床，会行走的患儿应注意避免各种创伤引起的出血。

（2）合理饮食，防止低血糖：①给予高蛋白、低脂肪、丰富的维生素和无机盐，但总热量不宜过高的食物，谷类、瘦肉、蛋、鱼、蔬菜为首选食物；②糖果、甜点等含糖量高的食物应忌选；③少量多餐，两餐之间和夜间应加 1～2 次淀粉类食物；④避免剧烈运动，防止低血糖。

（3）预防酸中毒：患儿有高乳酸血症，故常用碳酸氢钠纠正酸中毒，禁用乳酸钠；用药时避免药物外渗，以免引起组织坏死。

（4）预防感染：避免患儿与感染者接触，一旦发现患儿有感染迹象及时给予治疗，以免诱发低血糖和酸中毒。

（5）心理护理：做好患儿的心理护理，增强其心理承受能力，帮助其正确对待生长发育的改变。

（6）健康指导：指导患儿父母给予患儿正确的饮食；告知患儿及其父母预防感染的重要性；指导患儿家长一旦患儿发生低血糖的紧急处理方法。

【测试题】

一、填空题

1. 21－三体综合征又称____________或____________，属____________畸变，是人类最早发现最常见的____________。
2. 21－三体综合征的染色体异常可分为____________、____________、____________。
3. 苯丙酮尿症是一种常见的____________障碍性疾病，为____________遗传。
4. 患苯丙酮尿症时低苯丙氨酸饮食治疗，至少需要持续到____________后。
5. 苯丙酮尿症患儿临床上最主要的症状是____________。
6. 苯丙酮尿症时应给予____________治疗，以防止____________的发生。
7. 高危孕妇孕中期筛查 21－三体综合征常用的三联筛查：____________、____________、____________。

8. 遗传的物质基础是__________，其主要成分是__________。
9. __________是遗传信息的载体，主要由__________和__________组成。
10. 染色体病指由于染色体__________、__________、或__________异常而引起的疾病。
11. 遗传性疾病包括__________、__________、__________、__________、__________5 大类。
12. 典型 PKU 系由于患儿肝细胞缺乏__________所引起的苯丙氨酸在体内蓄积所致。
13. 非典型 PKU 是由于__________缺乏所造成的。
14. 苯丙酮尿症患儿采用低苯丙氨酸饮食的原则是使血中苯丙氨酸浓度维持在__________mg/dl。
15. 基因诊断采用__________和__________2 种诊断策略。
16. GSD 是__________的英文缩写，是一类由于__________缺陷所造成的糖原代谢障碍疾病，除 GSDIXb 型为 X一连锁隐性遗传外其他都是__________遗传，以__________型多见。
17. Ⅰ型糖原累积病是由于肝、肾组织中__________系统活力缺陷所造成的。
18. 糖原累积病的治疗目的是保持正常__________水平以阻断异常的生化过程，减轻临床症状。
19. 糖原累积病的饮食治疗目的是维持血糖水平在__________mmol/L。
20. 糖原累积病患儿纠正酸中毒时常用__________，禁用__________。
21. 21一三体综合征发病率随孕妇年龄增高而增加，20 岁时发病率为__________，35 岁时约为__________，40 岁以上可高达__________。
22. 采用 Cuthrie 细菌生长抑制试验筛查苯丙酮尿症患儿要在开始喂奶__________日后进行，采取婴儿的__________血液。
23. 苯丙酮尿症患儿尿及汗液中有特殊的__________臭味。

二、单选题

1. 遗传病的物质基础是（　　）。

A. 细胞　　B. 器官

C. 基因　　D. 染色体

E. 基因突变

2. 苯丙酮尿症的临床最主要的症状是（　　）。

A. 呕吐　　B. 皮肤发白

C. 喂养困难　　D. 智力低下

E. 步态不稳

3. 儿童，3 岁，精神、运动发育均明显落后，只会说简单话，两眼内眦距离宽，鼻梁低平，眼外眦上翘，经常伸舌，临床上拟诊断为 21－三体综合征，下列检查具有确诊价值的是（　　）。

A. 智力低下　　B. 特殊面容
C. 通贯手　　D. 染色体核型分析
E. 手皮纹特点

4. 以下情况不属于遗传范围的是（　　）。
A. 亲代与子代之间在形态结构方面的相似性
B. 亲代与子代之间在生理器官方面的相似性
C. 亲代与子代之间在生化代谢方面的相似性
D. 亲代与子代之间在免疫功能方面的相似性
E. 亲代与子代之间在性格思想方面的相似性

5. 21－三体综合征属于（　　）。
A. 染色体疾病　　B. 单基因遗传病
C. 多基因遗传病　　D. 内分泌病
E. 免疫缺陷症

6. 以下体征不属于21－三体综合征常见体征的是（　　）。
A. 眼距宽，眼外侧上斜　　B. 骨龄落后
C. 韧带松弛，关节过度屈伸　　D. 头围大于正常
E. 舌常伸出口外

7. 21－三体综合征的诊断最有价值的是（　　）。
A. 特殊面容　　B. 智能低下
C. 通贯手　　D. 身材矮小
E. 染色体检查

8. 苯丙酮尿症属于（　　）。
A. X连锁显性遗传　　B. X连锁隐性遗传
C. 常染色体显性遗传　　D. 常染色体隐性遗传
E. 染色体疾病

9. 以下所见与21－三体综合征的临床表现不符合的是（　　）。
A. 外耳小　　B. 身材矮小
C. 皮肤粗糙　　D. 通贯手
E. 手指细长

10. 苯丙酮尿症最主要的治疗方法是（　　）。
A. 大量维生素　　B. 限制苯丙氨酸摄入
C. 对症治疗　　D. 补充5－羟色胺
E. 限制蛋白质摄入

11. 苯丙酮尿症临床表现中最突出的是（　　）。
A. 智力低下　　B. 行为异常
C. 皮肤湿疹　　D. 毛发枯黄
E. 喂养困难

12. 属于常染色体隐性遗传疾病的是（　　）。

A. 先天性成骨发育不全　　B. 苯丙酮尿症

C. 遗传性肾炎　　D. 先天性心脏病

E. 以上都不是

13. 先天愚型的临床表现应除外下列哪项？（　　）。

A. 智力低下　　B. 体格发育正常

C. 特殊面容　　D. 喂养困难

E. 抵抗力低下

14. 关于 21－三体综合征下列哪项不正确？（　　）。

A. 本征不属于常染色体畸变

B. 儿童染色体病中最常见的一种

C. 母亲年龄越大本病的发病率越高

D. 60％的患儿在胎儿早期即夭折流产

E. 活婴中发生率约 1/600～800

15. 先天愚型患儿的皮肤纹理特征之一是（　　）。

A. 通贯手　　B. atd 角正常

C. 第 3、4 指桡箕增多　　D. 脚拇指球胫侧弓形纹无指褶纹

E. 第 5 指有两条指褶纹

16. 先天愚型患儿染色体检查核型 95％以上为（　　）。

A. 47，XY（或 XX），＋21

B. 46，XX（或 XY），－14，＋t（14q21q）

C. 45，XX（或 XY），－14，－21，＋t（14q 21q）

D. 46，XX（或 XY），－21，＋t（21q21q）

E. 46，XX（或 XY），－22，＋t（21q22q）

17. 21－三体综合征患儿的确诊需经（　　）。

A. 骨骼 X 线检查　　B. 染色体核型检查

C. 血清 T_3、T_4 检查　　D. 尿三氯化铁试验

E. 血浆游离氨基酸分析

18. 先天愚型患儿临床特点应除（　　）外。

A. 特殊面容　　B. 嗜睡

C. 喂养困难　　D. 免疫功能正常

E. 易伴发先天性心脏病

19. 典型的苯丙酮尿症是因肝脏缺乏（　　）。

A. 苯丙氨酸羟化酶　　B. 酪氨酸羟化酶

C. 谷氨酸羟化酶　　D. 二氢生物蝶呤合成酶

E. 羟苯丙酮酸氧化酶

20. 苯丙酮尿症患儿通常在什么时候出现临床症状（　　）。

A. 出生时　　B. 生后1～3月
C. 生后3～6月　　D. 生后6～9月
E. 生后9～12月

21. 苯丙酮尿症神经系统表现主要为（　　）。
A. 行为异常　　B. 癫痫小发作
C. 智力发育落后　　D. 肌张力增高
E. 腱反射亢进

22. 苯丙酮尿症的发病是由于哪种物质的代谢障碍？（　　）。
A. 碳水化合物　　B. 脂肪酸
C. 氨基酸　　D. 碳水化合物与脂肪酸
E. 碳水化合物与氨基酸

23. 苯丙酮尿症的诊断需作下列哪项检查？（　　）。
A. 染色体核型分析　　B. 血清 T_3、T_4 测定
C. 血浆游离氨基酸分析　　D. 骨骼X线检查
E. 尿液黏多糖检测

24. 1岁患儿，平素易患肺炎，喂养困难，身材较同龄儿矮小，智力发育落后，体检两眼眼距宽，外眦上斜，鼻梁低平，舌常伸出口外，下列哪项诊断可能性最大？（　　）。
A. 21－三体综合征　　B. 先天性甲状腺功能低下
C. 苯丙酮尿症　　D. 18－三体综合征
E. 13－三体综合征

25. 5岁患儿因体格和智力发育落后来诊，体检身材矮小，眼距宽，舌常伸出口外，鼻梁低，外耳小，头围小于正常，骨龄落后于年龄，通贯手，听诊心脏有杂音，患儿最需作下列哪项检查？（　　）。
A. 染色体核型分析　　B. 血清 T_3、T_4 检测
C. 智力测定　　D. 超声心动图检查
E. 头颅CT

26. 患儿1岁，生后4月发现智力发育落后，尿有鼠尿臭味，毛发及皮肤颜色浅，7月开始出现癫痫小发作，实验室检查确诊为典型的PKU，给予低苯丙氨酸饮食，每天允许苯丙氨酸的摄入量为（　　）。
A. 5～10mg/kg　　B. 10～20mg/kg
C. 20～30mg/kg　　D. 30～50mg/kg
E. 50～70mg/kg

27. 患儿8月，智力发育较同龄儿差，时有抽搐和肌痉挛，毛发、皮肤和虹膜色泽较浅，进食后常呕吐，常出湿疹，尿有鼠尿臭味，该患儿最有可能的诊断为（　　）。
A. 先天愚型　　B. 呆小病

C. 苯丙酮尿症　　D. 癫痫
E. 佝偻病

28. 苯丙酮尿症患儿什么时候症状最明显（　　）。
A. 3～6 个月　　B. 12 个月
C. 18 个月　　D. 24 个月
E. 3 岁

29. 患儿 2 岁，因体格智力发育落后来诊，体检：表情呆滞，两眼距宽，两眼外侧上斜，鼻梁低平，舌常伸出口外，通贯手，该患儿诊断考虑为（　　）。
A. 苯丙酮尿症　　B. 21－三体综合征
C. 18－三体综合征　　D. 呆小病
E. 黏多糖病

30. 患儿 6 岁，精神运动发育明显落后，只会说简单话，两眼外侧上斜，两眼距宽，鼻梁低平，经染色体核型分析，诊断为易位型 21－三体综合征，其母正常，其父为 D/G 易位，准备要第二胎来遗传咨询，应告诉再发风险率为（　　）。
A. 1%　　B. 4%
C. 10%　　D. 20%
E. 100%

31. 患儿，男性，3 岁，生后半年发现智能发育落后，反复惊厥，且尿有鼠尿臭味，体检：目光呆滞，毛发棕黄，心肺正常，四肢肌张力高，膝腱反射亢进，尿三氯化铁试验阳性，该患儿可能诊断为（　　）。
A. 苯丙酮尿症　　B. 半乳糖血症
C. 高精氨酸血症　　D. 组氨酸血症
E. 肝糖原累积症

32. 患儿 2 岁，生后半年发现尿有霉臭味，且经常呕吐，1 岁时发现智力较同龄儿落后，目光呆滞，皮肤白皙，毛发浅黄，下列哪项对该患儿诊断最有帮助（　　）。
A. 头颅 CT　　B. 脑电图
C. 染色体核型分析　　D. 尿三氯化铁试验
E. 血液 T_3、T_4 测定

33. 患儿，1 岁。生后半年经常呕吐，且逐渐发现智能及体格发育均低于同龄儿，尿有霉臭味，近一个月经常抽搐发作，体检：表情呆滞，毛发棕黄，面部见湿疹，皮肤白皙，尿三氯化铁试验阳性。应采取的措施是（　　）。
A. 观察，抽搐时给予止抽搐药物
B. 口服左甲状腺素钠
C. 静推 10%葡萄糖酸钙，同时口服维生素 D
D. 限制苯丙氨酸摄入量
E. 口服碘化钾

三、多选题

1. 常染色体显性遗传的特点是（　　）。

A. 父母中有一人患病即可患病　　B. 子代患病比例为 1/2

C. 通常连续两代出现　　D. 男女得病机会均等

E. 没有携带者

2. 常染色体隐性遗传的特点是（　　）。

A. 父母均为该病隐性基因的携带者

B. 该病一般不超过两代

C. 男女得病机会均等

D. 父母均为杂合子，子女中 1/4 为正常人

E. 父母均为杂合子，子女中 1/4 为患者

3. X 伴性显性遗传的特点为（　　）。

A. 女性多于男性　　B. 患者双亲中必有一方为发病者

C. 可以连续遗传　　D. 男女发病机会均等

E. 男性患者的儿子发病，女儿正常

4. X 伴性隐性遗传的特点为（　　）。

A. 男性患者多于女性

B. 母亲为致病基因的携带者

C. 双亲无症状，男孩可出现症状

D. 可以连续发病

E. 男女机会均等

5. 遗传疾病的预防措施是（　　）。

A. 筛选育龄青年　　B. 检出携带者

C. 产前诊断　　D. 避免近亲结婚

E. 产后追踪

6. 21－三体综合征发病因素（　　）。

A. 孕母高龄　　B. 孕母有病毒感染史

C. 孕期接受放射线　　D. 服用致畸药物

E. 产时损伤

7. 21－三体综合征特殊面容为（　　）。

A. 眼距宽　　B. 舌常伸出口外

C. 鼻梁低平　　D. 两眼外侧向上斜

E. 贫血貌

8. 苯丙酮尿症的临床表现（　　）。

A. 智力低下　　B. 湿疹

C. 常有呕吐　　D. 皮肤变白

E. 尿液、汗液有鼠尿味

9. 苯丙酮尿症的治疗原则为（　　）。

A. 控制感染
B. 早期诊断
C. 及时治疗，饮食控制
D. 防止智力低下的发生
E. 治疗原发病

10. 诊断苯丙酮尿症可采用的实验室方法有（　　）。

A. Guthrie 细菌生长抑制试验
B. Paigen 试验
C. DNA 分析
D. 尿 2，4－二硝基苯肼试验
E. 尿三氯化铁试验

11. 同时伴有生长落后、智力落后的疾病有（　　）。

A. 唐氏综合征（21－三体综合征）
B. 黏多糖病
C. 先天性肾上腺皮质增生症
D. 先天性甲状腺功能减退症
E. 苯丙酮尿症

12. 糖原累积病的临床表现有（　　）。

A. 身材矮小
B. 骨质疏松
C. 低血糖
D. 身体各部比例和智能不正常
E. 生长发育迟缓

13. 有关糖原累积病患儿的饮食护理正确的是（　　）。

A. 给予高热量、高蛋白、低脂肪、丰富的维生素和无机盐的饮食，总热量宜偏高
B. 首选谷类、瘦肉、蛋、鱼、蔬菜等食物
C. 乳类应根据年龄和病情灵活掌握
D. 宜选糖果、甜点等含糖量高的食物
E. 少量多餐

14. 护理糖原累积病的患儿时应注意（　　）。

A. 指导患儿少量多餐，在两餐之间和夜间应加 1～2 次淀粉类食物
B. 指导患儿避免剧烈运动，防止低血糖
C. 应用乳酸钠纠正酸中毒
D. 防治药物外渗，以免引起组织坏死
E. 指导家长给予患儿适度锻炼，避免患儿与感染者接触

15. 苯丙酮尿症患儿的饮食指导包括（　　）。

A. 摄入苯丙氨酸的量使血中苯丙氨酸的浓度维持在 0.12～0.6mmol/L（2～10mg/dl）
B. 幼儿忌用肉、蛋、豆类等含蛋白质高的食物

C. 饮食控制应持续患儿的一生

D. 饮食治疗应在 3 个月以前开始治疗

B. 婴儿应给予特制的低苯丙氨酸奶粉

四、判断改错题

1. 女性在 35 岁以上时妊娠，发生 21－三体综合征的频率越高。（ ）
2. 苯丙酮尿症患儿应尽早在 3 个月以前开始治疗，超过 1 岁开始治疗，可改善抽风症状，智力低下亦可逆转。（ ）
3. 饮食治疗是苯丙酮尿症治疗成功的关键。（ ）
4. 糖原累积病患儿可进食少量糖果、甜点。（ ）
5. 苯丙酮尿症患儿忌用肉、蛋、豆类等含蛋白质高的食物。（ ）
6. 21－三体综合征患儿表现为通贯手，atd 角减少。（ ）
7. 21－三体综合征最常见的畸形为消化道畸形。（ ）
8. 21－三体综合征患儿中 G/G 易位型半数为散发，半数为遗传。（ ）
9. 21－三体综合征发病率随孕妇年龄增高而减少。（ ）
10. 苯丙酮尿症患儿大部分的临床症状是不可逆的。（ ）
11. 糖原累积病患儿避免与感染者接触。（ ）
12. DNA 分是有两条多核苷酸链组成的单螺旋结构。（ ）

五、名词解释

1. 遗传病
2. 基因突变
3. 染色体病
4. 遗传携带者
5. 21－三体综合征
6. 苯丙酮尿症
7. 糖原累积病

六、简答题

1. 试述遗传性疾病的分类。
2. 试述遗传性疾病的预防。
3. 试述 21－三体综合征的临床表现。
4. 试述苯丙酮尿症的饮食护理。
5. 简述 WHO 提出的出生缺陷三级预防的概念。
6. 简述糖原累积病的护理措施。
7. 简述苯丙酮尿症的临床表现。

七、案例分析题

1. 患儿 2 岁，智力低下，体格发育迟缓，眼距宽，鼻梁低平，眼裂小，有内眦赘皮，外耳小，舌常伸出口外，头围小于正常，出牙延迟，四肢短，关节可过度弯曲，

atd 角增大。

（1）最可能的诊断为（　　）。

A. 21－三体综合征　　B. 高精氨酸血症

C. 先天性甲状腺功能低下　　D. 苯丙酮尿症

E. 半乳糖血症

（2）下列哪项检查对明确诊断最有意义（　　）。

A. 尿三氯化铁试验　　B. 染色体检查

C. 血清甲状腺素检测　　D. 尿蝶呤分析

E. 酶学检测

（3）该病可有下列情况，除外（　　）。

A. 约 30%的患儿伴有先天性心脏病

B. 免疫功能正常

C. 白血病的发生率较正常儿增高 10～30 倍

D. 性发育延迟

E. 30 岁以后常出现老年性痴呆症状

2. 患儿 9 月，生后 6 月起进食后经常呕吐、皮肤湿疹，智力及体格发育渐落后于同龄儿，喜睡，有癫痫小发作，尿有鼠尿臭味，毛发及虹膜颜色浅，皮肤白，尿三氯化铁试验阳性

（1）最可能的诊断为（　　）。

A. 苯丙酮尿症　　B. 呆小病

C. 癫痫　　D. 先天愚型

E. 组氨酸血症

（2）本病的治疗措施不包括（　　）。

A. 治疗开始越早，效果越好

B. 予低苯丙氨酸奶粉喂养

C. 每日仍应保证 30～50mg/kg 的苯丙氨酸摄入

D. 饮食控制至少需持续至青春期

E. 添加辅食以蛋白质类食物为主

【参考答案】

一、填空题

1. Down 综合征　先天愚型　常染色体　染色体病
2. 标准型　易位型　嵌合型
3. 氨基酸代谢　常染色体隐性
4. 青春期
5. 智能发育落后
6. 低苯丙氨酸饮食　智力低下

7. 甲胎蛋白　游离雌三醇　血清及β绒毛膜促性腺激素
8. 基因　DNA
9. 染色体　DNA　组蛋白
10. 数目　形态　结构
11. 单基因遗传病　线粒体病　染色体病　多基因遗传病　基因组印记
12. 苯丙氨酸羟化酶
13. 四氢生物蝶呤
14. 2～10
15. 直接诊断　间接诊断
16. 糖原累积病　先天性酶　常染色体隐性　Ⅰ
17. 葡萄糖－6－磷酸酶
18. 血糖
19. 4～5
20. 碳酸氢钠　乳酸钠
21. 0.055％　0.3％　2％～5％
22. 3　足跟
23. 鼠尿样

二、单选题

1.C　2.D　3.D　4.E　5.A　6.D　7.E　8.D　9.E
10.B　11.A　12.B　13.B　14.A　15.A　16.A　17.B　18.D
19.A　20.C　21.C　22.C　23.C　24.A　25.A　26.D　27.C
28.B　29.B　30.B　31.A　32.D　33.D

三、多选题

1.ABCDE　2.ABCDE　3.ABC　4.ABC　5.BCD　6.ABCD
1.ABCD　8.ABCDE　9.BCD　10.ACDE　11.ABDE　12.ABCE
13.BCE　14.ABDE　15.ABDE

四、判断改错题

1.√
2.×　亦可→ 不可
3.√
4.×　可进食→ 禁食
5.√
6.×　减少→ 增大
7.×　消化道畸形→ 先天性心脏病
8.×　G/G→ D/G
9.×　减少→ 增加

10. ×　不可逆→ 可逆

11. √

12. ×　单螺旋→ 双螺旋

五、名词解释

1. 遗传病：遗传性疾病是人体由于遗传物质结构或功能改变所导致的疾病，简称遗传病。

2. 基因突变：即DNA分子中的碱基顺序发生变异时，必然导致组成蛋白质的氨基酸发生改变，遗传表型亦因此不同，临床上就有可能出现遗传性疾病。

3. 染色体病：是由于染色体数目、形态或结构异常而引起的疾病，可分为常染色体和性染色体病2大类。

4. 遗传携带者：隐性致病基因（杂合子）可将其所携带的致病基因传递给后代的外表正常的个体。

5. 21－三体综合征：又称Down综合征或先天愚型，属常染色体畸变，是人类最早发现且最常见的染色体病。

6. 苯丙酮尿症：是先天性氨基酸代谢障碍中最为常见的一种，是由于苯丙氨酸代谢过程中酶缺陷导致苯丙氨酸及其酮酸蓄积，并从尿中大量排出而得名，为常染色体隐性遗传。

7. 糖原累积病：是一类由于先天性酶缺陷所造成的糖原代谢障碍疾病，为常染色体隐性遗传。

六、简答题

1. 答：根据遗传物质结构和功能改变的不同将遗传病分为5大类：

（1）染色体病：是由于染色体数目、形态或结构异常而引起的疾病，可分为常染色体和性染色体病2大类。

（2）单基因遗传病：是指一对主基因突变所致的遗传性疾病。根据其遗传的方式，可分为常染色体显性遗传，常染色体隐性遗传，X连锁显性、隐性遗传，Y连锁遗传。

（3）线粒体病：是编码多种tRNA、rRNA及与细胞氧化磷酸化有关的线粒体基因突变所致的疾病。

（4）多基因遗传病：是多对微效基因的累积效应及环境因素的共同作用所致的遗传病。

（5）基因组印记。

2. 答：遗传性疾病的预防包括：①携带者的检出：遗传携带者是指具有隐性致病基因（杂合子）或平衡易位染色体，且能传递给后代的外表正常的个体。用多种试验方法及时检出携带者；②医学遗传咨询：医学遗传工作者帮助遗传病患者及家属了解所患遗传病的发生、遗传方式、预后、再发风险、可选择的治疗及预防方法；③产前诊断：在遗传咨询的基础上，对可能生育遗传疾病的患儿的妇女在孕期进行胚胎或胎儿生长和功能状况的检测；④出生缺陷监测和预防：出生缺陷亦称先天异常，是指胚胎发育紊乱所致的形态、结构、功能、代谢、精神、行为等方面的异常。出生缺陷监测是指对出生时发现的人类胚胎在结构和功能方面异常的监测。

3. 答：21－三体综合征的主要临床表现：①特殊面容：眼距宽，内眦赘皮，外眼角上斜，鼻梁低平，外耳小，舌大外伸；②智能低下：抽象思维能力受损最大；③体格发育迟缓：身材矮小，四肢短，肌张力低，韧带松弛，关节可过度屈伸，手指粗短，小指向内弯曲，通贯手，皮纹异常；④伴发畸形：50％患儿伴有先天性心脏病等其他畸形。

4. 答：向苯丙酮尿症患儿的家长讲述本病的有关知识，强调饮食治疗成功与否直接影响到患儿智力及体格发育，必须坚持。协助制定饮食治疗方案，给予低苯丙氨酸饮食，最好母乳喂养，婴儿可喂给特制的低苯丙氨酸奶粉，幼儿添加辅食时应以粳米、小麦、小米、白薯、马铃薯、藕粉等低蛋白质食物为主。苯丙氨酸供给量以能维持血中苯丙氨酸浓度在0.12～0.6mmol/L（2～10mg/dl）力宜。治疗应在3个月以前开始，饮食控制至少需持续到青春期以后，最好终身治疗。

5. 答：WHO已提出预防出生缺陷的三级概念：①一级预防：防止出生缺陷的发生，普遍开展生殖健康教育、遗传咨询、婚前检查及其孕期保健；②二级预防：减少出生缺陷儿出生。对高危孕妇进行必要的产前诊断，一旦确诊则及时处理；③三级预防：出生缺陷的治疗，包括新生儿护理及疾病筛查、早期诊断和及时治疗等。

6. 答：糖原累积病的护理措施：

（1）注意安全：婴儿应置于安全环境中，避免坠床，会行走的患儿应注意避免各种创伤引起的出血。

（2）合理饮食，防止低血糖：①给予高蛋白、低脂肪、丰富的维生素和无机盐，但总热量不宜过高的食物，谷类、瘦肉、蛋、鱼、蔬菜为首选食物；②糖果、甜点等含糖量高的食物应忌选；③少量多餐，两餐之间和夜间应加1～2次淀粉类食物；④避免剧烈运动，防止低血糖。

（3）预防酸中毒：患儿有高乳酸血症，故常用碳酸氢钠纠正酸中毒，禁用乳酸钠；用药时避免药物外渗，以免引起组织坏死。

（4）预防感染：避免患儿与感染者接触，一旦发现患儿有感染迹象及时给予治疗，以免诱发低血糖和酸中毒。

（5）心理护理：做好患儿的心理护理，增强其心理承受能力，帮助其正确对待生长发育的改变。

（6）健康指导：指导患儿家长给予患儿正确的饮食；告知患儿及家长预防感染的重要性；指导患儿家长一旦患儿发生低血糖的紧急处理方法。

7. 答：苯丙酮尿症的临床表现：①神经系统表现：智力低下是临床上最主要的症状，患儿在新生儿时期发育基本正常；②外观：出生数月后因黑色素合成不足，毛发、皮肤和虹膜色泽变浅，约1/3患儿皮肤干燥，常有湿疹，甚至持续数年；③其他：一般生后3～6个月可出现呕吐、喂养困难、尿和汗液有特殊的鼠尿臭味。苯丙酮尿症患儿的上述症状大部分是可逆的，经过饮食控制后，行为异常可好转，癫痫可控制，脑电图转为正常，特殊气味消失，但智能发育落后很难转变。

七、案例分析题

1.（1）A　（2）B　（3）B

2.（1）A　（2）E

（叶天惠　韩玲芝）

第十七章　运动系统畸形患儿的护理

【知识精要】

一、先天性斜颈

1. 概述

先天性斜颈可分为两种，一种是在颈椎发育缺陷的基础上发生的，如半椎体畸形所致的骨性斜颈；另一种是由于胸锁乳头肌纤维化缩短所引起的肌性斜颈，后者多见。本病与产伤、宫内异常受压、炎症及遗传等有关。

2. 临床特点

婴儿胸锁乳头肌挛缩斜颈，颈部一侧胸锁乳突肌中段，有质硬的椭圆形肿块，头向患侧偏斜。重症未治疗患儿 2 岁以后可发生头颅及面部变形。

3. 治疗要点

治疗越早效果越好。在婴儿期如坚持采用非手术疗法，部分患儿可以治愈；在儿童期或胸锁乳突肌挛缩不严重者，需手术治疗，可以治愈；胸锁乳突肌挛缩严重、颜面不对称很明显，且年龄较大者，也可有明显效果，但不能达到正常。

4. 主要护理措施

（1）心理护理：鼓励年长儿建立信心，坚持自觉接受治疗，消除因斜颈带来的自卑心理。

（2）采用非手术方法矫正斜颈：①手法扳正，尽量牵伸患侧的胸锁乳突肌。出生 2 周即可开始，治疗需持续较长时间，必须教会患儿手法，配合治疗；②按摩和热敷，促进肿块吸收消退，防止肌性挛缩。用拇指轻柔按摩患儿患侧胸锁乳突肌肿块部位，热敷时温度在 45℃左右；③体位，注意使患儿颏部向患侧旋转以有效地牵伸胸锁乳突肌。

（3）增进术后患儿舒适感，防止石膏固定并发症的发生。尤其要注意观察患儿呼吸及进食情况，防止压迫引起窒息和进食困难。同时患儿皮肤娇嫩，注意防止压疮等并发症发生。

（4）健康指导：向患儿父母讲明斜颈早诊、早治的重要性。对于用非手术方法治疗的患儿，应将具体方法教给患儿父母，坚持治疗以取得理想效果；对于手术治疗的患儿，应嘱父母在患儿拆除石膏后注意帮助患儿克服术前头向患侧偏斜的习惯。

二、发育性髋关节脱位

1. 概述

发育性髋关节脱位（DDH），是一种比较常见的畸形，如不及时治疗或处理不当，年长后可造成患髋和腰部疼痛。本症女孩多见，多为单侧脱位，以左侧者居多。发病与遗传因素、胎位不正或机械压力等有关。主要表现为髋关节活动受限。诊断需要进行X线检查。

2. 临床特点

（1）临床表现：由于患儿年龄、脱位程度以及单侧或双侧病变的不同，临床表现可以不同。①新生儿和婴儿期主要表现为会阴部增宽，患侧肢体缩短，关节活动受限，髋关节呈屈曲外旋位，大腿内侧及臀纹加深上移；②幼儿期主要表现为开始行走的时间晚，单侧脱位者呈跛行步态，身体向患侧晃动，双侧脱位者因会阴部增宽，行走呈“鸭步”，左右摇摆。

（2）辅助检查：X线检查。

3. 治疗要点

髋关节整复，治疗越早，效果越好。

4. 主要护理措施

（1）做好日常生活护理。

（2）保持外固定的有效性。

（3）注意保护皮肤，以防发生损伤。

（4）心理护理，消除患儿的自卑心理和父母的焦虑情绪。

（5）健康指导 加强新生儿出生后的早期体检工作，以防漏诊、误诊；向父母宣传有关育儿知识，以免引起或加重髋关节脱位；对有石膏固定的患儿，详细告知固定的重要意义及护理方法。

三、先天性马蹄内翻足

1. 概述

先天性马蹄内翻足是畸形足中最多见的，男性多于女性，双侧多见。主要表现不同程度的马蹄内翻畸形（足下垂），主要治疗措施有手法扳正矫形，使用矫形器具等，矫正治疗越早越好。

2. 临床特点

患儿出生后即表现步态程度的马蹄内翻畸形，即足下垂、前足内收、内翻。X线检查可了解骨化中心发育情况，骨骼有无畸形改变。

3. 治疗要点

非手术疗法有手法扳正、矫形器具；手术治疗适用于非手术治疗不满意，或畸形复发，或年龄大、畸形重的患儿。治疗越早，治疗方法越简单，疗效越好。

4. 主要护理措施

（1）手法扳正矫形：一经发现畸形即开始用手法扳正矫形，动作要轻柔，包扎切忌过紧，疗程一般1～2年。

（2）使用矫形器具：矫形靴套、Denis－Brown夹板和矫形鞋。

（3）做好生活护理。

（4）心理护理 本病的治疗和功能锻炼是长期而艰巨的，应使患儿和父母树立信心，消除自卑和焦虑心理，主动配合和坚持治疗，达到好的疗效。

(5) 健康指导 教会患儿父母手法扳正的具体手法，掌握矫形器具的使用方法和意义。因畸形可能复发，因此畸形矫正后应继续进行按摩和功能锻炼，并坚持定期复查。足二关节或三关节融合术后在不平的路面或上下楼梯时会感到别扭，告知患儿及其父母该现象是正常的，会逐渐适应。

【测试题】

一、填空题

1. 先天性斜颈与产伤有关，大部分患儿有________及________史，在分娩过程中________受压，造成________导致机化。
2. 先天性斜颈的病因与________、________、________及________等有关。
3. 先天性斜颈的综合临床表现为________挛缩斜颈，治疗________。
4. 发育性髋关节脱位是一种________的畸形，不及时治疗或处理不当，年长后可造成________和________疼痛，影响劳动。
5. 运动系统畸形患儿的常见护理诊断/问题是________、________和________。
6. 新生儿或婴儿髋关节脱位主要表现为________增宽，________缩短，关节________、髋关节呈________位。
7. 幼儿期髋关节脱位表现为：单侧脱位者呈________、双侧脱位呈________步态。
8. 发育性髋关节脱位的治疗 3 岁以内患儿采用________，4～7 岁患儿需要________治疗。
9. 先天性马蹄内翻足使用的矫正器具包括：________，________和________。
10. 先天性马蹄内翻足畸形矫正可能复发，因此，最初半年内________复查 1 次，无复发倾向者________复查 1 次，坚持________以上。
11. 先天性斜颈分两种，一种是在颈椎发育缺陷的基础上发生的________斜颈，临床发病________；另一种是由于胸锁乳头肌纤维化短缩所引起的________斜颈，临床发病________。

二、单选题

1. 先天性斜颈临床最常见的是以下哪种？(   )。

   A. 骨性斜颈　　B. 肌性斜颈

   C. 混合型斜颈　　D. 创伤性斜颈

   E. 肿瘤所致斜颈
2. 先天性斜颈的临床综合表现为 (   )。

A. 颈部肿物斜颈　　B. 颈部扭转斜颈
C. 面部不对称斜颈　　D. 胸锁乳头肌挛缩斜颈
E. 头颅及面部发育畸形

3. 先天性斜颈的治疗原则正确的为（　　）。
A. 婴儿期手术治疗　　B. 婴儿期后非手术治疗
C. 局部理疗为主　　D. 治疗越早效果越好
E. 以上都是

4. 先天性斜颈非手术治疗的年龄正确的是（　　）。
A. 用于1岁内婴儿　　B. 用于3岁以上的患儿
C. 用于学龄期儿　　D. 用于病情较重的患儿
E. 用于1岁后的患儿

5. 先天性斜颈的手术治疗原则正确的是（　　）。
A. 1岁以内病情重者　　B. 1岁以上病情轻者
C. 1岁以上病情重者　　D. 1岁以上所有患儿
E. 治疗越早效果越好

6. 先天性斜颈手法扳正的护理措施下列哪项不正确？（　　）。
A. 尽量伸直患侧胸锁乳突肌
B. 将患儿头扳至畸形相反方向
C. 将患儿头扳至畸形方向
D. 手法扳正在出生后2周开始
E. 手法扳正应教会父母配合治疗

7. 先天性斜颈按摩热敷的护理措施下列哪项不正确？（　　）。
A. 手法要轻柔缓慢　　B. 每日可重复多次
C. 热沙袋约在45℃　　D. 热沙袋约在65℃
E. 热沙袋置于患部

8. 下列关于发育性髋关节脱位的发病情况正确的是（　　）。
A. 双侧多见　　B. 单侧多见
C. 男性多见　　D. 右侧多见
E. 以上都不是

9. 先天性髋关节脱位的病因与胎儿体位和机械因素有关，更具代表性的分娩是（　　）。
A. 头位生产　　B. 臀位生产
C. 剖宫产　　D. 药物引产
E. 以上都不是

10. 新生儿先天性髋关节脱位的体征为（　　）。
A. 患侧肢体缩短　　B. 健侧肢体缩短
C. 患侧肢体延长　　D. 健侧肢体延长

E. 患侧肢体痉挛

11. 幼儿单侧先天性髋关节脱位的体征为（　　）。
A. 身体向健侧晃动　　B. 身体向患侧晃动
C. 行走呈鸭步态　　D. 行走左右晃动
E. 行走步态无异常

12. 幼儿双侧先天性髋关节脱位的体征为（　　）。
A. 身体向健侧晃动　　B. 身体向患侧晃动
C. 行走呈鸭步态　　D. 行走前后晃动
E. 行走步态无异常

13. 仅用于新生儿双侧先天性髋关节脱位的检查特征性体征为（　　）。
A. Galeazzi 征　　B. Allis 征
C. 套叠试验　　D. 弹进弹出征
E. 单腿独立试验

14. 6 个月内婴儿先天性髋关节脱位的治疗正确的选择是（　　）。
A. 用 Pavlik 吊带保持 1～2 个月
B. 用 Pavlik 吊带保持 3～4 个月
C. 用 Pavlik 吊带保持 1 年
D. 用石膏支架固定 2～4 月
E. 用石膏支架固定 4～6 月

15. 3 岁以内患儿先天性髋关节脱位的治疗正确的是在手法整复后（　　）。
A. 用 Pavlik 吊带保持 1～2 个月
B. 用 Pavlik 吊带保持 3～4 个月
C. 用 Pavlik 吊带保持 1 年
D. 用蛙式位石膏/支架固定 2～4 月
E. 用石膏或支架固定 6～8 个月

16. 下列关于 4～7 岁先天性髋关节脱位的治疗正确的是（　　）。
A. 非手术保守治疗　　B. 用特制支架固定
C. 用 Pavlik 吊带固定　　D. 用蛙式位石膏固定
E. 手术切开复位

17. 先天性马蹄内翻足手法扳正矫形疗程应该是（　　）。
A. 1～2 月左右　　B. 2～4 月左右
C. 4～6 月左右　　D. 6～8 月左右
E. 1～2 年左右

18. 先天性马蹄内翻足矫正鞋套使用年龄是（　　）。
A. 学龄期儿　　B. 婴、幼儿
C. 学龄前期儿　　D. 新生儿和婴儿
E. 青春期儿

19. 先天性马蹄内翻足矫形鞋使用年龄是（　　）。

A. 新生儿　　B. 小婴儿

C. 瘫痪儿　　D. 未行走的儿童

E. 能行走的儿童

20. 下列关于先天性马蹄内翻足矫形鞋使用的描述，哪项不正确？（　　）。

A. 用于畸形较轻患儿　　B. 用于防止复发

C. 有利于足骨正常发育　　D. 不利于足骨正常发育

E. 穿矫形鞋应配合按摩

三、多选题

1. 下列关于肌性先天性斜颈发病情况的描述，正确的是（　　）。

A. 胸锁乳突肌纤维化缩短

B. 半锥体畸形所致

C. 临床多见的肌性斜颈

D. 临床少见的骨性斜颈

E. 临床多见的骨性斜颈颈椎发育缺陷

2. 下列关于骨性先天性斜颈发病情况的描述，正确的是（　　）。

A. 胸锁乳突肌纤维化缩短

B. 半锥体畸形所致

C. 临床多见的肌性斜颈

D. 临床少见的骨性斜颈

E. 与颈椎发育缺陷有关

3. 先天性斜颈手法扳正的护理措施下列正确的是（　　）。

A. 尽量伸直患侧胸锁乳突肌

B. 将患儿头扳至畸形相反方向

C. 将患儿头扳至畸形方向

D. 手法扳正在出生后 2 周开始

E. 手法扳正应教会父母配合治疗

4. 下列关于先天性斜颈按摩热敷的护理措施的描述，正确的是（　　）。

A. 手法要轻柔缓慢　　B. 每日可重复多次

C. 热沙袋约在 45℃　　D. 热沙袋置于患部

E. 热沙袋约在 65℃左右

5. 下列关于发育性髋关节脱位的发病情况的描述，正确的是（　　）。

A. 双侧多见　　B. 单侧多见

C. 男性多见　　D. 左侧多见

E. 女性多见

6. 新生儿先天性髋关节脱位的体征为（　　）。

A. 患侧肢体缩短　　B. 会阴部增宽

C. 臀纹加深上移
D. 关节活动受限
E. 患侧肢体痉挛

7. 幼儿双侧先天性髋关节脱位的体征为（　　）。
A. 身体向健侧晃动
B. 身体向患侧晃动
C. 行走呈鸭步态
D. 行走左右晃动
E. 行走步态无异常

8. 用于单侧先天性髋关节脱位的检查特征性体征为（　　）。
A. Galeazzi 征
B. Allis 征
C. 套叠试验
D. 弹进弹出征
E. 单腿独立试验

9. 下列关于先天性马蹄内翻足矫形鞋使用正确的是（　　）。
A. 用于畸形较轻患儿
B. 用于防止复发
C. 有利于足骨正常发育
D. 穿矫形鞋应配合按摩
E. 不利于足骨正常发育

10. 运动系统畸形患儿常见的护理诊断/问题包括（　　）。
A. 运动障碍
B. 肢体肿痛
C. 自我形象紊乱
D. 患儿/父母焦虑
E. 知识缺乏

11. 对于运动系统畸形患儿的健康教育内容包括（　　）。
A. 介绍疾病情况
B. 讲明治疗重要性
C. 交代护理原则
D. 教会必要的护理手法
E. 鼓励父母配合治疗

12. 先天性斜颈的护理措施包括（　　）。
A. 非手术方法矫正
B. 增进患儿舒适
C. 解除患儿精神负担
D. 增进患儿社会交往
E. 帮助手术后护理

13. 先天性髋关节脱位的日常护理包括（　　）。
A. 注意大小便护理
B. 注意肢体保暖
C. 保持外固定的有效性
D. 保证必要的户外活动
E. 注意保护皮肤

14. 先天性马蹄内翻足手法扳正矫形的护理措施包括（　　）。
A. 一经发现即可扳正
B. 手法轻柔不可用力过猛
C. 疗程一般 1～2 年左右
D. 疗程一般 1～2 月左右
E. 注意保护骨骺及软组织

四、判断改错题

1. 先天性斜颈患儿姿态表现为患儿头向健侧偏斜，颈部扭转，面部倾斜，下颌偏向患侧。（　　）
2. 先天性斜颈患儿一般到2岁以后，头颅及面部发育变形，呈不对称。（　　）
3. 先天性斜颈患儿在婴儿期如坚持采用非手术疗法，所有患儿都可以治愈。（　　）
4. 对于1岁以内的婴儿及轻度斜颈的先天性斜颈患儿手术疗法为首先发法。（　　）
5. 先天性斜颈患儿术后头颈胸石膏或颈部矫形支架固定时间为6周。（　　）
6. 先天性斜颈患儿采用手法扳正在出生2周即可开始。（　　）
7. 先天性斜颈患儿局部热敷热沙袋温度在55℃左右即可。（　　）
8. 发育性髋关节脱位如不及时治疗或处理不当，年长后可造成患髋和腰部疼痛，影响劳动。（　　）
9. 先天性马蹄内翻足是畸形足中最多见的，女性多于男性。（　　）
10. 先天性马蹄内翻足的矫形器具中矫形鞋适用于能站立行走的患儿。（　　）

五、名词解释

1. 先天性肌性斜颈
2. 先天性马蹄内翻足

六、简答题

1. 简述先天性斜颈的两种类型。
2. 简述先天性斜颈的临床表现。
3. 简述先天性斜颈的护理评估。
4. 简述先天性斜颈的手法扳正护理措施。
5. 简述先天性髋关节脱位的病因。
6. 简述先天性髋关节脱位的主要临床表现。
7. 简述先天性髋关节脱位的X线特征。
8. 简述先天性髋关节脱位的护理措施。
9. 简述先天性马蹄内翻足的畸形特点。
10. 简述先天性马蹄内翻足的病因。
11. 简述先天性马蹄内翻足的治疗要点。
12. 简述先天性马蹄内翻足的手法扳正矫形。
13. 简述先天性马蹄内翻足护理措施中矫形鞋套的使用。
14. 简述先天性马蹄内翻足护理措施中矫形鞋的使用。

七、案例分析题

患儿，女，兰兰，2岁，该患儿在婴儿期经常出现牵拉髋关节时有响声，并发生哭闹情况，家属以为是用力过猛，现在刚学会走，比别的小孩晚，行走时经常左右摇摆，会阴部明显增宽。父母怀疑小孩是否有神经方面的问题带患儿来就诊。

(1) 根据患儿的症状，为进一步明确诊断，可采取的辅助检查方法是（　　）。

A. 查看是否有弹进弹出征　　B. 行屈髋屈膝外展试验

C. 单腿独立试验　　D. X线检查

E. 头部CT

(2) 该患儿确诊为发育性髋关节脱位，行手法整复后正确的处理方法是（　）。

A. 用Pavlik吊带保持1～2个月

B. 用Pavlik吊带保持3～4个月

C. 用Pavlik吊带保持1年

D. 用蛙式位石膏/支架固定2～4月

E. 用石膏或支架固定6～8个月

(3) 针对固定的护理，以下正确的是（　）。

A. 注意大小便护理　　B. 注意肢体保暖

C. 保持外固定的有效性　　D. 保证必要的户外活动

E. 注意保护皮肤

【参考答案】

一、填空题

1. 难产　臀围产　局部　血肿
2. 产伤　宫内异常受压　炎症　遗传
3. 胸锁乳突肌　越早越好
4. 比较常见　患髋　腰部
5. 运动障碍　自我形象紊乱　知识缺乏
6. 会阴部　患侧肢体　活动受限　屈曲外旋位
7. 跛行　鸭步
8. 保守疗法　手术复位
9. 矫正鞋套　Denis－Brown夹板　矫形鞋
10. 每月　每3月　1年
11. 骨性　少见　肌性　多见

二、单选题

1. B　2. D　3. D　4. A　5. C　6. C　7. D　8. B　9. B　10. A　11. B
12. C　13. D　14. B　15. D　16. E　17. E　18. D　19. E　20. D

三、多选题

1. AC　2. BDE　3. ABDE　4. ABCD　5. BDE　6. ABCD　7. CD　8. ABE
9. ABCD　10. ACDE　11. ABCDE　12. ABCDE　13. ABCDE　14. ABCE

四、判断题

1. ×　健侧→患侧，患侧→健侧
2. √

3. ×　所有患儿→部分患儿

4. ×　手术→非手术

5. ×　6周→4周

6. √

7. ×　55℃→45℃

8. √

9. ×　女性多于男性→男性多于女性

10. √

五、名词解释

1. 是由于一侧胸锁乳突肌纤维化和缩短而引起的称为先天性肌性斜颈。

2. 是畸形足中最多见的，表现为马蹄样足下垂；足内翻；足前部内收、跖屈。学龄期后多有胫骨内旋。

六、简答题

1. 答：分为两种：一种是在颈椎发育缺陷的基础上发生的，如半锥体畸形所致的骨性斜颈，临床少见；另一种是由于胸锁乳突肌纤维化短缩引起的肌性斜颈，临床多见。

2. 答：婴儿在出生后7～14d内于颈部发现颈部一侧胸锁乳突肌中段，有质硬的椭圆形肿块，无压痛，头向患侧偏斜；重症未治疗患儿2岁后可发生头颅及面部变形。

3. 答：①健康史：询问患儿有无宫内感染史，难产史，家族史及颈部肿块情况；②身体状况：注意颈部肿块的部位、形状、质地，是否触到条索状肌肉，头部倾斜状态；检查颈椎及胸椎情况；③心理社会状况：患儿父母对本病的认识，是否焦虑等。

4. 答：手法扳正矫正在出生后2周即可开始，尽量伸直患侧胸锁乳突肌，将患儿头扳至畸形相反方向，按摩肿块15s，反复15次，每日4～6遍，手法应轻柔，因治疗时间较长，故手法扳正应教会父母配合治疗。

5. 答：遗传因素、原发性髋臼发育不全及关节囊、韧带松弛因素，体位与机械因素等多种病因的综合作用。

6. 答：新生儿和婴儿期主要为会阴部增宽、患侧肢体缩短、关节活动受限、髋关节呈屈曲外旋位，牵拉时有弹响并引发患儿哭闹；幼儿期单侧脱位呈跛行步态，身体向患侧晃动，双侧脱位呈“鸭步”，身体左右摇摆。

7. 答：股骨头骨化中心未出现前，依靠股骨颈的干近侧端与髋臼关系测量；骨化中心出现后，将双下肢并拢拍片对比。

8. 答：包括：①日常护理包括大小便，肢体保暖，必要的户外活动；②保持外固定的有效性；③注意皮肤护理，防止损伤；④做好患儿及父母的心理护理及健康指导。

9. 答：马蹄样足下垂，足内翻，足前部内收，趾屈；学龄期后多有胫骨内收，年龄越大，负重时间越长畸形越严重。

10. 答：主要有遗传因素、胎儿宫内受压、胚胎发育停滞、神经肌肉发育不良等学说。

11. 答：①非手术治疗：手法扳正、矫形鞋套、Denis－Brown夹板、矫形鞋等；

②手术治疗：单纯软组织手术或骨性手术。

12. 答：婴儿出生后，一经发现即刻矫形。具体手法：一手握住患侧踝关节上部，另一手以手掌顶住足底，大鱼际肌紧贴足底外侧，将足前部外展，足底外翻，然后将足跟向下牵拉，最后将足前部背屈，维持在矫形过正位，同时进行跟腱按摩，每日 3～5 次，每次 3～5min。注意手法要轻柔，手法扳正后要用棉花绷带包扎，疗程一般 1～2 年左右。

13. 答：适用于新生儿和婴儿。在手法扳正和按摩治疗后，用于维持在稍矫形过正的位置上，注意鞋套不能过紧，每晚热水泡脚，及时检查足的血液循环。

14. 答：适用于能站立行走患儿，畸形较轻或手法矫正后患儿，为了防止行走后复发而穿用。穿矫正鞋有利于足骨关节正常发育，期间应配合按摩和热泡脚。

七、案例分析题

（1）CD　（2）D　（3）ABCDE

（叶天惠　汪红玲）

第十八章　传染性疾病患儿的护理

【知识精要】

一、传染病患儿的一般护理

1. 传染病的特点

（1）传染病的基本特征：①由特异性病原体所致；②具有一定的传染性；③流行病学特征包括流行性、季节性、地方性、周期性，按其强度和广度可分为散发、暴发、流行、大流行四种类型；④免疫性：患者在传染病痊愈后，大多数可获得对该病病原体的特异性体液免疫及细胞免疫。

（2）传染病病程发展的阶段性：传染病的发展过程都有其自身的规律，一般都要经过以下几个阶段：①潜伏期，指病原体侵入机体之后至出现临床症状之前的这一阶段，了解潜伏期最重要的临床意义是可以确定检疫期限，并有助于传染病的诊断和流行病学调查；②前驱期，指起病至开始出现该病明显症状为止；③症状明显期，出现该传染病所特有的症状、体征；④恢复期，患儿症状、体征基本消失，如较长时间机体功能仍不能恢复正常则称为后遗症。

（3）传染病的流行环节：传染病的流行过程，就是传染病在人群中发生、发展和转归的过程。传染病在人群中的传播必须具备 3 个基本环节，即传染源、传播途径和人群易感性。

2. 传染病患儿的一般护理

（1）建立预诊制度：儿童时期传染病多，门诊的预诊制度能及早发现传染病患儿，避免和减少交叉感染的机会。

（2）严格执行消毒隔离制度：隔离与消毒是防止传染病播散和院内感染的重要措施。应根据不同病原体的特征和各种传染病的传播途径采取相应的隔离消毒措施，控制传染源，切断传播途径，保护易感人群。患儿预诊后需按不同传染病的病种分别在指定的诊室进行诊治。诊室内应有洗手、空气消毒设备。传染病门诊应有单独的治疗室、药房、化验室、留观室、厕所等。患儿诊治完毕后，由指定出口离院或入院。

（3）及时报告疫情：护士是传染病的法定报告人之一。发现传染病后应及时填写“传染病疫情报告卡”并按国家规定的时间向防疫部门报告，以便采取措施进行疫源地消毒，防止传染病的播散。

（4）密切观察病情：传染病病情重、变化快，护士应深入病房，密切观察病情变化、服药反应、治疗效果、特殊检查后的情况，尤其要注意观察发热的程度及热型、出疹情况、生命体征的变化、有无并发症等。必要时专人守护，详细记录，并做好各种抢救的准备工作。

（5）促进休息与营养：保持病室清洁、安静、舒适，以利患儿休息。传染病的急性期应绝对卧床休息，症状减轻后方可逐渐起床活动。传染病患儿大多有高热、食欲不振，故应给予水分充足、易消化、营养丰富的流质、半流质或软食饮食，鼓励患儿多饮水，维持水、电解质平衡和促进体内毒素的排泄，必要时鼻饲或静脉补液。

（6）预防和控制院内感染：医院内感染是对住院患儿的一大威胁，护士在院内感染控制中起着非常重要的作用。护士和其他医务人员也必须采取预防措施保护自身免受感染，如 HIV 和乙型肝炎。正确洗手和勤洗手是防止微生物传播和预防院内感染最重要的方法。当可能接触血液、体液、分泌物或排泄物时，应戴手套或其他防护用品以免受污染。正确处理废弃物，污染物品要正确清洁与消毒。正确使用抗生素。

（7）加强心理护理：传染病患儿住院常需要单独隔离，更易产生孤独、紧张、恐惧心理，有的患儿可表现为大哭大闹、拒食、抗拒治疗甚至逃跑等。患儿不良的心理反应可促使病情加重，护理人员对此应倍加关注，耐心劝导患儿安心休息配合治疗。对恢复期患儿应安排好教养活动，如游戏、保健操、看电视、复习功课等。鼓励患儿适量活动，保持良好情绪，促使疾病早日康复。

（8）开展健康教育：健康教育是传染病护理的重要环节。护理人员应针对传染病的特点，采用个别交谈、墙报及宣传画等形式向患儿及家长宣讲隔离消毒的意义及方法，传染病发生的原因、治疗、护理措施、出院后注意事项，使他们能配合医院的消毒隔离及治疗护理，控制院内交叉感染。

二、麻疹

1. 概述

麻疹是麻疹病毒引起的一种急性出疹性呼吸道传染病。临床上以发热、上呼吸道炎（咳嗽、流涕）、结膜炎、口腔麻疹黏膜斑（又称柯氏斑）及全身斑丘疹为主要表现。本病传染性强，易并发肺炎。病后免疫力持久，大多终身免疫。随着麻疹减毒活疫苗的普遍接种，麻疹的流行已得到控制，目前我国的总发病率低于 0.1‰。

2. 临床特点

（1）典型麻疹：临床经过可分为以下 4 期：

1）潜伏期：一般为 6～18d，平均为 10d 左右。在潜伏期末可有轻度发热、精神差、全身不适。

2）前驱期（出疹前期）：发热开始至出疹，一般为 3～4d。主要症状有：①发热：为首发症状，多为中度以上发热；②上呼吸道炎：在发热同时出现咳嗽、喷嚏、流涕、咽部充血等卡他症状，眼结合膜充血、流泪、畏光及眼睑水肿是本病特点；③麻疹黏膜斑：见于 90%以上的患儿，具有早期诊断价值。麻疹黏膜斑在发疹前 24～48h 出现，在两侧颊黏膜上相对于下臼齿对应处，可见直径约 1.0mm 灰白色小点，周围有红晕，随后迅速增多并融合，于出疹后 1～2d 迅速消失；④其他：部分病例可有一些非特异性症状，如全身不适、精神不振、食欲减退、呕吐、腹泻等。偶见皮肤荨麻疹，隐约斑疹或猩红热样皮疹，在出现典型皮疹时消失。

3）出疹期：一般为3～5d。皮疹多在发热3～4d后按一定顺序出现，先见于耳后、发际、颈部到颜面部，然后从上而下延至躯干、四肢，最后到手掌、足底。皮疹为略高出皮肤的斑丘疹，颜色从浅红色、鲜红色到暗红色，数量由少逐渐增多、密集而融合成片。压之褪色，疹间有正常皮肤。出疹时全身毒血症状加重，体温升高、嗜睡或烦躁、厌食、呕吐、腹泻，肺部有少量啰音。易并发肺炎、喉炎等并发症。

4）恢复期：一般为3～5d。出疹3～4d后皮疹按出疹先后顺序逐渐隐退，可有糠麸样脱屑及淡褐色色素沉着，1～2周后完全消失。体温随之下降，症状也逐渐好转。

（2）非典型麻疹：少数患者，病程呈非典型经过。体内尚有一定免疫力者呈轻型麻疹，症状轻，常无黏膜斑，皮疹稀而色淡，疹退后无脱屑和色素沉着，无并发症，此种情况多见于6个月以内的婴儿、近期接受过被动免疫或曾接种过麻疹疫苗者。体弱、有严重继发感染者呈重型麻疹，持续高热，中毒症状重，皮疹密集融合，常有并发症或皮疹骤退、四肢冰冷、血压下降等循环衰竭表现。此外，注射过麻疹减毒活疫苗的患儿还可出现皮疹不典型的异型麻疹（非典型麻疹综合征）和无典型黏膜斑、无皮疹的无疹型麻疹。

（3）常见并发症：

1）肺炎：是麻疹最常见的并发症，多见于5岁以下患儿。麻疹病毒引起的间质性肺炎常在出疹及体温下降后消退。而继发细菌感染性肺炎时，肺炎症状加剧，体征明显，预后差，易并发脓胸和脓气胸。

2）喉炎：麻疹患儿常见轻度喉炎表现，随皮疹消退、体温下降其症状随之消失。但继发细菌感染所致的喉炎，可有声音嘶哑、犬吠样咳嗽、吸气性呼吸困难及三凹征，严重者可窒息死亡。

3）心肌炎：轻者仅有心音低钝、心率增快、一过性心电图改变，重者可出现心力衰竭、心源性休克。

4）脑炎：大多发生在出疹后2～6d，其临床表现和脑脊液检查同一般病毒性脑炎。脑炎的轻重与麻疹轻重无关，1/4～1/3患儿可发生瘫痪和智力障碍。

（4）主要辅助检查：

1）一般检查：血白细胞总数减少，淋巴细胞相对增多。若中性粒细胞增多提示继发细菌感染。如淋巴细胞严重减少，常提示预后不良。

2）病原学检查：从呼吸道分泌物中分离出麻疹病毒，或检测到麻疹病毒均可作出特异性诊断。

3）血清学检查：皮疹出现1～2d内即可用酶免疫检测法从血中检出特异性IgM抗体，有早期诊断价值。

3. 治疗要点

（1）一般治疗：注意补充维生素，尤其是维生素A和D。保持水、电解质及酸碱平衡，必要时静脉补液。

（2）对症治疗：体温超过40℃者酌情给予小量（常用量的1/3～1/2）退热剂，伴有烦躁不安或惊厥者给予镇静剂，咳嗽重者可服止咳剂并行超声雾化吸入。

（3）中药治疗：中医认为麻疹属于“温热病”范畴，前驱期治疗以辛凉透表为主，出疹期以清热解毒透疹为主，恢复期则以养阴清余热、调理脾胃为主。

（4）并发症治疗：有并发症者给予相应治疗。

4. 主要护理措施

（1）维持正常体温：

1）卧床休息：卧床休息至皮疹消退、体温正常为止。保持室内空气新鲜，每日通风2次。室内温度维持在18～22℃，湿度50%～60%，避免直接吹风，防止受凉。衣被合适，勿捂汗，出汗后及时更换衣被，保持干燥。

2）监测体温，观察热型：处理麻疹高热时需兼顾透疹，不宜用药物及物理方法强行降温，尤其禁用冷敷及酒精擦浴，因体温骤降可引起末梢循环障碍而使皮疹突然隐退。如体温升至40℃以上时，可用小剂量退热剂或温水擦浴，使体温稍降以免惊厥。

（2）保持皮肤黏膜的完整性：

1）皮肤护理：保持皮肤清洁，勤换内衣。及时评估出疹情况，如出疹不畅，可用中药或鲜芫荽煎服或外用，帮助透疹。勤剪指甲，避免患儿抓伤皮肤引起继发感染。

2）口、眼、耳、鼻部的护理：保持口腔、眼、耳、鼻部的清洁。多喂白开水，常用生理盐水或2%硼酸溶液洗漱，保持口腔清洁、舒适；室内光线柔和，眼部因炎性分泌物多而形成眼痂者，应用生理盐水清洗双眼，再滴入抗生素眼药水或眼膏，一日数次，并加服鱼肝油预防干眼症；防止眼泪及呕吐物流入耳道，引起中耳炎；及时清除鼻痂，保持鼻腔通畅。

（3）保证营养的供给：饮食以清淡、易消化、营养丰富的流食、半流食为宜，少量多餐。鼓励多饮水，以利排毒、退热、透疹，必要时按医嘱静脉补液。恢复期应添加高蛋白、高能量及多种维生素的食物，无需忌口。

（4）观察病情：麻疹并发症多且重，为及早发现，应密切观察病情。出疹期间出现高热不退、咳嗽加剧、呼吸困难及肺部细湿啰音等为并发肺炎的表现，重症肺炎尚可致心力衰竭；患儿出现声嘶、气促、吸气性呼吸困难、三凹征等为并发喉炎的表现；患儿出现抽搐、嗜睡、脑膜刺激征等为脑炎的表现。如出现上述表现应予以相应处理。

（5）预防感染的传播：

1）管理传染源：隔离患儿至出疹后5d，并发肺炎者延长至出疹后10d。密切接触的易感儿，应隔离观察3周，若接触后接受过免疫制剂者则延至4周。

2）切断传播途：每天用紫外线消毒患儿房间或通风半小时，患儿衣物在阳光下曝晒。医护人员接触患儿前后应洗手、更换隔离衣或在空气流动处停留半小时。

3）保护易感人群：流行期易感儿应尽量避免去公共场所。托幼机构应加强晨间检查。8个月以上未患过麻疹者均应接种麻疹减毒活疫苗，7岁时进行复种。流行期间可应急接种，以防止传染病扩散。体弱易感儿接触麻疹后，应及早注射免疫血清球蛋白。

（6）健康教育：由于麻疹传染性较强，为控制疾病的流行，应向家长介绍麻疹的流行特点、病程、隔离时间、早期症状、并发症和预后，使其有充分的心理准备，积极配合治疗。无并发症的患儿可在家中治疗护理。指导家长做好消毒隔离、皮肤护理以及病情观察等，防止继发感染。

三、水痘

1. 概述

水痘是由水痘—带状疱疹病毒引起的儿童常见的急性出疹性疾病，传染性极强，临床特征为皮肤和黏膜相继出现并同时存在斑疹、丘疹、疱疹及结痂，全身症状轻微。患儿感染后可获得持久免疫，但以后可以发生带状疱疹。

2. 临床特点

（1）流行病学：水痘患者是唯一的传染源。病毒存在于患儿上呼吸道鼻咽分泌物及疱疹液中，经飞沫或直接接触传播。出疹前1～2d至疱疹结痂为止，均有很强的传染性。易感儿接触水痘患儿后几乎均可发病。本病一年四季均可发生，以冬春季高发。

（2）临床表现：

1）典型水痘：潜伏期多为2周。前驱期仅1d左右，表现为低热、不适、厌食、流涕、咳嗽等。常在起病当天或次日出现皮疹。其特点为：①皮疹分批出现，开始为红色斑疹或斑丘疹，迅速发展为清亮、椭圆形小水疱，周围伴有红晕。疱液先透明而后混浊，且疱疹出现脐凹现象，易破溃，常伴瘙痒，2～3d开始干枯结痂。由于皮疹演变过程快慢不一，故同一时间内可见上述3种形态皮疹同时存在，这是水痘皮疹的重要特征。皮疹脱痂后一般不留瘢痕；②皮疹呈向心性分布，躯干多，四肢少，这是水痘皮疹的又一特征；③黏膜疱疹可出现在口腔、咽、眼结膜、生殖器等处，易破溃形成溃疡，疼痛明显。水痘多为自限性疾病，10d左右自愈。

2）重型水痘：发生于肿瘤或免疫功能低下的患儿，患儿全身中毒症状较重，高热，皮疹分布广泛，可融合形成大疱型疱疹或出血性皮疹，可继发感染甚至引起败血症，病死率高。

3）先天性水痘：孕妇患水痘时可累及胎儿。妊娠早期感染，可致新生儿患先天性水痘综合征，导致多发性先天性畸形和自主神经系统受累，患儿常在1岁内死亡，存活者留有严重神经系统伤残。接近产期感染水痘，新生儿病情多严重，死亡率高。

4）并发症：常见为皮肤继发性细菌感染。少数病例可发生心肌炎、肝炎等。水痘肺炎儿童少见，临床症状迅速恢复，X线肺部病变可持续6～12周。

（3）辅助检查：

1）血常规：白细胞总数大多正常，继发细菌感染时可增高。

2）疱疹刮片检查：用瑞氏染色可见多核巨细胞，用苏木素—伊红染色查见核内包涵体，可供快速诊断。直接荧光抗体染色查病毒抗原也简捷有效。

3）血清学检查：补体结合抗体高滴度或双份血清抗体滴度4倍以上升高可明确病原。

3. 治疗要点

（1）对症治疗：皮肤瘙痒时可局部应用炉甘石洗剂或口服抗组织胺药。高热时给予退热剂。有并发症时进行相应对症治疗。

（2）抗病毒治疗：阿昔洛韦为目前首选抗 V－Z virus 药物。但须在水痘发病后 24h 内应用才有效。此外，尚可酌情选用干扰素。

4. 主要护理措施

（1）减轻皮肤病损，恢复皮肤完整性：

1）室内温度适宜，保持衣被清洁、合适，以免增加痒感，勤换内衣，保持皮肤清洁、干燥，剪短指甲，小婴儿可戴连指手套，避免搔破皮疹，引起继发感染或留下疤痕。

2）减少皮疹瘙痒，温水洗浴，疱疹无破溃者，可涂炉甘石洗剂或 5%碳酸氢钠溶液，也可遵医嘱口服抗组织胺药物；疱疹已破溃者、有继发感染者，局部用抗生素软膏，或遵医嘱口服抗生素控制感染。

（2）降低体温：患儿多有中低度发热，不必用药物降温。如有高热，可用物理降温或适量退热剂，忌用阿司匹林，以免增加 Reye 综合征的危险。卧床休息到热退，症状减轻。给富含营养的清淡饮食，多饮水，保证机体足够的营养。

（3）观察病情：水痘临床过程一般顺利，偶可发生播散性水痘，并发肺炎、心肌炎，应注意观察及早发现，并予以相应的治疗及护理。

（4）预防感染传播：

1）管理传染源：大多数无并发症患儿多在家中隔离治疗，应隔离至疱疹全部结痂为止。易感儿接触后应隔离观察 3 周。

2）保护易感儿：保持室内空气新鲜，托幼机构应做好晨间检查、空气消毒，防止扩散，尤其对体弱、免疫功能低下者更应加强保护。对使用大剂量激素、免疫功能受损、恶性病患儿以及孕妇，在接触水痘后 72h 内肌内注射水痘－带状疱疹免疫球蛋白，可起到预防或减轻症状的作用。国外已开始使用水痘减毒活疫苗，接触水痘后立即给予可预防发病，即使患病症状也很轻微。

（5）健康教育：由于水痘是一种传染病，对社区人群除进行疾病病因、表现特点、治疗护理要点知识宣教外，为控制疾病的流行，重点应加强预防知识教育，如流行期间避免易感儿去公共场所。介绍水痘患儿隔离时间，使家长有充分思想准备，以免引起焦虑。指导家长给予患儿足够的水分和营养。为家长示范皮肤护理方法，注意检查，防止继发感染。

四、流行性腮腺炎

1. 概述

流行性腮腺炎是由腮腺炎病毒引起的儿童时期常见的急性呼吸道传染病。以腮腺肿大、疼痛为特征，各种唾液腺体及其他器官均可受累，系非化脓性炎症。

2. 临床特点

（1）流行病学：本病一年四季均可散发，多见于冬春两季。15 岁以下儿童是主要的易感者。在幼儿园中容易造成流行，感染后可获持久免疫，患者和隐性感染者为本病的传染源，自腮腺肿大前 1d 到消肿后 3d 均有传染性。病毒主要通过直接接触、飞沫传播，也可经唾液污染的食具、玩具等途径传播。

（2）临床表现：

1）典型病例临床上以腮腺炎为主要表现。潜伏期14～25d，平均18d。本病前驱期很短，可有发热、头痛、乏力、肌痛、厌食等。腮腺肿大常是疾病的首发体征。通常先起于一侧，2～3d内波及对侧，也有两侧同时肿大或始终限于一侧者。肿胀以耳垂为中心，向前、后、下发展，局部不红，边缘不清，轻度压痛，咀嚼食物时疼痛加重。在上颌第2磨牙旁的颊黏膜处，可见红肿的腮腺管口。腮腺肿大3～5d达高峰，1周左右逐渐消退。颌下腺和舌下腺也可同时受累。

2）不典型病例可无腮腺肿胀而以单纯睾丸炎或脑膜脑炎的症状出现。腮腺炎病毒有嗜腺体和嗜神经性，故病毒常侵入中枢神经系统、其他腺体或器官而产生下列症状：①脑膜脑炎可在腮腺炎出现前、后或同时发生，也可发生在无腮腺炎时。表现为发热、头痛、呕吐、颈项强直，少见惊厥和昏迷。脑脊液呈无菌性脑膜炎样改变。大多预后良好，但也偶见死亡及留有神经系统后遗症者；②睾丸炎是男孩最常见的并发症，多为单侧受累，睾丸肿胀疼痛，约半数病例可发生萎缩，双侧萎缩者可导致不育症；③急性胰腺炎较少见。常发生于腮腺肿胀数日后。出现中上腹剧痛，有压痛和肌紧张，伴发热、寒战、呕吐、腹胀、腹泻或便秘等；④其他可有心肌炎、肾炎、肝炎等。

（3）主要辅助检查：

1）血常规：白细胞总数正常或稍低，淋巴细胞相对增多。有并发症时白细胞总数及嗜中性粒细胞可增高。

2）血清、尿淀粉酶测定：90％患儿血、尿淀粉酶增高，并与腮腺肿胀平行，第1周达高峰，第2周左右恢复正常。血脂肪酶增高，有助于胰腺炎的诊断。

3）特异性抗体测定：血清特异性IgM抗体阳性提示近期感染。

4）病毒分离：患者唾液、脑脊液、尿或血中可分离出病毒。

3. 治疗要点

主要为对症处理及支持治疗。严重头痛和并发睾丸炎者可酌情应用止痛药，也可采用中医中药内外兼治，并发睾丸炎者应局部冷敷并用阴囊托将睾丸抬高以减轻疼痛，重症脑膜脑炎、睾丸炎或心肌炎者必要时可用中等量激素治疗3～7d。氦氖激光局部照射治疗腮腺炎，对止痛、消肿有一定疗效。

4. 主要护理措施

（1）减轻疼痛：

1）保持口腔清洁，常用温盐水漱口，多饮水，以减少口腔内残余食物，防止继发感染。

2）给予富有营养、易消化的半流质或软食，忌酸、辣、干、硬食物，以免因唾液分泌及咀嚼使疼痛加剧。

3）局部冷敷，以减轻炎症充血及疼痛。亦可用中药湿敷。

（2）减低体温：保证休息，防止过劳，减少并发症的发生，高热者给予物理或药物降温，鼓励患儿多饮水，发热伴有并发症者应卧床休息至热退。

(3) 观察病情：变化注意有无脑膜脑炎、睾丸炎、急性胰腺炎等临床征象，并以相应治疗和护理。发生睾丸炎时可用丁字带托起阴囊，局部间歇冷敷以减轻疼痛。

(4) 预防感染传播：发现腮腺炎患儿后立即采取呼吸道隔离措施，直至腮腺肿大消退后 3d。有接触史的易感儿应观察 3 周。流行期间应加强托幼机构的晨检。居室应空气流通，对患儿口、鼻分泌物及污染物应进行消毒。易感儿可接种减毒腮腺炎活疫苗。

(5) 健康教育：无并发症的患儿一般在家中隔离治疗，指导家长做好隔离、饮食、用药等护理，学会病情观察，若有并发症表现，应及时送医院就诊。做好患儿和家长的心理护理，介绍减轻疼痛的方法，使患儿配合治疗。

五、脊髓灰质炎

1. 概述

脊髓灰质炎是由脊髓灰质炎病毒引起的急性传染病。临床特点为发热、咽痛、肢体疼痛，少数病例出现肢体弛缓性瘫痪。因本病多发于儿童，故又称“儿童麻痹症”。自口服脊髓灰质炎减毒活疫苗广泛应用以来，本病发病率已明显降低。

2. 临床特点

(1) 流行病学：患者和无症状病毒携带者（隐性感染）均为传染源，整个病程均具传染性，潜伏期末和瘫痪前期传染性最强。患儿鼻咽部分泌物和粪便中都含有病毒，粪一口传播是本病主要传播方式，病初亦可通过飞沫传播。人群普遍易感，6 个月～5 岁儿童多见。感染后可获同型病毒持久的免疫力。一年四季均可发病，以夏季和秋季为多。

(2) 临床表现：潜伏期一般 5～14d。病程中可并发支气管炎、肺炎、尿路感染等。

典型病例可分为以下 5 期：

1) 前驱期：主要表现为发热、乏力、咽痛、流涕及咳嗽等上呼吸道症状，或纳差、恶心、呕吐、腹泻等消化道症状。多数患儿 1～4 日热退症状消失，称顿挫型。

2) 瘫痪前期：前驱期热退后 1～6d，体温再次上升（呈本病典型的双峰热型），或由前驱期直接进入本期。患儿感觉过敏、肌肉酸痛，主要为肢体和颈背部疼痛。小婴儿拒抱，较大患儿体检可见以下体征：①三脚架征，即患儿坐起时两臂向后伸直以支撑身体；②吻膝试验阳性，即患儿坐位时不能自如地弯颈使下颌抵膝；③头下垂征，即将手置于患儿肩下，抬起其躯干时，患儿头与躯干不平行。此外，患儿可有面颊潮红、多汗、尿潴留等植物神经受累症状。如患儿经 3～6 日康复，称无瘫痪型。

3) 瘫痪期：多在起病后 3～4d 或第 2 次发热后 1～2d 发生瘫痪，并逐渐加重，至体温正常后瘫痪停止进展，不伴感觉障碍。根据瘫痪表现可分为 4 型：①脊髓型：最常见；②延髓型：病毒主要侵犯延髓呼吸中枢、循环中枢及脑神经核，出现颅神经麻痹及呼吸、循环受损的表现，可因呼吸衰竭和循环衰竭而死亡；③脑型：较少见，表现与病毒性脑炎相似，可有发热、头痛、嗜睡、昏迷、惊厥和肢体强直性瘫痪；④混合型：上述各型同时存在称混合型。以脊髓型与延髓型同时存在多见。

4) 恢复期：瘫痪后 1～2 周肢体功能逐渐恢复，常自肢体远端小肌群开始，继之近端大肌群。最初 1～3 月恢复较快，尔后减慢。

5）后遗症期：如瘫痪1～2年仍不能恢复则为后遗症，可导致肌肉萎缩及畸形，患儿不能站立行走或呈跛行。

（3）主要辅助检查：

1）血常规：急性期血沉加快。

2）脑脊液：瘫痪前期，脑脊液出现异常，压力增高，白细胞数多在$50\sim500\times10^6$/L，早期中性粒细胞增多，但蛋白增加不明显，呈蛋白质—细胞分离现象。热退后白细胞恢复正常，但蛋白增高，且持续时间可长达4～6周。

3）血清学检测：血及脑脊液中特异性IgM抗体第1～2周即可出现阳性，有利于早期诊断。

4）病毒分离：疾病早期可从血、咽部分泌物及粪便中分离出病毒。

3. 治疗要点

目前尚无特效药物控制瘫痪的发生和发展，治疗以对症为主。前驱期和瘫痪前期可静脉滴注高渗葡萄糖和维生素C，以减轻细胞水肿；静脉注射丙种球蛋白，中和病毒。瘫痪期可用促神经传导和增强肌肉张力的药物，如地巴唑、加兰他敏、新斯的明，也可用维生素B_1、B_{12}等促神经细胞代谢。若有呼吸肌麻痹，及早给氧，保持呼吸道通畅，必要时机械通气治疗。恢复期及后遗症期可采用针灸、按摩及理疗；若有肢体畸形，可采用手术矫正。

4. 主要护理措施

（1）维持正常生命体征：

1）监测体温，观察热型，卧床休息至热退、瘫痪停止进展止。减少不必要的刺激，防止促发或加重瘫痪的发生。

2）密切观察呼吸，注意有无咳嗽无力、呼吸频率及节律改变、发绀、吸气时上腹内凹的反常现象，保持呼吸道通畅，必要时给氧、行气管插管、气管切开、人工呼吸等。

（2）止痛、保持关节功能位：瘫痪前肢体常有感觉异常，肌肉疼痛，应避免刺激和受压，可用局部热敷改善血液循环；对已发生瘫痪的肢体，可用支架保持患肢于功能位，防止足下垂或足外翻；恢复期帮助患儿进行肢体的主动或被动功能锻炼，促进肌肉功能最大程度的恢复，防止挛缩畸形。

（3）日常生活管理：

1）饮食护理：发热期间给予营养丰富的流质或半流质，热退后改用普食。耐心喂养，对吞咽困难者，予以鼻饲。

2）皮肤护理：患儿多汗长期卧床，须保持皮肤清洁，定时更换体位，防止褥疮及坠积性肺炎的发生。

3）排泄的护理：观察大小便情况，有便秘或尿潴留时，予灌肠或导尿。

（4）心理护理：长期卧床、肢体瘫痪，对患儿情绪造成很大影响，应以满腔热情对待患儿，及时解除不适，尽量满足其日常生活需要。

（5）预防感染的传播：

1）管理传染源：隔离患儿至病后40d，密切接触者医学观察20d。

2）切断传播途径：患儿的分泌物、排泄物用漂白粉消毒，衣物、被褥日光曝晒。

3）保护易感者：5岁以内未服过疫苗而与患者密切接触者，及时注射丙种球蛋白，每次0.3～0.5ml/kg，每日1次连用2次，可防止发病或减轻症状。普遍接种疫苗是降低发病率以至消灭本病的主要措施。我国现行口服疫苗程序为2、3、4月龄各服1次三价疫苗，4岁时加服1次。

（6）健康教育：

1）对瘫痪肢体尚未完全恢复的患儿，应耐心指导家长做瘫痪肢体的按摩和被动运动。指导家长作好日常生活护理，注意安全，防止意外发生。

2）对后遗症患儿作好自我保健指导，坚持残肢的主动与被动锻炼，树立健康心理，做到人残志坚；坚持与社会的正常交往，以获得更广泛的支持与帮助。

六、流行性乙型脑炎

1. 概述

流行性乙型脑炎简称乙脑，是由乙型脑炎病毒引起，以脑实质炎症为主要病变的中枢神经系统急性传染病。经蚊传播，夏秋季流行。其临床特征为高热、惊厥、意识障碍、呼吸衰竭。重症患儿可留有后遗症。

2. 临床特点

（1）流行病学：乙脑是人畜共患的自然疫源性疾病。人和动物（包括猪、牛、羊、马、鸭、鸡等）感染乙脑病毒后，可发生病毒血症，成为传染源。其中猪是乙脑主要传染源及中间宿主。蚊虫是乙脑主要传播媒介。流行区的儿童为易感人群，非流行区任何年龄人群均对本病易感，以隐性感染最为常见，感染后可获持久免疫力。患者多为10岁以下儿童，尤以2～6岁发病率最高，但广泛接种疫苗后，成人和老年人发病率相对增高。本病在夏秋季流行，呈高度散发性，约90%的病例集中在7、8、9三个月，与气温、雨量和蚊虫孳生密度高峰有关。

（2）临床表现：一般将本病分为5期，即潜伏期、前驱期、极期、恢复期和后遗症期。另外按照病情轻重还可分为轻型、普通型、重型和极重型（暴发型）4型。

1）潜伏期：4～21d，一般为10～14d。

2）前驱期：一般1～3日，为病毒血症期。起病多急骤，体温在1～2d内高达39～40℃，伴头痛、恶心和呕吐，部分患儿有嗜睡及轻度颈项强直。

3）极期：持续7d左右，主要表现为脑实质受损症状，高热、惊厥及呼吸衰竭是乙脑极期的严重症状，三者相互影响，其中呼吸衰竭常为致死的主要原因。①高热：体温高达40℃以上，热程通常持续7～10日，发热越高，热程越长，病情越重；②意识障碍：程度不等，包括嗜睡、谵妄、昏迷或定向力障碍等，常持续1周左右，重者可长达4周以上。昏迷发生愈早，程度愈深，持续时间愈长，病情愈严重；③惊厥：可有局部小抽搐、肢体阵挛性抽搐、全身抽搐或强直性痉挛，持续数分钟至数十分钟不等，均伴有意识障碍。频繁抽搐可加重缺氧和脑实质损伤，导致中枢性呼吸衰竭；④呼吸衰竭：

多发生在重症病例，主要由于脑实质炎症、脑水肿、颅内压增高、脑疝和低血钠脑病所致。表现为呼吸节律不规则，如双吸气、叹息样呼吸、潮式呼吸、抽泣样呼吸等，最后呼吸停止。此外，也可因并发肺炎或脊髓受侵犯后，出现外周性呼吸衰竭，表现为呼吸先快后慢，呼吸表浅，但呼吸节律整齐；⑤颅内高压症；⑥其他神经系统表现。

4）恢复期：此期体温逐渐下降，神经、精神症状好转，一般于 2 周左右完全恢复。重症乙脑患儿需 1～6 个月逐渐恢复。

5）后遗症期：指恢复期神经系统残存症状超过 6 个月尚未恢复者。主要表现为意识障碍、痴呆、失语、肢体瘫痪、扭转痉挛以及精神障碍等。

（3）主要辅助检查：

1）血常规：外周血白细胞计数增高，常在（10～20）$\times 10^9$/L。病初中性粒细胞达 0.80 以上。

2）脑脊液：压力增高，外观无色透明或微浑，白细胞计数轻度增加，发病 5 日内以中性粒细胞为主，以后淋巴细胞增多。蛋白稍高，氯化物正常，糖正常或偏高。

3）血清学检查：特异性 IgM 抗体在病后 3～4 日即可出现，2 周达到高峰，有早期诊断价值。

4）其他：脑 CT 检查可显示脑组织低密度区；MRI 检查可显示丘脑和脑干部位异常信号。

3. 治疗要点

主要是全面支持和对症治疗。其中，处理好“三关”即高热、惊厥、呼吸衰竭是抢救乙脑患者的关键。

（1）对症治疗：

1）高热：采用物理和药物降温将肛温控制在 38℃左右。药物降温可用 25％安乃近溶液滴鼻或安乃近每次 5～l0mg/kg 肌注，高热伴惊厥者可用亚冬眠疗法，即氯丙嗪和异丙嗪每次各 0.5～1mg/kg 肌注，每 4～6h 1 次，使肛温降至 38℃左右，疗程 3～5d。

2）惊厥：可选用地西泮每次 0.1～0.3mg/kg（每次最大量不超过 10mg），肌注或缓慢静注；亦可用苯巴比妥钠每次 5～10mg/kg 肌注；10％水合氯醛每次 40～60mg/kg 保留灌肠。使用时宜两种药物交替，每 4～6h 1 次。

3）脑水肿与颅内高压：脱水剂常用 20％甘露醇每次 0.5～1g/kg，静脉注射，4～6h 1 次。或与呋塞米合用。亦可用地塞米松每次 0.5mg/kg，6～8h 1 次，时间不超过 3～5d。

4）呼吸衰竭：保持呼吸道通畅，中枢性呼吸衰竭可用呼吸兴奋剂山梗菜碱等；必要时还可选用东莨菪碱改善微循环。

（2）恢复期和后遗症处理：加强营养，避免继发感染。逐渐开始功能训练（包括吞咽、语言和肢体功能锻炼），适当应用中医中药、针灸、按摩、体疗和高压氧治疗，促进患儿康复。本病病死率在 10％以下，轻型和普通型多能顺利康复。但重型和暴发型病死率可高达 20％～50％，多发生在极期，主要因中枢性呼吸衰竭所致。存活病例可有程度不等的后遗症。

4. **主要护理措施**

（1）降低体温：密切观察和记录患儿的体温，及时采取有效降温措施，将室温控制在25℃以下。高热患儿头部放置冰帽、冰枕，颈部、腋下、腹股沟等大血管处放置冰袋或乙醇擦浴、冷盐水灌肠。亦可遵医嘱给予药物降温或采用亚冬眠疗法。降温过程中注意观察体温、脉搏、呼吸、血压，保持呼吸道通畅，及时吸痰、给氧。

（2）保持呼吸道通畅：鼓励并协助患儿翻身、拍背，以利分泌物排出。痰液黏稠者给予超声雾化吸入，必要时用吸引器吸痰。同时给氧，减轻脑损伤，并准备好气管插管、气管切开、人工呼吸器等物品以便急用。

（3）控制惊厥：及时发现烦躁不安、口角或指（趾）抽动、两眼凝视、肌张力增高等惊厥先兆。一旦出现惊厥或抽搐，应让患儿取仰卧位，头偏向一侧，松解衣服和领口，清除口鼻分泌物；用牙垫或开口器置于患儿上下臼齿之间，防止咬伤舌头，或用舌钳拉出舌头，以防止舌后坠阻塞呼吸道。并遵医嘱使用止惊药物，注意此类药物对呼吸和咳嗽的抑制作用。

（4）防治呼吸衰竭密切观察患儿病情，记录体温、呼吸、脉搏、血压、意识、瞳孔等的变化。保持呼吸道通畅，备好急救药品及抢救器械，随时准备投入抢救。

（5）心理护理关心患儿，抚摸患儿的身体，对其听、视觉及皮肤感觉予以良性刺激，以减轻恐惧感。向家长介绍病情及主要处理措施，让其感受到医护人员为抢救患儿所付出的努力，并感受到知情权受到重视而增强信任感，减轻自责和焦虑情绪。

（6）健康教育：

1）做好社区预防乙脑的宣教工作：大力开展防蚊、灭蚊工作，冬春季以消灭冬蚊为主，夏秋季以消灭蚊虫孳生地为主，流行季节使用驱蚊油、蚊帐等防止蚊虫叮咬；加强家畜管理；对10岁以下儿童和从非流行区进入流行区的人员进行乙脑疫苗接种，初次皮下注射2次，间隔7～10日，以后每年加强1次，连续3年可获得持久免疫力。

2）对有后遗症的患儿做好康复护理指导：鼓励患儿坚持康复训练和治疗，教会家长切实可行的护理措施及康复疗法，如肢体功能锻炼、语言训练等。坚持用药，定期复诊。

七、中毒型细菌性痢疾

1. **概述**

细菌性痢疾是由志贺菌属引起的肠道传染病，中毒型细菌性痢疾是急性细菌性痢疾的危重型，起病急骤，临床以突发高热、嗜睡、反复惊厥、迅速发生休克和昏迷为特征。病死率高。

2. **临床特点**

（1）流行病学：细菌性痢疾的病原菌为痢疾杆菌，属志贺菌属，为革兰氏染色阴性杆菌，分A、B、C、D四群（痢疾志贺菌、福氏志贺菌、鲍氏志贺菌、宋内志贺菌），我国以福氏志贺菌多见，其次为宋内志贺菌。痢疾杆菌对外界抵抗力较强，耐寒、耐湿，但不耐热和阳光，一般消毒剂均可将其灭活。急性、慢性痢疾患者及带菌者是主要传染源。其传播方式是通过消化道传播。多见于2～7岁、平素体格健壮、营养状况好的儿童。发病季节以夏秋多见。

（2）临床表现：根据临床特点，可将本病分为3种类型。

1）休克型（皮肤内脏微循环障碍型）：主要表现为感染性休克。早期为微循环障碍，患儿面色苍白、肢端厥冷、脉搏细数、呼吸增快、血压正常或偏低、脉压差小；随着病情进展，微循环淤血、缺氧，面色青灰、肢端冷湿、皮肤花纹、血压明显降低或测不出、心音低钝、少尿或无尿；后期可伴心、肺、肾等多系统功能障碍。

2）脑型（脑微循环障碍型）：颅内压增高、脑水肿、脑疝和呼吸衰竭为主。患儿有剧烈头痛、呕吐、血压增高，心率相对缓慢，肌张力增高，反复惊厥及昏迷。严重者可呈现呼吸节律不齐，瞳孔两侧大小不等，对光反应迟钝。此型较重；病死率高。

3）肺型（肺微循环障碍型）：主要表现为呼吸窘迫综合征。以肺微循环障碍为主，常由脑型或休克型基础上发展而来，病情危重，病死率高。

4）混合型：同时或先后出现以上两型或三型的征象，极为凶险，病死率更高。

（3）主要辅助检查：

1）血常规：白细胞总数与中性粒细胞增高。当有DIC时，血小板减少。

2）大便常规：有黏液脓血便的患儿，镜检可见大量脓细胞、红细胞和巨噬细胞。怀疑为中毒性痢疾而未排便者，可用冷盐水灌肠，必要时多次镜检大便。

3）大便培养：可分离出志贺菌属痢疾杆菌。

4）免疫学检查：可采用免疫荧光抗体等方法检测粪便的细菌抗原，有助于早期诊断，但应注意假阳性。

3. 治疗要点

（1）降温止惊：高热时可采用物理降温、药物降温或亚冬眠疗法。持续惊厥患儿可用地西泮0.3mg/kg肌内注射或静脉注射（最大量≤10mg/次）；或用水合氯醛保留灌肠；或苯巴比妥钠肌内注射。

（2）抗生素治疗：为迅速控制感染，通常选用两种痢疾杆菌敏感的抗生素，如丁胺卡那霉素、头孢噻肟钠或头孢曲松钠等静脉滴注，病情好转后改口服。

（3）防治循环衰竭：扩充血容量，纠正酸中毒，维持水、电解质平衡；在充分扩容的基础上应用血管活性药物，改善微循环，常用药物有东莨菪碱、酚妥拉明、多巴胺等；及早使用肾上腺皮质激素。

（4）防治脑水肿和呼吸衰竭：保持呼吸道通畅，给氧。首选20%甘露醇，每次0.5～1g/kg静注，每6～8h 1次，疗程3～5d，可与利尿剂交替使用。也可短期静脉推注地塞米松。若出现呼吸衰竭及早使用呼吸机治疗。中毒性痢疾经过极为凶险，如治疗不及时患儿可很快发生呼吸或/和循环衰竭而死亡。

4. 主要护理措施

（1）降低体温、控制惊厥：保持室内空气流通新鲜，温湿度适宜。监测患儿体温变化。高热时给予物理降温或药物降温，对持续高热不退甚至惊厥不止者采用亚冬眠疗法，控制体温在37℃左右。

(2) 保证营养供给：给予营养丰富、易消化的流质或半流质饮食，多饮水，促进毒素的排出。禁食易引起胀气、多渣等刺激性食物。

(3) 维持有效血液循环：对休克型患儿，适当保暖以改善周围循环。迅速建立并维持静脉通道，保证输液通畅和药物输入，遵医嘱进行抗休克治疗。

(4) 密切观察病情：

1) 专人监护，密切观察神态、面色、体温、脉搏、瞳孔、血压、尿量、呼吸节律变化和抽搐情况，准确记录24h出入液量。

2) 观察患儿排便次数和大便性状，准确采集大便标本送检，注意应采取黏液脓血部分化验以提高阳性率，大便次数多时或病初水样泻时防止脱水的发生，遵医嘱给予抗生素。

(5) 防治脑水肿和呼吸衰竭：遵医嘱使用镇静剂、脱水剂、利尿剂等，控制惊厥，降低颅内压，保持呼吸道通畅，做好人工呼吸、气管插管、气管切开的准备工作，必要时使用呼吸机治疗。

(6) 心理护理：提供心理支持，减轻焦虑心情。

(7) 预防感染传播：对餐饮行业及托幼机构员工定期作大便培养，及早发现带菌者并予以治疗。加强对饮食、饮水、粪便的管理及消灭苍蝇。在菌痢流行期间口服痢疾减毒活菌苗。有密切接触者应医学观察7d。

(8) 健康教育：指导家长与患儿注意饮食卫生，不吃生冷、不洁食物，养成饭前便后洗手的良好卫生习惯。向患儿及家长讲解菌痢的传播方式和预防知识。

八、结核病

1. 概述

结核病是由结核杆菌引起的一种慢性感染性疾病。可累及全身各脏器，但以肺结核最常见，严重病例可引起血行播散而发生粟粒型结核或结核性脑膜炎，后者是儿童结核病致死的主要原因。儿童时期的结核感染常是成人结核的诱因。近十多年来，由于人类免疫缺陷病毒（HIV）的流行和耐药结核菌株的产生，许多国家结核发病率有所回升，因此1993年WHO宣布全球结核处于紧急状态。1997年开始将每年的3月24日定为“世界结核病防治日”。我国结核病疫情在全球属于WHO认定的22个结核病高发国家之一，目前约有5亿以上人口感染，有600万活动性结核患者。据调查，0～14岁儿童结核平均感染率为9.6%，仍为儿童时期重要的传染病。

2. 临床特点

(1) 流行病学：儿童结核病多由结核患者传染而来。30%～50%的患儿有与成人开放性肺结核患者的密切接触史。传播途径主要是通过呼吸道，还可以通过消化道，经皮肤或胎盘传染者少见。儿童结核病的感染率随着年龄增长而升高，患病率则年龄越小越高。新生儿对结核菌非常敏感，儿童发病与否主要取决于：结核菌的毒力及数量；机体抵抗力的强弱；遗传因素与本病的发生亦有一定关系。由于卡介苗的广泛接种，大大降低了儿童结核的发病率和死亡率。

(2) 主要辅助检查：①结核菌素试验：结核菌素试验可测定受试者是否感染过结核杆菌。试验方法：常用的结核菌素试验为皮内注射0.1ml含结核菌素5个单位的纯蛋白衍生物（PPD）。一般在左前臂掌侧中下1/3交界处作皮内注射，使之形成6～10mm的皮丘。若患儿结核变态反应强烈如患疱疹性结膜炎、结节性红斑或一过性多发性结核过敏性关节炎等，宜用1个结核菌素单位的PPD试验，以防局部的过度反应及可能的病灶反应。结果判断：48～72h后，一般以72h为准观察反应结果，测定局部硬结的直径，取横、纵两径的平均值来判断其反应的强度。如硬结平均直径＜5mm为阴性（—），5～9mm为阳性（＋），10～19mm为中度阳性（＋＋），≥20mm为强阳性（＋＋＋），局部除硬结外，还可见水疱、破溃、淋巴管炎及双圈反应等为极强阳性反应（＋＋＋＋）。临床意义：阳性反应见于：接种卡介苗后；年长儿无明显临床症状仅呈一般阳性反应者，表示曾感染过结核杆菌；3岁以下尤其是1岁以内未接种过卡介苗者，中度阳性反应多表示体内有新的结核病灶，年龄愈小，活动性结核的可能性越大；强阳性反应者，表示体内有活动性结核病；由阴性反应转为阳性反应者，或反应强度由原来小于10mm增至大于10mm，且增幅超过6mm，表示新近有感染。阴性反应见于：未感染过结核；结核迟发性变态反应前期（初次感染4～8周内）；假阴性反应，机体免疫功能低下或受抑制所致，如重症结核病；急性传染病如麻疹、水痘、百日咳等；体质极度衰弱如重度营养不良、重度脱水、重度水肿等；原发或继发免疫缺陷病；糖皮质激素或其他免疫抑制剂使用期间等；技术误差或结核菌素失效；②实验室检查：结核杆菌检查：从痰液、胃液、支气管洗涤液、脑脊液、病变局部穿刺液中找到结核菌即可确诊。采用厚涂片法或荧光染色法检查结核菌阳性率较高；免疫学诊断及分子生物学诊断如用：DNA探针、聚合酶链反应（PCR）来快速检测结核杆菌。用免疫荧光试验、酶联免疫电泳技术（ELIEP）、酶联免疫吸附试验（ELISA）来检测结核杆菌特异性抗体；血沉检查：血沉增快为结核病活动性指标之一，但无特异性；③影像学诊断：胸部X线检查是筛查儿童结核病重要手段之一，能确定病变部位、范围、性质及发展情况，定期复查可观察治疗效果，必要时可作高分辨率CT扫描；④其他辅助检查：纤维支气管镜检查，有助于支气管内膜结核及支气管淋巴结结核的诊断；周围淋巴结穿刺液涂片检查，可发现特异性结核改变；肺穿刺活检或胸腔镜取肺活检对特殊疑难病例确诊有帮助。

(3) 治疗要点：主要应用抗结核药物治疗，杀灭病灶中的结核菌；防止血行播散。治疗原则：早期治疗；适宜剂量；联合用药；规律用药；坚持全程；分段治疗。

1) 常用的抗结核药物：①杀菌药物：全杀菌药物如异烟肼（INH）和利福平（RFP）。对细胞内、外处于生长繁殖期的细菌和干酪病灶内代谢缓慢的细菌均有杀灭作用，且不论在酸性还是碱性环境中均能发挥作用；半杀菌药物如链霉素（SM）和吡嗪酰胺（PZA）。SM能杀灭在碱性环境中生长、分裂、繁殖活跃的细胞外的结核菌；PZA能杀灭在酸性环境中细胞内的结核菌及干酪病灶内代谢缓慢的结核菌；②抑菌药物：常用者有乙胺丁醇（EMB）及乙硫异烟胺；③针对耐药菌株的几种新型抗结核药：老药的复合剂型如 Rifamate；Rifater（内含 INH、RFP 和 PZA)；老药的衍生物如利福喷丁，是一种长效利福霉素的衍生物，对利福霉素以外的耐药结核杆菌有较强的杀菌作用；新的化学制剂如力排肺疾（Dipasic)，是一种合成的新抗结核药物，可延迟 INH 的抗药性。

2）化疗方案：①标准疗法：一般用于无明显自觉症状的原发性肺结核。每日服用 1NH，RFP 和（或）EMB，疗程 9～12 个月；②两阶段疗法：用于活动性原发型肺结核、急性粟粒性结核病及结核性脑膜炎。强化治疗阶段：联用 3～4 种杀菌药物，迅速杀灭敏感菌、生长繁殖活跃的细菌和代谢低下的细菌，防止或减少耐药菌株的产生。长程化疗时，此阶段一般需要 3～4 个月；短程疗法时一般为 2 个月。巩固治疗阶段：联用 2 种抗结核药物，杀灭持续存在的细菌以巩固疗效，防止复发。长程化疗时，此阶段长达 12～18 个月，短程疗法时一般为 4 个月；③短程疗法：为结核病现代疗法的重大进展，可选用以下几种 6 个月短程化疗方案：2HRZ/4HR（数字为月数，下同)；2SHRZ/4HR；2EHRZ/4HR。若无 PZA 则将疗程延长至 9 个月。

3. 原发型肺结核

（1）概述：原发型肺结核是结核杆菌初次侵入人体后发生的原发感染，是儿童肺结核的主要类型，包括原发复合征和支气管淋巴结结核。原发复合征由肺原发病灶、局部淋巴结病变和两者相连的淋巴管炎组成，支气管淋巴结结核以胸腔内肿大淋巴结为主。两者除 X 线表现不同外，在临床上难以区别，故两者常并为一型，即原发型肺结核。一般预后良好，但也可以继续发展甚至恶化，导致干酪性肺炎、血行播散或结核性脑膜炎。

（2）临床特点：

1）病理改变：肺部原发病灶多位于胸膜下，肺上叶底部和下叶的上部，右侧较多见。其基本病变为渗出、增殖、坏死。渗出性病变以炎性细胞、单核细胞和纤维蛋白为主要成分；增殖性改变以结核结节和结核性肉芽肿为主；坏死的特征性改变为干酪样病变，常出现于渗出性病变中。结核性炎症的主要特征是上皮样细胞结节和朗格汉斯细胞浸润。

典型的原发复合征呈“双极”病变，即一端为原发病灶，一端为肿大的肺门淋巴结。由于儿童机体处于高度过敏状态，使病灶周围炎症甚广泛，原发病灶范围可扩大到一个肺段甚至一叶。年龄愈小，此种大片性病变愈明显。引流淋巴结肿大多为单侧，但亦有对侧淋巴结受累者。原发型肺结核的病理转归如下：①吸收好转：病变完全吸收，钙化或硬结（隐伏或痊愈)。此种转归最常见，出现钙化表示病变至少已有 6～12 个月；②进展：原发病灶扩大，产生空洞；支气管淋巴结周围炎，形成淋巴结支气管瘘，导致支气管内膜结核或干酪性肺炎；支气管淋巴结肿大，造成肺不张或阻塞性肺气肿；结核性胸膜炎；③恶化：血行播散，导致急性粟粒性肺结核或全身性粟粒性结核病。

2）临床表现：原发型肺结核症状轻重不一。轻者可无症状，仅在 X 线检查时被发现。一般起病缓慢，可有低热、盗汗、食欲不佳、疲劳等结核中毒症状。婴幼儿及症状较重者，可突起高热 39～40℃，但一般情况尚好，与发热不相称，持续 2～3 周后转为低热，并伴有结核中毒症状。部分患儿可有疱疹性结膜炎、皮肤结节性红斑或多发性、一过性关节炎等结核变态反应表现。若胸内淋巴结高度肿大，可产生压迫症状，出现类似百日咳样的痉挛性咳嗽、喘鸣、声嘶等。体检可见周围淋巴结有不同程度肿大，婴儿可伴肝脾肿大。肺部体征不明显，与肺内病变不一致。

3）主要辅助检查：①胸部X片检查：是诊断儿童肺结核的重要方法之一，可同时作正、侧位胸片检查。局部炎性淋巴结相对较大而肺部的初染灶相对较小是原发性肺结核的特征。原发复合征在X线胸片上呈现典型哑铃状双极影者已少见。因肺内原发灶小或被纵隔掩盖，X线无法查出，或原发病灶已吸收，仅遗留局部肿大淋巴结，故临床诊断支气管淋巴结结核多见。X线表现为：炎症型：肺门部肿大淋巴结阴影，边缘模糊；结节型：肺门区域圆形或卵圆形致密阴影，边缘清楚，突向肺叶；微小型：肺纹理紊乱，肺门形态异常，肺门周围呈小结节及小点片状模糊阴影，此型近年来渐被重视；②结核菌素试验：呈强阳性或由阴性转为阳性。

（3）治疗要点：

1）无明显症状的原发性肺结核：选用标准疗法，每日服用INH、RFP和（或）EMB，疗程9～12个月。

2）活动性原发型肺结核：宜采用直接督导下短程化疗（DOTS）。强化治疗阶段联用3～4种杀菌药：INH、RFP、PZA或SM，2～3个月后以INH、RFP或EMB巩固维持治疗。常用方案为2HRZ/4HR。

（4）主要护理措施：

1）保证营养供给：肺结核是一种消耗性疾病，加强饮食护理特别重要，应给予高能量、高蛋白、高维生素的饮食，如牛奶、鸡蛋、瘦肉、鱼、豆腐、新鲜水果、蔬菜等以增强抵抗力，促进机体修复能力和病灶愈合。尽量提供患儿喜爱的食品，注意食物的制作，以增加食欲。

2）建立合理生活制度：保持居室空气流通，阳光充足。保证患儿有充足的睡眠时间，减少体力消耗，促进体力恢复。除严重的结核病应绝对卧床休息外，一般不过分强调绝对卧床。可作适当的室内、外活动，呼吸新鲜空气，增强抵抗力。积极防治各种急性传染病，避免受凉引起上呼吸道感染。肺结核患儿出汗多，尤其是夜间，应及时更换衣服。

3）合理用药：由于抗结核药物大多有胃肠道反应，故要注意患儿食欲的变化。有些药物对肝、肾有损伤，应定期检查尿常规、肝功能。使用链霉素的患儿，尤其要注意有无发呆、抓耳挠腮等听神经损害的现象，发现异常及时和医生联系，以决定是否停药。

4）预防感染传播：结核病患儿活动期应实行呼吸道隔离措施，对患儿呼吸道分泌物、痰杯、餐具等进行消毒处理。避免与其他急性传染病如麻疹、百日咳等接触，以免加重病情。

5）健康教育：①向家长和患儿介绍肺结核的病因、传播途径及消毒隔离措施。指导家长对居室、痰液、痰杯、食具、便盆等进行消毒处理；②告诉家长应用抗结核药物是治愈肺结核的关键，治疗期间应坚持全程正规服药。积极防治各种急性传染病、营养不良、佝偻病等，以免加重病情；③指导家长密切观察抗结核药物的副作用，特别是治疗时间较长的患儿，如发现变化应及时就诊；④指导家长做好患儿的日常生活护理和饮食护理，注意定期复查，以了解治疗效果和药物使用情况，便于根据病情调整治疗方案。

4. 结核性脑膜炎

（1）概述：结核性脑膜炎是结核菌侵犯脑膜所引起的炎症，常为血行播散所致的全身性粟粒性结核病的一部分，是儿童结核病中最严重的类型。常在结核原发感染后1年内发生，尤其是初次感染结核3～6个月最易发生结核性脑膜炎。多见于3岁以内的婴幼儿。是儿童结核病致死的主要原因。

（2）临床特点：

1）病理改变：软脑膜弥漫性充血、水肿、炎性渗出，并形成许多结核结节。大量炎性渗出物积聚于脑底部，包围挤压颅神经引起颅神经损害，临床上常见第Ⅶ、Ⅲ、Ⅳ、Ⅵ、Ⅱ对脑神经障碍的症状。脑底部渗出物若发生机化、粘连、堵塞使脑脊液循环受阻可导致脑积水。脑部血管病变早期为急性动脉炎，后期可见栓塞性动脉内膜炎，严重者可引起脑组织梗死、缺血、软化而致偏瘫。炎症亦可蔓延至脑实质、室管膜、脉络丛或脊髓等出现相应症状。

2）临床表现：典型结脑起病较缓慢，临床上大致可分为3期。①早期（前驱期）：约1～2周。主要症状为性格改变，精神呆滞，对周围事物不感兴趣，易疲倦或烦躁不安，可有低热、厌食、盗汗、消瘦、便秘及不明原因的呕吐，年长儿可诉头痛；②中期（脑膜刺激期）：约1～2周。由于颅内压逐步增高，患儿出现持续性头痛、喷射性呕吐、感觉过敏、体温升高、两眼凝视，意识逐渐模糊，以后进入昏睡状态，并可有惊厥发作。患儿脑膜刺激征明显（颈项强直、Kernig征和Brudzinski征阳性）。婴幼儿则表现为前囟膨隆、颅缝裂开。此期可出现脑神经障碍，最常见为面神经瘫痪，其次为动眼神经和展神经瘫痪。部分患儿出现脑炎体征；③晚期（昏迷期）：约1～3周。上述症状逐渐加重，由意识模糊、半昏迷继而进入昏迷。痉挛性或强直性惊厥频繁发作。患儿极度消瘦，呈舟状腹。常出现水、电解质代谢紊乱。最终因颅内压急剧增高导致脑疝死亡。

3）主要辅助检查：①脑脊液检查：脑脊液压力增高，外观透明或呈毛玻璃状；白细胞增高，分类以淋巴细胞为主；蛋白定量增加；糖和氯化物均降低是结核性脑膜炎的典型改变。脑脊液静置12～24h后，取之表面薄膜涂片可查到抗酸杆菌。脑脊液结核菌培养阳性则可确诊；②抗结核抗体测定：PPD-IgG、PPD-IgM抗体测定有助于早期诊断；③胸部X线检查：85%结脑患儿X线胸片有结核病改变，其中90%为活动性肺结核，胸片证实有血行播散对确诊结脑很有意义；④结核菌素试验：阳性对诊断有帮助，但晚期可呈假阴性；⑤眼底检查：可见脉络膜上有粟粒状结节病变。

（3）治疗要点：主要抓住两个重点环节，一是抗结核治疗，二是降低颅内高压。

1）抗结核治疗：联合应用易透过血脑屏障的抗结核杀菌药物，分阶段治疗。①强化治疗阶段：联合使用INH、RFP、PZA及SM，疗程3～4个月。开始治疗的1～2周，将INH全日量的一半加入10%葡萄糖中静脉滴注，余量口服，待病情好转后改为全日量口服；②巩固治疗阶段：继续应用INH、RFP或EMB。RFP或EMB 9～12个月。抗结核药物总疗程不少于12个月，或待脑脊液恢复正常后继续治疗6个月。

2）降低颅内压：①脱水剂：常用20%甘露醇，一般剂量每次0.5～1g/kg，于30min内快速静脉注入，4～6h 1次。脑疝时可加大剂量至每次2g/kg，2～3日后逐渐减量，7～10日停用；②利尿剂：一般于停用甘露醇前1～2d加用乙酰唑胺，每日20～40mg/kg（<0.75g/d），分2～3次口服，可减少脑脊液生成；③其他：视病情可考虑做侧脑室穿刺引流、腰穿减压、分流手术等。

3）应用糖皮质激素：早期使用糖皮质激素可减轻炎症反应，降低颅内压，并可减少粘连，防治或减轻脑积水的发生。一般使用泼尼松，每日1～2mg/kg（<45mg/d），1个月后逐渐减量，疗程8～12周。

结核性脑膜炎预后与治疗早晚、患儿年龄、病期和病型、结核杆菌耐药性、治疗方法等有关。复发病例绝大多数发生在停药后2～3年内，停药后随访观察至少3～5年。

（4）主要护理措施：

1）密切观察病情变化，维持正常生命体征：①密切观察患儿体温、呼吸、脉搏、血压、神志、瞳孔大小和尿量，及早发现颅内高压或脑疝，以便及时采取急救措施。②保持室内安静，避免一切不必要的刺激，治疗、护理操作尽量集中完成；③惊厥发作时，应在上下齿之间安置牙垫，以防舌咬伤；有呼吸功能障碍时，给予吸氧，保持呼吸道通畅，必要时进行人工辅助呼吸；④遵医嘱给予脱水剂、利尿剂、肾上腺皮质激素、抗结核药物等，注意液体的速度和药物的副作用；⑤配合做好腰穿术、侧脑室引流术，以减低颅内压，做好术后护理。定期复查脑脊液结果。

2）改善患儿营养状况：给予患儿营养丰富、易消化的饮食，保证足够能量以增强机体的抵抗力。清醒的患儿采取舒适体位并协助进食，对昏迷、不能吞咽者，可鼻饲和静脉补液，维持水、电解质平衡。

3）维持皮肤、黏膜的完整性：保持床铺清洁、平整。及时清除呕吐物和大小便，保持皮肤清洁、干燥。对昏迷及瘫痪患儿，每2h翻身、拍背一次，以防止压疮和坠积性肺炎。对昏迷眼不能闭合者，可涂眼膏并用纱布覆盖，保护角膜。每日清洁口腔2～3次，以免因呕吐致口腔不洁细菌繁殖或并发吸入性肺炎。

4）消毒隔离：大部分结核性脑膜炎患儿伴有肺部结核病灶，应采取呼吸道隔离措施。

5）心理护理：结核性脑膜炎病情重、病程长，疾病和治疗给患儿带来不少痛苦。对患儿应和蔼可亲，关怀体贴，了解其心理需求，及时为其提供全身心的照顾。应加强与患儿家长的沟通，及时了解他们的心理状态，体会他们的感受，并给予耐心解释和心理上的支持，使其克服焦虑心理，配合治疗护理。

6）健康教育：患儿病情好转出院后，应给予下述家庭护理指导。①自觉执行治疗计划，坚持全程、合理用药，并作好病情及药物毒副作用的观察，定期门诊复查；②为患儿制定良好的生活制度，保证休息时间，适当地进行户外活动。注意饮食，供给充足的营养；③避免继续与开放性结核患者接触，以防重复感染。积极预防和治疗各种急性传染病，防止疾病复发；④对留有后遗症的患儿，指导家长对瘫痪肢体进行被动活动等功能锻炼，帮助肢体功能恢复，防止肌挛缩。对失语和智力低下者，进行语言训练和适当教育。

【测试题】

一、填空题

1. 原发型肺结核包括________与________。

2. 结核病的饮食应________、________及________。

3. 结核病的治疗原则是：①________、②________、③________、④________、⑤________、⑥________。

4. 常用的抗结核药物有三类：一类是________，如________、________；一类是________，如________、________，另一类是针对耐药菌株的几种新型抗结核药。

5. 治疗结核性脑膜炎的两个环节，一是________，二是________。

6. 活动性原发型肺结核宜采用直接督导下短程化疗，________联用3～4种杀菌药，2～3月后行________。

7. 结核病预防性化疗一般采用________口服，剂量________，疗程________。

8. 结核病是由________引起的慢性感染性疾病。

9. 使尿液呈橘黄色的抗结核药是________。

10. 使用链霉素的患儿，尤其要注意有无________的现象。

11. 原发型肺结核的转归有三种结果：________、________、________。

12. 结核菌素试验的结果判断一般以________小时为准观察反应结果。

13. 结核性脑膜炎的早期表现主要是________。

14. 诊断结核性脑膜炎最可靠的依据是脑脊液中查出________。

15. 结核病的预防包括三个方面：________、________、________。

16. 接种卡介苗的禁忌证是________、________、________、________。

17. 结核菌素试验阴性表示________、________、________、________。

18. 儿童传染病发病率较成人________，且________，________，病情复杂多变，容易发生并发症。

19. 传染病的流行病学特征包括________，________，________和________。

20. 传染病的流行过程，就是传染病在人群中________，________和________的过程。

21. 麻疹一年四季均可发病，以________季多见，________是最主要的传染源。

22. 麻疹在临床上以________、________、________、________及________为主要表现。

23. 水痘是由________病毒引起的急性传染病，临床特征为皮肤和黏膜相继出现并同时存在________、________、________和________，发病季节多在＿＿＿＿＿＿。
24. 水痘的潜伏期多为＿＿＿＿＿＿，前驱期仅＿＿＿＿＿＿天左右。
25. 水痘常见的并发症是＿＿＿＿＿＿。
26. 流行性腮腺炎的潜伏期一般为＿＿＿＿＿＿天，平均＿＿＿＿＿＿天。
27. 流行性腮腺炎是由＿＿＿＿＿＿引起的急性呼吸道传染病。
28. 流行性腮腺炎患儿，应隔离直至腮腺肿大消退后＿＿＿＿＿＿天。
29. 脊髓灰质炎又称为“＿＿＿＿＿＿”，是由＿＿＿＿＿＿病毒引起的急性传染病。
30. 脊髓灰质炎的临床特点为＿＿＿＿＿＿、＿＿＿＿＿＿、＿＿＿＿＿＿，少数病例出现肢体＿＿＿＿＿＿。
31. 流行性乙型脑炎是以＿＿＿＿＿＿为主要病变的中枢神经系统急性传染病。
32. 流行性乙型脑炎的治疗主要是支持和对症治疗，处理好“三关”即＿＿＿＿＿＿、＿＿＿＿＿＿、＿＿＿＿＿＿是抢救成功的关键。
33. 中毒型细菌性痢疾的潜伏期通常为＿＿＿＿＿＿，但可短至数小时，长至＿＿＿＿＿＿。
34. 中毒型细菌性痢疾是儿童较常见的一种肠道传染病，由＿＿＿＿＿＿所致。临床上以＿＿＿＿＿＿、＿＿＿＿＿＿、＿＿＿＿＿＿、及＿＿＿＿＿＿为特征。
35. 中毒型细菌性痢疾的发病季节以＿＿＿＿＿＿多见，＿＿＿＿＿＿和带菌者是主要传染源。
36. 传染病在人群中的传播必须具备 3 个基本环节，即＿＿＿＿＿＿，＿＿＿＿＿＿和＿＿＿＿＿＿。

二、单选题

1. 结核杆菌是（　　）。
   A. 分枝杆菌　　B. 具有抗酸性
   C. 革兰氏染色阳性　　D. 以上都是
   E. 以上都不是
2. 结核病的主要传播途径为（　　）。
   A. 呼吸道传播　　B. 消化道传播
   C. 媒介传播　　D. 以上都是
   E. 血液传播
3. 结核菌是一种细胞内寄生菌，结核病的免疫主要是（　　）。
   A. 体液免疫　　B. 细胞免疫
   C. 既是体液免疫，又是细胞免疫　　D. 以上都不是
   E. 以上都是
4. PPD 试验“＋＋”表示硬结范围（　　）。
   A. 不足 5mm　　B. 5～9mm
   C. 10～19mm　　D. 20mm 以上

D. 30mm 以上

5. 使尿液呈橘黄色的抗结核药是（　　）。

A. 异烟肼　　B. 链霉素

C. 利福平　　D. 乙胺丁醇

E. 磺胺

6. 乙胺丁醇的主要毒性反应是（　　）。

A. 视神经损害　　B. 听神经损害

C. 肝功能损害　　D. 肾功能损害

E. 心脏功能受损

7. 观察 PPD 结果的时间以注射后（　　）小时为准。

A. 12　　B. 24

C. 36　　D. 72

E. 48

8. 链霉素的毒性反应是（　　）。

A. 视神经损害　　B. 肝功能损害

C. 听神经损害　　D. 肾功能损害

E. 心脏功能受损

9. 利福平的毒性反应是（　　）。

A. 视神经损害　　B. 肝功能损害

C. 听神经损害　　D. 肾功能损害

E. 心脏功能受损

10. 抗结核首选与必选药是（　　）。

A. 异烟肼　　B. 链霉素

C. 利福平　　D. 乙胺丁醇

E. 青霉素

11. 预防儿童结核病的方法是（　　）。

A. 隔离传染源　　B. 普种卡介苗

C. 预防性治疗　　D. 隔离治疗患者及普种卡介苗

E. 使用抗生素

12. 应用异烟肼进行预防性治疗的儿童是（　　）。

A. PPD 试验新近由阴性转为阳性者

B. 百日咳患儿

C. 3 岁以下儿童未接种过卡介苗者

D. 家中曾有结核病患者

E. 最近接种过疫苗的儿童

13. 下列（　　）不属于儿童结核病活动性参考指标。

A. 发热　　B. 血沉快

C. PPD强阳性　　D. 胸片显示钙化灶

E. 盗汗

14. 儿童受结核菌感染至PPD试验阳性的时间为（　　）周。

A. 4～6　　B. 4～8

C. 8～10　　D. 8～12

E. 18～20

15. 结核性脑膜炎的早期表现主要是（　　）。

A. 性格改变　　B. 颅内压增高

C. 惊厥　　D. 昏迷

E. 发热

16. 结核性脑膜炎中期表现是（　　）。

A. 性情改变　　B. 脑膜刺激征

C. 偏瘫或肢体瘫痪　　D. 呕吐、频繁抽搐

E. 消化道出血

17. PPD试验后72h硬结直径5～9mm表示（　　）。

A. PPD试验（＋）　　B. PPD试验（＋＋）

C. PPD试验（＋＋＋）　　D. PPD试验（＋＋＋＋）

E. PPD试验（－）

18. PPD试验后72h硬结直径10～19mm表示（　　）。

A. PPD试验（＋）　　B. PPD试验（＋＋）

C. PPD试验（＋＋＋）　　D. PPD试验（＋＋＋＋）

E. PPD试验（－）

19. PPD试验后72h硬结直径大于20mm表示（　　）。

A. PPD试验（＋）　　B. PPD试验（＋＋）

C. PPD试验（＋＋＋）　　D. PPD试验（＋＋＋＋）

E. PPD试验（－）

20. 诊断结核性脑膜炎最可靠的依据是（　　）。

A. 脑脊液压力增高　　B. 脑脊液中查出结核杆菌

C. 脑脊液外观清亮　　D. 脑脊液静置24h后有薄膜形成

E. PPD试验（＋＋＋）

21. 传染病发展的过程都有其自身的规律，一般都要经过以下几个阶段？（　　）。

A. 潜伏期　　B. 前驱期

C. 症状明显期　　D. 恢复期

E. 以上都是

22. 护士发现传染病后应及时填写（　　），并按国家规定的时间向防疫部门报告。

A. 传染病疫情报告卡　　B. 传染患者登记表

C. 特殊事件呈报卡　　D. 传染源处置流程卡

E. 以上都不是

23. 麻疹患者自（　　），均有传染性。

A. 出疹前 3d 至出疹后 3d　　B. 出疹前一周至出疹后 3d

C. 出疹前 5d 至出疹后 5d　　D. 出疹前 5d 至出疹后两周天

E. 出疹前两周至出疹后 5d

24. 麻疹的潜伏期一般为（　　）。

A. 6～18d　　B. 6～8d

C. 3～5d　　D. 21d

E. 2d

25. 麻疹皮疹的出疹顺序为（　　）。

A. 耳后、发际、面颈部 → 躯干 →四肢→手掌、足底

B. 躯干→ 耳后、发际、面颈部→四肢→手掌、足底

C. 手掌、足底→耳后、发际、面颈部 → 躯干 →四肢

D. 手掌、足底→四肢→ 躯干→耳后、发际、面颈部

E. 以上都不对

26. 护士门诊分诊，早期发现麻疹的最有价值的依据是（　　）。

A. 呼吸道卡他症状　　B. 口腔黏膜柯氏斑

C. 颈部淋巴结肿大　　D. 1 周前有麻疹接触史

E. 身上有皮疹

27. 降低麻疹发病率的关键措施是（　　）。

A. 早发现、早治疗、早隔离

B. 患儿停留过的病室要彻底通风

C. 易感儿按时接种麻疹疫苗

D. 易感儿接触患儿后注射免疫球蛋白

E. 流行期间易感儿不要到公共场所

28. 典型麻疹之皮疹的特点是（　　）。

A. 皮肤普遍充血

B. 疹间无正常皮肤

C. 鸡皮样丘疹

D. 红色斑丘疹，疹退后有色素沉着及脱屑

E. 出血性皮疹

29. 水痘唯一的传染源是（　　）。

A. 水痘患者　　B. 水痘患者的皮疹痂皮

C. 接种过水痘疫苗的儿童　　D. 曾患水痘的成年人

E. 恶性病患儿

30. 抗水痘-带状疱疹病毒的首选药物是（　　）。

A. 病毒唑　　B. 肾上腺皮质激素

C. 丙种球蛋白　　D. 阿昔洛韦
E. 干扰素

31. 流行性腮腺炎的传播途径主要为（　　）。
A. 胃肠道传播　　B. 呼吸道传播
C. 昆虫媒介传播　　D. 接触传播
E. 血液体液传播

32. 流行性腮腺炎患儿，隔离直至腮腺肿大消退后（　　）。
A. 1d　　B. 2d
C. 3d　　D. 4d
E. 5d

33. 对流行性腮腺炎腮腺肿大的护理，不合适的是（　　）。
A. 腮腺肿大处可冷敷
B. 腮腺肿大处可用中药外敷
C. 宜进易消化和清淡的软食
D. 保持口腔清洁，餐后漱口
E. 多进食水果、酸、硬食物

34. 脊髓灰质炎的瘫痪可分为 4 型，其中最常见的是（　　）。
A. 脊髓型　　B. 延髓型
C. 脊柱型　　D. 混合型
E. 脑型

35. 为预防脊髓灰质炎病毒传播，应隔离患儿至病后（　　）。
A. 20d　　B. 12d
C. 30d　　D. 40d
E. 15d

36. 以下描述不符合流行性乙型脑炎特点的是（　　）。
A. 为中枢神经系统传染病
B. 一年四季均可流行
C. 患病后有较持久的免疫力
D. 重症病死率高
E. 蚊虫是重要传播媒介

37. 发现流行性乙型脑炎患儿，立即就地隔离，隔离期以发病日起不少于（　　）。
A. 6d　　B. 7d
C. 8d　　D. 9d
E. 2d

38. 流行性乙型脑炎治疗的首选药物为（　　）。
A. 磺胺嘧啶　　B. 青霉素
C. 氯霉素　　D. 氨苄青霉素

E. 庆大霉素

39. 确诊中毒型细菌性痢疾的依据是（　　）。

A. 夏秋季急性起病，高热　　B. 黏液脓血便

C. 腹泻、呕吐　　D. 血压下降

E. 大便检查发现痢疾杆菌

40. 中毒型细菌性痢疾的传播方式主要是通过（　　）传播。

A. 呼吸道　　B. 直接接触

C. 消化道　　D. 飞沫

E. 体液

41. 中毒型细菌性痢疾的患儿若持续高热不退甚至惊厥不止，可采用（　　）。

A. 物理降温　　B. 药物降温

C. 亚冬眠疗法　　D. 激素治疗

E. 口服中药

三、多选题

1. 有关结核病病因和发病机理，以下叙述正确的是（　　）。

A. 结核杆菌属于分枝杆菌

B. 结核病的免疫主要是细胞免疫

C. 呼吸道为主要传染途径

D. 结核感染后产生Ⅱ型变态反应

E. 消化道为主要传染途径

2. 治疗结核性脑膜炎的两个环节是（　　）。

A. 对症治疗　　B. 激素治疗

C. 抗感染治疗　　D. 抗结核治疗

E. 降低颅内高压

3. 结核性脑膜炎进入晚期的特征是（　　）。

A. 半昏迷、昏迷　　B. 脑膜刺激征

C. 呕吐、便秘　　D. 性格改变

E. 频繁惊厥

4. 卡介苗接种的对象包括（　　）。

A. 新生儿　　B. 中学生

C. 教师　　D. PPD 试验阳性

E. 学龄期儿童

5. 传染病在人群中的传播必须具备以下 3 个基本环节（　　）。

A. 地方性　　B. 传播途径

C. 人群易感性　　D. 季节性

E. 传染源

6. 传染病门诊应有单独的（　　）。

A. 治疗室　　B. 药房
C. 化验室　　D. 留观室
E. 厕所

7. 典型麻疹的临床经过包括（　　）。
A. 潜伏期　　B. 前驱期
C. 出疹前期　　D. 出疹期
E. 恢复期

8. 麻疹的并发症包括（　　）。
A. 喉炎　　B. 肺炎
C. 中耳炎　　D. 心肌炎
E. 脑炎

9. 关于水痘的叙述，以下正确的是（　　）。
A. 水痘是由水痘带状疱疹病毒引起的传染病
B. 以全身出现水痘疱疹为体征
C. 感染水痘后一般可持久免疫，但可发生带状疱疹
D. 水痘通过媒介传染，水痘痂皮有传染性
E. 以上都正确

10. 水痘皮疹的特征包括（　　）。
A. 向心性分布　　B. 躯干多
C. 四肢少　　D. 易破溃
E. 常伴瘙痒

11. 流行性腮腺炎的临床表现有（　　）。
A. 急性发病
B. 腮腺肿大
C. 腮腺以耳垂为中心，呈弥漫性肿大，边界不清，表面无红、热
D. 腮腺导管开口红肿，挤压时可有脓液溢出
E. 腮腺肿大 3～5d 达高峰

12. 流行性腮腺炎的并发症有（　　）。
A. 脑膜脑炎　　B. 急性胰腺炎
C. 睾丸炎、附睾丸　　D. 肺炎
E. 心肌炎

13. 脊髓灰质炎的传染源包括（　　）。
A. 脊髓灰质炎患者　　B. 无症状携带者
C. 幼年时感染过病毒的人　　D. 近期接种过疫苗的人
E. 以上都是

14. 典型的脊髓灰质炎病例病程包括（　　）。
A. 前驱期　　B. 瘫痪前期

C. 瘫痪期　　D. 恢复期
E. 后遗症期

15. 流行性乙型脑炎的临床经过包括（　　）。
A. 潜伏期　　B. 前驱期
C. 极期　　D. 恢复期
E. 后遗症期

16. 关于流行性乙型脑炎，以下描述正确的是（　　）。
A. 人和动物都可以成为本病的传染源
B. 猪是本病的主要传染源和中间宿主
C. 蚊虫是本病主要传播媒介
D. 任何年龄人群均对本病易感
E. 感染本病后可获持久免疫力

17. 流行性乙型脑炎极期的严重症状包括（　　）。
A. 高热　　B. 头痛
C. 呼吸衰竭　　D. 呕吐
E. 惊厥

18. 中毒性痢疾的发病机理是（　　）。
A. 强烈的过敏反应　　B. 细菌大量裂解
C. 内毒素进入血液　　D. 黏膜坏死，细菌进入血液
E. 肠黏膜细胞坏死

19. 中毒型细菌性痢疾的临床特点是（　　）。
A. 突起高热　　B. 嗜睡、反复惊厥
C. 迅速发生休克和昏迷　　D. 中毒性肠痉挛
E. 剧烈头痛，呕吐

20. 中毒型细菌性痢疾时腹泻的护理要点包括（　　）。
A. 记录大便次数　　B. 观察大便性状
C. 用药前作大便培养　　D. 防止肛门和直肠脱垂
E. 防止上行性尿路感染

21. 中毒型细菌性痢疾的主要死亡原因包括（　　）。
A. 昏迷　　B. 肠出血
C. 呼吸衰竭　　D. 抽搐
E. 心脏衰竭

22. 根据临床特点，中毒型细菌性痢疾可分为（　　）。
A. 肠道型　　B. 休克型
C. 脑型　　D. 肺型
E. 混合型

四、判断改错题

1. 儿童受结核菌感染至结核菌素试验阳性的时间为 2～3 周。（　）
2. 原发型肺结核是指结核菌初次侵入肺部后发生的原发感染，为儿童肺结核的主要类型。（　）
3. 乙胺丁醇的主要毒性反应是肾功能损害。（　）
4. 观察结核菌素试验结果的时间为注射后 24h。（　）
5. 正确洗手和勤洗手是防止微生物传播和预防院内感染的最重要的方法。（　）
6. 当可能接触血液、分泌物和排泄物时应戴手套以免受到污染，只接触体液时可不用戴手套等防护用品。（　）
7. 麻疹最常见的并发症是喉炎。（　）
8. 麻疹的皮疹为略高出皮肤的斑丘疹，压之褪色，疹间皮肤正常。（　）
9. 水痘患儿应忌用阿司匹林退热，以免增加 Reye 综合征的危险。（　）
10. 水痘患者是唯一的传染源，病毒可存活于患者皮疹的痂皮中。（　）
11. 腮腺肿大常为流行性腮腺炎的首发体征。（　）
12. 睾丸炎是流行性腮腺炎男孩最常见的并发症，多为双侧受累。（　）
13. 目前尚无特效药物控制脊髓灰质炎患儿瘫痪的发生和发展，治疗以对症为主。（　）
14. 对瘫痪肢体尚未恢复的患儿，应耐心指导家长做瘫痪肢体的按摩和制动。（　）
15. 流行性乙型脑炎的并发症以肺不张为最常见。（　）
16. 流行性乙型脑炎是人畜共患的自然疫源性疾病，在夏秋季流行，呈高度散发性。（　）
17. 流行性乙型脑炎的极期持续 7d 左右，呼吸衰竭常为致死的主要原因。（　）
18. 中毒型细菌性痢疾的患儿防治脑水肿时，应首选甘露醇作为脱水剂。（　）
19. 为防治感染传播，密切接触细菌性痢疾者应医学观察 14d。（　）
20. 怀疑为中毒型细菌性痢疾而未排大便者，可用冷盐水灌肠，必要时多次镜检大便。（　）

五、名词解释

1. 手足口病
2. 帕氏线
3. 蛲虫病
4. 水痘
5. 麻疹
6. 原发型肺结核
7. 结核病

六、简答题

1. 简述结核菌素试验的临床意义。

2. 简述儿童结核病的预防。

3. 什么是麻疹黏膜斑？

4. 护士发现传染病疫情后，应怎样及时报告疫情？

5. 护士应怎样预防和控制院内感染？

6. 简述麻疹患儿高热的护理措施。

7. 麻疹预防感染传播的措施有哪些？

8. 流行性腮腺炎可以发生哪些并发症？

9. 简述传染病病程发展的阶段性。

10. 列出接种卡介苗的禁忌证。

11. 结核预防性化疗的适应证是什么？

12. 护士如何给结核性脑膜炎好转的患儿作出院指导？

13. 试述结核病化疗的原则。

14. 简述典型水痘皮疹的特点。

15. 简述水痘患儿皮疹的护理。

16. 简述流行性腮腺炎减轻疼痛的护理措施。

17. 简述流行性腮腺炎预防感染传播的措施。

18. 简述脊髓灰质炎减轻疼痛和保持关节功能的护理措施。

19. 简述脊髓灰质炎预防感染传播的措施。

20. 简述流行性乙型脑炎患儿发热时的护理。

21. 简述流行性乙型脑炎患儿控制惊厥的护理。

22. 简述预防中毒型细菌性痢疾传播的措施。

23. 简述对中毒型细菌性痢疾患儿的饮食护理。

七、案例分析题

1. 患儿，男，两岁，因高热 5d 来院就诊。其父母诉患儿高热不退，哭闹不止，时有头痛、呕吐，半年前曾患肺结核。查 X 线胸片见两肺野均匀的粟粒状阴影。

(1) 该患儿可能的医疗诊断是（　　）。

A. 结核性胸膜炎　　B. 结核性脑膜炎

C. 肺结核　　D. 结核性腹膜炎

E. 胃肠炎

(2) 给出患儿的护理诊断（　　）。

A. 体温过高：与结核杆菌感染有关

B. 营养失调低于机体需要量：与呕吐有关

C. 舒适的改变：头痛、呕吐与颅内压增高有关

D. 有皮肤完整性受损的危险：与患儿哭闹躁动有关

E. 家庭应对无效：与患儿病情加重有关

(3) 下列护理措施中正确的有（　　）。

A. 密切观察病情，及时掌握病情变化，及时处理

B. 保证营养摄入，除由静脉补液外，可由鼻饲供给

C. 保持呼吸道通畅

D. 高热时遵医嘱给予退热剂

E. 若患儿在治疗过程中，须复查脑脊液变化，腰椎穿刺后应去枕平卧 4～6h

（4）对该患儿治疗的两个重点环节是（　　）。

A. 抗结核治疗　　B. 抗感染

C. 降低颅内高压　　D. 增强免疫力

E. 营养及支持治疗

（5）入院 3d 后患儿脑脊液检查的结果提示：脑脊液压力增高，结核菌培养阳性。降低颅内高压的治疗措施有（　　）。

A. 静脉推注甘露醇　　B. 应用利尿剂

C. 侧脑室穿刺引流　　D. 腰穿减压

E. 分流手术

（6）为防止该患儿的疾病传播，应对该患儿采取何种隔离措施？（　　）。

A. 呼吸道隔离　　B. 消化道隔离

C. 接触隔离　　D. 昆虫隔离

E. 血液、体液隔离

2. 患儿 2 岁，高热 4～5d，1d 来全身出皮疹，为红色粟粒大小斑丘疹，疹间皮肤不充血，口腔可见麻疹黏膜斑，咽部充血，精神食欲差，伴有流涕畏光，咳嗽重。

（1）请作出医疗诊断（　　）。

A. 麻疹　　B. 腮腺炎

C. 风疹　　D. 幼儿急疹

E. 荨麻疹

（2）给出患儿的护理诊断（　　）。

A. 体温过高　与病毒血症、继发感染有关

B. 出血的危险　与皮疹有关

C. 有皮肤完整性受损的危险　与皮疹有关

D. 有感染的危险　与机体免疫力低下有关。

E. 有昏迷的危险　与高热有关

（3）应给患儿下列哪些护理措施？（　　）。

A. 卧床休息：卧床休息至皮疹消退、体温正常为止。

B. 保持室内空气新鲜，每日通风 2 次。

C. 衣被合适，勿捂汗，出汗后及时更换衣被，保持干燥。

D. 监测体温，观察热型：禁用冷敷及酒精擦浴

E. 保持皮肤黏膜的完整性：避免患儿抓伤皮肤引起继发感染

（4）该患儿可能出现哪些并发症？（　　）。

A. 肺炎　　B. 喉炎

C. 风疹　　D. 心肌炎

E. 脑炎

(5) 对该患儿的健康教育内容应包括（　　）。

A. 向父母介绍麻疹的流行特点、病程等知识，使其配合治疗和隔离

B. 指导父母出院后在家中护理患儿皮肤

C. 指导父母做好消毒隔离，防止继发感染

D. 讲解预防接种的相关知识

E. 宣教饮食护理的知识

(6) 该患儿疹退后可能的皮肤改变为（　　）。

A. 无色素沉着，有脱屑　　B. 有色素沉着，无脱屑

C. 有脱屑及色素沉着　　D. 无色素沉着也无脱屑

E. 有疤痕

(7) 该患儿应隔离至出疹后（　　）。

A. 2d　　B. 5d　　C. 8d

D. 13d　　E. 14d

3. 患儿男，7岁，因发热1d，自感乏力、肌痛，可见双侧腮腺肿大而来院就诊，诉两侧脸颊轻度压痛，咀嚼食物时疼痛加重，辅助检查：T：38.1℃，WBC：4.5×10^9/L，血清腮腺炎病毒阳性。

(1) 请作出医疗诊断（　　）。

A. 麻疹　　B. 腮腺炎

C. 风疹　　D. 幼儿急疹

E. 荨麻疹

(2) 请给出该患儿的护理诊断（　　）。

A. 体温过高　与病毒感染有关

B. 有出血的危险　与肌痛有关

C. 有皮肤完整性受损的危险　与双侧腮腺肿大有关

D. 有感染的危险　与白细胞降低有关

E. 疼痛　与腮腺非化脓性炎症有关

(3) 应给患儿下列哪些护理措施？（　　）。

A. 保持口腔清洁，防止继发感染

B. 忌酸辣食物，以免唾液分泌使疼痛加剧

C. 局部冷敷

D. 监测体温，保证休息，防止过劳

E. 观察有无睾丸炎等并发症发生

(4) 该患儿在病程中最有可能出现的并发症为（　　）。

A. 脑膜脑炎　　B. 睾丸炎

C. 肾炎　　D. 急性胰腺炎

E. 腹泻

（5）为防止感染传播，该患儿应被隔离至（　　）。

A. 腮腺肿大消退后3d　　B. 腮腺肿大消退后2周

C. 腮腺肿大消退后10d　　D. 腮腺肿大消退后5d

E. 腮腺肿大消退后1周

4. 患儿女，6岁，因高热一天，伴头痛、恶心、呕吐，精神差、嗜睡，在暑期夏令营途中急诊入院。体检：T：39.8℃，轻度颈项强直。辅助检查：WBC：$15\times10^9/L$，中性粒细胞：$1.2\times10^9/L$，其父母诉同一夏令营中有3名同学已经确诊为流行性乙型脑炎。

（1）该患儿最有可能的诊断为（　　）。

A. 腮腺炎　　B. 高热惊厥

C. 脊髓灰质炎　　D. 流行性乙型脑炎

E. 中毒性细菌性痢疾

（2）该患儿所患疾病的主要传染源和中间宿主是（　　）。

A. 猪　　B. 人

C. 马　　D. 鸡

E. 蚊虫

（3）该患儿所患疾病的主要传播媒介是（　　）。

A. 猪　　B. 人

C. 马　　D. 鸡

E. 蚊虫

（4）对该患儿的治疗措施包括（　　）。

A. 全面支持和对症治疗　　B. 处理好“三关”

C. 恢复期和后遗症处理　　D. 控制体温

E. 改善微循环

（5）该患儿的护理诊断有（　　）。

A. 体温过高　与病毒血症及脑部炎症有关

B. 急性意识障碍　与中枢神经系统损害有关

C. 潜在并发症　惊厥、呼吸衰竭

D. 父母焦虑　与预后差有关

E. 休克　与微循环不良有关

（6）对该患儿降低体温的护理措施包括（　　）。

A. 密切观察和记录患儿的体温

B. 将室温控制在25℃以下

C. 亚冬眠疗法

D. 冷盐水灌肠

E. 降温过程中注意观察生命体征

【参考答案】

一、填空题

1. 原发复合征　支气管淋巴结结核
2. 高热量　高蛋白　高维生素
3. 早期治疗　适宜剂量　联合用药　规律用药　坚持全程　分段治疗
4. 杀菌药物　异烟肼　利福平　抑菌药物　乙胺丁醇　乙硫异烟肼
5. 抗结核治疗　降低颅内高压
6. 强化治疗阶段　巩固维持治疗
7. 异烟肼　每日每千克体重 10mg　6～9 个月
8. 结核杆菌
9. 利福平
10. 听神经损害
11. 吸收好转　进展　恶化
12. 72
13. 性格改变
14. 结核杆菌
15. 管理传染源　普及卡介苗接种　预防性化疗
16. 结核菌素试验阳性　注射局部有湿疹或全身性皮肤病　急性传染病恢复期　先天性胸腺发育不全或严重联合免疫缺陷病患者
17. 未感染过结核　结核迟发性变态反应前期（初次感染后 4～8 周内）　假阴性反应　技术误差或结核菌素失效
18. 高　起病急　症状重
19. 流行性　季节性　地方性　周期性
20. 发生　发展　转归
21. 冬春　患者
22. 发热　上呼吸道炎　结膜炎　口腔麻疹黏膜斑　全身斑丘疹
23. 水痘－带状疱疹　斑疹　丘疹　疱疹　结痂　冬春季
24. 2 周　1
25. 皮肤继发性细菌感染
26. 14～25　18
27. 腮腺炎病毒
28. 3
29. 儿童麻痹症　脊髓灰质炎
30. 发热　咽痛　肢体疼痛　迟缓性瘫痪
31. 脑实质炎症
32. 高热　惊厥　呼吸衰竭

33. 1～2d　8d

34. 痢疾杆菌　突发高热　嗜睡　反复惊厥　迅速发生休克和昏迷

35. 夏秋　急、慢性痢疾患者

36. 传染源　传播途径　人群易感性

二、单选题

1.D　2.A　3.B　4.C　5.C　6.A　7.D　8.C　9.B　10.A　11.D

12.A　13.D　14.B　15.A　16.B　17.A　18.B　19.C　20.B　21.E

22.A　23.C　24.A　25.A　26.B　27.C　28.D　29.A　30.D　31.B

32.C　33.E　34.A　35.D　36.B　37.B　38.A　39.E　40.C　41.C

三、多选题

1.ABC　2.DE　3.AE　4.ABCE　5.BCE　6.ABCDE　7.ABDE　8.ABCDE

9.ABC　10.ABCDE　11.ABCE　12.ABCE　13.AB　14.ABCDE　15.ABCDE

16.ABCDE　17.ACE　18.ABCE　19.ABC　20.ABC　21.ACD　22.BCDE

四、判断改错题

1. （×）　2～3 周→4～8 周

2. （√）

3. （×）　肾功能损害→视神经损伤

4. （×）　24h→48～72h

5. （√）

6. （×）　可不用→也应该

7. （×）　喉炎→肺炎

8. （√）

9. （√）

10. （×）　可存活→ 不可存活

11. （√）

12. （×）　双侧→ 单侧

13. （√）

14. （×）　制动→被动运动

15. （×）　肺不张→支气管肺炎

16. （√）

17. （√）

18. （√）

19. （×）　14d→7d

20. （√）

五、名词解释

1. 手足口病：是由肠道病毒引起的急性传染病，主要症状表现为手、足、口腔等部位的斑丘疹、疱疹。

2. 帕氏线：在皮肤皱褶处，皮疹密集成线，压之不退，称为帕氏线，为猩红热的特征之一。

3. 蛲虫病：是蛲虫寄生于人体小肠下段至直肠所致的一种儿童常见寄生虫病。

4. 水痘：是由水痘一带状疱疹病毒引起的一种传染性极强的出疹性疾病。

5. 麻疹：是麻疹病毒引起的一种急性出疹性呼吸道传染病。

6. 原发型肺结核：是结核杆菌初次侵入肺部后发生的原发感染，是儿童肺结核的主要类型。

7. 结核病：是结核杆菌引起的慢性感染性疾病。

六、简答题

1. 答：结核菌素试验的临床意义有：①阳性反应见于：接种卡介苗后；年长儿无明显临床症状仅呈一般阳性反应者，表示曾感染过结核杆菌；3 岁以下尤其是 1 岁以内未接种过卡介苗者，中度阳性反应多表示体内有新的结核病灶，年龄愈小，活动性结核的可能性越大；强阳性反应者，表示体内有活动性结核病；由阴性反应转为阳性反应者，或反应强度由原来小于 10mm 增至大于 10mm，且增幅超过 6mm，表示新近有感染；②阴性反应见于：未感染过结核；结核迟发型变态反应前期（初次感染 4～8 周内）；假阴性反应，机体免疫功能低下或受抑制所致，如危重结核病；急性传染病如麻疹、水痘、百日咳等；体质极度衰弱如重度营养不良、重度脱水、重度水肿等；原发或继发免疫缺陷病；糖皮质激素或其他免疫抑制剂使用期间等；技术误差或结核菌素失效。

2. 答：预防儿童结核病，必须做到：①管理传染源：早期发现和合理治疗结核菌涂片阳性的患者是预防儿童结核病的根本措施；②普及卡介苗接种：卡介苗接种是预防儿童结核病的有效措施；③对有预防性化疗适应证的儿童进行预化性化疗。

3. 答：是麻疹早期具有特征性的体征，一般在出疹前 1～2d 出现。开始时见于第二磨牙相对的颊黏膜上，为直径约 0.5～1.0mm 的灰白色小点，周围有红晕，常在 1～2d 内迅速增多，可累及整个颊黏膜，于出疹后 1～2d 迅速消失。

4. 答：护士是传染病的法定报告人之一。发现传染病后应及时填写“传染病疫情报告卡”，并按国家规定的时间向防疫部门报告，以便采取措施进行疫源地消毒，防止传染病的扩散。

5. 答：医院内感染是对住院患儿的一大威胁，护士在院内感染控制中起着非常重要的作用。护士和其他医务人员也必须采取预防措施保护自身免受感染，如 HIV 和乙型肝炎。正确洗手和勤洗手是防止微生物传播和预防院内感染最重要的方法。当可能接触血液、体液、分泌物或排泄物时，应戴手套或其他防护用品以免受污染。正确处理废弃物，污染物品要正确清洁与消毒。正确使用抗生素。

6. 答：麻疹患儿高热的处理时需兼顾透疹，不宜用药物及物理方法强行降温，尤其禁用冷敷及酒精擦浴，以免皮肤血管收缩，末梢循环障碍使皮疹不易透发或突然隐退。如体温升至 40℃以上时，可用小剂量退热剂或温水擦浴，使体温稍降以免惊厥。

7. 答：麻疹预防感染传播的措施有：①管理传染源：隔离患儿至出疹后5d，并发肺炎者延长至出疹后10d。密切接触的易感儿，应隔离观察3周，并给予被动免疫。②切断传播途：每天用紫外线消毒患儿房间或通风半小时，患儿衣物在阳光下曝晒。医护人员接触患儿前后应洗手、更换隔离衣；③保护易感儿：流行期易感儿应尽量避免去公共场所。8个月以上未患过麻疹者均应接种麻疹减毒活疫苗，7岁时进行复种。体弱易感儿接触麻疹后，应及早注射免疫血清球蛋白。

8. 答：流行性腮腺炎的并发症常见的有：①脑膜脑炎可在腮腺炎出现前、后或同时发生，也可发生在无腮腺炎时。表现为发热、头痛、呕吐、颈项强直等。脑脊液呈无菌性脑膜炎样改变。大多预后良好，但也偶见死亡及留有神经系统后遗症者；②睾丸炎是男孩最常见的并发症，多为单侧受累，睾丸肿胀疼痛，约部分患儿可发生萎缩，双侧萎缩者可导致不育症；③卵巢炎；④胰腺炎较少见。常发生于腮腺肿胀数日后。表现为中上腹剧痛和触痛，伴发热、寒战、反复呕吐等、⑤其他并发症：可有耳聋，心肌炎，肾炎等。

9. 答：传染病的发展过程都有其自身的规律，一般都要经过以下几个阶段：①潜伏期，指病原体侵入机体之后至出现临床症状之前的这一阶段，了解潜伏期最重要的临床意义是可以确定检疫期限，并有助于传染病的诊断和流行病学调查；②前驱期，指起病至开始出现该病明显症状为止；③症状明显期，出现该传染病所特有的症状、体征；④恢复期，患儿症状、体征基本消失，如较长时间机体功能仍不能恢复正常则称为后遗症。

10. 答：接种卡介苗禁忌证：①结核菌素试验阳性；②注射局部有湿疹或患全身性皮肤病；③急性传染病恢复期；④先天性胸腺发育不全或严重联合免疫缺陷病患者。

11. 答：结核预防性化疗的适应证是：①与开放性肺结核患者密切接触者；②＜3岁婴幼儿未接种卡介苗而结核菌素试验阳性者；③结核菌素试验新近由阴性转为阳性者；④结核菌素试验阳性伴结核中毒症状者；⑤结核菌素试验阳性，新患麻疹或百日咳患儿；⑥结核菌素试验阳性儿童需较长期使用肾上腺皮质激素或其他免疫抑制剂者。

12. 答：结核性脑膜炎病程长和治疗时间长，病情好转出院后，护士应予以下列家庭护理指导：①强调出院后坚持服药，定期到医院复查的重要性。做好病情和药物毒副作用的观察，定期门诊复查，防止复发；②为患儿制定良好的生活制度，保证休息时间，适当地进行户外活动，解释加强营养的重要性；③指导患儿避免与开放性结核患者接触，积极预防和治疗各种急性传染病；④对留有后遗症的患儿，指导家长对瘫痪肢体可进行理疗、被动活动等功能锻炼，促进肢体功能恢复，对失语和智力低下者，进行语言训练和适当教育。

13. 答：结核病化疗的原则是：①早期治疗；②适宜剂量；③联合用药；④规律用药；⑤坚持全程；⑥分段治疗。

14. 答：典型水痘皮疹的特点有：①皮疹呈向心性分布，躯干多，四肢少；②最初的皮疹为红色斑疹或斑丘疹，迅速发展为清亮、椭圆形小水疱，周围伴有红晕。疱液先透明而后混浊，且疱疹出现脐凹现象，易破溃，常伴瘙痒，2～3d迅速结痂；③皮疹陆续分批出现，伴明显痒感，高峰期可见斑疹、丘疹、疱疹和结痂同时存在，这是水痘皮疹的重要特征；④黏膜皮疹可出现在口腔、睑结膜、生殖器等处，易破溃形成溃疡，疼痛明显。轻型水痘多为自限性疾病，10d左右自愈。

15. 答：水痘皮疹的护理措施有：①水痘的皮疹容易发痒，要经常保持患儿双手清洁，避免搔抓，防止继发感染及痊愈后遗留瘢痕。指甲要剪短，必要时戴纱布不分指手套，但要经常清洗，保持清洁；②为减少皮疹瘙痒，可在疱疹未破溃处涂炉甘石洗剂或5%碳酸氢钠溶液；疱疹已破溃者，有继发感染者，局部用抗生素软膏，或遵医嘱口服抗生素控制感染。

16. 答：流行性腮腺炎减轻疼痛的护理措施有：①给予富有营养、易消化的半流质或软食，忌酸、辣、干、硬食物，以免因唾液分泌及咀嚼使疼痛加剧；②保持口腔清洁，常用温盐水漱口，多饮水，以减少口腔内残余食物，防止继发感染；③腮腺肿胀处可局部冷敷，以减轻炎症充血及疼痛。亦可用中药湿敷。

17. 答：流行性腮腺炎预防感染传播的护理措施有：①管理传染源：隔离患儿至腮腺肿大消退后3d；②保护易感儿：易感儿可接种减毒腮腺炎活疫苗。有接触史的易感儿应观察3周。流行期间应加强托幼机构的晨检。居室应空气流通，对患儿口、鼻分泌物及污染物应进行消毒。

18. 答：脊髓灰质炎减轻疼痛和保持关节功能的护理措施有：止痛、保持关节功能体位，瘫痪前肢体常有感觉异常，肌肉疼痛，应避免刺激和受压，可用局部热敷改善血液循环；对已发生瘫痪的肢体，可用支架保持患肢于功能位，防止足下垂或足外翻；恢复期帮助患儿进行肢体的主动或被动功能锻炼，促进肌肉功能最大程度的恢复，防止挛缩畸形。

19. 答：脊髓灰质炎预防感染传播的措施有：①管理传染源：隔离患儿至病后40d，密切接触者医学观察20d；②切断传播途径：患儿的分泌物、排泄物用漂白粉消毒，衣物、被褥日光曝晒；③保护易感者：5岁以内未服过疫苗而与患者密切接触者，及时注射丙种球蛋白，每次0.3～0.5ml/kg，每日1次连用2次，可防止发病或减轻症状。普遍接种疫苗是降低发病率以至消灭本病的主要措施。我国现行口服疫苗程序为2、3、4月龄各服1次三价疫苗，4岁时加服1次。

20. 答：流行性乙型脑炎患儿发热时的护理：密切观察和记录患儿的体温，及时采取有效降温措施。高热患儿可采用冰袋冷敷或乙醇擦浴、冷盐水灌肠等物理降温方法。亦可遵医嘱给予药物降温或采用亚冬眠疗法。降温过程中注意观察体温、脉搏、呼吸、血压。保持皮肤清洁干燥。

21. 答：流行性乙型脑炎患儿控制惊厥的护理：密切观察患儿病情及时发现惊厥先兆表现如烦躁不安、口角或指（趾）抽动、两眼凝视、肌张力增高。一旦出现惊厥或抽搐，应让患儿取仰卧位，头偏向一侧，松解衣服和领口，清除口鼻分泌物；用牙垫或开口器置于患儿上下臼齿之间，防止咬伤舌头，或用舌钳拉出舌头，以防止舌后坠阻塞呼吸道。并遵医嘱使用止惊药物。

22. 答：采取消化道隔离。培养患儿良好的卫生习惯。指导父母对患儿食具要煮沸消毒15min，粪便要用1%含氯石灰澄清溶液浸泡消毒后才能倾入下水道或粪池，患儿衣物煮过或用沸水浸泡后再洗。

23. 答：给予营养丰富、易消化的流质或半流质饮食，多饮水促进毒素的排出。禁食易引起胀气的食物及多渣等刺激性食物。

七、案例分析

1. 答：(1) B　(2) ABCDE　(3) ACDE　(4) AC　(5) ABCDE　(6) A

2. 答：(1) A　(2) ACD　(3) ABCDE　(4) ABDE　(5) ABCDE
(6) C　(7) B

3. 答：(1) B　(2) AE　(3) ABCDE　(4) B　(5) A

4. 答：(1) D　(2) A　(3) E　(4) ABCD　(5) ABCD　(6) ABCDE

（秦秀丽）

第十九章　寄生虫病患儿的护理

【知识精要】

寄生虫对人体的影响主要是机械性损害、化学性损害和夺取营养等方面。影响轻者表现为消化紊乱和营养障碍，重者会造成全身或某些重要器官的病理损害。

一、蛔虫病

1. 概述

蛔虫是寄生在人体内最大的线虫，雌雄异体，雌虫每天产卵约 20 万个，随粪便排出。蛔虫卵在适宜的温度和湿度下经 5～10d 发育成具感染性的虫卵，被人吞食后，幼虫破卵而出穿入肠壁经门静脉系统到肝，经右心、肺泡、支气管、气管移行到咽喉，再被吞下，到小肠内发育为成虫。自人体感染到雌虫产卵约需 2 月余，成虫寿命 1～2 年。蛔虫病患者是主要的传染源，主要的感染途径为吞食了感染性虫卵污染的水、土壤、手或各种物体。蛔虫病的发病率农村高于城市，儿童高于成人。

2. 临床特点

（1）幼虫移行引起的症状：①幼虫移行到肺：可引起蛔幼性肺炎或蛔虫性嗜酸性细胞性肺炎（Loffler 综合征），表现为咳嗽、气喘、发热；②幼虫移行至肝、脑、眼等器官，产生相应的临床表现，如右上腹痛、肝肿大、肝功能异常、癫痫、眼睑肿胀等症状。

（2）成虫引起的症状：食欲不佳、多食易饥、异食癖等，常有脐周腹痛，喜揉按。

（3）并发症：①胆道蛔虫症：是最常见的并发症，表现为阵发性右上腹剧烈绞痛，患儿哭叫翻滚、屈体弯腰、面色苍白，常伴呕吐，可吐出胆汁或蛔虫。腹部体检时在剑突下或稍偏右有局限性压痛；②蛔虫性肠梗阻：多为不完全性肠梗阻，表现为阵发性腹痛，伴呕吐、腹胀，可吐出蛔虫。腹部可见肠型和蠕动波，并可扪及条索状包块，其形状和部位经常变化，重者可发生肠穿孔和腹膜炎。

（4）主要辅助检查：粪便涂片找到蛔虫卵。

3. 治疗要点

（1）驱虫治疗：可选用甲苯达唑、枸橼酸哌嗪、左旋咪唑等驱虫药。

（2）并发症治疗：不完全性肠梗阻可先采用内科治疗，腹痛缓解后再驱虫治疗。完全性肠梗阻、蛔虫性阑尾炎、肠穿孔、腹膜炎应及时手术治疗。胆道蛔虫症的治疗原则为解痉止痛、驱虫、控制感染，若内科治疗不能缓解可考虑外科手术治疗。

4. 主要护理措施

（1）饮食护理：给予营养丰富且易消化的饮食，并注意变换食物种类，以增进儿童食欲。

（2）病情观察：①注意观察腹痛的性质、发作时间、程度、部位及伴随症状，有无压痛及肌紧张。在患儿没有急腹症表现时，局部给予按揉或俯卧位用软枕垫压腹部，也可热敷；②按医嘱使用解痉镇痛药及驱虫治疗，观察疗效及副作用，并注意观察大便有无虫体排出。

（3）用药护理：甲苯达唑片需顿服，可嚼碎吞服或与食物混服，用药期间如出现重症皮疹、步态不稳、意识或精神障碍、定向力差等严重不良反应，应立即停药，并报告医师处理。枸橼酸哌嗪片需晚睡前顿服。左旋咪唑可用于驱虫，也可用作免疫调节药，驱虫时应空腹或晚睡前顿服，可引起脑炎综合征，用药期间如发生血象、肝功能及感觉异常或出现步态不稳、共济失调、视物模糊、严重皮疹等症状，应立即停药并通知医生处理。

（4）主要并发症护理：①如患儿出现脐周剧痛、腹胀、恶心、呕吐，并吐出食物、胆汁，甚至蛔虫，应及时报告并予以禁食、胃肠减压、输液、解痉、止痛等处理；②如患儿突然发生阵发性右上腹剧烈绞痛，哭叫翻滚、屈体弯腰、面色苍白、呕吐等提示并发胆道蛔虫症，应及时配合医生给予解痉止痛、驱虫、控制感染等处理，同时做好手术准备。

（5）健康指导：向患儿父母讲解疾病的防治知识，指导家长搞好饮食卫生及环境卫生，培养儿童养成良好的个人卫生习惯，不随地大小便，饭前便后洗手，不吸吮手指头，不食未洗净的瓜果、蔬菜，不饮生水；消灭苍蝇，做好粪便管理，减少感染机会。

二、蛲虫病

1. 概述

蛲虫病是由蛲虫寄生于人体而引起的一种幼儿时期的常见病。其临床表现为肛门周围和会阴部瘙痒，易在集体儿童机构中流行。蛲虫为乳白色小线虫，雌雄异体。成虫寄生在人体的小肠下段、回盲部、结肠及直肠。成虫交配后雄虫死亡，雌虫于夜间移行至肛周、会阴部皮肤皱褶处排卵，随后死亡。虫卵在肛周 6h 发育成感染性卵，被儿童吞食后，即形成自身感染。成虫的寿命一般不超过 2 个月。患者是唯一的传染源，传播方式为吞食或空气吸入等。

2. 临床特点

雌虫移行至肛周排卵时引起肛门和会阴部皮肤剧烈瘙痒，夜间多见以至影响睡眠，局部皮肤可因搔破而致皮炎和继发感染。虫体对胃肠的机械性刺激引起激惹而出现恶心、呕吐、腹部不适等症状。此外患儿还可出现烦躁、夜惊、遗尿、磨牙等表现。蛲虫钻入阑尾而发生阑尾炎，爬入女孩阴道、尿道而产生相应的局部炎症。

3. 治疗要点

驱虫治疗用扑蛲灵、噻嘧啶、甲苯达唑等药物；局部可涂 10％氧化锌油膏或蛲虫软膏以杀虫止痒，或用噻嘧啶栓剂塞肛。

4. 主要护理措施

（1）用药指导：每晚睡前用温水洗净肛门及会阴部，涂抹蛲虫膏；也可用噻嘧啶栓剂塞肛，连用3～5d。

（2）健康指导：①指导患儿父母在夜间患儿入睡后1～3h，观察肛周、会阴部皮肤皱褶处有无乳白色小线虫，用市售透明胶纸或用蘸过生理盐水的棉花获取虫卵；②指导患儿睡觉时穿睡裤、戴手套。床单和内裤常煮沸消毒；③指导患儿父母培养患儿良好的卫生习惯，如饭前便后洗手，勤剪指甲，不吮手指等，并注意玩具、图书、用品等的清洗和消毒。

【测试题】

一、填空题

1. 蛔虫病的传染源主要为________，感染性虫卵经________是主要的传染途径。
2. 蛔虫病儿童发病率高，容易在________和________集体机构中传播。
3. 蛔虫有________和________的习性，蛔虫病并发症有________和________。
4. 蛲虫病是________寄生于人体________的疾病，临床以________及________而致睡眠不安为特征。
5. 蛔虫幼虫发育成成虫的过程历时________，成虫在肠道内存活________。
6. 寄生虫对人体的影响是________和________损害以及________。
7. 蛲虫病的传染源是________，主要传播方式是________的食物。

二、单选题

1. 蛔虫病是以何种形式寄生人体？（　　）。

   A. 活成虫　　B. 虫卵

   C. 虫毒素　　D. 虫片段

   E. 以上都不是
2. 关于蛔虫病的传染哪项不正确？（　　）。

   A. 患者是主要传染源　　B. 主要途径为经口吞入

   C. 飞沫吸入是主要途径　　D. 儿童发病高于成人

   E. 农村发病高于城市
3. 蛲虫卵在接触空气多久即可成有感染性的虫卵？（　　）。

   A. 2h　　B. 3h

   C. 4h　　D. 5h

   E. 6h
4. 蛲虫成虫的寿命一般不超过（　　）。

   A. 1个月　　B. 2个月

   C. 3个月　　D. 4个月

   E. 6个月

5. 胆道蛔虫症的临床表现特点是（　　）。
   A. 腹痛症状严重而体征较少
   B. 腹痛症状轻微和体征较少
   C. 腹痛症状和体征均较明显
   D. 有明显腹痛，剑突下压痛
   E. 腹痛伴排虫史
6. 5 岁男孩，近 2 月来入睡后常有突然惊哭或睡眠不安。平时入幼儿园穿开裆裤，经常抓挠肛周，入眠后 1h 见肛周有白色线样成虫。其诊断是（　　）。
   A. 肠蛔虫症　B. 蛲虫病
   C. 钩虫病　D. 绦虫病
   E. 囊虫病
7. 患儿，8 岁，右上腹疼痛伴呕吐，有排出蛔虫史，临床拟诊为胆道蛔虫，其确诊方法是（　　）。
   A. 试验性驱虫治疗　B. 大便找到蛔虫
   C. 腹部 X 线平片　D. 外科剖腹探查
   E. 胆道 B 超检查
8. 患儿，9 岁，今起阵发性脐周疼痛伴有频繁呕吐，所吐为胃内容物和胆汁，腹部扪及条状物，扪之有活动感。腹部 X 线透视见液平面。其首先应考虑的诊断是（　　）。
   A. 蛔虫性阑尾炎　B. 腹膜炎
   C. 胆道蛔虫　D. 蛔虫性肠梗阻
   E. 肠蛔虫症
9. 驱蛔灵的药理作用是（　　）。
   A. 使虫体痉挛性麻痹而被排出
   B. 使虫体麻痹而死
   C. 使虫体麻痹随粪便排出
   D. 干扰肠虫的呼吸酶系统
   E. 以上都不是

三、多选题

1. 蛲虫成虫寄生的部位是（　　）。
   A. 空肠　B. 回肠上段
   C. 回肠下段　D. 结肠
   E. 直肠
2. 蛔虫病的护理措施是（　　）。
   A. 辅助减轻腹痛　B. 观察有无并发症发生
   C. 健康教育　D. 制定驱虫方案
   E. 饮食卫生指导

3. 蛔虫病的护理目标是（　　）。

A. 腹痛症状减轻　　B. 患儿食欲改善

C. 及时发现并发症　　D. 患儿不良卫生习惯彻底纠正

E. 蛔虫性肠梗阻及时手术

4. 蛲虫病的治疗措施有（　　）。

A. 药物驱虫　　B. 手术驱虫

C. 针灸驱虫　　D. 理疗驱虫

E. 肛周局部用药

5. 蛔虫病的治疗要点（　　）。

A. 驱蛔治疗　　B. 并发症治疗

C. 胃肠减压　　D. 控制感染

E. 及早手术

6. 下列关于蛲虫病的描述正确的是（　　）。

A. 蛲虫寄生于回盲部、结肠和直肠

B. 儿童发病率高

C. 儿童集体机构中传播

D. 因肛门周围瘙痒而致睡眠不安

E. 蛲虫为乳白色细线状虫

7. 蛔虫病成虫寄生症状为（　　）。

A. 无定时脐周或上腹部痛　　B. 无压痛和肌紧张

C. 痛后进食和活动如常　　D. 大量蛔虫寄生可致营养不良

E. 有轻微消化功能紊乱

四、判断改错题

1. 蛔虫病的发病率城市高于农村，儿童高于成人。（　　）

2. 蛔虫病的主要感染途径为感染性虫卵污染了水、土壤、手等然后经口进入。（　　）

3. 蛔虫性肠梗阻是蛔虫病最常见的并发症。（　　）

4. 不完全性蛔虫性肠梗阻可先行驱虫治疗再处理腹痛情况。（　　）

5. 蛲虫病临床主要表现为肛门周围和会阴部瘙痒。（　　）

6. 蛲虫虫卵在肛周 12h 发育成感染性卵。（　　）

7. 蛲虫成虫的寿命一般不超过 2 个月。（　　）

8. 蛲虫病患者是该病的唯一传染源，传播方式为消化道传播。（　　）

9. 蛲虫病患儿大多数无明显症状，仅在雌虫移行至肛周排卵时引起肛门和会阴部皮肤剧烈瘙痒，尤以白天为甚。（　　）

10. 蛔虫是寄生在人体内最大的线虫。（　　）

五、名词解释

1. 蛔虫病

2. 蛲虫病

六、简答题

1. 简述蛔虫病幼虫移行期有什么症状。
2. 简述蛔虫病有何并发症。
3. 简述如何防止蛲虫病的自身重复感染。
4. 简述蛔虫病的护理措施。
5. 简述蛔虫病的病因和流行病学。
6. 简述蛲虫病的病因和流行病学。
7. 简述蛔虫病的临床表现及并发症。
8. 简述驱蛔治疗的要点。

七、案例分析题

患儿娜娜，女，6 岁，近期食欲欠佳，消瘦明显，皮肤苍白，常诉腹痛，不剧烈，按压可稍缓解，家长反应近来精神欠佳，睡觉有磨牙情况，有一次大便有虫体解出，因担心影响患儿身体发育特来就诊。

(1) 医生怀疑是该患儿是蛔虫病，蛔虫是以何种形式寄生于人体？(　　)。

A. 活成虫　　B. 虫卵
C. 虫毒素　　D. 虫片段
E. 以上都不是

(2) 关于蛔虫病的传染哪项不正确？(　　)。

A. 患者是主要传染源　　B. 主要途径为经口吞入
C. 飞沫吸入是主要途径　　D. 儿童发病高于成人
E. 农村发病高于城市

(3) 蛔虫病的护理措施是（　　）。

A. 减轻腹痛　　B. 发现并发症
C. 健康教育　　D. 制定驱虫方案
E. 饮食卫生指导

【参考答案】

一、填空题

1. 蛔虫病患儿　口吞入
2. 家庭　儿童
3. 钻孔　扭结成团　胆道蛔虫症　蛔虫性肠梗阻
4. 蛲虫　肠道内　肛门周围　会阴瘙痒
5. 2～3 个月　1～2 年
6. 机械性　化学性　夺取营养
7. 蛲虫病患者　吃入含虫卵

二、单选题

1. A 2. C 3. E 4. B 5. D 6. B 7. E 8. D 9. C

三、多选题

1. CDE 2. ABCE 3. ABCD 4. AE 5. AB 6. ABCDE 7. ABCDE

四、判断题

1. × 城市高于农村→农村高于城市

2. √

3. × 蛔虫性肠梗阻→胆道蛔虫症

4. × 先行驱虫治疗再处理腹痛情况→先处理腹痛，缓解后再驱虫治疗

5. √

6. × 12h→6h

7. √

8. × 消化道传播→吞食或空气吸入

9. × 白天→夜间

10. √

五、名词解释

1. 是蛔虫寄生于人体引起的疾病，是儿童时期常见的肠道寄生虫病。

2. 是由蛲虫寄生于人体而引起的一种幼儿时期的常见病，临床表现为肛门周围和会阴部瘙痒。

六、简单题

1. 答：①急性蛔蚴性肺炎：可出咳嗽、气喘、发热等症状，肺部可闻及干啰音，肺部X线片可有点状、絮状或片状阴影，血象嗜酸性粒细胞增多；②虫体的异性蛋白过敏症状：部分患者可出现荨麻疹、皮肤瘙痒、颜面水肿、急性结膜炎、鼻或喉黏膜刺激等过敏症状；③幼虫移行症状：幼虫移行至肝、脑、眼等器官时，可产生右上腹痛、肝肿大、压痛和肝功能异常、癫痫、眼睑肿胀等症状。

2. 答：①蛔虫性肠梗阻：大量蛔虫扭结成团阻塞肠腔，出现腹痛和呕吐，可吐出食物、胆汁甚至蛔虫。可见肠型和蠕动波，并可扪及条状包块。腹部X线片可见液平面；②胆道蛔虫症：蛔虫钻入胆道，使胆总管括约肌痉挛而发生阵发性右上腹剧烈绞痛，伴有呕吐。剑突下或稍偏右有局限性压痛，无肌紧张。部分患者可引起胆道感染和肝脓肿，出现发热、寒战症状；③肠穿孔及腹膜炎：蛔虫钻入阑尾引起阑尾炎。肠梗阻或阑尾炎持续时间过久可引起肠穿孔和腹膜炎。

3. 答：①向患儿父母和患儿说明个人、饮食和环境卫生与蛲虫感染的关系；②饭前便后洗手，勤剪指甲，不吮手指，给患儿穿满裆裤，防止虫卵经手指重复感染；玩具、图书等用紫外线消毒或在阳光下曝晒6～8h；③集体儿童机构应定时普查、普治，家庭患者应同时进行治疗，以阻断患儿自身重复感染。

4. 答：①减轻疼痛和观察病情变化；②观察驱蛔效果和药物不良反应；③改善营

养，给予含蛋白质、热量高和维生素丰富且易消化的食物，改进烹调方法以增进患儿的食欲；④预防和健康教育：对患儿父母和患儿讲解疾病的防治知识，消灭传染源。

5. 答：病原为人蛔虫，生殖力强，雌虫日产卵约20万个，随粪便排出。受精卵在适宜的温度和湿度下孵化，经2～3周发育成感染虫卵。被人吞食后，大多被胃酸杀灭，少数进入小肠孵育成为幼虫，幼虫可钻入肠壁，进入肠黏膜血管或淋巴管至右心而到肺；蚴虫穿破肺毛细血管进入肺泡，经支气管、气管到达咽部，然后被咽下，经胃下达小肠而迅速发育成为成虫，此过程约需2～3个月。成虫寿命1～2年。蛔虫病的传染源是蛔虫寄生患者。经口吞入感染性虫卵是主要的传播途径。

6. 答：蛲虫为乳白色细线状虫，长约1cm，寄生于回肠下段、回盲部、结肠和直肠。雌虫于夜间移行至肛门附近产卵，虫卵在接触空气6h即可发育成有感染性的虫卵，若被吞食，在肠道经2～4周发育为成虫，成虫寿命一般不超过2个月。蛲虫病的传染源是蛲虫病患者。主要传播方式是吃入含虫卵的食物，吸吮被虫卵污染的手指，或吸入含虫卵的尘埃而感染；偶尔在肛周孵出的幼虫在爬回直肠内而发生逆行感染。

7. 答：

（1）幼虫移行期症状：①急性蛔幼性肺炎：可出咳嗽、气喘、发热等症状，肺部可闻及干啰音，肺部X线片可有点状、絮状或片状阴影，血象嗜酸性粒细胞增多；②虫体的异性蛋白过敏症状：部分患者可出现荨麻疹、皮肤瘙痒、颜面水肿、急性结膜炎、鼻或喉黏膜刺激等过敏症状；③幼虫移行症状：幼虫移行至肝、脑、眼等器官时，可产生右上腹痛、肝肿大、压痛和肝功能异常、癫痫、眼睑肿胀等症状。

（2）成虫寄生症状：可无症状或有轻微消化功能紊乱，常见腹痛，多为无定时脐周或上腹部痛，无压痛和肌紧张，痛后进食和活动如常。大量蛔虫寄生体内时，可引起营养不良、贫血等。蛔虫的代谢产物和毒素被吸收后，可引起睡眠不安、易怒、易惊和睡中磨牙等。

（3）并发症：①胆道蛔虫症；②蛔虫性肠梗阻。

8. 答：①驱蛔治疗可选用以下药物：甲苯达唑（安乐士）、枸橼酸哌嗪（驱蛔灵）、阿苯达唑（肠虫清）等；②并发症的治疗：不完全性肠梗阻可先采用内科治疗，胃肠减压、纠正脱水酸中毒和电解质紊乱，梗阻缓解后再行驱虫治疗。完全性肠梗阻、蛔虫性阑尾炎、肠穿孔、腹膜炎应及时手术治疗。胆道蛔虫症的治疗原则为解痉止痛、驱虫、控制感染，若内科治疗不能缓解可考虑外科手术治疗。

七、案例分析题

（1）A　（2）C　（3）ABCE

（叶天惠　汪红玲）

第二十章 危重症患儿的护理

【知识精要】

一、儿童惊厥

1. 概述

惊厥是儿童时期的常见急症，指由于神经细胞异常放电引起全身或局部骨骼肌群突然发生不自主的收缩，同时伴有意识障碍的一种暂时性神经系统功能紊乱的状态。可因感染性疾病和/或非感染性疾病引起惊厥，反复地发作可导致脑组织缺氧性损害。高热是儿童惊厥最常见的原因。

2. 临床特点

(1) 惊厥：惊厥发作时表现为突然意识丧失，头向后仰，面部及四肢肌肉呈强直性或阵挛性收缩，眼球固定、上翻或斜视，口吐白沫、牙关紧闭，面色青紫，部分患儿有大小便失禁。惊厥持续时间为数秒至数分或更长，发作停止后转入嗜睡或昏迷状态。

根据抽搐表现可分为：全身性强直阵挛性抽搐、强直性抽搐、局限性抽搐。

(2) 惊厥持续状态是指惊厥持续 30min 以上，或两次发作间歇期意识不能完全恢复者。

(3) 高热惊厥：多见于 1～3 岁的儿童，是由单纯发热诱发的惊厥，是儿童惊厥常见的原因。多发生于上呼吸道感染的初期，当体温骤升至 38.5～40℃或更高时，突然发生惊厥。根据发作特点和预后分为两型：单纯型高热惊厥、复杂型高热惊厥。

3. 治疗要点

控制惊厥发作，寻找和治疗病因，预防惊厥复发。

(1) 镇静止惊：

1) 地西泮：为惊厥的首选药，剂量按每次 0.1～0.3mg/kg 缓慢静脉注射，半小时后可重复一次。

2) 苯巴比妥钠：是新生儿惊厥首选药物（但新生儿破伤风应首选地西泮）。

3) 10%水合氯醛：每次 0.5ml/kg，一次最大剂量不超过 10ml，由胃管给药或保留灌肠。

4) 苯妥英钠：适用于癫痫持续状态（地西泮无效时）。

(2) 对症治疗：高热者给予物理降温或药物降温，脑水肿者可静脉应用甘露醇、呋塞米或肾上腺皮质激素。

(3) 病因治疗：针对引起惊厥不同的病因，采取相应的治疗措施。

4. 主要护理措施

(1) 预防窒息：惊厥发作时就地抢救，立即松解患儿衣扣，头偏向一侧，将舌轻轻向外牵拉，及时清除呼吸道及口腔呕吐物，保持呼吸道通畅。按医嘱给予止惊药物，观察并记录患儿用药后的反应。

（2）预防外伤：惊厥发作时，防止皮肤摩擦受损。在已长牙的患儿上下臼齿之间放置牙垫，防止舌咬伤。床边放置床档，防止坠床，勿强力按压或牵拉患儿肢体，以免骨折或脱臼。对有可能发生惊厥的患儿要有专人守护，以防发作时受伤。

（3）密切观察病情变化，预防脑水肿的发生：保持患儿安静，避免刺激患儿。密切观察体温、血压、呼吸、脉搏、意识及瞳孔变化。高热时及时采取物理或药物降温；若出现脑水肿早期症状应及时通知医生，并按医嘱用脱水剂；按医嘱给止惊药，惊厥较重或时间较长者给予吸氧。

（4）健康指导：向家长详细交代患儿病情，解释惊厥的病因和诱因，指导家长掌握预防惊厥、止惊的紧急措施、物理降温方法。癫痫患儿应按时服药，强调定期门诊随访的重要性，根据病情及时调整药物。

二、急性颅内压增高

1. 概述

急性颅内压增高简称颅内高压，是由多种原因引起脑实质和（或）颅内液体量增加所致的一种临床综合征。重者迅速发展成脑疝而危及生命。最常见原因是感染、脑缺血缺氧、颅内占位性病变、脑脊液的循环异常等。

2. 临床特点

（1）主要症状和体征：头痛、呕吐、复视、落日眼、视觉模糊、偏盲甚至失明、意识障碍、生命体征的改变、惊厥和四肢肌张力增高、脑疝等。

（2）主要辅助检查：

1）腰椎穿刺：用以确定炎症、出血、肿瘤或颅内其他病变。

2）B 型超声波检查：可发现脑室扩大、脑血管畸形及占位性病变。

3）CT、MRI 成像、脑血管造影：有助于颅内占位性病变的诊断。

4）眼底检查：可见视神经乳头水肿、视网膜水肿、视神经萎缩等改变。

3. 治疗要点

（1）降低颅内压：首选甘露醇快速静脉滴注，重症者可使用利尿剂如呋塞米静脉注射，也可给予肾上腺皮质激素。

（2）对症治疗：如止惊、抗感染、改善通气、纠正休克与缺氧、消除颅内占位性病变等。

4. 主要护理措施

（1）避免颅内压增高加重：保持患儿绝对安静，不要猛力转动患儿头部和翻身；抬高床头 30°左右，疑有脑疝时以平卧为宜。

（2）气道管理：根据病情选择不同方式供氧，保持呼吸道通畅，及时清除气道分泌物，以保证血氧分压维持在正常范围。备好呼吸器，必要时人工辅助通气。

（3）病情观察：严密观察病情变化，定时监测生命体征、瞳孔、肌张力、意识状态等。若发生脑疝，立即通知医生，并配合抢救。

（4）用药护理：按医嘱要求调整输液速度，按时应用脱水剂、利尿剂等以减轻脑水肿。静脉使用镇静剂时速度宜慢，以免发生呼吸抑制。注意观察药物的疗效及不良反应。

（5）健康指导：向家长介绍患儿的病情及预后，安慰、鼓励他们树立信心。解释保持安静的重要性及头肩抬高的意义，以取得家长的合作。根据原发病的特点，作好相应的保健指导。

三、急性呼吸衰竭

1. 概述

急性呼吸衰竭简称呼衰，是儿童时期的常见急症之一。是指累及呼吸中枢和/或呼吸器官的各种疾病导致呼吸功能障碍，出现低氧血症，或低氧血症与高碳酸血症并存，并由此引起一系列生理功能和代谢紊乱的临床综合征。本症预后较差，死亡率高。

2. 临床特点

（1）主要症状：除原发病的表现外，主要是呼吸系统症状及低氧血症和高碳酸血症引起的脏器功能紊乱。

（2）主要辅助检查：

做血气分析测定：PaO_2、$PaCO_2$、SaO_2、动脉血 pH 值、SB、BE、BB，以判断呼吸衰竭的类型、程度及酸碱平衡紊乱的程度。

Ⅰ型呼衰：即低氧血症呼吸衰竭。$PaO_2<50$mmHg（6.65kPa），$PaCO_2$ 正常。常见于呼吸衰竭早期或轻症。

Ⅱ型呼衰：即高碳酸血症呼吸衰竭。$PaO_2<50$mmHg（6.65kPa），$PaCO_2>50$mmHg（6.65kPa）。常见于呼吸衰竭的晚期和重症。

3. 治疗要点

（1）病因治疗：在抢救的同时对其原发病和诱因进行有效的治疗。

（2）改善呼吸功能。

（3）维持脑、心、肾等重要脏器的功能。

（4）纠正水、电解质和酸碱平衡紊乱。

（5）机械通气：除张力性气胸、大量胸腔积液或多发性肺大泡等禁忌证外，如有严重的通气不足，难以自行维持气体交换需要时，即可应用机械通气。使用机械通气的指征为：①经综合治疗后病情加重；②急性呼吸衰竭，$PaCO_2>60$mmHg（8.0kPa）、pH<7.3，经治疗无效；③吸入纯氧时 $PaO_2<50$mmHg（6.7kPa）；④呼吸骤停或即将停止。

4. 主要护理措施

（1）保持呼吸道通畅：

1）协助排痰：鼓励清醒患儿用力咳痰，对咳痰无力的患儿每 2h 翻身 1 次，并经常轻拍胸背部，边拍背边鼓励患儿咳嗽，使痰易于排出。

2）吸痰：咳嗽无力、昏迷、气管插管或气管切开的患儿，及时给予吸痰。吸痰前应充分给氧。

3）湿化和雾化吸入。

4）按医嘱使用支气管扩张剂和地塞米松等缓解支气管痉挛和气道黏膜水肿。

（2）合理给氧：给氧的目的是提高血氧分压和氧饱和度，解除严重缺氧对机体的威胁。给氧的原则为能缓解缺氧但不抑制颈动脉窦和主动脉体对低氧分压的敏感性为准，故应低流量持续吸氧，以维持 PaO_2 在 65～85mmHg（8.67～11.33kPa）为宜。

（3）应用人工呼吸机时应注意以下几点：

1）护士应明确使用机械通气的指征，对患儿及家长做好解释工作。

2）专人监护，注意病情变化。及时调整和检查各项参数，做好记录。

3）防止继发感染。

4）当出现以下指征时，可考虑撤离呼吸机：①患儿病情改善，呼吸循环系统功能稳定；②能够维持自主呼吸 2～3h 以上无异常改变；③吸入 50%氧时，PaO_2＞50mmHg（6.7kPa）；$PaCO_2$＜50mmHg；④在间歇指令通气等辅助通气条件下，能以较低的通气条件维持血气正常。

对长期使用呼吸机的年长患儿，应耐心做好解释工作，树立其自主呼吸的信心。应根据病情逐步撤离呼吸机，同时帮助患儿进行呼吸肌功能锻炼。

（4）病情观察：监测呼吸频率、节律、心率、心律、血压和意识变化，发现异常及时报告医师。监测的次数根据病情而定；密切观察皮肤颜色、末梢循环、肢体温度、尿量等变化。昏迷患儿还须观察瞳孔、肌张力、腱反射及病理反射，受压部位是否有压疮的发生。观察患儿体温及周围血白细胞的变化、咳嗽、咳痰的性质等感染征象。

（5）合理营养：危重患儿可通过鼻饲法供给营养，选择高热量、高蛋白、易消化和富含维生素的饮食，以免产生负氮平衡。

（6）药物治疗的护理：按医嘱用洋地黄类药、血管活性药、脱水药、利尿药、呼吸兴奋剂等，应密切观察药物的疗效及副作用。

四、充血性心力衰竭

1. 概述

充血性心力衰竭简称心衰，是指在静脉回流正常的前提下，心肌收缩力下降使心排血量不能满足机体代谢的需要，组织器官灌流不足，同时出现肺循环和或体循环淤血的一种临床综合征。充血性心力衰竭是儿童时期常见的危重急症之一。

2. 临床特点

（1）心衰的症状：年长儿心衰的症状与成人相似，主要表现为：①心排血量不足；②体循环淤血；③肺静脉淤血。

婴幼儿常出现喂养困难、烦躁多汗、哭声低弱，而颈静脉怒张、水肿和肺部湿啰音等体征不明显。

（2）儿童心功能的分级：

Ⅰ级：仅有心脏病体征，无症状，活动不受限；

Ⅱ级：活动量较大时出现症状，活动轻度受限，亦称心衰Ⅰ度；

Ⅲ级：活动稍多即出现症状，活动明显受限，亦称心衰Ⅱ度；

Ⅳ级：安静休息时也有症状，活动完全受限，亦称心衰Ⅲ度。

(3) 婴儿心功能的分级：

0级：无心衰的表现；

Ⅰ级：即轻度心衰。特点：每次哺乳量<105ml，或哺乳时间需30min以上，呼吸困难，心率>150次/min，可有奔马律，肝脏肋下2cm。

Ⅱ级：即中度心衰。特点：每次哺乳量<90ml，或哺乳时间需40min以上，呼吸>60次/min，呼吸形式异常，心率>160次/min，肝大肋下2～3cm，有奔马律。

Ⅲ级：即重度心衰。特点：每次哺乳量<75ml，或哺乳时间需40min以上，呼吸>60次/min，呼吸形式异常，心率>170次/min，肝大肋下3cm以上，有奔马律，并有末梢灌注不良。

(4) 心力衰竭的临床诊断指征：①安静时心率增快，婴儿>180次/min，幼儿>160次/min，不能用发热或缺氧解释者；②呼吸困难，青紫突然加重，安静时呼吸>60次/min；③肝在短时间内较前肿大，而不能以横膈下移等原因解释者，或肝脏肿大，超过肋缘下3cm以上；④心音明显低钝或出现奔马律；⑤突然烦躁不安，面色苍白或发灰，而不能用原有疾病解释者；⑥尿少和下肢浮肿，除外其他原因造成者。上述前4项为主要临床诊断依据，也可根据其他表现和1～2项辅助检查综合分析。

(5) 主要辅助检查：①胸部X线检查：心影增大，心脏搏动减弱，肺纹理增多，肺淤血；②心电图检查：可有助于病因诊断和指导洋地黄的应用；③超声心动图检查：可见心房和心室腔扩大，B型超声显示心室收缩时间延长，射血分数降低。

3. 治疗要点

祛除病因，改善心功能，消除水、钠潴留，降低氧的消耗和纠正代谢紊乱。

(1) 一般治疗：患儿应卧床休息，以减轻心脏的负担。烦躁、哭闹的患儿可适当给予镇静剂。限制钠和水的入量。对呼吸困难的患儿及时给予吸氧。

(2) 洋地黄类药物：洋地黄能增强心肌的收缩力、减慢心率，从而增加心搏出量，有效地改善心脏的功能。心力衰竭时多采用首先达到洋地黄化的方法，然后根据病情需要继续用维持量。

(3) 利尿剂：能促使水、钠排出，减轻心脏负荷，以利心功能的改善。

(4) 血管扩张剂：小动脉和小静脉扩张可降低心脏的前后负荷，从而增加心搏出量，使心室充盈下降，肺充血的症状得到缓解。常用的药物有卡托普利、硝普钠等。

4. 主要护理措施

(1) 休息：以降低代谢率，减少耗氧，减轻心脏的负担。病室应安静舒适，避免各种刺激。体位宜取半坐卧位，使膈肌下降，有利于呼吸运动。休息的原则依心力衰竭的程度而定。

(2) 保持大便通畅：鼓励患儿多吃蔬菜、水果，必要时用开塞露通便或睡前服少量的食物油。避免用力排便。

(3) 合理营养：轻者给低盐饮食，每日钠盐的摄入量不应超过 0.5～1g；重者给无盐饮食。应少量多餐，防止过饱。婴儿喂奶时需注意防止呛咳。吸吮困难者用滴管喂，必要时可用鼻饲。尽量减少静脉输液或输血，必要时输液速度宜慢。

(4) 给氧：患儿呼吸困难和有发绀时应给氧气吸入。有急性肺水肿时，可给酒精湿化的氧气吸入。

(5) 密切观察病情：密切观察生命体征的变化，脉搏必须数满 1min，必要时监测心率；详细记录出入量，定时测量体重，了解水肿增减情况。

(6) 用药护理：

1) 应用洋地黄制剂：要注意给药方法、剂量，密切观察有无洋地黄的中毒症状。①每次应用洋地黄前应测量脉搏，必要时听心率；②严格按剂量服药；③当出现毒性反应时，应停服洋地黄，并与医生联系及时采取相应措施。

2) 应用利尿剂：根据利尿药的作用时间安排给药，尽量在清晨或上午给予，观察水肿的变化，定时测体重及记录尿量。用药期间应鼓励患儿进食含钾丰富的食物，同时应观察低血钾的表现，经发现，应及时处理。

3) 应用血管扩张剂：密切观察心率和血压的变化，避免血压过度下降，给药时避免药液外渗，以防局部的组织坏死。硝普钠应避光，药液要现用现配。

(7) 健康指导：向患儿及家长介绍心力衰竭的病因、诱因及防治措施，指导家长及患儿根据病情不同适当安排休息，避免情绪激动和过度活动；注意营养，防止受凉感冒；教会年长儿自我检测脉搏的方法，教会家长掌握出院后的一般用药和家庭护理的方法。

五、急性肾衰竭

1. 概述

急性肾衰竭（ARF）简称急性肾衰，是指由于各种原因引起的短期内肾功能急剧进行性减退而出现的临床综合征。临床主要表现为氮质血症，水、电解质和酸碱平衡失调。

根据病因和发病机制分为：

(1) 肾前性：此型肾实质并无器质性病变。

(2) 肾性：是儿童肾衰竭最常见的原因，由肾实质损害引起。

(3) 肾后性：各种原因引起的泌尿道梗阻所致。肾后性的因素多为可逆性的，及时解除病因，肾功能常可恢复。

2. 临床特点

按尿量常分为少尿性肾衰及非少尿性肾衰，临床以前者多见。

(1) 少尿性肾衰：一般分为 3 期，但儿童常无明显分期界限。

1) 少尿期：尿量急剧减少，或无尿。少尿期一般持续 7～14d。如持续 2 周以上，或在病程中间歇出现少尿与无尿者，如不进行透析治疗，大部分患儿将死于少尿期。

主要表现是：①水潴留；②电解质紊乱；③代谢性酸中毒；④氮质血症；⑤高血压；⑥易合并感染。

2）多尿期：多尿持续时间不等，一般为1～2周，部分患儿可长达1～2个月。此期血尿素氮和肌酐仍可上升，氮质血症逐渐好转；由于大量排尿，可发生低钾血症、低钠血症及脱水；易发生感染、心血管并发症和上消化道出血等。

3）恢复期：肾功能逐渐恢复，血尿素氮及肌酐逐渐恢复正常，肾浓缩功能则需数月方能恢复正常，少数患儿留有不可逆的肾功能损害。此期患儿体质弱，消瘦、营养不良、贫血和免疫功能低下等。

（2）非少尿性肾衰：尿量正常，但肾功能受损，出现进行性氮质血症。临床表现与少尿型急性肾衰相比症状轻，并发症少，病死率低。

（3）预后：与原发病的性质、肾脏损害的程度、少尿持续时间的长短、早期诊断和治疗与否、透析与否及有无并发症等有关。

3. 治疗要点

（1）少尿期治疗：调节水、电解质和酸碱平衡失调，控制氮质血症，供给足够的营养，治疗原发病。

1）严格控制液体入量：每日液量＝尿量＋不显性失水＋异常损失－内生水。

2）饮食和营养：选择高糖、低蛋白、富含维生素的食物，尽可能提供足够的能量。葡萄糖以静脉输入为宜，蛋白质应以优质蛋白为主。

3）高钾血症的处理：血钾＞6.5mmol/L，心电图表现异常时，应积极处理：①给5％碳酸氢钠每次2ml/kg静滴；②10％葡萄糖酸钙10ml稀释后静脉注射；③50％葡萄糖和胰岛素静滴；④透析。

4）低钠血症的处理：当血钠＜120mmol/L且出现低钠综合征时，可给3％ NaCl静滴。

5）代谢性酸中毒的处理：轻症多不需治疗。当血 HCO_3^-＜12mmol/L时，给碱性药物。

6）高血压、心力衰竭及肺水肿的治疗：应严格限制液体入量、限制钠盐的摄入、采取利尿及降压措施，必要时给予透析。

（2）多尿期治疗：应注意监测尿量、电解质和血压的变化，及时纠正水、电解质紊乱。低血钾者可补充氯化钾。应注意补充水分，但如尿量过多，应适当限制静脉补液。以缩短多尿期。

（3）控制感染：约1/3患儿死于感染。继发感染者选择敏感抗生素积极控制，但应注意避免使用肾毒性药物。

（4）透析治疗：早期透析可降低死亡率，根据具体情况可选用血透或腹透。

4. 主要护理措施

（1）休息：患儿应卧床休息，卧床时间视病情而定，一般少尿期、多尿期均应卧床休息，恢复期逐渐增加活动。

（2）心理护理：应做好心理护理，给予患儿和家长精神支持。

（3）饮食护理：少尿期应限制水、盐、钾、磷和蛋白质的摄入量，供给足够的能量，以减少组织蛋白的分解；不能进食者经静脉补充营养。透析治疗时因丢失大量蛋白质，所以不需要限制蛋白质入量，长期透析时可输血浆、水解蛋白、氨基酸等。

（4）密切观察病情：

1）注意体温、脉搏、呼吸、心率、心律、血压、尿量、尿常规、肾功能等的变化。心力衰竭、心律失常、感染、水电解质紊乱等为急性肾衰竭的主要死亡原因，应及时发现其早期表现，并随时与医生联系。

2）维持体液平衡：准确记录 24h 出入量，根据病情控制液体的入量，每日定时测体重以了解有无水肿加重。

3）预防感染：感染是少尿期死亡的主要原因，防止感染的发生。尽量将患儿安置单人病室，作好病室的清洁和空气净化，避免不必要的检查。严格执行无菌操作，加强皮肤护理及口腔护理，保持皮肤清洁、干燥。定时翻身、拍背，保持呼吸道通畅。

（5）健康指导：教育患儿及家长积极配合治疗，并告诉患儿家长肾衰竭各期的护理要点、早期透析的重要性，以取得他们的理解。指导家长在恢复期给患儿加强营养，增强体质，注意个人的清洁卫生，注意保暖，防止受凉；慎用氨基糖苷类抗生素等对肾脏有损害的药物。

【测试题】

一、填空题

1. 惊厥持续状态是指惊厥持续＿＿＿＿＿＿以上，或两次发作间歇期意识不能完全恢复者。
2. 高热惊厥多见于＿＿＿＿＿＿岁的儿童，是由单纯发热诱发的惊厥，是儿童惊厥常见的原因。
3. 高热惊厥根据发作特点和预后分为两型：＿＿＿＿＿＿、＿＿＿＿＿＿。
4. 高热惊厥镇静止惊时首选的药为＿＿＿＿＿＿，剂量按每次＿＿＿＿＿＿缓慢静脉注射，半小时后可重复一次。
5. 新生儿惊厥镇静止惊时首选药物＿＿＿＿＿＿，其负荷量为＿＿＿＿＿＿静脉注射，每日维持量为＿＿＿＿＿＿＿＿。但新生儿破伤风镇静止惊时应首选＿＿＿＿＿＿。
6. 使用地西泮镇静止惊时需观察患者＿＿＿＿＿＿及＿＿＿＿＿＿的变化。
7. 颅内压增高的病因以＿＿＿＿＿＿、＿＿＿＿＿＿、＿＿＿＿＿＿和＿＿＿＿＿＿最多见，其余尚有脑血管疾病及各种原因所致的脑病等。
8. 在正常情况下颅内压保持相对恒定＿＿＿＿＿＿，当其中一种内容物容积在一定范围内增加时，其余内容物相应减少以维持颅内压相对稳定。
9. 脑脊液压力超过＿＿＿＿＿＿即为颅内高压。
10. 颅内高压的最终结果是形成＿＿＿＿＿＿，导致中枢性呼吸衰竭。
11. 颅压高时控制性过度通气是为了降低 $PaCO_2$，使脑血管＿＿＿＿＿＿，脑血流＿＿＿＿＿＿，从而使颅压＿＿＿＿＿＿。

12. 二氧化碳潴留可引起脑血管__________和导致__________。
13. 颅内高压时首选__________快速静脉注入降低颅内压。
14. 颅内高压时，为减少惊厥对脑细胞的继续损害，可采用亚冬眠疗法或头置冰帽，使体温控制在__________。
15. 小脑幕切迹疝表现为四肢肌张力__________，意识障碍加深，同侧瞳孔__________，对光反射__________，两侧瞳孔__________。其中两侧瞳孔__________是早期诊断小脑幕切迹疝的一项可靠依据。
16. 急性呼吸衰竭分为__________和__________。
17. 呼吸衰竭的基本病理生理变化为__________和__________，并由此引起机体代谢紊乱和重要脏器功能障碍。
18. 通气障碍使肺泡有效通气量__________，CO_2 排出__________，肺泡内氧分压__________，故出现低氧血症和高碳酸血症。
19. 因__________引起低氧血症较易通过吸氧得到纠正。
20. 因__________引起低氧血症多不易通过吸氧得到纠正。
21. Ⅰ型呼吸衰竭是动脉氧分压__________，动脉二氧化碳分压__________。
22. Ⅱ型呼吸衰竭是动脉氧分压__________，动脉二氧化碳分压__________。
23. __________是诊断呼吸衰竭的主要方法。
24. 换气障碍型呼吸衰竭又称__________。
25. 通气障碍型呼吸衰竭又称__________。
26. 中枢性呼吸衰竭，主要表现为呼吸__________和__________的改变。
27. 周围性呼吸衰竭，主要表现为__________，呼吸辅助肌参与呼吸。
28. 吸痰时患儿应取仰卧位，注意无菌操作，按顺序地吸出__________、__________、__________、__________的痰液。
29. 在治疗呼吸衰竭的患儿时，给氧的原则为能缓解缺氧但不抑制颈动脉窦和主动脉体对低氧分压的敏感性为准，故应__________，以维持 PaO_2 在__________为宜。一般中度缺氧吸氧浓度为__________；重度缺氧为__________。
30. 用100%的纯氧抢救急性呼吸衰竭的患儿时应注意吸入的时间不宜超过__________小时，以免氧中毒。
31. 充血性心力衰竭的主要表现为__________不足，__________淤血和__________淤血，是儿童常见重危急症。
32. 充血性心力衰竭的病因可分为__________因素和__________因素。
33. 充血性心力衰竭的肺部X检查：心影__________，心脏搏动__________，肺纹理增多，肺部__________。
34. 充血性心力衰竭的常见护理诊断/问题为（1）__________；（2）__________；（3）__________；（4）__________。
35. 充血性心力衰竭患儿每次应用洋地黄前应测量__________，必要时听心率。
36. 充血性心力衰竭患儿应用洋地黄制剂的疗效指标有__________减慢，

__________缩小，__________改善，__________增加，安静，食欲好转等。

37. 应用洋地黄制剂的毒性反应为__________过慢，__________失常，恶心呕吐，食欲减退，__________，视力模糊，嗜睡，头痛，昏迷等。

38. 患儿心力衰竭多采用首先达到洋地黄化的方法，病情较重或不能口服者可选择毛花甙丙或地高辛静脉注射，首次给洋地黄化总量的__________，余量__________，每隔__________小时静脉注射1次，多数患儿可于__________小时内达到洋地黄化。

39. 对于心力衰竭患儿的饮食护理，轻者可给__________，每日钠盐的摄入量不应超过__________；重者给__________，应少量多餐，防止过饱。

40. 心力衰竭者尽量减少静脉输液或输血，必要时每日输液的总量也应控制在__________以下，输液速度宜__________，以每小时不超过__________为宜。

41. 每次应用洋地黄前应测量脉搏，必要时听心率。婴儿脉率小于__________，年长儿小于__________时需暂停用药并报告医生。

42. 急性肾衰竭临床主要表现为__________，__________、__________和__________平衡失调。

43. 急性肾衰在临床上一般分为三个时期__________、__________和__________。

44. 急性肾衰少尿期，出现电解质紊乱，其中“三高”指__________、__________、__________，“三低”指__________、__________、__________。

45. 急性肾衰竭者宜选择高糖、低蛋白、富含维生素的食物，尽可能提供足够的能量。每日供给葡萄糖__________，蛋白质__________为宜。葡萄糖以__________为宜。蛋白质应以__________为主。

二、单选题

1. 惊厥持续状态是指（　　）。

A. 惊厥持续＞10min　　B. 惊厥持续＞20min

C. 惊厥持续＞30min　　D. 惊厥持续＞40min

E. 惊厥持续＞50min

2. 引起婴幼儿时期的惊厥，最常见的原因是（　　）。

A. 热性惊厥　　B. 癫痫

C. 脑炎　　D. 低糖血症

E. 低镁血症

3. 惊厥持续状态，控制惊厥首选（　　）。

A. 苯巴比妥　　B. 苯妥英钠

C. 水合氯醛　　D. 地西泮

E. 异丙嗪

4. 处理惊厥发作的患儿，下列哪种做法不妥？（　　）。

A. 立即将患儿抱到抢救室　　B. 立即针刺人中穴

C. 清除咽喉部分泌物　　D. 松解衣服和扣带

E. 保持安静，减少刺激

5. 儿童惊厥发作时，应首先做哪项护理工作？（　　）。

A. 立即送入抢救室　　B. 立即解松衣领，平卧头侧位

C. 将舌轻轻向外牵拉　　D. 手心和腋下放置纱布

E. 置牙垫于上下磨牙之间

6. 儿童抗惊厥的首选药物为（　　）。

A. 地西泮　　B. 苯妥英钠

C. 苯巴比妥钠　　D. 副醛

E. 水合氯醛

7. 2岁女孩，因发热咳嗽1d来就诊，途中出现抽搐1次，呈全身性，持续约半分钟，体检：体温39.5℃，脉搏130次/min，神志清楚，咽部充血，其余检查正常，应首先考虑（　　）。

A. 低血钙　　B. 化脓性脑膜炎

C. 中毒性脑病　　D. 败血症

E. 高热惊厥

8. 儿童惊厥一般处理的原则中不包括（　　）。

A. 保护气道，防止误吸　　B. 吸氧

C. 各种方法止惊　　D. 去除有关病因

E. 治疗感染

9. 下列药物中，在儿科急诊时首选应用的抗惊厥药物为（　　）。

A. 水合氯醛　　B. 苯妥英钠

C. 盐酸氯丙嗪　　D. 安乃近

E. 硫喷妥钠

10. 下列抗惊厥大发作药物中，哪种作用最强？（　　）。

A. 地西泮　　B. 氯硝西泮

C. 苯巴比妥　　D. 水合氯醛

E. 苯妥英钠

11. 高热惊厥中的特点不包括（　　）。

A. 年龄1～3岁多见　　B. 高热数天后发病

C. 惊厥呈一过性　　D. 抽搐间期神志转清

E. 体检无神经系统阳性体征

12. 6个月的惊厥婴儿，应用鲁米那的负荷量为（　　）。

A. 5mg/kg　　B. 10mg/kg

C. 15mg/次　　D. 20mg/次

E. 25mg/次

13. 儿童惊厥持续状态时，不正确的处理是（　　）。

A. 立即用6%水合氯醛，每次0.5ml/kg，保留灌肠
B. 立即静脉注射地西泮，每次0.1～0.3mg/kg，然后肌注苯巴比妥钠维持
C. 立即肌肉注射地西泮，每次0.1～0.3mg/kg
D. 立即静脉注射苯妥英钠，每次15～20mg/kg
E. 立即静脉注射地西泮，每次0.1～0.3mg/kg，半小时后可重复一次

14. 颅内压增高的表现不包括（　）。
A. 意识障碍　　B. 血压下降
C. 呕吐　　D. 四肢肌张力升高
E. 心率变慢

15. 颅内压增高的表现，正确的是（　）。
A. 晨起头痛减轻　　B. 脉率增快
C. 喷射样呕吐　　D. 恶心
E. 血压下降

16. 使用甘露醇快速静脉注射以降低颅内压，甘露醇的浓度是（　）。
A. 5%　　B. 10%
C. 15%　　D. 20%
E. 25%

17. 使用甘露醇快速静脉注射以降低颅内压时，需注意（　）。
A. 保持药物低温输入
B. 甘露醇两次使用必需间隔12h
C. 所需甘露醇剂量需控制在2h左右滴完
D. 甘露醇外渗后可使用硫酸镁湿敷
E. 以上均是

18. 对使用甘露醇脱水治疗的患儿的护理措施不包括（　）。
A. 一般6～8h 1次
B. 精确记录尿量
C. 每次剂量每千克体重0.5～1.0g
D. 静脉输入速度要慢
E. 以上均不是

19. 为降低颅压而进行的处理中，不恰当的是（　）。
A. 甘露醇快速静脉滴注　　B. 激素治疗
C. 侧脑室引流　　D. 腰穿放脑脊液
E. 利尿剂静脉滴注

20. 以下症状、体征是早期诊断小脑幕切迹疝的可靠依据是（　）。
A. 两侧瞳孔不等大　　B. 痛觉过敏
C. 咳嗽，气促　　D. 不能平卧
E. 前囟隆起

21. 双侧瞳孔不等大多提示（　　）。

A. 急性颅内高压　　B. 慢性颅内高压

C. 小脑幕切迹疝　　D. 枕骨大孔疝

E. 以上均不是

22. 急性颅内压增高已出现脑疝症状时首先选用（　　）。

A. 50%葡萄糖　　B. 地塞米松

C. 20%甘露醇　　D. 腰穿降颅压

E. 呋塞米

23. 关于急性颅内压增高，错误的是（　　）。

A. 可有头痛　　B. 喷射性呕吐

C. 意识障碍　　D. 心率增快

E. 脑性尖叫

24. 使用甘露醇脱水剂治疗颅内高压时，护理措施不包括（　　）。

A. 气温低时要先加温使结晶溶解

B. 每次剂量 0.5～1g/kg

C. 静脉注射时不能溢出血管外，以免造成局部组织坏死

D. 缓慢静脉输入，以免加重心脏负担

E. 精确记录尿量

25. 婴儿颅内压增高时头部主要体征是（　　）。

A. 烦躁或嗜睡　　B. 频繁喷射性呕吐

C. 前囟张力增高　　D. 肌张力增高

E. 前囟凹陷

26. 低氧血症一般指动脉氧分压低于（　　）mmHg。

A. 40　　B. 50

C. 60　　D. 70

E. 80

27. 以下哪项原因可引起中枢性呼吸衰竭？（　　）。

A. 异物梗阻　　B. 颅脑外伤

C. 氮质血症　　D. 支气管哮喘

E. 急性喉炎

28. 周围性呼吸衰竭的病因是（　　）。

A. 脑肿瘤　　B. 化脓性脑膜炎

C. 一氧化碳中毒　　D. 重症肌无力

E. 颅脑外伤

29. Ⅰ型呼吸衰竭的临床表现，不包括（　　）。

A. 烦躁不安　　B. 心率加快

C. 动脉氧分压 65mmHg　　D. 恶心、纳差

E. 口唇发绀

30. 能直接改善呼吸功能的措施中，不包括（　　）。
A. 气道管理　　B. 氧气吸入
C. 使用抗生素　　D. 机械通气
E. 吸痰

31. 急性呼吸衰竭时，给氧的流量一般是（　　）。
A. 1～2L/min　　B. 2～3L/min
C. 3～4L/min　　D. 4～5L/min
E. 5～6L/min

32. 急性呼吸衰竭中度缺氧时，给氧的浓度一般是（　　）。
A. 15%～20%　　B. 20%～30%
C. 30%～40%　　D. 50%～60%
E. 60%～70%

33. 急性呼吸衰竭严重缺氧时，给予65%氧浓度吸入，持续的时间为（　　）。
A. 4～6h以内　　B. 6～8h以内
C. 8～10h以内　　D. 10～12h以内
E. 12～24h以内

34. 控制性通气用人工呼吸机增加通气量，降低 $PaCO_2$ 可使（　　）。
A. 脑血管扩张　　B. 脑血流增加
C. 颅内压增高　　D. 脑血流下降减低颅内压
E. 脑血管缩收

35. 应使用呼吸兴奋剂的适应证是（　　）。
A. 呼吸道梗阻或分泌物潴留　　B. 严重广泛肺部病变
C. 神经肌肉疾病者　　D. 呼吸道通畅，呼吸表浅、不规则
E. 以上均是

36. 对下列呼吸衰竭的处理中，哪项是错误的？（　　）。
A. 保持呼吸道通畅　　B. 氧疗
C. 使用呼吸兴奋剂　　D. 50%硫酸镁缓慢静脉滴注
E. 吸痰

37. 保持呼吸道通畅的护理措施不包括（　　）。
A. 大流量给氧气吸入　　B. 翻身扣背、协助排痰
C. 超声雾化吸入　　D. 定时吸痰
E. 调节病室相对湿度55%～65%

38. 机械通气的应用指征不包括（　　）。
A. 血气分析符合呼吸衰竭标准
B. 呼吸频率减低至正常的1/2或以下
C. 呼吸微弱，频繁发作的呼吸暂停

D. 痰液黏稠

E. 以上均是

39. 呼吸衰竭的治疗主要在于（　　）。

A. 治疗原发病　　B. 祛除诱因

C. 支持疗法　　D. 纠正缺氧和 CO_2 潴留

E. 纠正酸碱平衡失调

40. 呼吸衰竭患者的病情观察，下列哪项对发现肺性脑病先兆极为重要？（　　）。

A. 皮肤及面部变化　　B. 神志与精神变化

C. 呼吸变化　　D. 心率与血压变化

E. 瞳孔变化

41. 呼吸衰竭最早出现的症状是（　　）。

A. 呼吸困难　　B. 发绀

C. 精神症状　　D. 心血管系统症状

E. 消化系统症状

42. 呼吸衰竭时应特别慎用（　　）。

A. 呼吸兴奋剂　　B. 祛痰平喘剂

C. 镇静安眠剂　　D. 脱水利尿剂

E. 强心剂

43. Ⅱ型呼衰诱因是（　　）。

A. 精神紧张　　B. 呼吸道感染

C. 营养不良　　D. 长期吸烟

E. 过度劳累

44. 呼吸衰竭低氧血症伴高碳酸血症患者应用（　　）。

A. 高压氧气吸入　　B. 酒精湿化氧气吸入

C. 间歇氧气吸入　　D. 高浓度氧气吸入

E. 低流量、低浓度持续氧气吸入

45. 对呼吸衰竭患者采用低流量、低浓度持续吸氧的目的是为了（　　）。

A. 保持缺氧对呼吸中枢的刺激作用

B. 保持缺氧对颈动脉窦、主动脉体化学感受器的刺激作用

C. 保持 CO_2 对呼吸中枢的刺激作用

D. 保持 CO_2 对颈动脉窦、主动脉体化学感受器的刺激作用

E. 保持缺氧及 CO_2 对呼吸中枢的刺激作用

46. Ⅱ型呼吸衰竭是指（　　）。

A. 呼吸道梗阻引起的呼衰　　B. 通气功能衰竭

C. 换气功能衰竭　　D. 通气与换气功能衰竭

E. 中枢性呼吸衰竭

47. 间歇指令通气的含义为（　　）。

A. 提供患者所需的全部每分通气量
B. 提供患者所需的部分每分通气量
C. 每分钟定量通气
D. 根据患者需要提供不同气量
E. 仅提供气体使患者能自由呼吸

48. 下列哪条不是机械通气指征？（　　）。
A. 呼吸困难伴发绀
B. 呼吸不规则伴屏气
C. 血气分析示二氧化碳潴留
D. 大量胸腔积液伴呼吸困难
E. 重度脑水肿

49. 在下列哪种情况下，患者不适于脱离呼吸机？（　　）。
A. 自主呼吸活跃
B. 自主呼吸不规则
C. CPAP 下血气分析报告正常
D. 咳嗽反射活跃
E. 体温未恢复正常

50. 1 岁以内儿童心力衰竭最为多见的原因是（　　）。
A. 先天性心脏病
B. 心肌炎
C. 心律失常
D. 细菌性心内膜炎
E. 严重贫血

51. 治疗心力衰竭使用扩张血管药硝普钠时护士除观察血压、心率外，还应注意（　　）。
A. 避免与利尿药同用
B. 避免与强心药同用
C. 静脉输入时输液瓶和管道应避光
D. 鼓励进食富钾食品，避免低血钾
E. 及时补钙

52. 关于心衰患儿饮食的注意事项为（　　）。
A. 应适量多餐，限制水、钠摄入量
B. 应少量多餐，限制水、钠摄入量
C. 应适量少餐，限制水、钠摄入量
D. 应少量少餐，限制水、钠摄入量
E. 应适量多餐，限制钠摄入量

53. 应用洋地黄制剂的毒性反应为（　　）。
A. 心率过慢、心律失常
B. 恶心呕吐、食欲减退
C. 色视、视力模糊、黄绿视
D. 嗜睡、头晕
E. 以上都是

54. 应用洋地黄制剂的有效指标为（　　）。
A. 心率减慢
B. 呼吸改善、面色转红润
C. 安静、食欲好转
D. 肝脏缩小、尿量增加

E. 以上都是

55. 不符合充血性心力衰竭的临床表现是（　　）。

A. 呼吸浅表、增快　　B. 面色苍白或青灰

C. 脉压增宽，＞50mmHg　　D. 尿少、肝大

E. 烦躁不安，儿童喜竖抱

56. 心力衰竭患儿使用地高辛治疗时，在哪种情况下，护士可暂停给药？（　　）。

A. 婴儿面色发绀

B. 5 岁儿童肝脏肋下 3cm

C. 10 岁儿童呼吸＞30 次/min

D. 婴儿心率＜80 次/min

E. 5 岁儿童心率＞120 次/min

57. 心力衰竭患儿使用地高辛治疗时，应鼓励患儿多进食（　　）。

A. 含钾丰富的食物　　B. 含钠丰富的食物

C. 含钙丰富的食物　　D. 含镁丰富的食物

E. 以上均是

58. 使用毛花苷丙时，应注意以下各项，哪项除外？（　　）。

A. 了解患儿近 2～3 周内洋地黄使用情况

B. 加大吸氧浓度

C. 避免使用钙剂

D. 纠正低血钾

E. 严密监测心率，每次数 1min

59. 治疗心功能不全时，应用洋地黄类药物的临床意义在于（　　）。

A. 加强心肌收缩力　　B. 减慢心率，纠正心率失常

C. 维持心脏最有效的排血量　　D. 加强利尿

E. 改善内脏淤血情况

60. 左心功能不全最严重的表现是（　　）。

A. 心悸、气短　　B. 咳嗽、咳痰增多

C. 肺水肿　　D. 夜间阵发性呼吸困难

E. 心律失常

61. 患儿，男，7 岁，肥厚性心肌病患者，剧烈活动时，有心悸、气短，可诊断为（　　）。

A. 心功能Ⅰ级　　B. 心功能Ⅱ级

C. 心功能Ⅲ级　　D. 心功能Ⅳ级

E. 以上都不是

62. 心力衰竭患者的饮食，下列哪项不妥？（　　）。

A. 适当限制钠盐　　B. 高热量

C. 少量多餐　　D. 补充富含钾的食物

E. 需摄入合适量纤维素的食物

63. 长期卧床的心力衰竭患者，其水肿最易出现的部位是（　　）。

A. 胫前　　B. 踝部

C. 腹部　　D. 腰骶部

E. 眼睑

64. 心衰患者的护理，下列哪项是错误的？（　　）。

A. 根据心功能情况决定休息时间和方式

B. 给予低盐易消化饮食

C. 保持大便通畅，嘱患者勿用力大便

D. 严重左心衰竭者，应立即取平卧位休息

E. 控制静脉补液速度

65. 洋地黄中毒时不宜用钾盐治疗的心律失常是（　　）。

A. 房性期前收缩　　B. 心房颤动

C. 室性期前收缩　　D. Ⅲ度房室传导阻滞

E. 室上性阵发性心动过速

66. 下列可诱发心力衰竭的因素中，最常见者是（　　）。

A. 呼吸道感染　　B. 发生快速性心律失常

C. 过度体力活动或情绪激动　　D. 钠盐摄入过多

E. 输液（血）过量及过快

67. 心力衰竭临床表现的基本原理是（　　）。

A. 肺循环充血，体循环淤血

B. 动脉系供血不足，静脉系淤血

C. 微循环血流灌注不足

D. 急性肺水肿致组织缺氧

E. 体液潴留致细胞水肿

68. 洋地黄药物治疗心力衰竭时，最危险的中毒表现是（　　）。

A. 食欲减退、恶心、呕吐　　B. 头痛、头晕

C. 心率减慢至每分钟 60 次　　D. 室性早搏呈二联律

E. 黄绿视

69. 心力衰竭患者应用下列哪种药物时，最需密切观察血压变化？（　　）。

A. 利多卡因　　B. 奎尼丁

C. 毛花苷丙　　D. 多巴酚丁胺

E. 哌唑嗪

70. 慢性心功能不全患者长期服用噻嗪类利尿剂，最常出现的不良反应是（　　）。

A. 低钾血症　　B. 高镁血症

C. 低钠血症　　D. 脱水症

E. 氮质血症

71. 心力衰竭患者给予利尿剂的作用是（　　）。

A. 保护肾脏　　B. 排出过多的体液

C. 排出多余的血钾　　D. 加强心肌收缩力

E. 增加消化功能

72. 心力衰竭患者长期卧床者应协助下肢被动运动，其作用是（　　）。

A. 避免下肢瘫痪　　B. 增强四肢末梢血运

C. 避免四肢肌肉萎缩　　D. 运动可增进食欲

E. 避免下肢静脉血栓形成

73. 心力衰竭患者饮食低热量的用意是（　　）。

A. 减轻体重　　B. 保护肾脏

C. 减轻心脏负担　　D. 减少钠摄入

E. 增加肝解毒

74. 一位长期接受治疗的心力衰竭患儿，再次出现乏力、腹胀、心慌等症状．心率120 次/min，心电图见明显 U 波，正确的处理措施是（　　）。

A. 加大洋地黄用量　　B. 立即静脉推注呋塞米（速尿）

C. 静脉滴注碳酸氢钠　　D. 补充氯化钾

E. 肌内注射硫酸镁

75. 洋地黄中毒引起窦性心动过缓，心室率 50 次/min，首先给予（　　）。

A. 氯化钾　　B. 苯妥英钠

C. 阿托品　　D. 人工心脏起搏器

E. 普萘洛尔

76. 洋地黄中毒的处理不包括下列哪项？（　　）。

A. 立即停用洋地黄　　B. 补充钾盐

C. 停用利尿剂　　D. 纠正心律失常

E. 口服心得安

77. 急性肾功能衰竭的病因是（　　）。

A. 肾前性因素　　B. 肾实质性因素

C. 肾后性因素　　D. 新生儿严重溶血

E. 以上都是

78. 急性肾功能衰竭在少尿期造成死亡的主要原因是（　　）。

A. 高血钾　　B. 高血磷

C. 高血镁　　D. 低血钙

E. 以上都是

79. 急性肾功能衰竭在少尿期，维持体液平衡，应采取的措施是（　　）。

A. 坚持“量入为出”的方针　　B. 坚持“量出为入”的方针

C. 补钾　　D. 补钠

E. 以上都是

80. 急性肾功能衰竭的饮食护理，正确的是（　　）。
A. 给予高蛋白饮食　　B. 给予高钾饮食
C. 给予低蛋白饮食　　D. 给予低糖饮食
E. 给予高磷饮食

81. 急性肾功能衰竭患者少尿期或无尿期出现水中毒的主要原因是（　　）。
A. 未严格限制水钠的摄入　　B. 酸中毒
C. 抗利尿激素增加　　D. 钠潴留
E. 以上都是

82. 在急性肾衰竭患者少尿期或无尿期，需紧急处理的电解质失调是（　　）。
A. 低钠血症　　B. 低钙血症
C. 低钾血症　　D. 高钾血症
E. 低镁血症

83. 急性肾功能衰竭多尿期的多尿是由于（　　）。
A. 肾小管再生上皮的再吸收和浓缩功能尚未健全
B. 肾小球滤过功能改善
C. 少尿期积聚的大量尿素起利尿作用
D. 电解质潴留过多
E. 以上都是

84. 关于非少尿型急性肾功能衰竭，下列哪项错误？（　　）。
A. 少尿不明显
B. 症状轻
C. 预后较少尿型急性肾功能衰竭差
D. 多发生于大创伤手术后
E. 形成进行性氮质血症

三、多选题

1. 儿童惊厥持续状态应包括下列哪些临床表现？（　　）。
A. 一次惊厥持续时间在 30min 以上
B. 反复发生
C. 频繁惊厥时，两次间歇期意识状态不清醒
D. 患儿处于昏迷状态
E. 以上均包括

2. 关于惊厥的护理，下列正确的是（　　）。
A. 立即松解衣服，取侧卧位　　B. 针刺人中
C. 清除口鼻分泌物，保持呼吸通畅　　D. 氧气吸入
E. 苯巴比妥钠肌肉注射

3. 单纯型高热惊厥的特点有（　　）。
A. 多见于 1～3 岁的儿童

B. 多呈全身强直一阵挛性发作，持续数秒至10min，可伴有发作后短暂嗜睡；

C. 在一次热性疾病中，大多只发作一次；

D. 热退后一周脑电图检查正常

E. 恢复后无阳性神经系统体征

4. 儿童惊厥的护理诊断有（　　）。

A. 有窒息的危险　　B. 有外伤可能

C. 潜在并发症：脑水肿　　D. 知识缺乏

E. 有药物反应可能

5. 急性肾衰竭在少尿期的饮食，应选择（　　）。

A. 高糖食物　　B. 低糖食物

C. 高蛋白食物　　D. 低蛋白食物

E. 富含维生素食物

6. 降低颅内压的治疗措施有（　　）。

A. 卧床休息　　B. 给脱水剂

C. 给速尿　　D. 给肾上腺皮质激素

E. 抗生素控制感染

7. 儿童颅内压增高时头部体征有（　　）。

A. 囟门隆起和张力高　　B. 颅缝分离

C. 头皮表浅静脉不清楚　　D. 头围增大

E. 破壶音阴性

8. 人工辅助呼吸的指征为（　　）。

A. 呼吸突然停止或即将停止　　B. 有频发呼吸暂停

C. 呼吸肌麻痹　　D. 大量镇静剂造成呼吸抑制者

E. 先天性心脏病大手术后

9. 确诊儿童呼吸衰竭的主要依据有（　　）。

A. 临床有紫绀、呼吸频率增加、节律改变

B. 烦躁不安、神志淡漠、嗜睡

C. 血气分析 $PaCO_2$＞6.65kPa，PaO_2＜7.89kPa

D. 血气分析，pH 降低，PaO_2＜7.98kPa

E. 以上均包括

10. 使用呼吸机的护理要点，以下处理正确的是（　　）。

A. 专人监护

B. 经常检查呼吸机的各项参数

C. 预防感染，隔日更换湿化器滤纸

D. 撤离呼吸机时应逐渐安全撤离

E. 呼吸机管道应每人一套，撤机后消毒待用

11. 以下情况不宜用呼吸兴奋剂的是（　　）。

A. 呼吸道梗阻者　　B. 分泌物黏稠有潴留者
C. 严重广泛肺部病变者　　D. 呼吸表浅不规则者
E. 神经肌肉疾病者

12. 以下情况中不用或慎用机械通气的是（　　）。
A. 急性呼吸衰竭，经鼻管或面罩给氧无效
B. 呼吸骤停或即将停止
C. 肺大疱
D. 张力性气胸
E. 支气管异物取出之前

13. 儿童呼吸衰竭使用人工呼吸机的指征（　　）。
A. 各种原因引起急性呼吸衰竭、呼吸肌麻痹、中枢功能障碍等
B. 上述病因经加压给氧、解除呼吸道梗阻后仍缺氧的
C. 血气分析 $PaCO_2$＞7.98kPa
D. 呼吸频率增快，每分钟＞60 次
E. 呼吸肌麻痹，如多发性神经根炎

14. 急性肾衰竭在少尿期主要表现有（　　）。
A. 水钠潴留　　B. 电解质紊乱
C. 代谢性酸中毒　　D. 氮质血症
E. 高血压

15. 关于缺氧和二氧化碳潴留的临床表现，下列正确的是（　　）。
A. 早期缺氧为烦躁不安、面色苍白等
B. 严重缺氧可有嗜睡等
C. CO_2 潴留时口唇呈樱桃红
D. CO_2 潴留严重时可有惊厥
E. $PaCO_2$ 比正常增高

16. 关于人工辅助呼吸方式下列正确的是（　　）。
A. 对儿童呼吸频率应达到 18～25 次/min
B. 气管插管只适用于神志昏迷者
C. 气管切开前过渡手段用气管插管
D. 面罩给氧气久不见好转者
E. 用机械呼吸代替自主呼吸

17. 呼吸衰竭患者为保持呼吸道通畅，可采取下列哪些措施清除呼吸道分泌物?（　　）。
A. 应用祛痰剂　　B. 超声雾化吸入
C. 气管切开　　D. 机械辅助通气
E. 体位引流

18. 呼吸衰竭患者可出现下列哪些精神神经症状?（　　）。
A. 头痛、头胀，日轻夜重　　B. 昼眠夜醒

C. 全身肌群抽搐　　D. 神志恍惚，昏迷

E. 重症者可并发脑疝

19. 洋地黄中毒反应有（　　）。

A. 心动过速　　B. 心律失常

C. 恶心呕吐　　D. 视力模糊

E. 嗜睡昏迷

20. 应用洋地黄的有效指标为（　　）。

A. 心率减慢　　B. 气促改善

C. 肝脏缩小　　D. 尿量增加

E. 情绪稳定

21. 心力衰竭临床诊断的主要指征有（　　）。

A. 肝大，在肋下 3cm 以上

B. 肝脏短时间内较前增大 1.5cm 以上

C. 安静时心率增快婴儿>180 次/min

D. 尿少、下肢浮肿

E. 心音明显低钝

22. 新生儿及小婴儿心力衰竭特点是（　　）。

A. 起病急　　B. 病情重

C. 左右心同时衰竭　　D. 肝脏迅速增大

E. 拒乳、呻吟

23. 充血性心力衰竭的护理措施是（　　）。

A. 绝对安静、卧床休息　　B. 低盐饮食

C. 氧气吸入　　D. 详细记录出入液量

E. 保持大便通畅

24. 充血性心力衰竭的临床表现有（　　）。

A. 心脏增大　　B. 呼吸急促

C. 肺脏肿大　　D. 腹水

E. 发绀

25. 婴儿心功能衰竭Ⅱ级的特点（　　）。

A. 每次哺乳量<90ml

B. 哺乳时间需 40min 以上

C. 呼吸>60 次/min，呼吸形式异常

D. 心率>160 次/min，有奔马律

E. 肝大肋下 2～3cm

26. 急性心功能衰竭患儿使用利尿剂时的护理措施有（　　）。

A. 利尿剂尽量安排在清晨使用

B. 利尿剂尽量安排在夜间使用

C. 使用利尿剂期间，控制含钾食物的摄入
D. 使用利尿剂期间，鼓励含钾食物的摄入
E. 定时测体重及记录尿量

27. 急性心力衰竭时的护理要点包括（　　）。
A. 去枕平卧位
B. 给予高流量吸氧
C. 使用快速利尿剂时注意监测电解质
D. 使用血管扩张剂时应监测血压
E. 静脉滴入硝普钠时，为使药效更强应提前配制

28. 心力衰竭患者输液时出现哪些情况需及时减慢滴速（　　）。
A. 颈静脉更充盈　　B. 心率显著增快
C. 尿量逐渐增多　　D. 呼吸变浅加快
E. 血压稍有波动

29. 给洋地黄类药物前首先需注意（　　）。
A. 加用钙剂　　B. 询问有无恶心呕吐
C. 测量体温　　D. 听心率，心律
E. 观察呼吸节律

30. 减轻心脏前负荷的护理措施有（　　）。
A. 置半卧位　　B. 两腿下垂
C. 促进利尿　　D. 低盐饮食
E. 输液减速

31. 洋地黄中毒常见的心律失常有（　　）。
A. 室性早搏　　B. 室性心动过速
C. 窦性心动过缓　　D. 心房颤动伴高度房室传导阻滞
E. 房室传导阻滞

32. 治疗洋地黄中毒和频发室早选用的药物有（　　）。
A. 多巴胺　　B. 钾盐
C. 苯妥英钠　　D. 利多卡因
E. 氯化钙

33. 肾性急性肾衰竭的病因包括（　　）。
A. 急性肾炎　　B. 大出血
C. 严重休克　　D. 先天性尿道梗阻
E. 肾毒性药物所致

四、判断改错题

1. 颅外感染伴有高热时，1～3 岁的儿童均可引起惊厥症状，尤以上呼吸道感染引起的最为常见。（　　）

2. 新生儿或婴儿惊厥发作不典型，表现为呼吸暂停、不规则；阵发性紫绀或苍白、

双眼凝视及四肢抽动。（ ）

3. 若惊厥发作时间持续 30min 以上或 2 次发作间歇期间识不能恢复，常提示病情严重。（ ）

4. 抗惊厥的首选药物为地西泮，优点是较安全，作用快，2min 之内即可生效。（ ）

5. 如患有神经系统疾病，惊厥持续不停，用大量镇静剂造成呼吸抑制者应行人工辅助呼吸。（ ）

6. 单纯型高热惊厥，在一次热性疾病中，大多只发作一次惊厥。（ ）

7. 苯巴比妥钠是新生儿破伤风首选止惊药物。（ ）

8. 一般说来惊厥患儿，应保持轻度脱水及低钠状态为好。（ ）

9. 高热惊厥患儿应首先控制惊厥，其次是退热、控制感染。（ ）

10. 惊厥发作时应就地抢救，立即让患儿去枕仰卧。（ ）

11. 颅内压增高时，头痛呈广泛性或局限性疼痛，以晨起为甚。（ ）

12. 发生在颅内压急剧增高时，血压减低，脉搏变慢，呼吸变慢。（ ）

13. 两侧瞳孔不等大是早期诊断小脑幕切迹疝的一项可靠依据。（ ）

14. 颅内压增高时，首选呋塞米 0.5～1mg/kg 静脉注射，降低颅内压。（ ）

15. Ⅰ型呼衰表现为 PaO_2 降低，$PaCO_2$ 升高，常见于呼衰的早期与轻症。（ ）

16. 因肺通气功能障碍引起的低氧血症多不易通过吸氧纠正。（ ）

17. 严重缺氧和 $PaCO_2$ 升高时，可出现脑水肿、颅内高压和脑功能障碍。（ ）

18. 周围性呼吸衰竭主要表现为呼吸节律和频率的改变。（ ）

19. 发绀是缺氧的典型表现，当 PaO_2＜40mmHg（5.3kPa），SaO_2＜75%时出现发绀。（ ）

20. 急性呼吸衰竭如供给 60%氧气吸入时，吸入的时间不宜超过 8～10h，以免氧中毒。（ ）

21. 婴幼儿发生充血性心力衰竭时，喜欢竖抱。（ ）

22. 充血性心力衰竭轻者应给低盐饮食，每日钠盐的摄入量不应超过 0.5～1g。（ ）

23. 使用洋地黄时如果年长儿心率＜60 次/min，婴幼儿＜80 次/min 须立即停药，并及时报告医生。（ ）

24. 使用洋地黄治疗期间，应控制含钾食物的摄入。（ ）

25. 心音明显低钝或出现奔马律是临床诊断心衰的唯一指征。（ ）

26. 严重心衰患儿应绝地卧床休息，待病情控制后，可逐渐起床活动，以不出现症状为限。（ ）

27. 急性肾衰竭少尿期应选择高糖、低蛋白、富含维生素的食物。（ ）

28. 急性肾衰竭患儿进行透析治疗时，因丢失大量蛋白质，所以不需要限制蛋白质入量。（ ）

29. 急性肾衰竭患儿应卧床休息，一般少尿期应卧床休息，多尿期、恢复期可逐渐增加活动。（ ）

五、名词解释

1. 惊厥持续状态
2. 高热惊厥
3. 急性颅内压增高
4. 颅内压
5. 急性呼吸衰竭
6. Ⅰ型呼衰
7. Ⅱ型呼衰
8. 充血性心力衰竭
9. 急性肾衰竭
10. 非少尿型急性肾功能衰竭

六、简答题

1. 简述惊厥持续状态。
2. 单纯型高热惊厥的临床特点。
3. 简述惊厥的紧急处理。
4. 惊厥发作时如何预防窒息。
5. 惊厥发作时如何预防外伤。
6. 有关惊厥的健康教育。
7. 简述急性颅内压增高。
8. 简述颅内高压头痛的特点。
9. 简述颅内高压呕吐的特点。
10. 简述颅内高压引起的生命体征改变。
11. 简述小脑幕切迹疝的临床表现。
12. 颅内高压时行腰椎穿刺的目的及注意事项。
13. 甘露醇脱水治疗颅内高压的护理要点是什么?
14. 简述急性呼吸衰竭。
15. 何谓Ⅰ型呼衰。
16. 何谓Ⅱ型呼衰。
17. 机械通气的禁忌证。
18. 机械通气的指征。
19. 呼吸衰竭患儿如何合理给氧?
20. 停用呼吸机的指征是什么?
21. 应用人工呼吸机时的注意事项。
22. 简述充血性心力衰竭。
23. 年长儿充血性心力衰竭的主要临床表现。
24. 充血性心力衰竭的临床诊断指征。

25. 简述洋地黄类药物的注意事项。

26. 简述急性肾衰竭。

27. 简述急性肾衰竭少尿期饮食治疗。

七、案例分析题

1. 患儿，男，1 岁 9 个月。发热 1d，惊厥 1 次，神志清楚，体温 39.2℃，颈软，咽部充血，扁桃体Ⅱ度肿大，充血。心肺听诊（—）。血常规 WBC 2.3×10^9/L，N35％，L65％。脑电图示正常。

(1) 案例提示患儿存在下列哪些情况？（　　）。

A. 上呼吸道感染　　B. 肺炎

C. 单纯型高热惊厥　　D. 复杂型高热惊厥

E. 低钙惊厥

(2) 儿童单纯型高热惊厥的特点有（　　）。

A. 发生于 6 个月～3 岁儿童

B. 惊厥发生于高热开始后 12h 内

C. 一次发热性疾病中，大多只发生一次

D. 热退一周后，脑电图检查正常

E. 发作后神志恢复清醒慢

(3) 儿童惊厥发作时作如下哪些处理？（　　）。

A. 立即送入医院　　B. 勿强行搬动

C. 去枕平卧，头偏向一侧　　D. 按压人中、合谷

E. 根据病情给予止惊药物

(4) 常用的止惊药有（　　）。

A. 苯巴比妥　　B. 甲醛

C. 水合氯醛　　D. 地西泮

E. 苯妥英钠

(5) 儿童惊厥发作时，控制惊厥首选（　　）。

A. 苯巴比妥　　B. 甲醛

C. 水合氯醛　　D. 地西泮

E. 苯妥英钠

(6) 儿童惊厥持续状态时，下列哪一项处理不正确？（　　）。

A. 立即静注氯硝西泮，每次 0.05～0.1mg/kg

B. 立即静注地西泮，每次 0.3～0.5mg/kg，然后肌注苯巴比妥维持

C. 立即肌注地西泮，每次 0.3～0.5mg/kg

D. 立即静注苯妥英钠每次 15～20mg/kg

(7) 儿童惊厥发作时，应如何防止患儿发生外伤？（　　）。

A. 将纱布放在儿童手中　　B. 给予约束带

C. 设置护栏　　D. 发作时，用力按压儿童肢体

E. 在上下齿之间防置牙垫

（8）患儿存在哪些护理问题？（　　）。

A. 急性意识障碍　　B. 体温过高

C. 有受伤的危险　　D. 有窒息的危险

E. 营养失调　　F. 知识缺乏

2. 患儿，女，3个月，入院前2日有咳嗽，胸部X线片提示有肺炎，入院当日出现吐奶、气促、口唇发绀，腹胀。查血常规：WBC9.5 $\times 10^9$/L，HB112g/L；血气：Ph7.34，PaO_2 45.2mmHg，$PaCO_2$59.6 mmHg，HCO_3^- 31.0mmol/L，BE5.6 mmol/L，SaO_2 73.3%。体检：神志淡漠，肛温36.3℃，脉搏160次/min，呼吸48次/min，血压78/44mmHg，前囟平软，呼吸急促，三凹征阳性，口周青紫，口吐泡沫，咽部充血，双肺可闻及散在湿啰音及痰鸣音，心音有力，节律齐，无杂音，肝肋下2cm，腹胀明显，四肢末端凉，甲床发绀。

（1）案例提示患儿存在下列哪些情况？（　　）。

A. 上呼吸道感染　　B. 肺炎

C. Ⅰ型呼吸衰竭　　D. Ⅱ型呼吸衰竭

E. 肠炎

（2）诊断儿童患有呼吸衰竭的主要依据有（　　）。

A. 紫绀

B. 呼吸频率增加、节律改变

C. 烦躁不安、神志淡漠、嗜睡

D. 血气分析：$PaCO_2 > 50$ mmHg，$PaO_2 < 50$mmHg，pH降低

E. SaO_2 低于75%

（3）儿童病室的室温控制在（　　）。

A. 14～16℃　　B. 18～20℃

C. 20～22℃　　D. 22～24℃

E. 26～28℃

（4）此时应做的处理有哪些？（　　）。

A. 维持体液平衡，纠正酸中毒　　B. 雾化吸入

C. 氧气吸入　　D. 应用肾上腺皮质激素

E. 胸腔闭式引流　　F. 使用呼吸兴奋剂

（5）为保持患儿呼吸道通畅，可采取的护理措施有（　　）。

A. 经常清理鼻咽部的分泌物

B. 翻身叩背，体位引流

C. 超声雾化吸入

D. 定时吸痰

E. 提高室内温度，保证适当入量

（6）如患儿出现下列哪几项情况，可使用机械通气辅助呼吸？（　　）。

A. 呼吸突然停止或即将停止

B. 有频发呼吸暂停

C. 呼吸肌麻痹

D. 吸入纯氧时 PaO_2<50mmHg

E. 经综合治疗，病情加重

(7) 关于人工呼吸机在应用中需注意（　　）。

A. 经常检查各项参数

B. 患儿自主呼吸能维持 1h 病情无异常可撤机

C. 注意观察气管插管的插入深度

D. 每日更换湿化器滤纸

E. 限制探视

3. 患儿，男，6 个月，咳嗽 4 日，给予抗生素治疗，效果不明显，入院前 1 日无明显诱因出现烦躁，喘息，口周发绀，呼吸急促。体检：神志清楚，营养中等，烦躁不安，急性病面容，颜面及双眼睑水肿，鼻翼翕动，口唇发绀，吸气三凹征，呼吸急促，78 次/min，心音有力，有奔马律，158 次/min，肝右肋下 2cm，双下肢中度水肿。血常规：WBC 19.3×10^9/L，N83%，L17%。X 线胸片提示两肺野纹理粗，心影略向左扩大。心电图显示：窦性心动过速，ST－T 段轻度改变。

(1) 案例提示患儿存在下列哪些情况？（　　）。

A. 上呼吸道感染　　B. 肺炎

C. 急性肾炎　　D. 急性呼吸衰竭

E. 充血性心力衰竭

(2) 此时应做的处理有哪些？（　　）。

A. 镇静　　B. 维持体液平衡，纠正代谢紊乱

C. 氧气吸入　　D. 静脉滴注多巴胺及多吧酚丁胺

E. 利尿　　F. 营养心肌

G. 强心

(3) 诊断儿童患充血性心力衰竭的临床依据有（　　）。

A. 肝脏增大，肝脏短时间内较前增大 1.5cm 以上

B. 安静时婴儿心率增快至 180 次/min 以上，有奔马律

C. 呼吸浅快，增快至 60 次/min 以上

D. 尿少、水肿

E. 烦躁多汗

F. 喂养困难

(4) 治疗儿童充血性心力衰竭，静脉用药时最常选用的药物是（　　）。

A. 毛花苷 C　　B. 地高辛

C. 多巴酚丁胺　　D. 多巴胺

E. 钙剂

（5）静脉给予毛花苷丙纠正心衰时，应注意以下哪儿项？（　　）。

A. 了解患儿近 2～3 周内洋地黄使用情况

B. 加大吸氧浓度

C. 根据儿童的生理发育，予以补充钙剂

D. 鼓励患儿多进食含钾丰富的食物

E. 与利尿药同用时，注意观察电解质紊乱的表现

F. 婴儿心率<80 次/min，可改为地高辛维持量口服

（6）在使用洋地黄类药物时，应注意其毒副反应，包括以下（　　）。

A. 心动过速　　B. 心律失常

C. 恶心呕吐　　D. 视力模糊

E. 嗜睡昏迷　　F. 肝脏缩小

（7）关于患儿饮食的注意事项为（　　）。

A. 应适量多餐，限制水、钠摄入量

B. 应少量多餐，限制水、钠摄入量

C. 应适量少餐，限制水、钠摄入量

D. 应少量少餐，限制水、钠摄入量

（8）关于患儿的护理措施主要有（　　）。

A. 取半卧位休息

B. 予低盐饮食

C. 保持大便通畅

D. 持续给予鼻导管氧气吸入，流量 4L/min

E. 监测心率，每次数满 1min

F. 洋地黄类药物严格按剂量按时间给予

4. 患儿，2 岁，发热咳嗽 6d，近 3d 出现呕吐，今抽搐 3 次入院。体检：体温 40℃，嗜睡，呼吸急促，双肺可闻细湿啰音，颈无抵抗，前囟已闭，双侧巴氏征（+）。

（1）案例提示患儿存在下列哪些情况？（　　）。

A. 高热惊厥　　B. 肺炎

C. 低钙惊厥　　D. 癫痫

E. 中枢神经系统感染　　F. 败血症

G. 颅内压增高

（2）为明确诊断，如进行腰椎穿刺，下列哪儿种情况需谨慎？（　　）。

A. 颅内压增高征明显　　B. 严重心肺功能受损

C. 休克　　D. 昏迷

E. 正在发热的患者

（3）急性颅内压增高时首选的脱水方式（　　）。

A. 静脉注射 50％葡萄糖　　B. 静脉注射地塞米松

C. 静脉注射 20％甘露醇　　D. 静脉注射速尿

E. 腰穿降颅压

(4) 关于患儿的护理措施主要有（　　）。

A. 保持患儿安静，避免躁动而造成颅内压继续增高

B. 禁食，避免呕吐

C. 抬高床头 30°左右，以利于颅内血液回流，减轻脑疝症状

D. 保持呼吸道通畅

E. 按时间、按剂量给予脱水剂

F. 定时监测生命体征

5. 患儿，12 岁，外伤后失血性休克，经手术止血和补充血容量后，休克纠正。伤后 24h 无尿，使用速尿无效。

(1) 补液方案（　　）。

A. 公式补液：每日液量 = 显性失水＋不显性失水－内生水

B. 三天内不补液

C. 不补液，口服山梨醇导泻

E. 每日静脉给予 2 000～2 500ml 液体

(2) 如出现急性肾功能衰竭，少尿或无尿，需要紧急处理的电解质失调是（　　）。

A. 高钾血症　　B. 低钠血症

C. 低钙血症　　D. 低氯血症

(3) 高钾血症的症状包括（　　）。

A. 周身无力　　B. 肌张力低下

C. 腱反射减退或消失　　D. 心音低钝

E. 心电图呈 T 波高尖　　F. 心电图出现 U 波

(4) 急性肾功能衰竭少尿期最常见的血镁、磷、钙代谢异常是（　　）。

A. 高镁、高磷、低钙　　B. 低镁、高磷、低钙

C. 高镁、低磷、高钙　　D. 低镁、高磷、高钙

【参考答案】

一、填空题

1. 30min
2. 1～3
3. 单纯型高热惊厥　复杂型高热惊厥
4. 地西泮　0.1～0.3mg/kg
5. 苯巴比妥钠　10mg/kg　5mg/kg　地西泮
6. 呼吸　血压
7. 感染　脑缺血缺氧　颅内占位性病变　脑脊液的循环异常
8. 60～160mmH_2O
9. 180mmH_2O (1.76Kpa)

10. 脑疝
11. 收缩　减少　下降
12. 扩张　颅内压增高
13. 甘露醇
14. 33～34℃
15. 增高　先缩小继而扩大　减弱或消失　不等大　不等大
16. 中枢性呼吸衰竭　周围性呼吸衰竭
17. 低氧血症　高碳酸血症
18. 减少　受阻　降低
19. 肺通气功能障碍
20. 肺换气功能障碍
21. 小于50mmHg　正常
22. 小于50mmHg　大于50mmHg
23. 动脉血气分析
24. Ⅰ型呼吸衰竭
25. Ⅱ型呼吸衰竭
26. 节律　频率
27. 呼吸困难
28. 口　鼻　咽部　气管
29. 低流量持续吸氧　65～85mmHg　30％～40％　50％～60％
30. 4～6
31. 心排血量　体循环　肺静脉
32. 心血管　非心血管
33. 增大　减弱　淤血
34. 心输出量减少　体液过多　气体交换受损　焦虑
35. 脉搏
36. 心率　肝脏　呼吸　尿量
37. 心率　心律　黄绿视
38. 1/2　分2次　4～6　8～12
39. 低盐饮食　0.5～1g　无盐饮食
40. 75ml/kg　慢　5ml/kg
41. 90次/min　70次/min
42. 氮质血症　水　电解质　酸碱
43. 少尿期　多尿期　恢复期
44. 高血钾　高血磷　高血镁　低血钙　低血钠　低血氯
45. 3～5g/kg　0.5～1.0g/kg　静脉输入　优质蛋白

二、单选题

1. C　2. A　3. D　4. A　5. B　6. A　7. E　8. E　9. A　10. E
11. B　12. B　13. C　14. B　15. C　16. D　17. D　18. D　19. D　20. A
21. C　22. C　23. D　24. D　25. C　26. A　27. B　28. D　29. C　30. C
31. A　32. C　33. A　34. D　35. D　36. D　37. A　38. D　39. D　40. B
41. A　42. C　43. B　44. E　45. B　46. D　47. B　48. D　49. B　50. A
51. C　52. B　53. E　54. E　55. C　56. D　57. A　58. B　59. A　60. C
61. B　62. B　63. D　64. D　65. D　66. A　67. A　68. D　69. D　70. A
71. B　72. E　73. C　74. D　75. C　76. E　77. E　78. A　79. B　80. C
81. A　82. D　83. E　84. C

三、多项选择题

1. AC　2. ABCDE　3. ABCDE　4. ABCD　5. ADE　6. ABCDE　7. ABD
8. ABCDE　9. AC　10. ABDE　11. ABCE　12. CDE　13. ABCE　14. ABCDE
15. ABCDE　16. ACDE　17. ABE　18. ABDE　19. ABCDE　20. ABCDE
21. ABC　22. ABCDE　23. ABCDE　24. ABCDE　25. ABCDE　26. ADE
27. BCD　28. ABD　29. BD　30. ABCDE　31. ABCDE　32. BCD　33. AE

四、判断改错题

1. ×　1～3岁的儿童均有引起惊厥症状→出现惊厥的症状多见于1～3岁的儿童
2. √
3. √
4. √
5. √
6. √
7. ×　苯巴比妥钠→地西泮
8. √
9. √
10. ×　去枕仰卧→去枕平卧，头偏向一侧
11. √
12. ×　血压减低→血压升高
13. √
14. ×　呋塞米0.5～1mg/kg→甘露醇0.5～1g/kg
15. ×　升高→正常
16. ×　肺通气功能障碍→肺换气功能障碍
17. √
18. ×　周围性呼吸衰竭→中枢性性呼吸衰竭
19. √

20.×　8～10h→4～6h

21.√

22.√

23.√

24.×　控制→鼓励

25.×　是→不是

26.√

27.√

28.√

29.×　少尿期应卧床休息，多尿期、恢复期可逐渐增加活动→少尿期、多尿期应卧床休息，恢复期可逐渐增加活动。

五、名词解释

1. 惊厥持续状态：是指惊厥持续 30min 以上，或两次发作间歇期意识不能完全恢复者。

2. 高热惊厥：多见于 1～3 岁的儿童，是由单纯发热诱发的惊厥，多发生于上呼吸道感染的初期，当体温骤升至 38.5～40℃或更高时，突然发生惊厥，是儿童惊厥常见的原因。

3. 急性颅内压增高：简称颅内高压，是由多种原因引起脑实质和/（或）颅内液体量增加所致的一种临床综合征。重者迅速发展成脑疝而危及生命。

4. 颅内压：指颅腔内各种结构产生的压力总和，即脑组织、脑血管系统及脑脊液所产生的压力。在正常情况下颅内压保持相对恒定（60～160mmH2O），当其中一种内容物容积在一定范围内增加时，其余内容物相应减少以维持颅内压相对稳定。

5. 急性呼吸衰竭：简称呼衰，是儿童时期的常见急症之一。是指累及呼吸中枢和/或呼吸器官的各种疾病导致呼吸功能障碍，出现低氧血症，或低氧血症与高碳酸血症并存，并由此引起一系列生理功能和代谢紊乱的临床综合征。

6. Ⅰ型呼衰：即低氧血症呼吸衰竭。PaO_2＜50mmHg（65kPa），$PaCO_2$ 正常。常见于呼吸衰竭早期或轻症。

7. Ⅱ型呼衰：即高碳酸血症呼吸衰竭。PaO_2＜50mmHg（6.65kPa），$PaCO_2$＞50mmHg（6.65kPa）。常见于呼吸衰竭的晚期和重症。

8. 充血性心力衰竭：简称心衰，是指在静脉回流正常的前提下，心肌收缩力下降使心排血量不能满足机体代谢的需要，组织器官灌流不足，同时出现肺循环和/或体循环淤血的一种临床综合征。

9. 急性肾衰竭：简称急性肾衰，是指由于各种原因引起的短期内肾功能急剧进行性减退而出现的临床综合征。临床主要表现为氮质血症，水、电解质和酸碱平衡失调。

10. 非少尿型急性肾功能衰竭：24h 尿总量超过 800ml，而血尿素氮、肌酐呈进行性增高者，成为非少尿型急性肾功能衰竭。

六、简答题

1. 答：是指惊厥持续30min以上，或两次发作间歇期意识不能完全恢复者。惊厥持续状态为惊厥危重型。

2. 答：单纯型高热惊厥临床特点为：①多呈全身强直阵挛性发作，持续数秒至10min，可伴有发作后短暂嗜睡；②发作后，除原发病的表现外，一切如常；③在一次热性疾病中，大多只发作一次；④约有50%的患儿在以后的热性疾病中再次或多次发作。

3. 答：控制惊厥发作，寻找和治疗病因，预防惊厥复发。

（1）镇静止惊：①地西泮：为惊厥的首选药，对各型发作都有效，尤其适合于惊厥持续状态，其作用发挥快（大多在1～2min内止惊），较安全；②苯巴比妥钠：是新生儿惊厥首选药物（但新生儿破伤风应首选地西泮）；③6%水合氯醛：每次0.5ml/kg，一次最大剂量不超过10ml，由胃管给药或加等量生理盐水保留灌肠；④苯妥英钠：适用于癫痫持续状态（地西泮无效时）。

（2）对症治疗：高热者给予物理降温或药物降温，脑水肿者可静脉应用甘露醇、呋塞米或肾上腺皮质激素。

（3）病因治疗：针对引起惊厥不同的病因，采取相应的治疗措施。

4. 答：惊厥发作时应就地抢救，立即让患儿平卧，头偏向一侧，在头下放些柔软的物品。解开衣领松解衣服，清除患儿口鼻腔分泌物、呕吐物等，保证气道通畅。将舌轻轻向外牵拉，防止舌后坠阻塞呼吸道造成呼吸不畅。备好急救用品，如开口器、吸痰器、气管插管用具等。

5. 答：惊厥发作时，将纱布放在患儿手中和腋下，防止皮肤摩擦受损。在已长牙患儿上下臼齿之间放置牙垫，防止舌咬伤。牙关紧闭时，不要用力撬开，以避免损伤牙齿。床边放置床挡，防止坠床，在床栏杆处放置棉垫，防止患儿抽搐时碰到栏杆，同时将床上硬物移开。若患儿发作时倒在地上应就地抢救，移开可能伤害患儿的物品，勿强力按压或牵拉患儿肢体，以免骨折或脱臼。对有可能发生惊厥的患儿要有专人守护，以防发作时受伤。

6. 答：向家长详细交代患儿病情，解释惊厥的病因和诱因，指导家长掌握预防惊厥的措施。因高热惊厥患儿在今后发热时还可能发生惊厥，故应告诉家长及时控制体温是预防惊厥的关键，教给家长在患儿发热时进行物理降温和药物降温的方法。演示惊厥发作时急救的方法，如按压人中、合谷穴，保持镇静，发作缓解时迅速将患儿送往医院。癫痫患儿应按时服药，不能随便停药。经常和患儿及家长交流，解除其焦虑和自卑心理，建立战胜疾病的信心。同时强调定期门诊随访的重要性，根据病情及时调整药物。对惊厥发作时间较长的患儿应指导家长今后用游戏的方式观察患儿有无神经系统后遗症，如耳聋、肢体活动障碍、智能低下等，及时给予治疗和康复锻炼。

7. 答：简称颅内高压，是由多种原因引起脑实质和（或）颅内液体量增加所致的一种临床综合征。当脑脊液压力超过180mmH_2O（1.76kPa），即为颅内高压。

8. 答：呈广泛性或局限性疼痛，晨起为甚，为颅内高压时硬脑膜、血管及神经受挤压或炎症刺激所致。当咳嗽、用力大便或头部位置改变时头痛加剧。婴幼儿表现为烦躁不安、尖叫、拍打头部，新生儿表现为睁眼不睡和尖叫。

9. 答：由于延髓呕吐中枢受刺激所致，常为喷射性，与进食无关。呕吐常在剧烈头痛时发生，呕吐后头痛减轻。

10. 答：多发生在颅内压急剧增高时。一般血压先升高（收缩压升高为主），继而脉搏变慢，呼吸变慢且不规则，若不能及时治疗，可发生脑疝。下丘脑体温调节中枢受累可致高热。

11. 答：为四肢肌张力增高，意识障碍加深，同侧瞳孔先缩小继而扩大，对光反射减弱或消失，两侧瞳孔不等大。其中两侧瞳孔不等大是早期诊断小脑幕切迹疝的一项可靠依据。

12. 答：用以确定炎症、出血、肿瘤或颅内其他病变。疑有颅内高压者腰穿应慎重，以免诱发脑疝。需进行腰椎穿刺以明确诊断者，应术前给予甘露醇，术中控制脑脊液滴速及量。

13. 答：静脉滴注20％甘露醇，每次0.5～1.0g/kg，一般6～8h 1次。为达到高渗利尿的目的，注射脱水剂时应在15～30min内静脉推注或快速静脉滴注。注入脱水剂后，应精确记录尿量、测血压、注意瞳孔或电解质的变化。

14. 答：简称呼衰，是儿童时期的常见急症之一。是指累及呼吸中枢和/或呼吸器官的各种疾病导致呼吸功能障碍，出现低氧血症，或低氧血症与高碳酸血症并存，并由此引起一系列生理功能和代谢紊乱的临床综合征。

15. 答：即低氧血症呼吸衰竭。PaO_2＜50mmHg（65kPa），$PaCO_2$正常。常见于呼吸衰竭早期或轻症。

16. 答：即高碳酸血症呼吸衰竭。PaO_2＜50mmHg（6.65kPa），$PaCO_2$＞50mmHg（6.65kPa）。常见于呼吸衰竭的晚期和重症。

17. 答：张力性气胸、大量胸腔积液或多发性肺大泡等。

18. 答：①经综合治疗后病情加重；②急性呼吸衰竭，$PaCO_2$＞60mmHg（8.0kPa）、pH＜7.3，经治疗无效；③吸入纯氧时PaO_2＜50mmHg（6.7kPa）；④呼吸骤停或即将停止。

19. 答：急性呼吸衰竭时给氧的目的是提高血氧分压和氧饱和度，解除严重缺氧对机体的威胁。给氧的原则为能缓解缺氧但不抑制颈动脉窦和主动脉体对低氧分压的敏感性为准，故应低流量持续吸氧，以维持PaO_2在65～85mmHg（8.67～11.33kPa）为宜。一般中度缺氧吸氧浓度为30％～40％；重度缺氧为50％～60％。在抢救急性呼衰时，如供给60％氧仍不能改善发绀，可用100％的纯氧，但应注意吸入的时间不宜超过4～6h，以免氧中毒。常选用鼻导管、面罩和头罩等方法吸氧。

20. 答：①患儿病情改善，呼吸循环系统功能稳定；②能够维持自主呼吸2～3h以上无异常改变；③吸入50％氧时，PaO_2＞50mmHg（6.7kPa）；$PaCO_2$＜50mmHg；④在间歇指令通气等辅助通气条件下，能以较低的通气条件维持血气正常。

21. 答：

（1）护士应明确使用机械通气的指征，对患儿及家长做好解释工作。

(2) 专人监护：使用呼吸机的过程中应经常检查各项参数是否符合要求，观察胸部起伏、患儿面色和周围循环状况，注意防止导管脱落、堵塞和可能发生的气胸等情况；若患儿有自主呼吸，应观察是否与呼吸机同步，否则应进行调整。

(3) 防止继发感染：做好病室空气和地面的消毒，有条件的可设置空气净化装置，以减少病原体污染开放的气道。限制探视人数。护士接触患儿前后应洗手。定期清洁、更换气管内套管、呼吸管道、湿化器等物品，每日更换加温湿化器滤纸，雾化液要新鲜配制。做好口腔护理和鼻腔的护理。

(4) 当出现以下指征时，可考虑撤离呼吸机：①患儿病情改善，呼吸循环系统功能稳定；②能够维持自主呼吸 2～3h 以上无异常改变；③吸入 50%氧时，PaO_2＞50mmHg（6.7kPa）；$PaCO_2$＜50mmHg；④在间歇指令通气等辅助通气条件下，能以较低的通气条件维持血气正常。应根据病情逐步撤离呼吸机。

22. 答：简称心衰，是指在静脉回流正常的前提下，心肌收缩力下降使心排血量不能满足机体代谢的需要，组织器官灌流不足，同时出现肺循环和/或体循环淤血的一种临床综合征。充血性心力衰竭是儿童时期常见的危重急症之一。

23. 答：主要表现为：①心排血量不足：乏力、多汗、食欲减退、心率增快、呼吸浅快等；②体循环淤血：颈静脉怒张，肝肿大、压痛，肝颈静脉回流征阳性，尿少和水肿；③肺静脉淤血：呼吸困难、气促、咳嗽、端坐呼吸、肺底部闻及湿啰音、心脏听诊常可闻及第一心音减低和奔马律。

24. 答：①安静时心率增快，婴儿＞180 次/min，幼儿＞160 次/min，不能用发热或缺氧解释者；②呼吸困难，青紫突然加重，安静时呼吸＞60 次/min；③肝在短时间内较前肿大，而不能以横膈下移等原因解释者，或肝脏肿大，超过肋缘下 3cm 以上；④心音明显低钝或出现奔马律；⑤突然烦躁不安，面色苍白或发灰，而不能用原有疾病解释者；⑥尿少和下肢浮肿，除外其他原因造成者。上述前 4 项为主要临床诊断依据，也可根据其他表现和 1～2 项辅助检查综合分析。

25. 答：心力衰竭多采用首先达到洋地黄化的方法，然后根据病情需要继续用维持量。选择毛花甙丙或地高辛静脉缓慢输入，首次给洋地黄化总量的 1/2，余量分 2 次，每隔 4～6h 静脉注射 1 次，多数患儿可于 8～12h 内达到洋地黄化。应用洋地黄制剂时，要注意给药方法、剂量，密切观察有无洋地黄的中毒症状。①每次应用洋地黄前应测量脉搏，必要时听心率。婴儿脉率小于 90 次/min，年长儿小于 70 次/min 时需暂停用药并报告医生；②严格按剂量服药。为了保证洋地黄剂量准确，当注射用药量少于 0.5ml 时要用生理盐水稀释后用 1ml 注射器抽取药液，口服药则要与其他的药物分开服用。如患儿服药后出现呕吐，要与医生联系，决定补服或采用其他途径给药；③当出现心率过慢、心律失常、恶心呕吐、食欲减退、黄绿视、视力模糊、嗜睡、头晕等毒性反应时，应停服洋地黄，并与医生联系及时采取相应措施。

26. 答：简称急性肾衰，是指由于各种原因引起的短期内肾功能急剧进行性减退而出现的临床综合征。临床主要表现为氮质血症，水、电解质和酸碱平衡失调。

27. 答：选择高糖、低蛋白、富含维生素的食物，尽可能提供足够的能量。每日供给葡萄糖 3～5g/kg，蛋白质 0.5～1.0g/kg 为宜。葡萄糖以静脉输入为宜，因静脉应用可减少机体自身蛋白质分解和酮体产生。蛋白质应以优质蛋白为主，如鸡肉、奶类为佳。不能进食者可以经静脉补充营养。透析治疗时因丢失大量蛋白质，所以不需要限制蛋白质入量，长期透析时可输血浆、水解蛋白、氨基酸等。

七、案例分析题

1.（1）AC　（2）ABCD　（3）BCDE　（4）ACDE　（5）D　（6）C
（7）ACE　（8）ABCDF

2.（1）BD　（2）ABCDE　（3）C　（4）ABCDF　（5）ABCDE
（6）ABCDE　（7）ACDE

3.（1）BE　（2）ABCDEFG　（3）ABCDEF　（4）B　（5）ADE
（6）ABCDE　（7）B　（8）ABCEF

4.（1）BEF　（2）ABC　（3）C　（4）ADEF

5.（1）A　（2）A　（3）ABCDE　（4）A

（吴双敏）

第二十一章 常见肿瘤患儿的护理

【知识精要】

一、急性白血病

1. 概述

白血病是造血系统的恶性增生性疾病。其特点为造血组织中某一血细胞系统过度增生、进入血流并浸润到各组织和器官，引起一系列临床表现。在我国儿童的恶性肿瘤中，白血病发病率最高，约占儿童时期所有恶性肿瘤的35%。据调查，10岁以下儿童白血病的发生率约为3/10万～4/10万，男性高于女性。任何年龄均可发病，但以学龄前和学龄期儿童多见。急性白血病占儿童白血病的90%以上。

2. 临床特点

（1）临床表现：主要表现为发热、贫血、出血和白血病细胞浸润所致的肝、脾、淋巴结肿大和骨关节疼痛等。

1）起病：大多较急，早期多表现为精神不振、乏力、食欲低下、面色苍白、鼻出血和/或齿龈出血等，少数以发热和类似风湿热的骨关节疼痛为首发症状。

2）发热：多数患儿起病时即有发热，热型不定，一般不伴寒战，抗生素治疗无效；合并感染时，常持续高热，多为呼吸道炎、齿龈炎、皮肤疖肿、肾盂肾炎和败血症等。

3）贫血：出现较早，进行性加重。表现为苍白、虚弱无力、活动后气促等。主要是由于骨髓造血干细胞受抑制所致。

4）出血：以皮肤、黏膜出血多见，表现为紫癜、淤斑、鼻出血、齿龈出血，也可见消化道出血和血尿。偶见颅内出血，是引起死亡的主要原因之一。出血的原因是多方面的，主要是由于白血病细胞浸润骨髓，巨核细胞受抑制使血小板的生成减少。

5）白血病细胞浸润引起的症状和体征：肝、脾、淋巴结肿大，可有压痛；纵隔淋巴结肿大时可致压迫症状如呛咳、呼吸困难和静脉回流受阻。骨、关节疼痛多见于急淋，部分患儿为首发症状，骨痛主要与骨髓腔内白血病细胞大量增生、压迫和破坏邻近骨质及浸润骨膜有关。白血病细胞侵犯脑实质和（或）脑膜时即导致中枢神经系统白血病（CNSL），出现头痛、呕吐、嗜睡、视神经乳头水肿、惊厥甚至昏迷，脑膜刺激征等颅内压增高的表现，浸润脊髓可致截瘫，脑脊液中可发现白血病细胞。白血病细胞浸润眶骨、颅骨、胸骨、肋骨或肝、肾、肌肉等组织，局部呈块状隆起，形成绿色瘤。白血病细胞也可浸润皮肤、睾丸、心脏、肾脏等组织器官而出现相应的症状、体征。

（2）主要辅助检查：

1）血常规：红细胞及血红蛋白均减少，呈正细胞正色素性贫血，网织红细胞数较低。血小板减少。白细胞计数高低不一，增高者约占50%以上，以原始和幼稚细胞为主。

2）骨髓象：白血病原始和幼稚细胞极度增生，幼红细胞及巨核细胞减少，少数患儿表现为骨髓增生低下。骨髓检查是确立诊断和判定疗效的重要依据。

3）其他检查：如组织化学染色、肝功能检查、胸部X线检查等。

3. 治疗要点

临床主要采用以化疗为主的综合疗法，其原则是早期诊断、早期治疗、严格分型、按型选方案、争取尽快完全缓解，同时要早期预防中枢神经系统白血病和睾丸白血病，重视支持疗法和造血干细胞移植等。

（1）联合化疗：目的是杀灭白血病细胞，解除白血病细胞浸润引起的症状，使病情缓解，最终达到治愈，并提高生活质量。按型选方案，采用联合（3～5种）、足量、间歇、交替及长期的治疗方针。通常按次序、分阶段进行：①诱导缓解：联合数种化疗药物，最大限度杀灭白血病细胞，使达完全缓解；②巩固、强化治疗：在缓解状态下最大限度杀灭微小残留白血病细胞，防止早期复发；③防治髓外白血病（中枢神经系统白血病、睾丸白血病等）：防止骨髓复发和治疗失败，使患儿获得长期生存；④维持及加强治疗：巩固疗效，达长期缓解或治愈。持续完全缓解2.5～3.5年者方可停止治疗。停药后尚须继续追踪观察数年。

（2）支持治疗：包括防治感染，成分输血，集落刺激因子应用，高尿酸血症的防治，注意休息、加强营养等。

4. 主要护理措施

（1）维持正常体温：监测体温，观察热型及幅度；遵医嘱给降温药，观察药效，防治感染。

（2）休息：需卧床休息，但一般不需绝对卧床。长期卧床者，应常更换体位，预防压疮。

（3）加强营养：给高蛋白、高维生素饮食。注意饮食卫生，鼓励进食，不能进食者，可以静脉补充。食物应清洁、卫生，食具应消毒。

（4）防治感染：

1）保护性隔离：与其他病种患儿分室居住，防止交叉感染。粒细胞数极低和免疫功能明显低下者应住单间，有条件者住空气层流室或无菌单人层流床。房间每日消毒。限制探视者人数和探视次数，感染者禁止探视。接触患儿前认真洗手，必要时以消毒剂洗手。

2）注意个人卫生：教会家长及年长儿正确的洗手方法；保持口腔清洁，进食前后以温开水或漱口液漱口；宜用软毛牙刷或海绵，以免损伤口腔黏膜及牙龈，导致出血和继发感染；有黏膜真菌感染者，可用氟康唑或依曲康唑涂擦患处。勤换衣裤，每日沐浴，利于汗液排泄，减少皮肤感染。保持大便通畅，便后用温开水或盐水清洁肛周，以防肛周脓肿；肛周溃烂者，每日坐盆。

3）严格执行无菌技术操作，遵守操作规程。

4）避免预防接种：免疫功能低下者，避免用麻疹、风疹、水痘、流行性腮腺炎等减毒活疫苗和脊髓灰质炎糖丸预防接种，以防发病。

5）观察感染早期征象：监测生命体征，观察有无牙龈肿痛，咽红、咽痛，皮肤有无破损、红肿，肛周、外阴有无异常。发现感染先兆，及时处理，遵医嘱应用抗生素。监测血象结果，中性粒细胞很低者，遵医嘱皮下注射集落刺激因子，使中性粒细胞合成增加，增强机体抵抗力。

（5）防治出血：出血是白血病患儿死亡的又一主要原因。护理参见原发性血小板减少性紫癜的护理。

（6）正确输血：白血病患儿常有贫血、出血，在治疗过程中，常需输血（血液成分制剂）。输注时应严格输血制度，观察疗效及有无输血反应。

（7）应用化疗药物的护理：

1）熟悉化疗药物的药理作用和特性，了解化疗方案及给药途径，正确给药：①化疗药物多为静脉给药，有较强的刺激性；药液渗漏可致局部疼痛、红肿、甚至坏死。应保护血管，尽量选择大血管，确认静脉通畅，输液中应密切观察，发现渗漏，立即停止输液，并作局部处理；②某些药可致过敏反应，用药前应询问用药史及过敏史，用药过程中要观察有无过敏反应；③光照可使某些药物分解，静脉滴注时应避光；④鞘内注射时，浓度不宜过大，药量不宜过多，缓慢推入，术后应平卧4～6h；⑤操作中护士要注意自我保护及环境保护。

2）观察及处理药物毒性作用：①绝大多数化疗药物均可致骨髓抑制，应监测血象，及时防治感染；观察有无出血倾向和贫血表现；②恶心、呕吐严重者，用药前半小时给止吐药；③加强口腔护理。有溃疡者，宜给清淡、易消化的流质或半流质饮食；疼痛明显者，进食前可给局麻药或敷以溃疡膜、溃疡糊剂；④环磷酰胺可致出血性膀胱炎，应保证液量摄入；⑤可能致脱发者应先告知家长及年长儿，脱发后可戴假发、帽子或围巾；⑥糖皮质激素应用可出现满月脸及情绪改变等，应告知家长及年长儿停药后会消失，应多关心患儿，勿嘲笑或讥讽患儿。

（8）减轻疼痛：提高诊疗技术，尽量减少因治疗、护理而带来的痛苦。运用适当的非药物性止痛技术或遵医嘱用止痛药，以减轻疼痛。监测患儿生命体征，注意有无烦躁、易激惹等症状，及时发现镇痛需要及评价止痛效果。

（9）提供情感支持和心理疏导，消除心理障碍：

1）热情帮助、关心患儿，让年长儿和家长认识本病及了解国内外的治疗进展，让他们树立战胜疾病的信心。

2）进行各项诊疗、护理操作前，应告知家长及年长儿其意义、操作过程、如何配合及可能出现的不适，以减轻或消除其恐惧心理。阐述化疗是白血病治疗的重要手段，让家长了解所用的化疗方案、药物剂量、副作用及可能出现的不良反应。明确定期化验（血象、骨髓、肝、肾功能、脑脊液等检查）的必要性及患儿所处的治疗阶段，详细记录每次治疗情况，使治疗方案具有连续性。

3）为新老患儿及家长提供相互交流的机会，如定期召开家长座谈会或病友联谊会，让患儿、家长相互交流成功护理经验和教训、采取积极的应对措施等，从而提高自护和应对能力，增强治愈的信心。

（10）健康宣教：讲解白血病的有关知识，化疗药的作用和毒副作用。教会家长如何预防感染和观察感染及出血征象，出现异常及时就诊。让家长及年长儿明确坚持定期化疗的重要性。化疗间歇期可酌情参加学校学习，以利其生长发育。鼓励患儿参与体格锻炼，增强抗病能力。定期随访，监测治疗方案执行情况。重视患儿的心理状况，正确引导，使患儿在治疗疾病的同时，心理社会及智力也得以正常发展。

二、淋巴瘤

淋巴瘤是一组原发于淋巴结或其他淋巴组织的恶性肿瘤，临床特征为进行性、无痛性淋巴结肿大，常伴肝、脾肿大，晚期可有发热、贫血、出血和恶病质表现。淋巴瘤是儿童时期常见的恶性肿瘤，约占儿童所有肿瘤的13%左右。一般分为霍奇金病和非霍奇金淋巴瘤两大类，儿童以非霍奇金淋巴瘤多见，约60%。

1. 霍奇金病

（1）概述：霍奇金病（HD）又名淋巴网状细胞肉瘤，是一种慢性、进行性、无痛性的淋巴组织恶性肿瘤。其发病率约占全部儿童肿瘤的5%，男孩高于女孩，多见于青少年和青年，5岁以下很少发病。

（2）临床特点：

1）临床分期：临床分期有助于治疗方案的选定和预后的判断。根据病变范围不同分为4期：Ⅰ期：病变仅限于单个淋巴结区或单个淋巴结外器官。Ⅱ期：病变累及膈肌同侧2个或2个以上淋巴结区，或局部淋巴结外器官和膈肌同侧1个以上淋巴结区。Ⅲ期：病变累及膈肌两侧淋巴结，可同时伴有脾受累，或从淋巴结以外的组织发生。Ⅳ期：病变累及淋巴结外的一个或多个器官或组织。

2）临床表现：最早的表现为慢性、进行性、无痛性浅表淋巴肿大，无全身症状，进展缓慢。最常原发于颈淋巴结，也可原发于锁骨、颌下、腋下、腹股沟等处。初起时淋巴结柔软、无粘连、无触痛，后期可粘连融合成块，质硬无压痛。肿大的淋巴结可引起局部压迫症状，如纵隔淋巴结肿大可致持续性干咳、胸闷、呼吸困难和上腔静脉压迫症，腹腔淋巴结肿大可出现腹痛、甚至肠梗阻等。患儿可有低热、盗汗、恶心、食欲下降、疲乏、体重减轻等全身症状。部分患儿在诊断时已发生淋巴结以外的组织转移，多见于脾、肝、肺或骨及骨髓。患儿免疫功能低下，易发生继发感染。

3）主要辅助检查：①淋巴结活检：是确诊的依据。为进行临床分期，还需进一步的检查，如X线、CT、骨髓检查等；②血常规：各种类型及各期的差异较大。病变局限时，血象正常；病变广泛时白细胞、中性粒细胞升高，可有轻至中度贫血；晚期则白细胞、淋巴细胞减少；③其他：血沉增快等。

4）预后：长期生存较好。如果放化疗联合应用，Ⅰ期和Ⅱ期患儿的5年生存率高达90%，Ⅲ期患儿达80%，但Ⅳ期患儿仅为20%左右。

（3）治疗要点：

1）根据年龄、分期制订治疗方案。常以联合治疗为主：小剂量的受累部位放疗和联合化疗。Ⅰ期采用局部放射治疗，也可采用手术，术后再放疗；Ⅱ期以放疗为主；Ⅲ期以化疗为主，加用放疗；Ⅳ期以化疗为主，并对巨大的瘤块加用放疗。

2）儿童放疗的选择应慎重，因为放疗可以影响骨骼及软组织发育，甚至影响生长。因此，8岁以下儿童尽可能少用放疗，而以手术和化疗代替。常用的化疗药有：氮介、长春新碱、阿霉索、博莱霉素、甲基苄肼、泼尼松等。

2. 非霍奇金淋巴瘤

（1）概述：非霍奇金淋巴瘤（NHL）是免疫系统的恶性实体瘤，细胞来源是恶性、未分化的淋巴细胞。位于急性白血病和脑肿瘤之后，居儿童恶性肿瘤的第3位，约占全部儿童肿瘤的6.3%。

（2）临床特点：

1）临床表现：主要取决于疾病的部位和程度。表现有发热、盗汗和体重减轻。无痛性淋巴结肿大是NHL的早期表现。淋巴母细胞型以颈部和胸部淋巴结肿大最常见，腋下、腹部或腹股沟淋巴结也可首先受累。纵隔淋巴结受累可出现压迫症状，急剧发展可致上腔静脉压迫征；也常累及中枢神经系统和骨髓。未分化小细胞型原发肿瘤以腹部肿块多见，可有腹痛，也可累及中枢神经系统和骨髓。大细胞型常见于腹部、纵隔、皮肤、骨骼、软组织等部位。

2）主要辅助检查：受累淋巴结活检和骨髓穿刺是确诊的依据。放射检查如X线、CT等可以明确病变范围、肿瘤转移的部位。

3）预后：局灶性病变患儿预后良好，可长期缓解。发病2年后复发的机会少。未分化小细胞型患儿的无病生存率70%～80%；淋巴母细胞型患儿如果有区域性病变的，其无病生存率为60%～80%，如果是局灶性的则高达80%；大细胞型的治愈率为60%～70%。

（3）治疗要点：

1）主要是化疗、局部淋巴结放疗和支持治疗法：化疗方案的选择依不同类型和分期而不同，按诱导、巩固和维持以及间歇、强化进行，总疗程2年左右。常用的化疗药物有：环磷酰胺、阿霉素、长春新碱、泼尼松等。

2）由于非霍奇金淋巴瘤常累及中枢神经系统，鞘内注射也常采用。

3. 淋巴瘤患儿的护理

（1）协助患儿及其家庭成员接受并认识疾病：一旦被高度怀疑为HD或NHL，患儿会接受一系列的诊断性检查，每一项检查都要详细告诉其父母。要多关心、体贴患儿及父母，鼓励表达其内心感受，提供心理支持。

（2）促进休息：鼓励患儿多休息，保持愉快心情，鼓励父母多陪伴患儿，尽可能提供一些娱乐活动，如看电视/VCD，听音乐、游戏等。

（3）加强营养：提供高热量、高蛋白、高维生素食物，鼓励进食，保证营养摄入。

（4）防治感染：治疗期间注意预防感染，观察病情变化以及放疗、化疗的副作用，并予以相应处理。见本章第一节。

（5）健康教育：向家长及患儿讲解疾病相关知识和治疗，放疗、化疗的副作用观察，与患儿父母一起讨论制定切实可行的护理计划，包括用药护理、日常营养、预防感染、定期化疗或放疗、门诊随访等。

三、其他肿瘤

1. 肾母细胞瘤

（1）概述：肾母细胞瘤或称肾胚胎瘤，是肾脏的胚胎性恶性混合瘤，是儿童时期最多见的恶性实体瘤之一，占15岁以下儿童恶性泌尿生殖系肿瘤的80%以上，约占儿童实体瘤的8%。发病的年龄最高峰是1～3岁，男女之间无明显的差异。肿瘤可发生于肾脏的任何部位，其外包有由纤维组织及被压缩的肾组织所构成的被膜。本瘤是应用现代综合治疗最早和效果最好的恶性实体瘤。

（2）临床特点：

1）临床表现：①全身症状：偶见腹痛及低热，有时伴有尿道感染。晚期可出现食欲不振、体重下降、恶心及呕吐等表现；②原发灶表现：腹部肿块是最常见的症状，约85%患儿以腹部或腰部肿块就诊；腹胀、腹痛：约40%患儿有腹部不适、腹胀，极少数肾母细胞瘤可自发破溃，临床表现与急腹症相似；血尿：25%的患儿有镜下血尿，肉眼血尿少见；高血压：25%～63%的患儿有轻度高血压，而且常伴有血浆肾素水平的升高；红细胞增多：少数肿瘤产生红细胞生成素，导致红细胞增多；③局部压迫症状：巨大肿瘤压迫腹腔脏器或占据腹腔的空间，可出现气促、食欲不振、消瘦、烦躁不安等表现；④转移途径：直接转移：肿瘤可直接向肾周围及腹腔临近的器官转移；淋巴道转移：是预后不良的指征之一，肿瘤可通过引流的淋巴管转移到局部所属的淋巴结；血行转移：肿瘤侵犯静脉可发生血行转移，肺和肝是最常见的转移部位；种植性转移：术前或术中肿瘤破溃可出现腹腔种植性转移。

2）主要辅助检查：①血象：正常或红细胞增多；②特殊检查：有高血压时可进行血浆肾素水平测定；并发先天性畸形者，可进行染色体检查，另外，可进行尿儿茶酚胺代谢产物和骨髓穿刺涂片检查以区别神经母细胞瘤；③影像学检查：B型超声：可确定是实质性或囊性肿块，肿瘤是否已侵入血管（包括肾静脉、下腔静脉甚至右心房）；静脉尿路造影：可发现患侧肾盂肾盏是否被挤压、移位、拉长变形或破坏，10%病例因肿瘤破坏过多的肾组织或侵及肾静脉而导致患侧肾脏不显影；CT检查：可判断原发瘤的侵犯范围以及与周围组织、器官的关系，主动脉旁淋巴结是否受累，有无双侧病变，有无肝转移及判断肿块性质；血管造影：可判断下腔静脉是否有瘤栓的存在；MRI检查：与CT相比较，MRI不用对比剂，且更易辨别肾静脉及腔静脉情况，但价格更昂贵，可根据具体情况选用；胸部X线检查：以判定是否有肺脏的转移。

3）预后：本病的预后与儿童的年龄、肿瘤的大小、分型、临床分期有关。一般年龄＜2岁、肿瘤重量＜50g者预后较好。

（3）治疗要点：采取手术、化疗、放疗的综合措施。

1）手术治疗：早期应经腹进行肾切除术。

2）放疗：巨大的肿瘤经用化疗而缩小不明显者，可用放疗使肿瘤缩小再行手术。

3）化疗：术前可用更生霉素或/和长春新碱化疗，可使肿瘤缩小，以利于手术。

2. 神经母细胞瘤

（1）概述：神经母细胞瘤（NB）是起源于胚胎性交感神经系统神经嵴细胞的恶性肿瘤，是婴幼儿时期最常见的恶性肿瘤之一。肿瘤可原发于肾上腺髓质或交感神经链的任何部位，约60%～70%发生于腹膜后，15%～25%发生于后纵隔，其余发生于盆腔和颈部。本病多见于5岁以下的儿童，发病的高峰年龄是3～4岁。

（2）临床特点：

1）临床表现：①全身症状：发热常为首发症状，约50%以上患儿出现不规则的发热；贫血：也常为首发症状，约2/3的患儿出现不同程度的贫血；儿茶酚胺增高表现：肿瘤细胞分泌多巴胺、去甲肾上腺素可引起血压增高、多汗、心率增快、腹泻等表现；其他：常见食欲不振、消瘦、乏力、易激惹等；②原发灶表现：腹部原发灶：随肿瘤的生长可在上腹部出现无痛性肿块，常从一侧开始迅速增大，很快超越中线，肿块质地坚硬呈不规则结节状，巨大的肿块可引起腹部膨隆，若肿瘤出血，可引起腹痛；腹腔外的原发灶：颈部交感神经节、后纵隔和盆腔等部位的肿瘤增大时，可出现相应的压迫征，如纵隔后的肿瘤可引起咳嗽、呼吸困难、胸痛等症状；颈部肿瘤引起Honer综合征（患侧面部少汗、眼睑下垂、眼裂变小、瞳孔缩小）；椎旁肿瘤压迫脊髓可引起便秘、尿潴留、软瘫等；③转移灶表现：骨骼转移最常见，多发生于1岁以上儿童，以颅骨、盆骨和四肢长骨转移为多见，临床上常出现骨痛、关节痛、步行困难、跛行、突眼、眼周青肿，局部骨性隆起等表现；骨髓转移：发生较早。表现为发热、贫血、肢痛、肝脾及淋巴结肿大；肝转移：多见于1岁内婴儿，肝呈轻度至重度肿大，可有黄疸；皮肤转移：肿瘤可向胸腹部、四肢和全身皮肤转移，在皮下形成0.5～1.0cm蓝色坚实的结节；淋巴结转移时出现淋巴结肿大；肺转移时出现顽固咳嗽。

2）主要辅助检查：①血象：多数患者有不同程度的贫血。白细胞多数正常。骨髓转移时外周血出现幼粒、幼淋、类异淋巴细胞、显著贫血及血小板降低；②骨髓象：典型者可见肿瘤细胞呈菊花团状排列或形成神经母细胞瘤细胞合胞体，对本病诊断有重要价值；③活体组织病理检查：可提供组织学诊断依据；④影像学检查：X线检查可见纵隔影加宽、后纵隔阴影或脊柱内哑铃状阴影、下腹圆形阴影、肾脏向下向外移位等改变，约40%～60%肿瘤灶内可有点状、斑点状钙化影，骨转移时颅骨、盆骨摄片可发现溶骨性透光区、虫蚀样变或边缘不规则的骨质破坏区、骨质疏松、线状骨膜增生反应等；B型超声检查：可及早发现腹部隐匿型原发病灶，配合骨髓检查等可获早期诊断；CT和MRI检查：可确定纵隔、腹腔内肿瘤的大小及其与邻近器官的关系；⑤尿儿茶酚胺代谢产物测定：神经母细胞瘤可合成儿茶酚胺，其代谢产物香草扁桃酸（VMA）或高香草酸（HVA）由尿排出。24h尿VMA、HVA增高为诊断本病的重要证据。

3）预后：本病早期不易发现，就诊时约70%病例已有转移，故治疗效果不理想，预后不良。

（3）治疗要点：主要采取手术、放疗、化疗等综合治疗措施。

1）手术治疗：本病所有的患儿均需手术治疗。手术争取将原发的肿瘤全部切除或尽可能切除其大部分。

2）化疗：常用的化疗药有环磷酰胺、异环磷酰胺、阿霉素、依托泊苷、顺铂等。

3）放疗：放疗在神经母细胞瘤治疗中的作用相对较小。主要适应证是晚期病例肝肿大出现压迫症状者，椎管内病变、晚期病例局部病灶和转移灶的治疗、骨髓移植中的全身放疗。

4）造血干细胞移植：可以提高本病的无病生存率。

5）I^{131}—MIBG 放射性同位素碘标记的对碘苄胍：用于对其他手段治疗无效的复发或顽固性神经母细胞瘤的治疗。

6）诱导分化治疗：顺式维甲酸、维生素 D_3 及小剂量的阿糖胞苷可联合发挥促神经母细胞的分化作用。

3. 儿童肾母细胞瘤和神经母细胞瘤患儿的护理

（1）活动与休息：指导患儿及父母在病情允许的范围，合理安排作息时间，协助做好生活护理及个人卫生，防止外伤。

（2）合理营养：给予高蛋白，高热量，高维生素易消化的食物，以增强机体的抵抗力。鼓励患儿进食。

（3）心理护理：了解患儿及父母的心理状况，讲解肿瘤治疗与护理的发展，鼓励他们建立起治疗疾病的信心，正确对待疾病。

（4）化疗护理：

1）化疗前了解患儿的全身状态、血象、肝肾功能及患儿和家长的心理状态。向家长及患儿介绍治疗的有关知识，增加其对治疗的信心。做好保护性隔离，预防感冒。

2）化疗时注意药物应现配现用，掌握药物的配伍禁忌。肌肉注射时进针要深，以防硬结发生。鞘内注射后应观察有无头痛、发热、呕吐、腹痛等不良反应。静脉注射时注意观察局部有无药液外渗、栓塞性静脉炎的表现，出现异常及时处理。观察药物的不良反应，做好用药护理：①阿霉素、柔红霉素可引起充血性心力衰竭和严重的心肌病变，化疗时需监测心电图变化，注意观察患儿有无气短、胸闷、心律不齐、颈静脉怒张、下肢浮肿等表现；②使用氮芥、环磷酰胺等烷化剂时注意有无食欲减退、恶心、呕吐、腹痛、腹泻等消化道反应，另外，大剂量的环磷酰胺可引起出血性膀胱炎、肾功能损害等，用药同时注意给患儿多饮水，并按医嘱给予水化疗法（液体的入量为 30～50ml/kg）；③使用抗代谢药物如阿糖胞苷等可引起全消化道反应，包括口腔炎、胃炎、肠炎和肛周感染。应注意给患儿易消化、清淡的饮食，呕吐频繁时可遵医嘱给予吗丁啉、胃复安等止吐药。加强皮肤、口腔、肛周的护理，严格执行无菌操作规程，防止感染的发生；④使用长春新碱可引起腹胀，甚至肠麻痹，应在睡前按医嘱服用普瑞博施等药物，促进肠蠕动。

3）化疗后注意按时服药，不要随意停药或减量，每 1～2 周在门诊复查 1 次。合理安排患儿生活与休息，缓解期可上学。年龄较大的患儿注意心理护理，使患儿能积极地面对疾病，保持心情愉快，主动配合治疗。

(5) 放疗护理：

1) 放疗前向患儿及家长介绍有关放疗知识，进行全面的体格检查。

2) 放疗期间注意观察有无乏力、头痛、眩晕、恶心等表现，保证休息和睡眠，加强营养。照射区皮肤避免冷、热刺激，不要用碘酒、万花油、红汞等含金属的药物，保持皮肤干燥，防止感染。注意观察局部有无红斑、色素沉着、干性脱皮、纤维素性渗出等，发现异常及时报告医师给予处理。

3) 放疗后防止照射部皮肤受伤，以免引起溃疡和感染。保证营养，注意休息，增强体质，预防感冒。定期复查。

【测试题】

一、填空题

1. 儿童白血病中__________以上为急性白血病。
2. 儿童白血病的主要临床表现为__________、__________、__________和白血病细胞浸润所致的肝、脾、淋巴结肿大和骨关节疼痛等。
3. 髓外白血病有__________和__________等。
4. __________是应用现代综合治疗最早和效果最好的恶性实体瘤。
5. 儿童肾母细胞瘤的转移途径有__________、__________、__________、__________。
6. 儿童神经母细胞瘤主要采取__________、__________、__________等综合治疗措施。
7. 儿童神经母细胞瘤肺转移时出现__________。
8. 淋巴瘤一般分为__________和__________两大类，儿童以__________多见，约占60%。
9. 霍奇金病根据病变范围不同分为4期：__________、__________、__________和__________期。
10. 非霍奇金淋巴瘤化疗方案的选择依__________和__________而不同，按诱导、巩固和维持以及间歇、强化进行，总疗程2年左右。
11. 放疗后应防止照射部皮肤受伤，以免引起__________和__________。
12. 儿童白血病的治疗要点是以__________为主的综合疗法。
13. 儿童白血病的联合化疗通常按次序、分阶段将进行，包括__________、__________、__________、__________。
14. 儿童白血病化疗按型选方案，采用__________、__________、__________、__________、__________的治疗方针。
15. __________是白血病确立诊断和评定疗效的重要依据。
16. 鞘内注射后应平卧__________小时。
17. 环磷酰胺可致__________，应保证液量摄入。

18. 肾母细胞瘤的治疗要点为__________、__________、__________等综合治疗措施。

19. 阿霉素、柔红霉素可引起充血性心力衰竭和严重的心肌病变，化疗时需监测__________变化。

20. 使用抗代谢药物如阿糖胞苷等可引起全消化道反应，包括__________、__________、__________和肛周感染。

21. 放疗期间照射区皮肤避免冷、热刺激，不要用__________、__________、__________等含金属的药物，保持皮肤干燥，防止感染。

二、单选题

1. 儿童白血病临床主要采用以（　　）为主的综合疗法。

A. 骨髓移植　　B. 输血
C. 放射治疗　　D. 化疗
E. 放疗加免疫治疗

2. 门冬酰胺酶皮试时，应在注射皮试液（　　）后看结果。

A. 60min　　B. 30min
C. 15min　　D. 20min
E. 2h

3. 白血病患儿中性粒细胞很低时，应遵医嘱皮下注射（　　）。

A. 人血白蛋白　　B. 集落刺激因子
C. 立迈青　　D. 抗凝血因子
E. 肾上腺皮质激素

4. 肾母细胞瘤最常见的症状是（　　）。

A. 腹部肿块　　B. 腹胀、腹痛
C. 血尿　　D. 高血压
E. 以上都正确

5. 神经母细胞瘤所有的患儿均需要（　　）。

A. 放疗　　B. 化疗
C. 手术治疗　　D. 造血干细胞移植
E. 诱导分化治疗

6. 霍奇金病确诊的依据是（　　）。

A. 淋巴结活检　　B. 血常规
C. 骨髓象　　D. 胸片
E. 骨组织穿刺活检

7. 非霍奇金淋巴瘤的早期表现是（　　）。

A. 腹痛　　B. 无痛性淋巴结肿大
C. 皮肤出血点　　D. 脾大
E. 肝功能异常

8. 儿童白血病出血的原因主要是（　　）。
   A. 并发 DIC
   B. 血小板减少
   C. 感染和白细胞浸润毛细血管壁，通透性增强
   D. 血小板质的改变，功能不足
   E. 白血病细胞浸润肝脏，凝血因子生成不足
9. 儿童白血病的确诊主要依靠（　　）。
   A. 临床上发热、贫血、出血为最常见表现
   B. 贫血伴肝脾淋巴结肿大
   C. 周围血象有贫血伴异常白细胞
   D. 骨髓象中白血病细胞（原始加早幼）≥50%
   E. 组织化学染色
10. 儿童肾母细胞瘤的转移途径是（　　）。
    A. 直接转移　　B. 淋巴道转移
    C. 血行转移　　D. 种植行转移
    E. 以上都是
11. 儿童白血病引起贫血的原因主要是（　　）。
    A. 红细胞寿命缩短　　B. 造血原料缺乏
    C. 骨髓干细胞受抑制　　D. 大量出血
    E. 感染
12. 有关白血病细胞浸润的表现下列哪项不妥？（　　）。
    A. 骨骼和关节疼痛
    B. 肝脾轻度至中度肿大
    C. 中枢神经系统白血病
    D. 淋巴结肿大多数无压痛
    E. 皮肤、牙龈、睾丸等不会被浸润
13. 我国儿童恶性肿瘤中，发病率最高的是（　　）。
    A. 神经母细胞瘤　　B. 肾母细胞瘤
    C. 骨肉瘤　　D. 淋巴瘤
    E. 白血病
14. 儿童白血病确立诊断和判断疗效的重要依据是（　　）。
    A. 发热、贫血、出血　　B. 白细胞计数＞50×10^9/L
    C. 骨髓增生活跃　　D. 胸骨压痛（＋）
    E. 骨髓检查
15. 霍奇金病转移较慢，首先扩散的部位是（　　）。
    A. 脾　　B. 肝
    C. 骨髓　　D. 临近淋巴结

E. 肺

16. 鞘内注射的患儿，术后应去枕平卧（　　）。

A. 2h　　B. 4～6h

C. 1h　　D. 30min

E. 12h

17. 男孩，7 岁，发现贫血伴周身出血点两周，浅表淋巴结不肿大，胸骨压痛（+），肝脏轻度肿大，外周血 WBC25$\times 10^9$/L，PLT50$\times 10^9$/L，Hb40g/L，该患儿最可能诊断为（　　）。

A. 败血症　　B. 再生障碍性贫血

C. 过敏性紫癜　　D. 急性白血病

E. 淋巴瘤

18. 放疗期间照射区皮肤避免（　　），保持皮肤干燥，防止感染。

A. 冷、热刺激　　B. 摩擦

C. 化纤衣物　　D. 干燥

E. 爽身粉

三、多选题

1. 白血病联合化疗的治疗方针是（　　）。

A. 联合　　B. 足量

C. 间歇　　D. 交替

E. 长期

2. 白血病患儿常见的护理问题有（　　）。

A. 体温过高　　B. 活动无耐力

C. 营养失调　　D. 疼痛

E. 恐惧

3. 白血病患儿发热时，禁用的降温措施有（　　）。

A. 安乃近滴鼻　　B. 酒精擦浴

C. 头部冷敷　　D. 口服美林

E. 以上均有

4. 神经母细胞瘤的转移灶表现包括（　　）。

A. 骨骼转移　　B. 骨髓转移

C. 肝转移　　D. 皮肤转移

E. 淋巴结转移

5. 神经母细胞瘤的全身症状有（　　）。

A. 发热　　B. 贫血

C. 儿茶酚胺增高表现　　D. 食欲不振

E. 乏力

6. 非霍奇金淋巴瘤的临床表现取决于疾病的部位和程度，一般表现主要有（　　）。

A. 发热
B. 盗汗
C. 体重减轻
D. 免疫功能低下易感染
E. 消化道溃疡

7. 霍奇金病常用的化疗药有（　　）。
A. 氮介
B. 长春新碱
C. 阿霉素
D. 博莱霉素
E. 甲基苄肼

8. 放疗后应防止照射部皮肤受伤，以免引起（　　）。
A. 感染
B. 灼伤
C. 刺痛
D. 色素瘤
E. 溃疡

9. 霍奇金病根据病变范围不同可分为（　　）。
A. Ⅰ期
B. Ⅱ期
C. Ⅲ期
D. Ⅳ期
E. Ⅴ期

10. 鞘内注射后应观察有无（　　）等不良反应。
A. 头痛
B. 发热
C. 呕吐
D. 便秘
E. 腹痛

11. 放疗期间照射区皮肤避免冷、热刺激，局部不要涂抹（　　）等含汞药物。
A. 碘酒
B. 万花油
C. 百多邦
D. 红汞
E. 派瑞松软膏

四、判断改错题

1. 免疫功能低下如大剂量化疗后处于骨髓抑制期的患儿，应避免用麻疹、风疹、流行性腮腺炎等减毒活疫苗预防接种。（　　）
2. 环磷酰胺可致出血性膀胱炎，使用时应保证液量摄入，静滴时不需要避光。（　　）
3. 神经母细胞瘤可合成儿茶酚胺，24h 尿 VMA、HVA 降低为诊断本病的重要证据。（　　）
4. 化疗药物肌肉注射时进针要深，以防硬结发生。（　　）
5. 儿童放疗的选择应慎重，因为放疗可以影响骨骼及软组织发育，甚至影响生长。（　　）
6. 非霍奇金淋巴瘤不会累及中枢神经系统，鞘内注射也常采用。（　　）

五、名词解释

1. 淋巴瘤
2. 神经母细胞瘤

3. 肾母细胞瘤

4. 霍奇金病

六、简答题

1. 简述白血病患儿预防感染的护理措施。

2. 简述白血病患儿减轻疼痛的护理。

3. 简述放疗的护理。

4. 简述肾母细胞瘤的治疗要点。

5. 简述霍奇金病的临床分期。

6. 简述非霍奇金淋巴瘤的治疗要点。

七、案例分析题

1. 患儿 9 岁，半年前确诊为急性白血病，此次住院为按计划行巩固化疗。今日为停用化疗药第四天，体温 36.8℃，脉搏 82 次/min，查体时发现全身皮肤有散在出血点。辅助检查：白细胞 3×10^9/L，红细胞 3.0×10^{12}/L，血红蛋白量 110g/L，血小板 50×10^9/L。

(1) 请分析该患儿目前有哪些护理诊断？(　　)。

A. 有感染的危险　与机体抵抗力下降有关

B. 有休克的危险　与贫血有关

C. 有出血的危险　与血小板减少有关

D. 有坠床的危险　与意识障碍有关

E. 有血管栓塞的危险　与白细胞增高有关

(2) 下列护理措施中正确的是（　　）。

A. 预防感染，注意保护性隔离

B. 当血小板低于 20×10^9/L 时绝对卧床休息，避免剧烈活动

C. 保持大便通畅，不要突然用力排便，以免引起消化道出血甚至脑出血

D. 观察患儿有无出血倾向及精神状况

E. 每日用薄荷油滴鼻，预防鼻出血

(3) 3 日后患儿血小板升至 115×10^9/L，体温 38℃，正确的降温措施有（　　）。

A. 安乃近滴鼻　　B. 酒精拭浴

C. 温水拭浴　　D. 头部冷敷

E. 卧床休息

2. 患儿男，3 岁，确诊为神经母细胞瘤 5 月余，此次按诊疗计划入院行化疗，精神食欲好，辅助检查：白细胞 5×10^9/L，红细胞 4.0×10^{12}/L，血红蛋白量 120g/L，血小板 150×10^9/L。

(1) 请指出该患儿目前的护理问题（　　）。

A. 活动无耐力　与食欲不振、体重下降有关

B. 预感性悲哀　与预后不良有关

C. 潜在的并发症　化疗的副作用

D. 有出血的危险　与血小板减少有关

E. 有血管栓塞的危险　与白细胞增高有关

(2) 神经母细胞瘤常用的化疗药物有哪些？(　　)。

A. 环磷酰胺　　B. 异环磷酰胺

C. 阿霉素　　D. 依托泊苷

E. 顺铂

(3) 请叙述化疗的护理(　　)。

A. 化疗前了解患儿的全身状态、血象、肝肾功能及患儿和家长的心理状态

B. 化疗药物应现配现用，掌握药物的配伍禁忌

C. 观察化疗药物的不良反应

D. 口服化疗药物注意按时给药

E. 化疗药物应快速静脉滴入，无须避光

3. 患儿，男，7岁，近2周来贫血伴周身出血点，浅表淋巴结不肿大，胸骨压痛(+)，肝脏右肋下4cm，辅助检查：WBC 25×10^9/L，PLT 50×10^9/L，Hb 40g/L。

(1) 请指出该患儿最有可能的医疗诊断是什么？(　　)。

A. 非霍奇金淋巴瘤　　B. 霍奇金淋巴瘤

C. 急性白血病　　D. 神经母细胞瘤

E. 肾母细胞瘤

(2) 请叙述该病的治疗要点(　　)。

A. 联合化疗

B. 按型选化疗方案

C. 化疗通常按次序、分阶段进行

D. 支持治疗：包括防治感染，成分输血，集落刺激因子应用等

E. 抗生素治疗

(3) 请列出预防该患儿感染的护理措施(　　)。

A. 保护性隔离，防止交叉感染

B. 房间每日消毒，限制探视

C. 接触患儿前认真洗手，必要时以消毒剂洗手。

D. 注意个人卫生

E. 避免预防接种

(4) 对该患儿的化疗通常分为下列哪几个阶段？(　　)。

A. 诱导缓解　　B. 巩固、强化治疗

C. 防治髓外白血病　　D. 维持及加强治疗

E. 激素维持

(5) 中枢神经系统白血病的预防包括(　　)。

A. 甲氨蝶呤、阿糖胞苷、地塞米松3种药物联合鞘内注射

B. 大剂量甲氨蝶呤—四氢叶酸钙疗法

C. 颅脑放射治疗

D. 侧脑室引流

E. 手术治疗

4. 白血病患儿，男，7岁，予激素和抗肿瘤药物治疗近2年，一日来发热，皮肤可见有较多皮疹，有丘疹、疱疹，疱内液色混浊，体温高达40℃，精神萎靡。

(1) 从临床上考虑该患儿并发了哪种疾病？（　　）。

A. 水痘　　B. 药物过敏

C. 脓疱疹　　D. 疱疹

E. 丘疹样荨麻疹

(2) 应及时给予该患儿何种治疗药物（　　）。

A. 大剂量抗生素　　B. 大剂量免疫球蛋白

C. 加大激素用量　　D. 口服板蓝根

E. 20%甘露醇

(3) 对该患儿高热的护理措施包括（　　）。

A. 多饮水，清淡饮食　　B. 酒精擦浴

C. 保持口腔清洁　　D. 头部冷敷

E. 遵医嘱正确使用退热剂，忌用阿司匹林

(4) 该患儿可能出现哪些并发症？（　　）。

A. 肝炎　　B. 心肌炎

C. 肺炎　　D. 败血症

E. 淋巴瘤

【参考答案】

一、填空题

1. 90%
2. 发热　贫血　出血
3. 中枢神经系统白血病、睾丸白血病
4. 肾母细胞瘤
5. 直接转移　　淋巴道转移　　血行转移　　种植性转移
6. 手术　放疗　　化疗
7. 顽固咳嗽
8. 霍奇金病　　非霍奇金淋巴瘤　　非霍奇金淋巴瘤
9. Ⅰ期　Ⅱ期　Ⅲ期　Ⅳ期
10. 类型　分期
11. 溃疡　感染
12. 化疗

13. 诱导缓解　巩固、强化治疗　防治髓外白血病　维持及加强治疗
14. 联合　足量　间歇　交替　长期
15. 骨髓检查
16. 4～6
17. 出血性膀胱炎
18. 手术　化疗　放疗
19. 心电图
20. 口腔炎　　胃炎　　肠炎
21. 碘酒　万花油　红汞

二、单选题

1. D　2. A　3. B　4. A　5. C　6. A　7. B　8. B　9. D　10. E
11. C　12. E　13. E　14. E　15. D　16. B　17. D　18. A

三、多选题

1. ABCDE　2. ABCDE　3. AB　4. ABCDE　5. ABCDE　6. ABC　7. ABCDE
8. AE　9. ABCD　10. ABCE　11. ABD

四、判断改错题

1. （√）
2. （×）不需要避光 → 需要避光
3. （×）降低 → 增高
4. （√）
5. （√）
6. （×）不会累及→常累及

五、名词解释

1. 淋巴瘤：是一组原发于淋巴结或其他淋巴组织的恶性肿瘤。

2. 神经母细胞瘤：是起源于胚胎性交感神经系统神经嵴细胞的恶性肿瘤。

3. 肾母细胞瘤：是原发于肾脏的胚胎性恶性混合瘤。

4. 霍奇金病：是淋巴系统包括淋巴结的恶性肿瘤，可向淋巴结以外的器官扩散，如肝、脾、骨髓、肺等。

六、简答题

1. 答：①保护性隔离：与其他病种患儿分室居住，防止交叉感染。粒细胞数极低和免疫功能明显低下者应住单间，有条件者住空气层流室或无菌单人层流床。房间每日消毒。限制探视者人数和探视次数，感染者禁止探视。接触患儿前认真洗手，必要时以消毒液洗手；②注意个人卫生：教会家长及年长儿正确的洗手方法；保持口腔清洁，进食前后以温开水或漱口液漱口；宜用软毛牙刷或海绵，以免损伤口腔黏膜及牙龈，导致出血和继发感染；有黏膜真菌感染者，可用氟康唑或依曲康唑涂擦患处。勤换衣裤，每日沐浴，利于汗液排泄，减少皮肤感染。保持大便通畅，便后用温开水或盐水清洁肛

周，以防肛周脓肿；肛周溃烂者，每日坐盆；③严格执行无菌技术操作，遵守操作规程；④避免预防接种：免疫功能低下者，避免用麻疹、风疹、水痘、流行性腮腺炎等减毒活疫苗和脊髓灰质炎糖丸预防接种，以防发病；⑤观察感染早期征象：监测生命体征，观察有无牙龈肿痛，咽红、咽痛，皮肤有无破损、红肿，肛周、外阴有无异常。发现感染先兆，及时处理，遵医嘱应用抗生素。监测血象结果，中性粒细胞很低者，遵医嘱皮下注射集落刺激因子（CSF），使中性粒细胞合成增加，增强机体抵抗力。

2. 答：①提高诊疗技术，尽量减少因治疗、护理而带来的痛苦；②监测患儿生命体征，注意有无烦躁、易激惹等症状，及时评估镇痛需要；③各种穿刺前可应用表面麻醉剂减少疼痛，必要时遵医嘱应用止痛剂，并评价止痛效果。

3. 答：①向患儿及家长介绍有关放疗知识；②注意观察有无乏力、头痛、眩晕、恶心等表现；③观察局部有无红斑、色素沉着、干性脱皮、纤维素性渗出等，发现异常及时报告医师给予处理。

4. 答：肾母细胞瘤的治疗要点是采取手术、化疗、放疗的联合治疗。①手术治疗：早期经腹切除受累部位；②放疗：期肿瘤不采用；③化疗：术前可用更生霉素或/和长春新碱化疗，可使肿瘤缩小，以利于手术，也可作为手术后的辅助治疗。

5. 答：霍奇金病根据病变范围不同分为 4 期：Ⅰ期：病变仅限于单个淋巴结区或单个淋巴结外器官。Ⅱ期：病变累及膈肌同侧 2 个或 2 个以上淋巴结区，或局部淋巴结外器官和膈肌同侧 1 个以上淋巴结区。Ⅲ期：病变累及膈肌两侧淋巴结，可伴有脾受累，或淋巴结外器官、部位受累。Ⅳ期：病变累及淋巴结外的一个或多个器官或组织。

6. 答：①化疗：根据类型和分期选择方案，从诱导治疗开始，总疗程 2 年左右。常用的化疗药物有：环磷酰胺、阿霉素、长春新碱、泼尼松等，由于非霍奇金淋巴瘤常累及中枢神经系统，鞘内注射也常采用；②放疗：局部淋巴结放疗；③支持疗法：注意休息，加强营养，防治感染。

七、案例分析

1. 答：(1) AC　(2) ABCDE　(3) CD

2. 答：(1) ABC　(2) ABCDE　(3) ABCD

3. 答：(1) C　(2) ABCD　(3) ABCDE　(4) ABCD　(5) ABC

4. 答：(1) A　(2) B　(3) ACDE　(4) ABCD

（秦秀丽）

参考文献

［1］崔焱．儿科护理学［M］．第五版．北京：人民卫生出版社，2012.
［2］崔焱．儿科护理学［M］．第四版．北京：人民卫生出版社，2006.
［3］范玲．儿科护理学［M］．第二版．北京：人民卫生出版社，2007.
［4］李小寒，尚少梅．基础护理学［M］．第四版．北京：人民卫生出版社，2010.
［5］程佩萱．儿科疾病诊疗指南［M］．第二版．北京：科学出版社，2005.
［6］叶天惠，胡春华．儿科护理学应试指南［M］．武汉：华中科技大学出版社，2004.
［7］洪黛玲．儿科护理学学习指导［M］．北京：北京医科大学出版社，2000.
［8］全国卫生专业技术资格考试专家委员会．全国卫生专业技术资格考试指导：护理学［M］．北京：人民卫生出版社，2010.
［9］全国卫生专业技术资格考试专家委员会．全国卫生专业技术资格考试指导：护理学练习题［M］．北京：人民卫生出版社，2010.
［10］杨锡强，易著文．儿科学［M］．第六版．北京：人民卫生出版社，2006.
［11］肖激文．实用药物护理学［M］．第二版．北京：人民军医出版社，2007.

图书在版编目(CIP)数据

儿科护理学知识精要与测试 / 叶天惠主编——武汉：湖北科学技术出版社，2013.11

（临床护理知识精要与测试 / 陈英，汪晖主编）

ISBN 978-7-5352-5731-4

Ⅰ.①儿… Ⅱ.①叶… Ⅲ.①儿科学—护理学—自学参考资料 Ⅳ.①R473.72

中国版本图书馆CIP数据核字（2013）第099200号

策　　划：刘　玲

责任编辑：王　木　　封面设计：喻　杨

出版发行：湖北科学技术出版社　　电话：027-87679468

地　　址：武汉市雄楚大街268号　　邮编：430070

（湖北出版文化城B座13-14层）

网　　址：http://www.hbstp.com.cn

印　　刷：湖北恒泰印务有限公司　　邮编：430223

787×1092　1/16　　36.5印张　　780千字

2013年11月第1版　　2013年11月第1次印刷

定价：65.00元

图书在版编目(CIP)数据

中国版本图书馆CIP数据核字(2014)第[illegible]号